神经内科临床治疗最新进展

刘玉洁　　等　主编

上海科学普及出版社

图书在版编目（CIP）数据

神经内科临床治疗最新进展／刘玉洁等主编. —上海：上海科学普及出版社，2023.9
ISBN 978-7-5427-8593-0

Ⅰ.①神… Ⅱ.①刘… Ⅲ.①神经系统疾病–治疗 Ⅳ.①R741.05

中国国家版本馆CIP数据核字（2023）第205927号

统　　筹　张善涛
责任编辑　郝梓涵
整体设计　宗　宁

神经内科临床治疗最新进展
主编　刘玉洁　等
上海科学普及出版社出版发行
（上海中山北路832号　邮政编码200070）
http://www.pspsh.com

各地新华书店经销　　山东麦德森文化传媒有限公司印刷
开本 787×1092 1/16　印张 19.5　插页 2　字数 515 000
2023年9月第1版　　2023年9月第1次印刷

ISBN 978-7-5427-8593-0　定价：198.00元
本书如有缺页、错装或坏损等严重质量问题
请向工厂联系调换
联系电话：0531-82601513

编委会 Editorial Committee

◎ **主　编**

刘玉洁　王建忠　孙娜娜　许　军

何文静　刘　苗　李　倩

◎ **副主编**

菅朝丽　徐　帝　谢　艳　杨　林

王　立　刘奕君

◎ **编　委**（按姓氏笔画排序）

王　立（山东省滕州市洪绪镇卫生院）

王建忠（寿光和信医院）

刘　苗（乐陵市人民医院）

刘玉洁（广饶县人民医院）

刘奕君（青岛西海岸新区中医医院）

许　军（肥城市人民医院）

孙娜娜（山东健康集团枣庄中心医院）

李　倩（德州市中医院）

杨　林（德州市立医院）

吴艳梅（山东省郓城诚信医院）

何文静（青岛大学附属青岛市海慈医院/青岛市中医医院）

徐　帝（山东省军区济南第一退休干部休养所）

菅朝丽（山东省乐陵市人民医院）

谢　艳（常州市武进中医医院）

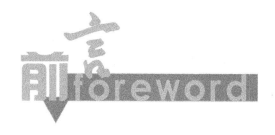

　　神经内科涉及的疾病种类繁多，加之国内外在神经内科疾病危险因素、早期预防、早期诊断和治疗方面均有了较大的研究突破，以及一系列新的治疗指南和专家建议的出台，神经内科疾病的诊断和治疗在国际范围内日趋规范化。因此，为推动神经内科疾病诊断和治疗的规范化进程，培养具备扎实理论基础和较强临床实践能力的神经内科医师，我们根据神经内科的新理论、临床治疗的新进展编写了《神经内科临床治疗最新进展》一书，献给广大神经内科医师及相关临床学科医师。

　　本书强调理论与临床实践相结合，内容包括神经内科疾病的临床表现、神经内科疾病的体格检查、神经内科疾病的中医治疗、神经内科疾病的介入治疗、运动障碍性疾病的西医治疗、遗传与变性疾病的西医治疗、自主神经疾病的西医治疗等。本书对每种疾病的病因、临床表现、病史采集、体格检查、辅助检查、诊断要点、鉴别诊断、治疗措施及预后等内容进行了较为详尽的描写。本书语言精练、条理清晰，指导对象明确，通过阅读本书能够使读者对神经内科疾病有一个系统和全面的认识。

　　本书可作为神经内科医师的临床工具书，也可作为神经内科临床研究生、本科生和进修生的实用参考书。由于我们的水平有限，虽然竭尽全力，但书中仍可能存在不妥和疏漏之处，恳请广大读者批评指正。

《神经内科临床治疗最新进展》编委会

2023 年 6 月

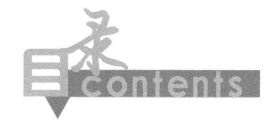

第一章

神经内科疾病的临床表现

第一节 昏 迷

一、诊断思路

昏迷是脑功能衰竭的突出表现,是由各种病因引起的觉醒状态与意识内容及身体运动均完全丧失的一种极严重的意识障碍,对剧烈的疼痛刺激也不能觉醒。

意识是自己处于觉醒状态,并能认识自己与周围环境。人的意识活动包括"觉醒状态"与"意识内容"两个不同但又相互有关的组成部分。前者是指人脑的一种生理过程,即与睡眠呈周期性交替的清醒状态,属于皮质下激活系统的功能;后者是指人的知觉、思维、情绪、记忆、意志活动等心理过程(精神活动),还有通过言语、听觉、视觉、技巧性运动及复杂反应与外界环境保持联系的机敏力,属于大脑皮质的功能。意识正常状态即意识清醒,表现为对自身与周围环境有正确理解,对内外环境的刺激有正确反应,对问话的注意力、理解程度及定向力和计算力都是正常的。意识障碍就是意识由清醒状态向着昏迷转化,是指觉醒水平、知觉、注意、定向、思维、判断、理解、记忆等许多心理活动一时性或持续性的障碍。尽管痴呆、冷漠、遗忘、失语等,都是意识内容减退的表现,但只要在其他行为功能还能作出充分和适当的反应,就应该认为意识还是存在的。

(一)病史和检查

任何原因所致的弥漫性大脑皮质和/或脑干网状结构的损害或功能抑制均可造成昏迷。

1.详询病史

病史应着重了解:①发生昏迷的时间、诱因、起病缓急、方式及其演变过程。如突然发生、进行性加剧、持续性昏迷者,常见于急性出血性脑血管病、急性感染中毒、严重颅脑损伤等;缓慢起病、逐渐加重多为颅内占位性病变、代谢性脑病等。②昏迷的伴随症状及相互间的关系。如首先症状为剧烈头痛者要考虑蛛网膜下腔出血、脑出血、脑膜炎;高热、抽搐起病者结合季节考虑乙型脑炎、流行性脑脊髓膜炎;以精神症状开始应考虑脑炎、额叶肿瘤等;老年患者以眩晕起病要考虑小脑出血或椎-基底动脉系的缺血。③昏迷发生前有无服用药物、毒物或外伤史,既往有无类似发作,如有则应了解此次与既往发作的异同。④既往有无癫痫、精神疾病、长期头痛、视力障碍、肢体运动受限、高血压和严重的肝、肾、肺、心脏疾病及内分泌与代谢性疾病等。

2.体格检查

体格检查时,应特别注意发现特异性的体征,如呼吸气味(肝臭、尿臭、烂苹果、乙醇、大蒜等)、头面部伤痕、皮肤瘀斑、出血点、蜘蛛痣、黄疸、五官流血、颈部抵抗、心脏杂音、心律失常、肺部哮鸣音、水泡音、肝脾大、腹水征等,以及生命体征的变化。

3.辅助检查

全面的神经系统检查应偏重于神经定位体征和脑干功能的观察。

(1)神经定位体征,肢体瘫痪如为单肢瘫或偏瘫则为大脑半球病变;如为一侧颅神经麻痹(如面瘫)伴对侧偏瘫即交叉性瘫则为脑干病变。双眼球向上或向下凝视,为中脑病变;眼球一上一下,多为小脑病变;双眼球向偏瘫侧凝视,为脑干病变,向偏瘫对侧凝视,为大脑病变;双眼球浮动提示脑干功能尚存,而呈钟摆样活动,提示脑干已有病变(如脑桥出血),双眼球固定则提示脑干功能广泛受累;水平性或旋转性眼球震颤见于小脑或脑干病变,而垂直性眼球震颤见于脑干病变。

(2)脑干功能观察,主要观察某些重要的脑干反射及呼吸障碍类型,以判断昏迷的程度,也有助于病因诊断。双侧瞳孔散大,光反射消失,提示已累及中脑,也见于严重缺氧及颠茄、阿托品、氰化物中毒;一侧瞳孔散大,光反射消失,提示同侧中脑病变或颞叶钩回疝;双侧瞳孔缩小见于安眠药、有机磷、吗啡等中毒及尿毒症,也见于脑桥、脑室出血。垂直性头眼反射(头后仰时两眼球向下移动,头前屈时两眼球向上移动)消失提示已累及中脑;睫毛反射、角膜反射、水平性头眼反射(眼球偏向头转动方向的对侧)消失,提示已累及脑桥。吞咽反射、咳嗽反射消失,提示已累及延髓。呼吸障碍如潮式呼吸提示累及大脑深部及脑干上部,也见于严重心力衰竭;过度呼吸提示已累及脑桥,也见于代谢性酸中毒、低氧血症和呼吸性碱中毒;叹息样抑制性呼吸提示已累及延髓,也见于大剂量安眠药中毒。

(3)其他重要体征包括眼底检查、脑膜刺激征等。实验室检查与特殊检查应根据需要选择进行,但除三大常规外,对于昏迷患者,血液电解质、尿素氮、CO_2CP、血糖等应列为常规检查;对病情不允许者必须先就地抢救,视病情许可后再进行检查。脑电图、头 CT 和 MRI 及脑脊液检查对昏迷的病因鉴别有重要意义。

(二)判断是否为昏迷

临床上可见到特殊类型的意识障碍,呈现意识内容活动丧失而觉醒能力尚存。患者表现为双目睁开,眼睑开闭自如,眼球无目的地活动,似乎给人一种意识清醒的感觉,但其知觉、思维、情感、记忆、意识及语言等活动均完全丧失,对自身及外界环境不能理解,对外界刺激毫无反应,不能说话,不能执行各种动作命令,肢体无自主运动,称为睁眼昏迷或醒状昏迷。常见于以下 3 种情况。

1.去大脑皮质状态

去大脑皮质状态是由大脑双侧皮质发生弥漫性的严重损害所致。特点是皮质与脑干的功能出现分离现象,即大脑皮质功能丧失,对外界刺激无任何意识反应,不言不语;而脑干各部分的功能正常,患者眼睑开闭自如,常睁眼凝视(即醒状昏迷),痛觉灵敏(对疼痛刺激有痛苦表情及逃避反应),角膜与瞳孔对光反射均正常。四肢肌张力增高,双上肢常屈曲,双下肢伸直(去皮质强直),大小便失禁,还可出现吸吮反射及强握反射,甚至伴有手足徐动、震颤、舞蹈样运动等不随意运动,双侧病理征阳性。

2.无动性缄默

无动性缄默或称运动不能性缄默,以不语、肢体无自发运动,但却有眼球运动为特征的一种特殊类型意识障碍。可由于丘脑下部-前额叶的多巴胺通路受损,使双侧前额叶得不到多巴胺神经元的兴奋冲动而引起。但临床上以间脑中央部或中脑的不完全损害,使正常的大脑皮质得不到足够的脑干上行网状激活系统兴奋冲动所致者更为常见。有人把前种原因所致者称无动性缄默Ⅰ型,后者称无动性缄默Ⅱ型。主要表现为缄默不语或偶有单语小声稚答语,安静卧床,四肢运动不能,无表情活动,但有时对疼痛性刺激有躲避反应,也有睁眼若视、吞咽等反射活动,有觉醒-睡眠周期存在或过度睡眠现象。

3.持续性植物状态

严重颅脑损伤后患者长期缺乏高级精神活动的状态,能维持基本生命功能,但无任何意识心理活动。

神经精神疾病所致时有以下几种昏迷状态:①精神抑制状态常见于强烈精神刺激后或癔症性昏睡发作,患者表现出僵卧不语,对刺激常无反应,双眼紧闭,扒开眼睑时有明显抵抗感,并见眼球向上翻动,放开后双眼迅速紧闭,瞳孔大小正常,光反射灵敏,眼脑反射和眼前庭反射正常,无病理反射,脑电图呈现觉醒反应,经适当治疗可迅速复常。癔症性昏睡多数尚有呼吸急促,也有屏气变慢,检查四肢肌张力增高,对被动活动多有抵抗,有时四肢伸直、屈曲或挣扎、乱动。常呈阵发性,多属一过性病程,在暗示治疗后可迅速恢复。②闭锁综合征由于脑桥腹侧的双侧皮质脊髓束和支配第Ⅴ对脑神经以下的皮质延髓束受损所致。患者除尚有部分眼球运动外,呈现四肢瘫,不能说话和吞咽,表情缺乏,就像全身被闭锁,但可理解语言和动作,能以睁眼、闭眼或眼垂直运动示意,说明意识清醒,脑电图多正常。多见于脑桥腹侧的局限性小梗死或出血,也可见于颅脑损伤、脱髓鞘疾病、肿瘤及炎症,少数为急性感染后多发性神经变性、多发性硬化等。③木僵常见于精神分裂症,也可见于癔症和反应性神经疾病。患者不动、不语、不食,对强烈刺激也无反应,貌似昏迷或无动性缄默,实际上能感知周围事物,并无意识障碍,多伴有蜡样弯曲和违拗症等,部分患者有发绀、流涎、体温过低和尿潴留等自主神经功能失调,脑干反射正常。④发作性睡病是一种睡眠障碍性疾病。其特点是患者在正常人不易入睡场合下,如行走、骑自行车、工作、进食、驾车等时均能出现难以控制的睡眠,其性质与生理性睡眠无异,持续数分钟至数小时,但可随时唤醒。⑤晕厥仅为短暂性意识丧失,一般数秒至1分钟即可完全恢复;而昏迷的持续时间更长,一般为数分钟至若干小时以上,且通常无先兆,恢复也慢。⑥失语,完全性失语的患者,尤其是伴有四肢瘫痪时,对外界的刺激均失去反应能力,如同时伴有嗜睡,更易误诊为昏迷。但失语患者对给予声光及疼痛刺激时,能睁眼,能以表情来示意其仍可理解和领悟,表明其意识内容存在,或可有喃喃发声,欲语不能。

(三)昏迷程度的评定

目前国内外临床多根据格拉斯哥昏迷评分(Glasgow Coma Scale,GCS)进行昏迷计分(表1-1)。

表1-1 GCS昏迷评分标准

反应	分值	反应	分值	反应	分值
自动睁眼	4分	正确回答	5分	按吩咐动作	6分
呼唤睁眼	3分	错误回答	4分	刺痛能定位	5分
刺痛睁眼	2分	语无伦次	3分	刺痛时躲避	4分
不睁眼	1分	只能发音	2分	刺痛时屈曲	3分
		不能言语	1分	刺痛时过伸	2分
				肢体不动	1分

1.轻型

GCS 13~15 分,意识障碍 20 分钟以内。

2.中型

GCS 9~12 分,意识障碍 20 分钟至 6 小时。

3.重型

QCS 3~8 分,意识障碍至少 6 小时或再次昏迷者。有人将 QCS 3~5 分定为特重型。昏迷的判定以患者不能按吩咐动作,不能说话,不能睁眼为标准。一旦能说话或睁眼视物就是昏迷的结束。除外因醉酒、服大量镇静剂或癫痫发作后所致昏迷。

二、病因分类

昏迷的病因诊断极其重要,通常必须依据病史、体征和神经系统检查,以及有关辅助检查,经过综合分析,作出病因诊断。

(一)确定是颅内疾病或全身性疾病

1.颅内疾病

位于颅内的原发性病变,在临床上通常先有大脑或脑干受损的定位症状和体征,较早出现意识障碍和精神症状,伴明显的颅内高压症和脑膜刺激征,提示颅内病变的有关辅助检查如颅脑CT、脑脊液等通常有阳性发现。

2.全身性疾病

全身性疾病又称继发性代谢性脑病。其临床特点为先有颅外器官原发病的症状和体征,以及相应的实验室检查阳性发现,后才出现脑部受损的征象。由于脑部受损为非特异性或仅是弥散性功能障碍,临床上一般无持久和明显的局限性神经体征和脑膜刺激征,主要是多灶性神经功能缺乏的症状和体征,且大都较对称。通常先有精神异常,意识内容减少。一般是注意力减退,记忆和定向障碍,计算和判断力降低,尚有错觉、幻觉,随病程进展,意识障碍加深。脑脊液改变不显著,头 CT 等检查无特殊改变,不能发现定位病灶。常见病因有急性中毒、内分泌与代谢性疾病、感染性疾病、物理性与缺氧性损害等。

(二)根据脑膜刺激征和脑局灶体征进行鉴别

1.脑膜刺激征(+),脑局灶性体征(一)

(1)突发剧烈头痛:蛛网膜下腔出血(脑动脉瘤、脑动静脉畸形破裂等)。

(2)急性发病:以发热在先,如化脓性脑膜炎、乙型脑炎、其他急性脑炎等。

(3)亚急性或慢性发病:真菌性、结核性、癌性脑膜炎。

2.脑膜刺激征(一),脑局灶性体征(+)

(1)突然起病者:如脑出血、脑梗死等。

(2)以发热为前驱症状:如脑脓肿、血栓性静脉炎、各种脑炎、急性播散性脑脊髓炎、急性出血性白质脑病等。

(3)与外伤有关:如脑挫伤、硬膜外血肿、硬膜下血肿等。

(4)缓慢起病:颅内压增高、脑肿瘤、慢性硬膜下血肿、脑寄生虫等。

3.脑膜刺激征(一),脑局灶性体征(一)

(1)有明确中毒原因:如酒精、麻醉药、安眠药、一氧化碳中毒等。

(2)尿检异常:尿毒症、糖尿病、急性尿卟啉症等。

(3)休克状态:低血糖、心肌梗死、肺梗死、大出血等。

(4)有黄疸:肝性脑病等。

(5)有发绀:肺性脑病等。

(6)有高热:重症感染、中暑、甲状腺危象等。

(7)体温过低:休克、酒精中毒、黏液性水肿昏迷等。

(8)头部外伤:脑挫伤等。

(9)癫痫。

根据辅助检查进一步明确鉴别。

三、急诊处理

(一)昏迷的最初处理

1.保持呼吸道通畅

窒息是昏迷患者致死的常见原因之一。通常引起缺氧窒息的原因有头部位置不当、咽气管分泌物填塞、舌后坠及各种原因引起的呼吸麻痹等。有效方法如下:①仰头抬颏法,示指和中指托起下颏,使下颏前移,舌根离开咽喉后壁,气道即可通畅。简单易行,效果好。②仰头抬颈法,一手置于额部使头后仰,另一手抬举后颈,打开气道。③对疑有颈部损伤者,仅托下颏,以免损伤颈髓。④如有异物,需迅速清除,或在其背后猛击一下。如仍无效,则采用 Heimlich 动作。⑤放置口-咽通气道。⑥气管插管或气管切开。⑦清除口腔内异物。⑧鼻导管吸氧或呼吸机辅助呼吸。

2.维持循环功能

脑血灌注不足影响脑对糖和氧等能源物质的摄取与利用,加重脑损害。因此,尽早开放静脉,建立输液通路,以利抢救用药和提供维持生命的能量。

3.使用纳洛酮

纳洛酮是吗啡受体拮抗剂,能有效地拮抗 β-内啡肽对机体产生的不利影响。应用纳洛酮可使昏迷和呼吸抑制减轻。常用剂量:每次 0.4～0.8 mg,静脉注射或肌内注射,无反应可隔 5 分钟重复用药,直达效果。也可用大剂量纳洛酮加入 5％葡萄糖液中缓慢静脉滴注。静脉给药 2～3 分钟(肌内注射15 分钟)起效,持续45～90分钟。

(二)昏迷的基本治疗

1.将患者安置在有抢救设备的重症监护室

原则上应将患者安置在有抢救设备的重症监护室内,以便于严密观察,抢救治疗,加强护理。

2.病因治疗

针对病因采取及时果断措施是抢救成功的关键。

3.对症处理

(1)控制脑水肿、降低颅内压。

(2)维持水电解质和酸碱平衡。

(3)镇静止痉(抽搐、躁动者)。

4.抗生素治疗

预防感染,及时做痰、尿、血培养及药物敏感试验。

5.脑保护剂应用

能减少或抑制自由基的过氧化作用,降低脑代谢,从而阻止细胞发生不可逆性改变,对脑组织起保护作用。

6.脑代谢活化剂应用

临床上主要用促进脑细胞代谢、改善脑功能的药物,即脑代谢活化剂。

7.改善微循环,增加脑灌注

对无出血倾向,由于脑缺氧或缺血性脑血管病引起的昏迷,可用降低血液黏稠度和扩张脑血管的药物,以改善微循环和增加脑灌注,帮助脑功能恢复。

8.高压氧治疗

提高脑组织与脑脊液的氧分压,纠正脑缺氧,减轻脑水肿,降低颅内压,促进意识的恢复。

9.冬眠低温治疗

使自主神经系统及内分泌系统处于保护性抑制状态,防止机体对致病因子的严重反应,以提高机体的耐受力;同时在低温下,新陈代谢降低,减少耗氧量,提高组织对缺氧的耐受性;且可改善微循环,增加组织血液灌注,从而维护内环境的稳定,以利于机体的恢复。

10.防治并发症

积极防治各种并发症。

(许 军)

第二节 抽 搐

抽搐是指全身或局部骨骼肌的不自主收缩。伴有意识丧失的抽搐则称为惊厥。

一、发生机制

抽搐的发生机制极其复杂,依据引起肌肉异常收缩的电兴奋信号的来源不同,基本上可分为两种情况。

(一)大脑功能障碍性抽搐

这是脑内神经元过度同步化放电的结果,当异常的电兴奋信号传至肌肉时,则引起广泛肌群的强烈收缩而形成抽搐。在正常情况下,脑内对神经元的过度放电及由此形成过度同步化,均有一定控制作用,即构成所谓抽搐阈。许多脑部病变或全身性疾病可通过破坏脑的控制作用,使抽搐阈下降,导致抽搐的发生。

1.神经元的兴奋阈下降(即兴奋性增高)

神经元的膜电位取决于膜内外离子的极性分布(细胞内高钾、细胞外高钠)。颅内外许多疾病,可直接引起膜电位降低(如低钠血症、高钾血症),使神经元更易去极化产生动作电位(兴奋阈下降);间接通过影响能量代谢(如缺血、缺氧、低血糖、低血镁、洋地黄中毒)或能量缺乏(高热使葡萄糖、三磷酸腺苷等的过度消耗),导致膜电位下降;神经元膜的通透性增高(各种脑部感染或颅外感染的毒素直接损伤神经元膜,血钙离子降低使细胞对钠离子通透性增高),使细胞外钠流入细胞内,使细胞内钾外流,而使膜电位及兴奋阈降低。

2.神经介质的改变

中枢神经系统有多种传递介质,某些神经元的轴突于突触点释放抑制性介质,对神经元的过度放电及同步化起控制作用。当兴奋性神经介质过多,如有机磷中毒时,抑制胆碱酯酶的活性,使兴奋性递质的乙酰胆碱积聚过多,即可发生抽搐。抑制性神经递质过少,如维生素 B$_6$ 缺乏时,由于谷氨酸脱羧酶辅酶的缺乏,使谷氨酸转化成抑制性介质的 γ-氨基丁酸减少;或肝性脑病早期,因脑组织对氨的解毒需要谷氨酸,致使以由谷氨酸生成的 γ-氨基丁酸减少,也可导致抽搐。

3.抑制系统通路受阻

脑内有些神经组成广泛抑制系统,有控制神经元过度放电的作用。脑部病变(如出血、肿瘤、挫伤或各种原因所致局部胶质增生和瘢痕形成),除了直接损害神经元膜或影响脑血液供应外,也可能阻断抑制系统,使神经元容易过度兴奋。

4.网状结构的促去同步化系统功能降低

脑干神经元放电同步化系统与网状结构的促去同化系统之间的平衡,对控制神经元的过度放电及同步化起相当重要的作用。一旦网状结构的促去同化系统功能降低,脑干神经元放电同步化系统就相对亢进,可使较多的神经元同时放电而发生抽搐。

(二)非大脑功能障碍性抽搐

有些引起肌肉异常收缩的电兴奋信号,不是源于大脑,而是源于下运动神经元,主要是脊髓前角的运动神经元。如破伤风杆菌外毒素选择性作用于中枢神经系统(主要是脊髓、脑干的下运动神经元)的突触,使其肿胀而发生功能障碍。士的宁中毒系引起脊髓前角细胞过度兴奋,发生类似破伤风的抽搐。各种原因(缺钙、维生素 D 缺乏、碱中毒、甲状旁腺功能低下)引起的低钙血症,除了使神经元膜通透性增高外,也常由于下运动神经元的轴突(周围神经)和肌膜对钠离子的通透性增加而兴奋性升高,引起手足搐搦。

二、诊断

抽搐并不是一种疾病,它常常是疾病严重的临床表现,或是某些疾病(如癫痫、低钙血症)的主要征象。在诊断过程中,应综合分析各方面资料,才能明确其发生的原因。

(一)病史判断

不同疾病所致的抽搐,其临床表现不尽相同,详细收集病史非常重要。

1.抽搐的类型

由于病因的不同,抽搐的形式也可不一样。临床常见有下列几种。①全身性抽搐:最常见为癫痫大发作,典型者先是全身骨骼肌持续性强直收缩,随即转为阵挛性收缩,每次阵挛后都有一短暂间歇;破伤风则是持续性强直性痉挛,伴肌肉剧烈的疼痛。②局限性抽搐:为躯体某一局部的连续性抽动,大多见于口角、眼睑、手、足等,有时自一处开始,按大脑皮质运动区的排列形式逐渐扩展,如以一侧拇指,渐延及腕、臂、肩部,多见于局灶性癫痫;手足搐搦症则呈间歇性双侧强直性肌痉挛,以上肢手部最显著,典型的呈"助产手";面肌痉挛为局限于一侧面肌的间歇性抽动。

2.抽搐的伴随症状

临床上可引起抽搐的疾病颇多,临床表现各有特点,发病规律也并非一致,所伴发的不同症状,对诊断具有相当意义。例如,癫痫大发作常伴意识障碍和大小便失禁;破伤风有角弓反张、苦笑面容、牙关紧闭;急性中毒所致抽搐,有一系列中毒症状;大脑病变常有意识障碍、精神症状、颅内高压症等;心血管、肾脏病变、内分泌及代谢紊乱等均有相应的临床征象。

3.过去史

既往的病史对诊断有重要参考价值,反复发作常提示癫痫,而外伤、感染,以及内脏器官的疾病情况,有助于寻找引起抽搐的原发病。

（二）体征判断

由于导致抽搐的病因众多,常涉及临床各科,因此详细的体格检查十分重要,通常包括内科和神经系统检查。

1.内科检查

几乎体内各重要内脏器官的疾病均可引起抽搐,在抽搐发作时必须按系统进行检查。例如,心源性抽搐可有心音及脉搏消失,血压下降或测不到,或心律失常;肾性抽搐则存在尿毒症的临床征象;低钙血症的常见体征有 Chvostek 征(即面神经征,以指尖或叩诊锤叩击耳颞下方的面神经,同侧上唇及眼睑肌肉迅速收缩)和 Trousseau 征(即手搐搦征,以血压计袖带包扎上臂,加压使桡动脉搏动暂停2～3分钟后出现手搐搦征)阳性。

2.神经系统检查

神经系统许多不同性质的病变均可引起抽搐,通过仔细的神经系统检查,有助于判断引起抽搐的病变部位。当存在局灶体征,如偏瘫、偏盲、失语等时,对脑损害的定位更有价值。精神状态的检查,对功能性抽搐的确定有参考作用。

（三）实验室检查

根据病史、体格检查所提供的线索,来选择实验室检查项目。

1.内科方面检查

当临床上提示抽搐是全身性疾病引发的,应根据提供的线索,选择相应的检查。除了血尿常规外,还有心电图、血液生化(血糖、肝肾功能、电解质等)、血气分析、内分泌检查及毒物分析等。

2.神经系统方面检查

一旦怀疑神经系统病变,根据临床提示的病变部位及性质,进行相应的辅助检查,如脑电图、头颅 X 线片、CT 或磁共振成像、脑脊液、肌电图、神经传导速度等,对神经系统损害的部位、性质及可能的原因具有较大的参考价值。

在临床上,面对一个抽搐发作的患者,必须将病史、体格检查及必要的辅助检查资料进行综合分析。首先要鉴别抽搐是大脑功能障碍抑或非大脑功能障碍所致;其次若确定为大脑功能障碍引起的抽搐,则应分清是原发于脑内的疾病,或是继发于颅外的全身性疾病,对前者必须判断抽搐发作是器质性还是功能性(癔症性抽搐);最后才能进一步寻找分析引起抽搐的可能病因。

三、鉴别诊断

临床常见的抽搐常由不同疾病所致,其临床表现不尽相同,因而认识常见疾病的抽搐特点,有助于鉴别诊断。

（一）癫痫

原发性癫痫在儿童期起病,多为全身性发作,脑电图有相应的改变,从病史、体检及辅助检查中均未发现病因。继发性癫痫常见的病因有颅内感染、颅脑外伤、急性脑血管病等,抽搐仅仅是其临床表现之一;同时具有脑部局灶或弥散损害的证据,如头痛、呕吐、精神异常、偏瘫、失语、昏迷,大多数抽搐发作同病变的严重程度平行。随着脑部病变的加剧抽搐可增多,甚至发展为癫痫持续状态,脑电图、脑脊液及神经影像学检查有明显的异常发现。

（二）手足搐搦症

手足搐搦症表现为间歇性双侧强直性肌痉挛,上肢重于下肢,尤其是在手部肌肉,最典型的呈"助产士手",即指间关节伸直,拇指对掌内收,掌指关节和腕部屈曲;常有肘伸直和外旋。下肢受累时,呈现足趾和踝部屈曲,膝伸直。严重时可有口和眼轮匝肌的痉挛。发作时意识清楚,Chvostek 征和 Trousseau 征阳性。

(三)全身型破伤风

全身型破伤风呈间歇性骨骼肌强直性痉挛,在抽搐间隙,肌肉也难以放松,外界轻微刺激即可诱发,每次历时数秒,伴有剧烈疼痛,常造成角弓反张和苦笑面容,但意识清楚,脑电图无痫性放电,病前有外伤史。

(四)晕厥

晕厥是一种暂时性脑缺血,原因很多,一般以血管运动失调性为多见,发作时有头晕、眼花、恶心、呕吐、出汗、面色苍白、脉率加快,血压短暂下降,平卧后即改善,意识可清醒或短暂丧失,无抽搐。

(五)热性惊厥

发病多在 6 个月至 6 岁,以 1～2 岁为多见。最常见于上呼吸道感染、扁桃腺炎,少数见于消化道感染或出疹性疾病,约一半患儿有同样发作的家族史,提示与遗传因素有关。惊厥的发生多在体温迅速上升达 39 ℃(多在 24 小时内),发作形式为全身性强直、阵挛性发作,持续时间在 30 秒以内,一般不超过10 分钟,脑电图常有节律变慢或枕区高幅慢波,在退热后 1 周内消失。多为单次发作,也可能数次同样发作,及时降温可以预防。但若无脑损害征象,并不导致癫痫。

(六)阿-斯综合征

阿-斯综合征是指各种原因引起心排血量锐减或心脏停搏,使脑供血短期内急剧下降所致的突然意识丧失及抽搐。常见于严重心律失常、心排血受阻的心脏病或某些先天性心脏病、心肌缺血、颈动脉窦过敏、直立性低血压等。其抽搐时间更短,一般仅数秒,最多数十秒,先有强直,躯体后仰,双手握拳,随即双上肢至面部阵挛性痉挛,伴有意识丧失、瞳孔散大、流涎,偶有大小便失禁。发作时心音及脉搏消失,血压明显下降或测不到。脑电图在抽搐时呈电位低平,其后为慢波,随意识恢复后逐渐正常。

(七)代谢、内分泌异常所致的抽搐

一些代谢、内分泌疾病,除了代谢、内分泌异常的临床表现外,还常因能量供应障碍、水电解质和酸碱平衡紊乱等,干扰了神经细胞膜的稳定性而出现抽搐。

(1)低钙血症常可引起手足搐搦症,严重时可使神经元细胞膜通透性增高,导致膜电位下降,而出现癫痫样发作。

(2)低钠血症、低镁血症、碱中毒也可影响神经元膜的通透性,改变膜内外离子分布,引起抽搐发作。

(3)低血糖常表现为心慌、无力、饥饿感、出冷汗、脉速,甚至昏迷,当血糖降低至 2.8 mmol/L 以下,即可发生抽搐;常见于糖尿病患者使用降糖药物期间未按时进餐,也可见于胰岛 β 细胞病变(腺瘤、腺癌或增生)、产生类胰岛素物质的胰外肿瘤、垂体前叶或肾上腺皮质功能减退或胰岛素过量等。

(4)在高渗性非酮症性糖尿病昏迷,常先有多饮、多尿,之后逐渐出现意识朦胧、幻觉、定向障碍等,即进入谵妄状态,可伴有抽搐发作。

(5)尿毒症的毒素可能损害细胞膜通透性,阻滞钠离子自细胞内向外释放,使细胞内高钠;同时电解质和酸碱平衡失调也可促使脑病发生,出现尿毒症性抽搐。

(6)甲状腺功能减退(黏液性水肿)、甲状旁腺功能过低、肾上腺危象、子痫、急性卟啉病、肝衰

竭等,均可在疾病严重时伴发抽搐。

(八)癔症性抽搐

大多在精神刺激下发作,表现为突然倒下,全身僵直、双目紧闭(检查者拨开其眼睑时有违拗现象,可见眼球转动、瞳孔无改变),双手握拳或不规则的手足舞动,常伴有面色潮红、捶胸顿足、哭笑叫骂等情感反应,发作持续数分钟至数小时,有人围观时持续时间更长。肌收缩不符合强直与阵挛的规律,发作时无意识丧失(事后对发作过程可回忆),无舌咬伤、尿失禁及摔伤,暗示或强刺激可以中断其发作。

(九)严重呼吸屏息发作

好发在婴幼儿,常在情绪影响下,剧烈哭闹后突然呼吸屏息,继而出现青紫、肢体抽动、角弓反张,脑电图正常。 （王　立）

第三节　肌　肉　萎　缩

肌肉萎缩是由于肌肉营养不良导致骨骼肌体积的缩小,肌纤维变细或数目减少,是许多神经肌肉疾病的重要症状和体征。两侧肢体相同部位周长相差 1 cm 以上,在排除皮肤和皮下脂肪影响后,可怀疑肌肉萎缩。

一、临床分类

目前肌肉萎缩尚无统一分类,结合病因分类如下。

(一)神经源性肌萎缩

神经源性肌萎缩主要由脊髓和下运动神经元病变引起。前角细胞及脑干运动神经核损害时肌萎缩呈节段性分布,以肢体远端多见,可对称或不对称,伴肌力减低、腱反射减弱和肌束颤动,不伴感觉障碍,肌力和腱反射程度与损害程度有关。延髓运动核病变则可引起延髓麻痹、舌肌萎缩与束颤。肌电图见肌纤维震颤位或高波幅运动单位电位。活检见肌肉萎缩变薄。镜下呈束性萎缩改变。神经根、神经丛、神经干及周围神经病变时,肌萎缩常伴有支配区腱反射消失、感觉障碍,肌电图和神经传导速度出现相应的改变。

(二)肌源性肌萎缩

萎缩不按神经分布,常为近端型骨盆带及肩胛带对称性肌萎缩,少数为远端型。伴肌力减退,无肌纤维震颤和感觉障碍。血清肌酸磷酸激酶、乳酸脱氢酶、天冬氨酸氨基转移酶、磷酸葡萄糖变位酶、醛缩酶等均不同程度升高,肌酸磷酸激酶最为敏感。肌电图特征性改变为出现短时限多相电位。

(三)失用性肌萎缩

上运动神经元病变是由肌肉长期不运动引起,且多为可逆性。其特点为远端明显,上肢突出。全身消耗性疾病如甲状腺功能亢进、恶性肿瘤、自身免疫病等。

(四)其他原因肌萎缩

如恶病质性肌萎缩、交感性肌营养不良等。

二、诊断

(一)周围神经病变

周围神经病变时,该神经支配的肌肉出现肌萎缩,但无肌纤维颤动,早期腱反射可以亢进。若肌萎缩历时较久后,肌腱反射可减低或消失。在肌肉萎缩的相应分布区可伴有感觉障碍及其他营养障碍等。见于多发性肌炎、中毒、外伤、肿瘤压迫等病变。

(二)脊髓病变

其特点主要有以下几点。

(1)常在肢体远端产生肌萎缩,近端较轻,可呈对称性或非对称性分布。

(2)有肌纤维颤动,当脊髓前角有病变时可见肌纤维颤动。

(3)肌固有反射与腱反射,脊髓病变时,肌固有反射亢进,肌萎缩严重时则减低或消失。腱反射的改变,主要根据锥体束损害的情况而定,如果以下运动神经元损害为主时,则腱反射减低或消失。脊髓病变可见于急性脊髓前角灰质炎、外伤或脊髓软化等。

(三)脑部病变引起的肌萎缩

一般伴反射亢进或病理反射。可见于脑血管病引起的偏瘫,经长时间偏瘫可出现失用性肌萎缩,顶叶病变时其所支配的部位出现肌萎缩,多呈半身性。见于脑血管病变、肿瘤等。

(四)肌肉本身病变

肌源性肌萎缩一般多分布在四肢近端,肌病引起的肌萎缩无肌纤维颤动,肌固有反射减低或消失,与肌萎缩的程度平行。可见于肌营养不良症、多发性肌炎等。

三、临床意义

(一)急性脊髓前角灰质炎

儿童患病率高,一侧上肢或下肢受累多见。起病时有发热,肌肉瘫痪为阶段性,无感觉障碍,脑脊液蛋白质及细胞均增多。出现肌肉萎缩较快,由于患病者以儿童多见,多伴有骨骼肌发育异常。一般发病后几小时至几天可出现受累肌肉的瘫痪,几天至几周出现肌肉萎缩,萎缩肌肉远端较明显。

(二)肌营养不良症

肌营养不良症是一组由遗传因素所致的肌肉变性疾病。表现为不同程度分布和进行性的骨骼肌无力及萎缩。

1.Duchenne 型

最主要特点为好发于男性,婴幼儿起病,3～6 岁症状明显,逐渐加重,表现为躯干四肢近端无力、跑步、上楼困难、行走鸭步步态,有肌肉萎缩和假性肥大、肌力低下,早期肌肉萎缩明显,假性肥大不明显,数年后才出现假性肥大,以腓肠肌明显,骨盆带肌、椎旁肌和腹肌无力、萎缩明显,行走时骨盆不能固定,双侧摇摆,脊柱前凸,形似鸭步。自仰卧位立起时,必须先转向俯卧位,然后双手支撑着足背依次向上攀扶,才能立起,称 Gowers 征现象。病情逐渐发展上肢肌无力和萎缩,使举臂无力。前锯肌和斜方肌无力和萎缩不能固定肩胛内缘,使两肩胛骨竖起呈翼状肩胛。多数患者腓肠肌有假性肥大,假性肥大也可见于臀肌、股四头肌、冈下肌、三角肌等。假性肥大使肌肉体积肥大而肌力减退,随着病情的发展,病情更加严重,多数在 15～20 岁不能行走,肢体挛缩畸形,呼吸肌受累时出现呼吸困难,脑神经支配的肌肉一般不受影响,部分患者可累及心肌。

常因呼吸衰竭、肺炎、心肌损害而死亡。

2.Becker 型

多在 5～25 岁发病,早期开始出现骨盆带肌和下肢肌的无力和萎缩,走路缓慢,跑步困难,进展缓慢,逐渐累及肩胛带肌和上肢肌群,使上肢活动无力和肌肉萎缩。常在病后 15～20 年不能行走,肢体挛缩和畸形。也常有腓肠肌的肥大。

3.肢带型

各年龄均可发病,以 10～30 岁多见,早期骨盆带肌或肩胛带肌的无力和萎缩,下肢或上肢的活动障碍,双侧常不对称,进展较慢,常至中年才发展到严重程度,少数患者有假性肥大。

4.面-肩-肱型

发病年龄儿童至中年不等,青年期多见,面肌无力与萎缩,患者闭眼无力,吹气困难,明显者表现肌病面容,上睑稍下垂,额纹和鼻唇沟消失,表情运动困难。常有口轮匝肌的假性肥大。肩胛带肌、上肢肌的无力与萎缩,出现上肢活动障碍,严重者呈翼状肩胛。胸大肌的无力与萎缩,使胸前平坦,锁骨和第 1 肋骨显得突出。病情发展非常缓慢,常经过很长的时间影响骨盆带肌和下肢肌,多不引起严重的活动障碍,部分患者呈顿挫型,病情并不发展。偶见腓肠肌和三角肌的假性肥大。

(三)运动神经元病

临床表现为中年后起病,男性多于女性,起病缓慢。主要表现为肌萎缩、肌无力、肌束颤动或锥体束受累的表现,而感觉系统正常。引起肌肉萎缩的疾病,有以下 3 种类型。

1.进行性肌萎缩症

主要病理表现为脊髓前角细胞发生变性,临床上首先出现双手小肌肉萎缩无力,以后累及前臂及肩胛部伴有肌束颤动、肌无力及腱反射减低、锥体束征阴性等下位运动神经元受损的特征。

2.肌萎缩侧索硬化

病变侵及脊髓前角及皮质脊髓束,表现为上、下运动神经元同时受损,出现肌萎缩、肌无力、肌束颤动、腱反射亢进、病理征阳性。

3.进行性延髓性麻痹(球麻痹)

发病年龄较晚、病变侵及脑桥与延髓运动神经核。表现为构音不清、饮水发呛、吞咽困难、咀嚼无力、舌肌萎缩伴肌束颤动,唇肌及咽喉肌萎缩,咽反射消失。本病多见于中年后发病,进行性加重,病变限于运动神经元,无感觉障碍等,不难作出诊断。本病应与颈椎病、椎管狭窄、颈髓肿瘤和脊髓空洞症鉴别。

(四)多发性肌炎

该病是一组以骨骼肌弥漫性炎症为特征的疾病,临床主要表现为四肢近端、颈部、咽部的肌肉无力和压痛,随着时间的推移逐渐出现肌肉萎缩,伴有皮肤炎症者称皮肌炎。伴有红斑狼疮、硬皮病、类风湿关节炎等其他免疫性疾病者称多发性肌炎重叠综合征;有的合并恶性肿瘤,如鼻咽癌、支气管肺癌、肝癌、乳腺癌等。主要表现为骨骼肌的疼痛、无力和萎缩。近端受累较重而且较早,如骨盆带肌肉受累,出现起蹲困难,上楼费力;肩胛带受累,两臂上举困难。病变发展可累及全身肌肉,颈部肌肉受累出现抬头费力,咽部肌肉受累出现吞咽困难和构音障碍。少数患者可出现呼吸困难。急性期受累肌肉常有疼痛,晚期常有肌肉萎缩。有的患者可有心律失常和心脏传导阻滞。

(五)低钾性周期性麻痹

20～40 岁男性多见,常在饱餐、激动、剧烈运动后、夜间醒后或清晨起床时等情况下发病。出现四肢和躯干肌的无力或瘫痪,一般不影响脑神经支配的肌肉。开始常表现为腰背部和双下肢的近端无力,再向下肢的远端发展,少数可累及上肢。一般 1～2 小时,少数 1～2 天达到高峰。检查可见肌张力降低,腱反射减弱或消失,没有感觉障碍,但可有肌肉的疼痛。严重者可有呼吸肌麻痹,或有心律失常,如心动过速、室性期前收缩(早搏)等。发作初期可有多汗、口干少尿、便秘等。每次发作持续的时间为数小时、数天,长则1周左右。发作次数,多者几乎每晚发病,少数一生发作一次。常在 20 多岁发病,40 岁以后逐渐减少。一般不引起肌肉萎缩,发作频繁者,在晚期可有肢体力弱,甚至轻度萎缩。

(六)吉兰-巴雷综合征

病前 1～4 周有感染史,急性或亚急性起病,四肢对称性弛缓性瘫痪,脑神经损害,脑脊液蛋白-细胞分离现象。一般 3～4 周后部分患者可逐渐出现不同程度肌肉萎缩。

(刘玉洁)

第四节　不自主运动

不自主运动是指患者在意识清醒的状态下骨骼肌出现不能自行控制的收缩,导致身体某些部位姿势和运动的异常。一般睡眠时停止,情绪激动时增强,临床上可见多种表现形式。

一、发生机制

以往认为不自主运动与锥体外系病变有关,而锥体外系涉及锥体系以外所有与运动调节有关的结构和下行通路,它包括基底节、小脑及脑干中诸多核团。但传统上仅将与基底节病变有关的姿势、运动异常称为锥体外系症状。基底节中与运动功能有关的主要结构为纹状体,其组成及病变综合征,如图 1-1 所示。

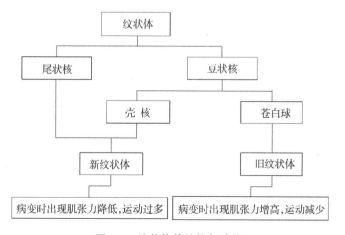

图 1-1　纹状体的结构与功能

纹状体与大脑皮质及其他脑区之间通过不同的神经递质(如谷氨酸、γ-氨基丁酸和多巴胺等)实现相互联系与功能平衡。其纤维联系相当复杂,其中与运动皮质之间的联系环路是基底节实现其运动调节功能的主要结构基础,包括以下几种:①皮质-新纹状体-苍白球(内)-丘脑-皮质回路。②皮质-新纹状体-苍白球(外)-丘脑底核-苍白球(内)-丘脑-皮质回路。③皮质-新纹状体-黑质-丘脑-皮质回路。

二、临床表现

(一)静止性震颤

静止性震颤是由主动肌与拮抗肌交替收缩引起的一种节律性颤动,常见于四肢远端、下颌和颈部,手指的震颤状如搓丸,频率4~6 Hz。震颤静止时出现,睡眠时消失,紧张时加重,随意运动时减轻,可在意识控制下短暂减弱,放松后可出现更加明显的震颤。这是帕金森病的特征性体征之一。

(二)舞蹈症

舞蹈症是身体迅速、粗大、无节律的不能随便控制的动作。上肢较重,表现为耸肩、上臂甩动、手指抓握等动作;下肢可见步态不稳且不规则,重时可出现从一侧向另一侧快速粗大的跳跃动作(舞蹈样步态);头颈部可有转颈、扮鬼脸动作。随意运动或情绪激动时加重,安静时减轻,睡眠时消失。肢体肌张力低。此症状见于小舞蹈症、Huntington 舞蹈症及药物(如左旋多巴和吩噻嗪类、氟哌啶醇等神经安定剂)诱发的舞蹈症。局限于身体一侧的舞蹈症称为偏侧舞蹈症,常见于累及基底神经节的脑卒中(中风)、肿瘤等。

(三)手足徐动症

手足徐动症指肢体远端游走性的肌张力增高或减低的动作,如先有腕部过屈、手指过伸,之后手指缓慢逐个相继屈曲,继而上肢表现为缓慢的如蚯蚓爬行样的扭转样蠕动。由于过多的自发动作使受累部位不能维持在某一姿势或位置,随意运动严重扭曲,出现奇怪的姿势和动作,可伴有异常舌运动的怪相、发音含糊等。可见于多种神经系统变性疾病,常见为 Huntington 舞蹈症、肝豆状核变性等,也可见于肝性脑病、某些神经安定剂的不良反应;偏侧手足徐动症多见于中风患者。

(四)偏身投掷运动

偏身投掷运动以大幅度的无规律的跨越和投掷样运动为特点,肢体近端受累为主。偏身投掷运动是由对侧丘脑底核及与其联系的苍白球外侧部急性病损,如梗死或小量出血所致。

(五)肌张力障碍

肌张力障碍是肌肉异常收缩引起的缓慢扭转样不自主运动或姿势异常。扭转痉挛又称为扭转性肌张力障碍,是因身体某一部位主动肌和拮抗肌同时收缩造成的特殊姿势,主要表现为以躯干为轴的扭转,可伴手过伸或过屈、足内翻、头侧屈后伸、眼睛紧闭及固定的怪异表情,导致患者难以站立和行走。急性发病者常见于一些神经安定剂加量过快导致的不良反应,也见于原发性遗传性疾病,如早期 Huntington 舞蹈症、肝豆状核变性、Hallervorden-Spatz 病等,或继发于产伤、胆红素脑病(核黄疸)、脑炎等;最严重的一种类型是少见的遗传性变形性肌张力障碍。痉挛性斜颈被认为是扭转性肌张力障碍变异型,或称为局限性肌张力障碍,表现颈部肌肉痉挛性收缩,使头部缓慢的不自主地转动。

(刘奕君)

第二章

神经内科疾病的体格检查

第一节 一般常规检查

一、意识状态检查

意识状态是反映病情轻重的重要指标,应进行详细的观察和检查。

(一)清醒

患者意识清楚。

(二)嗜睡

嗜睡是指精神倦怠或持续睡眠,但唤醒后可正确回答问题。

(三)意识模糊或朦胧

反应迟钝,思维和语言不连贯,回答问题不正确,不能配合检查,但自己可在床上翻身。

(四)半昏迷或浅昏迷

意识大部分丧失,但对强烈痛刺激有痛苦表情,或有些防御性动作,角膜、瞳孔和咽反射等可引出或较迟缓,腱反射情况不定。

(五)昏迷

意识完全丧失,无大脑皮质功能。角膜、瞳孔对光反射、咽反射和咳嗽反射等大多消失或明显减弱,腱反射和病理反射可以存在,但深度昏迷时也均消失。

二、生命体征检查

(一)呼吸

应严密观察患者呼吸的节律和深度,如潮式呼吸、叹息样双吸气呼吸或呼吸暂停等呼吸节律不整,常为深昏迷患者的晚期或是脑干中枢性呼吸衰竭的一种表现。呼吸深而慢同时伴有脉搏徐缓有力和血压升高,为颅内压增高的表现。如有呼吸困难,其原因可能是黏液痰坠积、呕吐物堵塞或深昏迷患者舌后坠等引起呼吸道梗阻所致,亦可能为严重肺部感染、肺不张和继发性肺水肿等引起。

(二)脉搏

脉搏徐缓有力常见于颅内压增高者,脉速则常见于脑疝前期、脑室或脑干出血、继发感染、癫痛、缺氧等。

（三）血压

颅内压增高常引起血压增高,而周围循环衰竭、严重的酸中毒、脑干或下丘脑受损或疾病恶化等常引起血压下降。

（四）瞳孔

参阅动眼神经、滑车神经和展神经检查。

（五）体温

下丘脑体温调节中枢受损可引起中枢性高热或体温不升。躯干及四肢汗腺分泌和散热功能受损（如高颈段病变）或感染等亦可引起高热。患者衰竭或临终时,其体温下降或不升。

三、智力检查

（一）理解力

询问患者姓名、年龄及工作、学历、生活等情况,观察其理解和回答情况,了解其分析和判断能力。

（二）记忆力

如患者遗忘很早发生的事和物,称为远记忆丧失;对近几日或几小时发生的情况不能记住,称为近记忆丧失;如颅脑损伤患者不能记忆起负伤前一段时间和负伤当时的情况,称逆行性健忘。

（三）定向力

对人物、时间和地点不能识别,称为定向力障碍。

（四）计算力

根据患者的文化程度,给一些数字令其进行加、减、乘、除计算,判断其计算能力。

检查中,若发现患者智力与年龄、文化程度很不相称,为智力障碍;若讲话幼稚,上述能力均有明显或严重障碍,则为痴呆。

四、语言检查

观察患者回答问题是否流利。若优势半球的语言中枢受损,则患者言语困难;若小脑和锥体外系受损,则患者语言讷吃。

五、精神状态检查

检查患者有无幻觉、错觉、妄想、猜疑、欣快、易激动、稚气、淡漠、缄默不语和强迫哭笑等。

六、身体各部位检查

身体各部位检查与一般内科检查相同,但应特别注意脑膜刺激征的检查,亦应注意头颅大小,头面部瘢痕、杂音,小儿前囟门大小和张力,面部形状、表情动作,耳鼻有无流液、流血,颈动脉搏动情况及四肢有无畸形等。

（刘玉洁）

第二节 感觉功能检查

感觉障碍是神经系统常见的临床症状,对神经系统受损的水平提供了有价值的线索。通过细致检查,不仅可以了解支配病变区的皮神经,而且可以确定其所属脊髓节段。检查结果一般分为正常、过敏、减退、消失或异常。

一、检查方法

(一)触觉检查
令患者闭目,用棉絮或毛笔轻触其皮肤,并询问是否觉察及其灵敏程度。每次轻触皮肤时应注意在一个脊神经分布区,不能划过两个脊神经分布区。

(二)痛觉检查
令患者闭目,以针尖轻刺其皮肤,并询问有无痛感及疼痛程度。若发现有感觉障碍区,检查应由感觉障碍区向正常区方向进行,并测定其范围。对于意识不清的患者,应根据针刺时肢体回缩、面部表情等反应来判断。

(三)温度觉检查
以分别盛冷水(0～10 ℃)和温水(45 ℃左右)的试管,紧贴患者皮肤,询问其是否有冷热感及其程度。

(四)运动觉和位置觉
嘱患者闭目,轻轻移动其指、趾、踝、腕,甚至整个肢体,令其回答是否觉察移动及方向。

(五)震动觉
将震动的音叉置于体表骨骼浅面或突起部位(如足的内踝、胫骨前面、髂前上棘和桡骨茎突等),询问是否有震动感及程度。

(六)实体觉
令患者闭目后,用手辨别物体形状(立方、长方、三角、圆柱形等)、大小、硬度、质地(粗糙、平滑)和材料(绸子、布)等。

(七)两点辨别觉
以两脚规的尖端接触身体不同部位,测定患者两点分辨的能力。其正常值为:手指掌面 1.1 mm,手掌 6.7 mm,手背 31.5 mm,前臂和小腿 40.5 mm,面颊 11.2 mm,上臂和大腿 67.7 mm。

(八)图形觉
在患者皮肤上写数字或画十字、圆形等简单图形,让其在闭目的情况下予以辨识。

二、临床意义

(一)感觉障碍的性质
1.感觉过敏
轻微的刺激引起强烈的感觉,为神经末梢和神经干的刺激症状。

2.自发性疼痛

未受外界刺激而发生的疼痛。

(1)局部性疼痛:疼痛感觉的区域与病变位置相符,如多发性末梢神经炎,在肢体末端出现局部性疼痛。

(2)放射性疼痛:疼痛沿神经受刺激部位的远端放射,如腰椎间盘突出压迫坐骨神经根,疼痛放射到腿和足的外侧部。

(3)扩散性疼痛:疼痛从病变神经分布区扩散到邻近神经分布区,如三叉神经痛可从一支分布区扩散到另一支分布区。

(4)牵涉性疼痛:又称感应性痛,内脏患病时,脏器疼痛冲动可扩散到脊髓后角,引起躯体相应区域疼痛,如心绞痛引起左上肢痛。

3.感觉减退或消失

为周围和中枢神经损伤不同程度的症状。如神经分布区内所有感觉的缺失,为完全性感觉障碍;一种感觉正常而另一种感觉缺失,为分离性感觉障碍。

4.感觉异常

为感觉神经或脊髓受刺激的一种表现,如麻木感、蚁行感等。

5.压痛

为压迫病变表浅部位或其邻近的骨性突起而引起的疼痛,如椎间盘突出患者的椎旁压痛。

6.神经牵拉痛

牵拉病变神经时引起的疼痛,如脑膜炎行克氏征检查时引起的神经根牵拉痛。

7.感觉倒错

对刺激产生的错误感觉,如把触觉误认为是疼痛等。

(二)感觉障碍的定位诊断

1.周围神经损害

在其相应分布区有综合性的感觉障碍,并常伴有下运动神经元麻痹,见于神经炎和周围神经损伤等。

2.脊神经节损害

有其相应的根分布区,患病初期有疼痛和带状疱疹,见于脊神经节炎。

3.脊神经后根损害

有按节段分布的感觉缺失、减退或过敏,常伴有放射性疼痛,亦可引起深部组织的自发性疼痛。由于相邻神经根的重叠分布,故在一个后根受损时,其感觉障碍不易查出,如小的脊髓外肿瘤、椎间盘突出等。

4.脊髓后角损害

引起同侧节段性分离性感觉障碍,即节段内痛、温觉消失,而触觉仍存在,因为脊神经后根进入脊髓后,只有痛、温觉纤维进入后角,而触觉和关节运动觉纤维则进入后索上行。

5.脊髓中央部损害

引起双侧对称性、相应节段性分离性感觉障碍,因为仅痛、温觉纤维在前白质连合交叉,见于脊髓空洞症、脊髓内肿瘤或出血等。

6.脊髓横断性损害

(1)半侧损害:患侧损伤部位以下深感觉和识别觉障碍,并伴有患侧痉挛性截瘫,腱反射亢进,病理反射阳性,健侧痛、温觉障碍,而触觉无明显障碍,见于脊髓刺伤。

（2）后索损害:损伤部位以下深感觉消失而痛、温觉正常,临床表现为感觉性共济失调步态,走路不知深浅,昂伯征阳性,见于梅毒或该部肿瘤。

（3）完全横断性损害:损伤平面以下各种感觉均消失,并伴有痉挛性截瘫。

7.脑干损害

一侧损害引起交叉性感觉障碍,即病灶同侧面部和对侧躯体的感觉减退或消失。根据该侧脑干损害完全与否,可产生分离性或完全性感觉障碍,见于该部血栓形成、肿瘤等。

8.内囊损害

对侧半身感觉障碍;并伴有偏瘫和偏盲等,见于该部出血、血栓形成等。

9.丘脑损害

对侧半身感觉障碍,并伴有对侧自发性疼痛、感觉过度、共济失调、不自主运动和一过性轻偏瘫,称丘脑综合征,见于丘脑血栓形成和肿瘤等。

10.大脑皮质中央后回损害

一般,产生部分性对侧偏身麻木,深部感觉和实体感觉障碍较重,而浅感觉障碍较轻。其分布多不完整,可为一肢体或半侧身体,亦可有单瘫,局灶性感觉性或运动性癫痫,见于血栓形成、肿瘤和外伤等。

（刘玉洁）

第三节　运动功能检查

一、检查方法

（一）肌体积检查

观察肢体肌肉有无萎缩或肥大,并将两侧肌肉互相比较,必要时测量肢体周径,并记录之。

（二）肌张力检查

肌张力是指肌肉为随时准备实现收缩运动而在静止状态下维持的一定程度的紧张度。检查时,嘱患者放松肢体,检查者用手触摸其肌肉,观察其肌肉硬度和肢体在被动运动时的阻力强弱。一般以肌张力正常、增强（齿轮状或铅管状、折刀状抵抗）和减低来表示。

（三）肌力检查

观察各关节自主运动的力量、幅度和速度,及抵抗阻力的力量和握力的大小等。对于肌力轻度减弱的患者,可用下述方法检查。①分指试验:令患者伸直双臂,两手掌相对而不接触,用力伸开五指,肌力减弱侧指间隙较小;②Barre 征:令患者平举双臂,肌力减退侧下垂;或令患者俯卧屈腿呈直角,肌力减弱侧小腿下垂或摇摆不定,即阳性;③Magazini 征:令患者仰卧,并抬腿使膝、髋关节均屈呈直角,肌力减弱侧下肢逐渐下垂或摇摆不定,即阳性。

对于昏迷患者,则给予刺激,观察其肢体活动情况。

肢体瘫痪程度一般分为 6 级:0 级,肌肉完全不能收缩;1 级,可见肌肉收缩,但无肢体运动;2 级,在床面上可自主移动,但不能作抵抗重力运动;3 级,能克服重力做自主运动;4 级,能抵抗外加阻力而自主运动,但较正常肌力减弱;5级,正常肌力。

(四)共济运动检查

(1)指鼻试验:令患者用手指指鼻尖,若动作笨拙、不准,则为共济失调。

(2)对指试验:令患者两手示指互相对指,或一手指与检查者手指对指,动作不准确为共济失调。

(3)轮替试验:令患者两手做迅速地旋前、旋后的交替动作,两手动作笨拙、快慢不一为共济失调。

(4)跟膝胫试验:令患者仰卧,抬高一侧下肢,将一足跟置于另一侧膝上,然后沿胫前下滑,抬腿过高或下滑不稳、不准,为共济失调。

(5)精细动作检查:令患者扣衣扣或系鞋带等,若动作笨拙、困难,则为共济失调。

2.平衡性共济运动

令患者闭目直立,双足并拢,双臂平伸,若身体摇摆且向一侧倾倒即为昂白试验阳性;或令患者沿直线行走,若足迹向一侧偏斜,则表示平衡有障碍。

(五)观察

观察患者行、立、坐、卧时的姿势及行走的步态。根据病变和临床表现的不同,可分为蹒跚(醉汉)步态、偏瘫步态、剪刀步态、慌张步态、肌无力步态和拖拽步态等。

二、临床意义

(一)肌体积异常

1.肌萎缩

见于下运动神经元或周围神经损害,上运动神经元损害或肢体长期不活动引起的失用性肌萎缩。

2.假性肌肥大

见于进行性肌营养不良。

(二)肌张力异常

1.肌张力减低

见于下运动神经元损伤、小脑疾病、休克或深昏迷时及深层感觉障碍等。

2.肌张力增高

见于锥体束或锥体外系受损害。前者多呈"折刀样"增高,即刚开始活动时阻力较大,至一定程度后则阻力突然消失,这种肌张力增高在上肢屈肌和下肢伸肌表现明显。后者多呈齿轮状肌张力增高,在屈伸关节时有如扳动齿轮的顿挫感,伸肌和屈肌均较明显。

(三)瘫痪

按肌力障碍程度可分为完全性和不完全性瘫痪,按照其损害部位的不同,又可分为上运动神经元瘫痪和下运动神经元瘫痪。按瘫痪范围和部位的不同,可分为以下6种类型。

1.单肢瘫

见于大脑皮质运动区的局限性损害。

2.偏瘫

常见于一侧大脑半球运动区或内囊的损害。

3.交叉性瘫痪

见于一侧脑干病变,引起病灶侧脑神经周围性瘫痪及对侧上、下肢的上运动神经元性瘫痪。

4.截瘫

多见于脊髓横贯性损害,亦可见于矢状窦中1/3的损害。

5.二肢瘫

可见于矢状窦中1/3损害。

6.四肢瘫

多见于颈段脊髓损害,亦可见于矢状窦中1/3损害。

(四)共济失调

1.小脑性共济失调

由于小脑及其传入、传出纤维损害所致。小脑蚓部病变主要引起躯干(平衡性)共济失调;小脑半球病变则主要引起同侧肢体运动性共济失调。该共济失调还常伴有蹒跚步态,眼球震颤,言语滞涩、忽高忽低,肌张力降低等。

2.大脑性共济失调

由大脑半球病变引起额叶脑桥小脑束和颞叶脑桥小脑束受损所致。其表现与对侧小脑半球病变引起的失调相似,主要为对侧肢体运动性共济失调。其区别在于大脑性共济失调表现在病变对侧肢体,且伴有肌张力增高和病理反射阳性,而小脑性共济失调则表现在病变同侧肢体,且伴有肌张力减低和病理反射阴性。

3.前庭、迷路性共济失调

由前庭、迷路系统受损所致。主要表现为平衡障碍、眩晕、眼球震颤,且睁眼时减轻,闭眼时加重。

4.脊髓性共济失调

由脊髓后根、后索及脑干内侧丘系受损引起深感觉系统传导障碍所致。患者不能了解肢体的确切位置及运动方向,故走路抬脚高,落脚重,睁眼时平衡性和肢体运动性共济动作尚正常,而闭眼时则难以完成。

(五)姿势及步态异常

1.蹒跚(醉汉)步态

见于小脑损害。

2.偏瘫步态

走路时,偏瘫侧上肢屈曲内旋,下肢僵直,迈步抬腿困难,膝关节不能屈曲,下肢向内划圈,见于颅脑损伤、脑血管意外等引起的一侧上运动神经元受损而偏瘫的患者。

3.剪刀步态

剪刀步态又称截瘫步态。行走时两腿交替地向内划圈,两侧膝关节前后交叉呈剪刀状,见于脊髓病变和先天性脑性瘫痪等所致双腿上运动神经元瘫痪者。

4.慌张步态

慌张步态又称帕金森病性步态,行走时躯干稍前倾,双臂不动,小步疾速向前,难于立刻止步,见于帕金森综合征等。

5.肌无力步态

肌无力步态又称"鸭步"。因两腿肌无力,肌张力减低,难以持重,故行走时迈步困难,两腿分开,髋关节和躯干左右摇晃,见于马尾神经损伤、肌营养不良等。

6.拖拽步态

行走时,患脚举足无力,足尖下垂,拖拽前进,见于腓神经损伤。

深感觉障碍引起的步态改变见脊髓性共济失调。

(刘玉洁)

第四节 脑神经功能检查

一、嗅神经功能检查

(一)检查方法

在患者清醒、鼻腔无阻塞的情况下,用樟脑丸、香水等刺激性较小的挥发性物质分别测试两侧鼻孔的嗅觉。

(二)临床意义

嗅觉减退或消失,表明嗅觉通路受损,多见于鼻黏膜病变、颅前窝骨折、颅底脑膜炎、额叶底部肿瘤、鞍上肿瘤、癔症等。钩回和海马回刺激性病变可引起幻嗅(钩回发作),多为癫痫发作的先兆。

二、视神经功能检查

(一)检查方法

1.视力

根据视力障碍程度不同,分别以视力表、手指数、指动和光感依次检查而定。

2.视野

用手试法或视野计检查,后者较准确。以白色视标测定时,正常视野颞侧90°,鼻侧60°,上方60°,下方70°。色视野则白色＞蓝色＞红黄色＞绿色。

3.眼底

用眼底镜检查,应注意视盘颜色、形状、边界、生理凹陷及突出度,血管的充盈度、弹性、反光强度,静脉搏动,动静脉比例(正常2:3),视网膜色素、渗出物、结节和出血等情况。

4.视反射

患者不备时,试者突然将手指置于患者眼前,可见立即闭目和躲避现象。

(二)临床意义

1.全盲

多示病变直接侵犯神经,见于球后视神经炎、视神经损伤、视神经肿瘤和蝶鞍附近肿瘤等。

2.双颞侧偏盲

提示病变侵犯视交叉中部,见于垂体肿瘤和鞍上肿瘤。

3.双鼻侧偏盲

提示病变侵犯视交叉两外侧非交叉纤维,少见,但可见于两侧颈内动脉瘤或颈内动脉硬化。

4.同侧偏盲

有完全半侧性和不全的 1/4(象限性)盲,提示病变累及视束或视辐射,多见于视束、颞叶、顶叶或枕叶病变,如脑血管病或肿瘤等。视束和视辐射病变,其黄斑视野(中心视野)不保留。枕叶视皮质病变有黄斑回避(中心视野保留)现象。

5.向心性视野缩小

见于视神经萎缩、多发性硬化和癔症。

6.视盘水肿

见于颅内肿瘤、脑脓肿、脑出血等引起颅内压增高的疾病。

7.视神经萎缩

见于垂体或视交叉肿瘤、视神经损伤、脱髓鞘疾病等。

8.Foster-Kennedy 综合征

即病变侧为原发性视神经萎缩,而对侧为视盘水肿,见于额叶底部、蝶骨嵴内 1/3 的肿瘤。

9.动脉粥样硬化

视网膜动脉狭窄变细,光反射增强,动脉横过静脉处有交叉征。

10.视反射消失

见于反射通路损害。外侧膝状体水平以上的颞叶、顶叶、枕叶病变不影响瞳孔对光反射,但有视野缺损。

三、动眼神经、滑车神经和展神经功能检查

(一)检查方法

1.眼裂

注意两侧眼裂是否对称、等大,局部有无瘢痕、外伤和炎症等。

2.眼球运动

令患者正视前方,注意有无斜视,然后嘱患者随检查者手指向上、下、左、右各方向注视,观察其眼球运动有无受限和受限的方向及程度,询问其有无复视。

3.检查眼球

有无外突和内陷。

4.眼球震颤

用肉眼或眼震图观察,如有眼震,请注意其方向、幅度、频率与形式(水平、垂直、旋转),以快相为准。

5.瞳孔

注意大小、形状、位置、边缘及两侧的对称性。检查瞳孔反射。

(1)光反射:用电筒照射一侧瞳孔,观察同侧(直接反应)和对侧(间接反应)瞳孔的收缩情况。

(2)调节和集合反射:请患者先向远处平视,然后注视距眼数厘米处的近物,正常时两眼内聚(集合运动),双侧瞳孔缩小(调节反射)。

(3)睫脊反射:即抓捏下颌部或颈外侧皮肤时引起瞳孔扩大。其传入神经为三叉神经下颌支或第 2～3 颈神经支,传出神经为颈交感神经。

(二)临床意义

1.眼裂改变

眼裂变窄或眼睑下垂,有真性和假性之分。前者为提上睑肌麻痹,由动眼神经受累引起,常伴有其他眼肌麻痹和瞳孔散大;后者是睑板肌麻痹,为交感神经麻痹所致,常伴有瞳孔缩小,称Horner综合征,亦可见于重症肌无力。眼裂变宽可见于面神经麻痹,亦可见于甲状腺功能亢进,常伴有眼球突出,多为双侧性。

2.眼外肌麻痹

眼外肌系由动眼神经、滑车神经和展神经支配。

(1)动眼神经损害:患侧眼球向外下斜视与向上、向下和向内运动受限,双眼向健侧注视时出现复视,同时伴有上睑下垂、眼裂变小、瞳孔散大和对光反射消失。

(2)展神经损害:患侧眼球内斜,外展受限,双眼向患侧注视时出现复视。

(3)滑车神经损害:少见,且不易查出。

(4)动眼神经、展神经、滑车神经同时受损则出现全眼麻痹,其表现为眼睑下垂、瞳孔散大、光反射和调节反射消失、眼球固定不动,可见于脑底、眶上裂及眶内的感染、外伤、肿瘤及血管性疾病等。

(5)核上性损害可产生眼球同向运动障碍,如一侧皮质刺激性病变引起双眼向健侧凝视,而皮质毁坏性病变引起双眼向患侧凝视。松果体肿瘤等四叠体附近的病变可引起两眼向上同向运动障碍。

(6)动眼神经核损害仅一部分该神经支配的眼肌发生麻痹,可见于脑干肿瘤、弥散性脑炎等。

(7)展神经核损害常伴有面神经麻痹,见于脑干肿瘤、脑炎和延髓空洞症等。

(8)眼球突出见于眶内或眶上裂附近肿瘤、海绵窦血栓形成、颈动脉海绵窦瘘和颅内压增高等,眼球内陷则见于交感神经麻痹。

3.瞳孔改变

(1)瞳孔扩大:一侧瞳孔扩大多为动眼神经麻痹的表现,可见于颅脑损伤、肿瘤、脑疝、颅底感染和动脉瘤等。双侧瞳孔扩大多见于双目失明、深昏迷、缺氧性脑病、颠茄药物中毒和癫痫大发作等。

(2)瞳孔缩小:一侧瞳孔缩小见于同侧脑干、颈交感神经损伤或封闭后所致的交感神经麻痹,并伴有同侧眼裂变小、面部少汗或无汗,时有结合膜充血,即 Horner 综合征。双侧针尖样瞳孔缩小见于脑桥损伤、出血、肿瘤或脑室出血,亦可见于吗啡、哌替啶或冬眠药物中毒等。

(3)光反射消失:一侧视神经损害引起同侧直接光反射和对侧间接光反射消失;一侧动眼神经损害引起同侧直接和间接光反射消失,但对侧的间接光反射存在。光反射消失,调节反射存在,瞳孔缩小且不规则,称 Argyll-Robertson 瞳孔,系神经梅毒、脑炎和肿瘤等引起中脑被盖中间神经元受损所致。

四、三叉神经功能检查

(一)检查方法

1.感觉

在三叉神经分布区内以棉丝轻触试触觉,以针轻刺试痛觉,以金属或玻璃试管盛冷水(5~10 ℃)、热水(40 ℃)试温度觉。如有障碍,应注意其分布情况、性质及程度。

2.运动

令患者咀嚼,检查者用手触颞肌及咀嚼肌以测试其肌力,观察颞肌与咀嚼肌有无萎缩。令患者张口,观察其下颌有无偏斜。

3.反射

(1)角膜反射:以棉丝从侧方轻触角膜,观察同侧(直接反应)及对侧(间接反应)眼睛的闭合运动。该反射传入支为三叉神经眼支,传出支为面神经的一小分支。

(2)下颌反射:令患者微张口,检查者将拇指置于其颏部,用叩诊锤轻叩拇指,正常可引起下颌轻微闭合。

(二)临床意义

(1)三叉神经任何一支或数支发生感觉过敏或自发性疼痛,并常有激发点,见于三叉神经痛、半月节与小脑脑桥角肿瘤及上颌窦疾病等。

(2)三叉神经周围性损害:该神经任何一支损害,可引起同侧颜面部及口腔黏膜相应区域感觉减退或消失,眼支损害还可见角膜反射减退或消失,见于颅中窝或颅后窝肿瘤、外伤、海绵窦和眶上裂病变及脑膜炎等。

(3)三叉神经脊束核损害:引起面部分离性感觉改变,即痛、温觉丧失而触觉保留。此核下部腹外侧受损仅可引起同侧眼支分布区的感觉改变;核的中部受损则引起眼支与上颌支分布区的感觉改变;损害再向上则引起所有3支分布区的感觉改变,见于小脑后下动脉血栓形成、脑干肿瘤和延髓空洞症等。

(4)三叉神经运动根损害:患侧颞肌萎缩,咀嚼肌肌力减弱,张口时下颌向患侧倾斜,见于颅底肿瘤、颅中窝骨折或半月节手术损伤等。下颌支受刺激可引起下颌强直性收缩或咀嚼肌痉挛,见于脑桥或颅后窝炎症、破伤风等。

(5)反射消失:角膜反射消失见于该反射通路受损,如三叉神经眼支的损伤或面神经麻痹,亦见于深昏迷。下颌反射消失见于三叉神经下颌支或脑桥运动核损害,该反射亢进则常见于假性延髓麻痹等的双侧锥体束损害。

五、面神经功能检查

(一)检查方法

1.面肌运动

观察患者两侧鼻唇沟及前额皱纹深浅,两侧眼裂大小是否对称,鼻及口角有无歪斜,注意患者皱额、挤眉、闭眼、鼓颊、吹气、露齿、笑等动作时双侧是否对称。

2.味觉

以棉签蘸有味(酸、甜、咸、苦)试液少许分别测试舌两侧前 2/3 味觉。

(二)临床意义

1.周围性面瘫

上、下两组面肌均出现瘫痪,表现为患侧鼻唇沟变浅或消失、眼裂变宽、额纹变浅或消失、闭眼无力或不能、嘴歪向健侧。

(1)面神经核性损害:常与同侧展神经麻痹并发,可见于脑桥肿瘤及血管性疾病等。

(2)小脑脑桥角损害:常与三叉神经和听神经损害并存,并伴有患侧舌前 2/3 味觉障碍,见于小脑脑桥角病变及蛛网膜炎等。

(3)内耳孔处的损害:因与听神经同时受损,故可伴有耳鸣、耳聋、前庭功能减退等,也可引起泪腺、唾液腺分泌障碍。

(4)膝状神经节损害:伴有舌前 2/3 味觉及泪腺分泌障碍,见于膝状神经节炎或疱疹性面神经炎。

(5)面神经管损害:伴有舌前 2/3 味觉障碍、唾液腺分泌缺乏等,见于面神经炎及中耳炎等。

2.中枢性面瘫

因面神经核上部接受两侧锥体束支配,面神经核下部接受对侧锥体束支配,故一侧锥体束受损时,仅出现对侧下组面肌瘫痪,无萎缩、无电变性反应,见于大脑半球及内囊部血管疾病、肿瘤和外伤等。双侧锥体束损害则引起双侧面肌瘫痪、表情呆板,故又称面具脸,为假性延髓麻痹的症状之一。

六、听神经功能检查

(一)检查方法

1.听力

可用音叉、电听力计等方法测试。

(1)Rinne 试验:比较一侧骨导与气导的时间。将振动的音叉置于患者一侧乳突处,待听不到声音时,再立即置于其耳前测气导,如能听到,则气导大于骨导为阳性,表示正常;听不到为阴性,表示气导障碍。

(2)Weber 试验:比较两侧骨导的强度。将振动的音叉置于患者前额部中央,正常人两耳声响大小相等,称为试验居中。如两耳声响大小不等,称为试验偏向一侧,表示有听力障碍。在传导性耳聋时患侧声响强,神经性耳聋时健侧声响强。

(3)Schwabach 试验:比较患者与检查者听力的差别。以震动的音叉置于患者的乳突部,待其听不到声响时即刻置于检查者乳突部,与检查者的正常骨导相比较。传导性耳聋骨导较正常人长,神经性耳聋则骨导比正常人短。

(4)听力计检查:应用电流振荡发生不同频率和强度的纯音,更精确进行的一种听力检查。检查时,依照患者听到的最低强度做记录,将每一频率所得的单位(dB)记录在表格上,所得结果成曲线,即听力曲线。如曲线靠近零度线,则听力正常,距离零度线越远,表示听力损失越大。传导性耳聋,听力损失为低频音的气导;神经性耳聋,听力下降为高频音气导和骨导。

2.前庭功能

应询问患者有无眩晕,观察有无眼球震颤及身体倾倒,必要时可做下列前庭功能试验检查。

(1)旋转试验:患者坐旋转椅内,闭目,头前倾30°,在 20 秒内转 10 圈,然后突然停止,睁眼后观察患者有无眼球震颤、倾倒和自主神经反应等,并询问患者有无眩晕。该试验因同时检查两侧水平或后半规管(检查时头前倾 120°角或后仰 60°角),且幕上病变可诱发癫痫,故神经外科少用。

(2)冷热水试验:冷水 30 ℃,热水 44 ℃(均与体温相差 7 ℃)。盛水的吊筒距离耳的高度为 70 cm,患者仰卧,头高30°角,两眼注视屋顶或对面墙上顶点,以导管或注射针头向外耳道内注入冷水250～300 mL,40 秒后出现眼球震颤。冷水试完后休息 5 分钟再试热水。进行正常冷水试验时,眼球震颤持续 2 分钟,热水时持续100 秒,如不出现眼球震颤,即说明前庭功能障碍。

(二)临床意义

1.耳鸣

为内耳听神经的刺激症状,见于听神经损害的早期,如听神经瘤、梅尼埃综合征、椎-基底动脉供血不足及神经官能症、疲劳和药物中毒等。

2.耳聋

神经性耳聋见于听神经瘤、小脑脑桥角蛛网膜炎、颅内压增高、颅中窝骨折、药物中毒、迷路炎等。传导性耳聋见于中耳炎、耳硬化症及外耳道堵塞等。混合性耳聋兼有两者的临床特点。

3.眩晕

为前庭神经刺激症状,患者自觉周围景物或自身旋转不稳,常伴有呕吐、耳鸣、耳聋、颜面苍白、出汗等,见于脑干肿瘤、炎症、外伤或延髓空洞症、药物中毒及梅尼埃综合征等。

4.眼球震颤

系眼球不自主、有节律地往复运动,依据眼球运动方向,可分为水平性、垂直性、旋转性、斜向或混合性眼球震颤。往复速度可相同,亦可不同(即快、慢相),不同时则以快相的方向表示眼球震颤的方向。

(1)眼性眼球震颤:见于屈光不正或先天性眼病,其临床特点多为钟摆样,无快、慢相之分,不伴旋转性眩晕,但可觉外环境来回摆动,闭眼时可消失。

(2)前庭性眼球震颤:多为水平-旋转性眼球震颤,幅度较大,常伴有眩晕或听力减退,闭眼时眩晕不减轻,见于迷路炎、迷路水肿与外伤等。

七、舌咽神经和迷走神经功能检查

(一)检查方法

注意患者发音有无鼻音或声音嘶哑,了解其有无吞咽困难或饮水呛咳。让患者张口,用压舌板压舌,观察静止和发"啊"音时,软腭上举是否有力,腭垂是否居中,腭弓两侧是否对称等。咽反射:用棉签或压舌板分别轻触两侧咽后壁。正常可引起作呕反应。必要时应检查舌后1/3的味觉和一般感觉。注意呼吸、脉搏和肠蠕动情况。

(二)临床意义

1.核及核下损害

一侧损害引起腭垂偏向健侧,患侧腭弓下垂、声音嘶哑、吞咽呛咳及咽反射消失等,因内脏为双侧支配,故无内脏障碍,见于颅底肿瘤、小脑脑桥角肿瘤、脑底脑膜炎等;双侧受损引起真性延髓麻痹,患者严重吞咽呛咳、发音困难、咽反射消失,见于脑干肿瘤、延髓出血、延髓空洞症和脑底脑膜炎等。

2.核上损害

因疑核受双侧锥体束支配,故一侧锥体束或皮质受损不引起症状。双侧损害引起假性球麻痹,患者双侧软腭麻痹,发音及吞咽不能,但有较迟钝的咽反射,可伴有双侧面肌及四肢瘫痪、精神症状及脑干病理反射(掌颏反射、吸吮反射)等,见于脑血管病、脑炎、颅脑损伤等。

八、副神经功能检查

(一)检查方法

检查者以手抚摸两侧的胸锁乳突肌和斜方肌,再令患者做转头和耸肩动作,并用手抵抗之,比较两侧是否对称,肌力是否相等。

(二)临床意义

一侧副神经或其脊髓核受损时,同侧胸锁乳突肌和斜方肌瘫痪、萎缩,下颏转向患侧,用力向对侧转头时无力,患侧肩下垂,耸肩不能,见于脊髓肿瘤、脊髓空洞症及肌萎缩性侧索硬化症等。双侧受损时,患者头向后仰,并常伴迷走神经与舌咽神经受损,见于颅后窝或枕大孔区肿瘤、颅脑损伤及炎症等。

(刘玉洁)

第三章

神经内科疾病的中医治疗

第一节　高血压脑病的中医治疗

高血压脑病是指血压骤然急剧升高引起的暂时性急性全面脑功能障碍综合征。相当于中医所论"风头旋""眩晕",病发之始则见后头部头痛,活动后可消失。久则头痛、头晕和头胀,项部轻强,继而呈现耳鸣、目眩、心烦少寐、胸闷、心悸、口苦、指麻、尿赤和颜面红赤,舌红多有瘀斑,脉多沉弦有力之象。

一、病因病机

风头眩的形成,多由先天与后天生理功能失调所致。先天之因始于父母,后天之因来自外邪、内伤而发。

(一)先天禀赋不足

一者男之天壬内胎此病之根,二者女之天癸内孕此病之基,两者居一即为先天成病之源。所以然者,男女之合,二情交畅,天壬天癸交融,为育形成体之本,内蕴生化之机,若此时生成之形体,遗有父母先天之病毒,则此病毒将植于肾、肝、心和脑之内,而肾、肝、心和脑为性命生化之枢轴,故此病之病源即由先天之胎气而生。

(二)肝气亢逆

一是先天肾水有亏,水精少不能生髓养肝,木少滋营,导致肝气逆变,阳郁为风,风动血涌,上冲而犯心侵腑则病成;或因情志失调而发,但以喜怒为多。喜足心志,喜则气缓,血脉软缓则引发君火不宁于心,相火不安于肝,相火之毒为火毒,火毒入血,由于上炎之力,其血必上冲脑为病。亦有暴怒不严,或盛怒不息,致使肝气内逆,逆则气不顺为郁、为热及为风。风有上升之性,热具蒸腾之能,血因风升热腾而上冲于脑髓。

(三)饮食不节

久食肥甘之味,或久饮酒类浆液之品,此等品味,入胃则易燥,入脾则助湿,胃燥不降,脾湿不升,中轴升降之枢机呆滞,致使肥甘之物,化脂液而成瘀浊之毒,经由脾胃之络,内淫脏腑,外侵经络,其脂液瘀浊之毒沉积于脉络膜内,造成气血隧道瘀窄,气不宣通,血逆于上,不得下行,滞瘀脑髓,清气受阻,脑乏清阳而病生。

(四)命火受损

先天命火不足,或后天受内外二因伤损命火,命火有亏,脾胃乏此火之温煦,升降有碍致使清气不升,浊气不降;肝乏此火之温煦,肝阳不足,疏泄无力,调血功能阻滞;心乏此火之温煦,心火不足,心阳小振,血行阻滞;脑乏此火温化之能,脑之血脉血络循行受阻,清气必亏,浊气蓄而不降,脑髓不安,动而少静为病。另外颈椎病引起此病者,亦不少见。

总之,肾命之真阴真阳有亏,水火有偏,生化功能不全,是生病的根本。肝、脾、心三维功能失调,气血循环不畅,是生病之源。脑髓元神、神机和神经,三维失统,气滞血瘀逆冲于脑,饮蓄积于髓海是病成之基础。

二、诊断

(一)诊断要点

血压骤然升高,血压急剧升至 26.7/16.0 kPa(200/120 mmHg)以上,尤以舒张压为著。伴有严重头痛、惊厥和意识障碍。在应用降血压药物治疗后常在 1 小时内症状迅速好转,可不留任何后遗症。若神经损害体征于数天内仍存在,表明脑内已发生梗死或出血。

(二)辅助检查

眼底可见高血压视网膜病变,头颅 CT 或 MRI 显示特征性顶、枕叶水肿。

(三)鉴别诊断

1.高血压性脑出血

远较高血压性脑病多见,也严重得多。本病的意识障碍及神经系统局灶体征一般较严重、固定,脑脊液多呈血性,脑超声波及动脉造影常提示有血肿存在,CT 检查可明确诊断。

2.蛛网膜下腔出血

急性起病,有剧烈头痛,呕吐及不同程度的意识障碍,脑膜刺激征明显,血性脑脊液,一般血压不很高。

3.颅内肿瘤

脑瘤多有一个进行性加重的过程。通过脑电图、脑血管造影,CT 检查等可以确诊。

三、辨证论治

(一)辨证纲目

首先辨虚实:高血压脑病有虚有实。实者多见四肢阵阵抽搐,或持续抽搐,常伴有壮热,谵语,神昏;甚至呈角弓反张,苔黄燥,脉弦数;虚者,其抽搐呈手足蠕动,神疲或蒙眬,舌红少津,脉虚细。其次审病机:大怒或邪热内炽,引动肝风,导致肝阳暴涨,而见抽搐、神昏;若久病劳伤、大汗和亡血,致使气阴亏损,而致筋脉失养,则可发生虚风内动。辨明不同的病机,对正确的指导辨证十分重要。

1.阴虚阳亢

头晕目眩,心烦善怒,口干,咽干,胸中烦热,胸闷,失眠多梦,腰酸软,心中不快,汗出,恶心,舌红少津,苔薄黄,脉多虚弦而数。

2.风阳上冒

头晕头胀,目胀,头围如带束紧感,肢麻,手震颤,睡卧口角流涎,颜面苍红,步履踏地如在地毯上行,时有烘热状,舌赤,苔白,脉多见虚弦或沉弦无力。

3.痰瘀阻络

头痛头晕,两目肉轮青暗,胸闷恶心,颈部强,肩背不适,肢体沉重,言语前清后涩,善忘,性情易激动,心区时刺痛,尿有频意,舌赤有瘀斑,苔白,脉多弦涩之象。

4.命门衰弱

头晕,耳鸣,乏力,畏寒背冷,喜呵欠伸腰,易卧喜睡,四肢欠温,尿频,夜尿多,纳呆,恶心,痰多,颜面白黄不光泽,喜暖,舌体肥胖有齿痕,苔薄白,脉多沉弦无力。

(二)审因论治

治疗此病不能以血压高就用降压药单一治法,必须整体治疗,以防并发症(如卒中、厥心痛、真心痛和肾病之类)早期出现。

1.阴虚阳亢

治法:育阴潜阳,镇逆平冲。

方剂:育阴平逆汤。

组成:生地黄 15 g,麦冬 15 g,黄精 20 g,沉香 10 g,羚羊角 5 g,玳瑁 10 g,草决明 20 g,莱菔子 20 g,车前子 20 g,玄参 20 g,白芍 20 g。

方中生地黄、麦冬、黄精和白芍滋阴潜阳;羚羊角、玳瑁和草决明平肝潜阳;沉香、莱菔子理气降逆;车前子、玄参清肝明目。若气血两虚,头痛绵绵不休,心悸怔忡,失眠者,治宜气血双补,可在上方基础上加熟地黄、何首乌和阿胶等,或用人参营养汤加减;若兼气虚,症见神疲乏力,气短懒言者,加人参、黄芪和白术,或用人参营养汤以益气养血;若肝血不足,症见心烦不寐,多梦者,宜加酸枣仁、珍珠母。

2.风阳上冒

治法:滋阴敛阳,息风降逆。

方剂:熄风敛阳汤。

组成:熟地黄 20 g,砂仁 15 g,白蒺藜 10 g,羚羊角 5 g,天麻 15 g,钩藤 20 g,怀牛膝 20 g,龟甲 20 g,麦冬 20 g,白芍 20 g,女贞子 20 g。

方中熟地黄、砂仁养血滋阴;白蒺藜、羚羊角、天麻和钩藤平肝潜阳;麦冬、白芍滋阴潜阳;女贞子、龟板清肝明目;怀牛膝引血下行。若肝火亢盛,症见头痛剧烈,口苦目赤,小便短黄,大便秘结,脉弦数者,治当清肝泻火,可酌加龙胆草、大黄之类;若阳化风动,症见头痛而目眩甚,肢体麻痹震颤者,治宜镇肝潜阳息风,可酌加牡蛎、珍珠母、龟板、鳖甲和地龙等。

3.痰瘀阻络

治法:活血化瘀,化痰通络。

方剂:化痰通络汤加减。

组成:半夏 15 g,茯苓 15 g,白术 10 g,胆南星 5 g,天竺黄 15 g,天麻 10 g,香附 15 g,丹参 15 g,大黄 5 g。

方中半夏、茯苓、白术健脾燥湿;胆南星、天竺黄清热化痰;天麻平肝息风;香附疏肝理气;丹参活血化瘀;大黄通腑泄热。若眩晕甚者,可酌加全蝎、钩藤和菊花以平肝息风;若瘀血明显者,可加桃仁、红花和赤芍以活血化瘀;若烦躁不安,舌苔黄腻,脉滑数者,可加黄芩、栀子以清热泻火。

4.命门火衰

治法:益火之源,温阳消阴。

方剂:右归丸。

组成:熟地黄 20 g,山药 20 g,山萸肉 15 g,杜仲 10 g,枸杞子 20 g,菟丝子 15 g,肉桂 20 g,附

子 10 g,鹿角胶 20 g,当归 15 g,可用丸剂,亦可作煎剂。

方中附子、肉桂、鹿角胶培补肾中之元阳;熟地黄、山药、枸杞子和山萸肉补肾填精;当归益气养曲;菟丝子、杜仲益肾壮腰。若胸脘痞闷,纳呆者,加红枣健脾益气。若兼见神疲乏力,少气,脉细弱无力,为气虚血瘀,治宜益气活血化瘀,可酌加黄芪、党参等补气以助血行;若头痛剧烈,可酌加虫类搜风通络之品,如僵蚕、蜈蚣、全蝎和地龙等。

四、古方今用

(一)大补元煎(《景岳全书》)

组成:熟地 20 g,山药 15 g,枸杞子 20 g,人参 50 g,山萸肉 15 g,当归 20 g,杜仲 10 g,炙甘草 20 g。

制法:日 1 剂,水煎 2 次,取汁约 200 mL。

服法:每次 100 mL,每天 2 次服。

方解:方中熟地、山药、枸杞子和山萸肉补肾填精;人参、当归和炙甘草益气养血;杜仲益肾壮腰。

(二)血府逐瘀汤(《医林改错》)

组成:桃仁 10 g,当归 15 g,赤芍 15 g,红花 10 g,牛膝 15 g,川芎 6 g,生地黄 10 g,桔梗 20 g,柴胡 15 g,枳壳 5 g,甘草 20 g。

制法:日 1 剂,水煎 2 次,取汁约 200 mL。

服法:每次 100 mL,每天 2 次服。

方解:方中当归、赤芍、桃仁、川芎和红花活血化瘀;牛膝祛黄瘀血,通血脉,引血下行;枳壳开胸行气;柴胡疏肝解郁,升达清阳,桔梗开宣肺气,载药上行;生地黄凉血清热;甘草调和诸药。

(三)半夏白术天麻汤(《医学心悟》)

组成:半夏 10 g,茯苓 20 g,橘红 15 g,白术 15 g,天麻 10 g,甘草 20 g。

制法:日 1 剂,水煎 2 次,取汁约 200 mL。

服法:每次 100 mL,每天 2 次服。

方解:方中半夏燥湿化痰;茯苓、白术健脾渗湿;天麻平肝息风,为治头痛、眩晕之要药;橘红理气化痰;甘草调和诸药。

五、中成药

(一)清开灵注射液

适应证:具有清热解毒、化痰通络和醒神开窍之功能。用于治疗热病神昏、中风偏瘫和神志不清,亦用于急慢性肝炎、乙型肝炎、上呼吸道感染、肺炎、高烧以及脑血栓形成、脑出血。

用法:静脉滴注,一般每天 20~40 mL,稀释于 10% 葡萄糖注射液 200 mL 或生理盐水 100 mL 中。中风病治疗时,每天 40~60 mL,稀释于 5% 葡萄糖注射液或生理盐水 500 mL。如产生沉淀或混浊时,不得使用。

(二)醒脑静脉注射射液

适应证:清热泻火,凉血解毒,开窍醒脑。用于流行性乙型脑炎、肝昏迷,热入营血,内陷心包,高热烦躁,神昏谵语,舌绛脉数。

用法:肌内注射,1 次 2~4 mL,每天 1~2 次。静脉滴注,1 次 10~20 mL(1~2 支),用

5%～10%葡萄糖注射液或氯化钠注射液 250～500 mL 稀释后使用,或遵医嘱。

(三)银杏叶片

适应证:活血化瘀通络,用于瘀血阻络引起的胸痹、心痛、中风、半身不遂和舌强语塞;冠心病稳定型心绞痛、脑梗死见上述证候者。

用法:口服,1 次 2 片,每天 3 次;或遵医嘱。

(四)银杏达莫注射液

适应证:预防和治疗冠心病、血栓栓塞性疾病。

用法:静脉滴注。成人 1 次 10～25 mL,加入 0.9%氯化钠注射液或 5%葡萄糖注射液500 mL,每天 2 次。

(五)络达嗪注射液

适应证:用于治疗缺血性脑血管病,如脑供血不足,脑血栓形成,脑栓塞及其他缺血性血管疾病如冠状动脉粥样硬化性心脏病、脉管炎等。

用法:静脉滴注,1 次 100 mL;缓慢滴注,每天 1 次,或遵医嘱。

六、其他疗法

(一)药枕法

野菊花、木贼、怀牛膝、杜仲、茵陈、川芎、赤芍、天麻、莱菔子、落花生藤、藁本、青木香、桑寄生、罗布麻、草决明和桑叶,共为粗末,装枕芯内。

(二)洗头法

灯芯草、怀牛膝、白芷、车前子、草决明、丹参、寒水石、芜蔚子、云母石、桑枝和罗布麻,水煎成3 000 mL,洗发、头、面,每 20 分钟 1 次,1 剂药用 2 天。

(三)敷脐法

冰片、白芷、川芎和吴茱萸,共为细面,香油调和敷脐部,纱布固定,20 小时取下。

(四)敷涌泉穴法

磁石、吴茱萸、肉桂和珍珠共为细面,蜜水调和,敷两足涌泉穴,24 小时取下。

(五)饮茶法

玉米须、葵花头内白芯,煮沸做茶喝。

(六)四藤浴法

黄瓜藤、甜香瓜藤、西瓜藤和丝瓜藤,水煎成 1 500 mL,放入浴池水内,洗浴。

(七)三棱针疗法

取穴:大椎、曲泽、委中和太阳。

操作:每次取 1 穴,用三棱针点刺出血。曲泽、委中可缓刺静脉放血,每次出血 5～10 mL,每隔 5～7 天 1 次,5 次为 1 个疗程。

(八)电针疗法

取穴:曲池、头维、风池、内关、肾俞、足三里、三阴交和太冲。

操作:每次选取 2～3 穴,针刺得气后接电针仪,采用疏密波,每次 20 分钟,隔天 1 次为 1 个疗程。

(九)耳针疗法

取穴:降压沟、神门、交感、心、枕、肝和降压点。

操作:用毫针中等刺激,每次选3～5穴,留针20～30分钟,每天1次,10次为1个疗程。或用揿针埋耳穴2～3天,隔天更换1次,10次为1个疗程。或用王不留行压穴位,胶布固定,保留2～3天,每天按压1～2次,10次为1个疗程。

(十)穴位埋线疗法

取穴:①曲池、足三里;②大椎、膈俞;③心俞、血压点。

操作:每次选1组穴位,3组交替使用,采用三角缝针埋线法埋入羊肠线,每隔15～20天埋线1次。

(十一)浸泡足法

炮附子、吴茱萸、透骨草、怀牛膝、急性子、青葙子和罗布麻,水煎成2 500 mL,晨泡20分钟,晚30分钟,1剂用3天。

（李　倩）

第二节　脑血管性痴呆的中医治疗

一、概述

凡与脑血管因素有关的痴呆就称为脑血管性痴呆。痴呆实际上泛指大脑功能,特别是与智能有关的功能全面衰退,而且要衰退到一定程度的综合征,是引起老年性痴呆(阿尔茨海默病)的第二病因。主要临床表现为脑血管病后患者出现记忆力、定向力和计算力理解力等智能减退,可伴有语言能力下降、情感及性格改变等影响了患者的生活和社会活动。痴呆若进一步发展,患者生活不能自理将加重家庭和社会的负担。据相关资料表明,脑中风后并发脑血管性痴呆的发生率在20%～40%,随着人口日益老龄化和脑血管疾病发病率的上升,痴呆患者人数呈上升趋势。

随着世界人口老龄化,发病随年龄增长而增多,老年性及血管性痴的患病率显著升高,且国家之间有很大差异。国内对脑血管性痴呆调查,北京对60岁以上8 470人普查时,发现痴呆111例。欧美文献报道,脑血管性痴呆占0.43%。北京调查资料显示,60岁以上痴呆患病率为39%,脑血管性痴呆占2.64%。而上海地区的调查脑血管性痴呆在55岁以上为0.74%,65岁以上为1.26%。上海的资料分析,年龄每增加5岁,痴呆的患病率增加0.74倍。

本病相当于中医学"呆病""愚痴""文痴""痴呆""善忘""郁证"等病证。

二、病因病机

(一)病因

痴呆为神志病,其病位在脑,脑为元神之府,神机、记性皆出于脑脑病则神机失用,记忆匮乏。血管性痴呆病位在脑,与肝、心、脾和肾虚衰有着密切关系。年高正气亏虚、脑海空虚或损伤、七情所伤和情志失调是本病的重要病因。

(二)病机

1.脑海亏虚

老年之人,或素体不足,肾气渐衰;或中风病后,阴精亏耗,不能上充脑髓,髓海空虚,元神失聪。

2.痰蒙清窍

素体气虚痰盛,久病之后痰浊未清,脾气虚弱,运化失司,易致痰浊内蕴,阻于脑络,蒙闭清窍;久或化热上扰,神明失之清灵。

3.瘀血阻络

久病、大病之后,情志失调,肝气失疏,气机呆滞,则血行不畅,致脑络瘀滞;或体虚气弱,气不运血,亦可出现脑络瘀滞而神明失聪。

4.情志所伤

恼怒伤肝,肝失疏泄,久则肝郁化火,肝火、肝阳上扰清空。久思积虑,耗伤心脾,心阴、心血暗耗,脾虚气血生化无源,致脑失所养;或脾虚运化失司,痰湿内生,清窍受蒙。惊恐伤肾,肾虚精亏,脑失所养。皆可导致神明失用神情失常,发生痴呆。

三、临床诊断

(一)辨病诊断

1.症状

(1)早期症状:早期多无明显表现,而多为躯体的不适感,常见的症状有头痛眩晕、肢体麻木、睡眠障碍和耳鸣。另外,患者还常有食欲缺乏、胃肠功能紊乱和心悸等主症,患者还易出现疲乏、注意力不集中情绪低落、易怒、易悲哀和控制力减弱等情感脆弱及轻度抑郁状态。

(2)局灶性神经系统症状:较为突出的症状为假性延髓性麻痹、语音障碍、吞咽困难、中枢性面瘫、不同程度的偏瘫、失语、失用、失认、癫痫发作及尿失禁等。

(3)智能与情感障碍症状:痴呆虽然患者早期出现记忆障碍,但患者在相当长时期内自知力存在,知道自己记忆力下降,易忘事情,为防止遗忘而准备好备忘录。有的患者会为此产生焦虑和抑郁情绪。虽然患者出现记忆力下降,智力下降,但日常生活的自理能力、理解力判断力及待人接物及处理事情的礼仪习惯能较长时间保持良好状态,人格保持也较好。随着病情的加重,严重的躯体并发症,急剧的环境变化,强烈的精神创伤,特别是在发生急性脑血管病的情况下,患者的痴呆会呈阶梯样加重,到晚期也表现为全面性的痴呆。

2.体征

根据脑梗死部位的不同,而有相应的局灶性体征,如有偏瘫、失语、眼球震颤、共济失调、肌张力增高、腱反射亢进病理征阳性和假性延髓性麻痹等。

3.辅助检查

(1)神经心理学检查:诊断痴呆时要进行患者精神状态的全面检查,其检查内容应包括觉醒状态(意识水平)、心境和情感行为举止和仪表语言功能视空间功能(如临摹)、有关皮质的功能定向、手指和身体部位的辨认、手的连续动作、记忆功能(即刻记忆或短时记忆、远记忆)、认识功能(计算力、谚语的解释和相似性与不同性等)及思想内容。痴呆患者智能下降时往往伴有情感障碍,人格变化,行为异常,日常生活能力下降等,所以在评定痴呆症状时要把握住全貌。

(2)影像学检查:CT 或 MRI 检查无脑血管疾病发现,则基本上否定脑血管性痴呆的诊断,并成为老年性痴呆和脑血管性痴呆鉴别的有力依据。诊断脑血管性痴呆的依据,脑影像学检查显示的局部解剖结构的损害及严重度至少达到一定的标准。

(3)血液生化检查:血脂、血糖和血液流变学检查,了解有无高脂血症、糖尿病和血液黏度增高。

(4)脑电图检查:有报道血管性痴呆患者脑电图有局灶性异常,包括慢波活动发生率高。

(5)血流动力学检查:血液黏度可增高。

(6)心电图检查:可有心肌缺血性改变。

(二)辨证诊断

1.髓海不足

头晕耳鸣,智能下降,神情呆滞愚笨,记忆力减退,判断能力降低,定向力障碍,半身不遂,步履艰难,言语蹇涩,齿枯发焦,舌瘦质淡红,脉沉细弱,两尺无力。

2.肝肾亏损

头晕目眩,耳鸣耳聋,腰膝酸软,颧红盗汗,双耳重听,平素沉默寡言,肌肤不荣,面色憔悴,两目无神,神情呆钝,形体消瘦,肌肤甲错,关节屈伸不利,舌红少苔,脉弦细数。

3.心脾两虚

表情呆滞,神思恍惚,魂梦颠倒,心悸易惊,言不达意,或沉默不语,出门不知所归失认失算,疲倦无力,舌质淡,苔薄白,脉沉无力;或伴有口淡乏味,饮食减少,脘腹胀痛,神疲懒言。

4.心肝火旺

神情紧张,多言乱语,喋喋不休,声高气粗,头晕头痛,目赤心烦,咽干舌燥,性急易怒,躁动不安,大便干结,小便短赤,舌红苔黄,脉弦滑数。

5.痰浊阻窍

表情呆钝,智力衰退,或哭笑无常,喃喃自语,或呆若木鸡,倦怠思卧,伴不思饮食,脘腹胀痛,口多涎沫,头重如裹,舌质淡,苔白厚腻,脉濡滑。

6.肝郁气滞

神情淡漠,反应迟钝,记忆力差,注意力不集中,做事马虎,情绪不稳定,易激惹,胸胁胀满,善太息,舌质淡红,苔薄白或白腻,脉弦或弦滑。

7.瘀血阻络

表情呆滞,反应迟钝,善忘,语言不利,甚则失语,易惊恐或思维异常,行为怪异;或见意识模糊,舌质暗红,舌下脉络紫滞。脉细涩或沉细涩;或伴有肢体麻木,半身不遂,心悸怔忡,健忘多梦,局部刺痛,肌肤甲错,双目面色晦暗等。

四、鉴别诊断

(一)老年性痴呆

老年性痴呆起病缓慢、隐匿,进行性而非阶梯性恶化,高血压病史不突出神经系统阳性体征一般不明显,一开始就有记忆、智能和人格的障碍,自知力丧失也较早,头颅 CT 或 MRI 主要发现有不同程度的脑萎缩,无明显梗死灶。

(二)硬膜下血肿

硬膜下血肿病情进展比血管性痴呆快,非阶梯式发展,而有外伤史,还有明显颅内高压症状,头颅 CT 扫描在硬膜下可见高密度低密度或等密度新月形血肿影,以资鉴别。

(三)正常颅压脑积水

正常颅压脑积水也有痴呆症状,逐渐加重,但病情发展比血管性痴呆快,头颅 CT 或 MRI 不是发现梗死灶,而是脑积水。

五、临床治疗

(一)针刺疗法

1.毫针疗法

(1)毫针一。①主穴:百会、神庭、风池、脑户、神门和大钟;②配穴:取足三里、三阴交、通里、太冲和太汊;③加减应用:血脂高加内关;烦躁吵闹加大陵;流涎加地仓;语音障碍或吞咽困难加上廉泉;下肢无力加阳陵泉;偏瘫加合谷、曲池和环跳等;④操作:平补平泻,每天或隔天1次,15次为1个疗程。适用于治疗脑血管性痴呆。

(2)毫针二。①主穴:第一组穴取大椎、安眠和足三里;第二组穴取哑门、安眠和内关;②配穴:肾俞、副哑门(第3、4颈椎棘突旁开0.5 cm);③操作:平补平泻法,每天1次,两组交替使用,10天为1个疗程,休息3~4天后重复治疗,共7个疗程。适用于治疗脑血管性痴呆。

(3)毫针三。①主穴:风池、风府、百会大杼、肾俞、间使神门、足三里、三阴交和太冲;②配穴:气血两虚加气海、膈俞;③操作:平补平泻,每天或隔天1次,15次为1个疗程。适用于治疗脑血管性痴呆。

2.穴位注射疗法

(1)穴位注射一。①主穴:肾俞;②配穴:足三里和三阴交;③药物:醋谷胺2 mL、复方当归注射液4 mL;④方法:穴位常规消毒后,用5 mL注射器,6号针头,抽取上药混合液,分别刺入上述穴位。

针刺主穴用补法,退进针缓慢,得气后快速小幅度提插3次,再快速注入药液,每穴1.5 mL,再快速出针。配穴用泻法,即进针快速,进针后即缓慢注入药液,每穴1.5 mL,再徐徐出针。隔天1次,10次为1个疗程,休息3天再行第2个疗程。适用于治疗脑血管性痴呆。

(2)穴位注射二。①取穴:百会、风池;②药物:胞磷胆碱;③方法:患者端坐体位,穴位常规消毒。取5 mL针管接5号针头,吸取3 mL药液,分别刺入各穴,进针后轻微提插,局部有针感后,回抽针栓无回血,再注入药液,每穴注入1 mL。隔天1次,10次为1个疗程。适用于治疗脑血管性痴呆。

3.电针疗法

(1)电针一。①主穴:百会、风池、太溪;四神聪、水沟和神门;②配穴:肝肾阴虚加太冲、三阴交;痰浊阻窍加丰隆、内关;心肝火盛加太冲,内关;气滞血瘀加膈俞、血海;③方法:两组穴交替使用。百会、四神聪和太溪用捻转补法,其他穴平补平泻。针刺得气15分钟后。主穴接G6805电针仪,用连续波,频率2~4 Hz,强度以局部肌肉抽动及患者感舒适耐受为度。留针30分钟每天1次,针6次停1天。内服以当归芍药散为主。适用于治疗阿尔茨海默病与脑血管性痴呆。

(2)电针二。①主穴:四神聪、风池和内关;②配穴:髓海不足取绝骨、风府;肝肾亏虚取肝俞、肾俞、足三里;脾肾两亏取足三里、太溪心肝火盛取太冲、行间、侠溪和神门;痰浊阻窍取丰隆、中脘、足三里;气滞血瘀取血海、开四关;半身不遂取肩髃、曲池、合谷、外关、环跳、阳陵泉和足三里;口眼㖞斜取地仓、颊车、合谷、阳白和承泣;③方法:用1.5寸不锈钢毫针,进针后手法刺激得气。主穴用G6805电针仪施以连续波,频率为2~4次/秒,刺激量以耐受为度,留针30分钟。适用于治疗血管性痴呆。

4.耳针疗法

(1)耳针一。①取穴:神门、皮质下、肾、脑点、交感、心和枕;②方法:针刺选用0.5 cm毫针,每次选用 2～3 个穴(双侧取穴),每天 1 次,20 次为 1 个疗程。

亦可将王不留行籽用胶布固定在相应穴位上,每天按压数次。适用于治疗脑血管性痴心妄想症。

(2)耳针二。①取穴:皮质下、心、肾、枕、脑、神门;②方法:每次选用 3～4 穴,留针 30 分钟,可与体针同时进行。适用于治疗脑血管性痴呆。

(二)气功疗法

本病可以采用太极纳气功法治疗,以恢复机体功能。本法多用站式,在室外选一清明安静之地,调息致匀,静守片刻。两足平行分开与肩同宽,双膝微屈,膝盖对脚尖,臀部下坐。百合、会阴和涌泉三点意对一线,含胸拔背,下颌微收,舌抵上腭,两眼垂闭。双手从体侧轻轻上抬,至肩高时,翻掌掌心朝上,手掌略高于头。要求以中指的运动来调节劳宫的开合,中指向上绷紧劳宫穴,吸气,闭息凝神,意想天地之精华从劳宫穴融融贯入体内,充实机体。呼则中指放松劳宫穴,两手慢慢从胸前下沉至两侧复原如初;同时,张口,徐徐吐浊,以解除内浊之气。静守片刻,然后起身行浴面、叩齿、咽津、鸣天鼓和摩腹等收功。

(三)饮食疗法

1.猪肾枸杞粥

猪肾 1 个,枸杞 25 g,大米 100 g,姜丝 3 g,葱末 5 g,精盐 2 g,味精 3 g,熟猪油 10 g,料酒 10 mL。将猪肾洗净,剖开,剔去筋膜,入沸水锅内焯一下,捞出,沥干水分,切成小块;大米淘洗干净,备用。锅内加水适量,放入枸杞子、猪肾块、大米和姜丝葱末精盐料酒共煮粥后调入味精熟猪油即成。每天 1 次,连服 7～10 天。适用于治疗脑血管性痴呆。

2.猪骨粥

猪骨 300 g,大米 100 g,姜丝 3 g,葱末 5 g,精盐 1 g,味精 2 g。将猪骨洗净,敲碎;大米淘洗干净,备用。锅内加水适量,放入猪骨、大米、姜丝、葱末和精盐同煮粥,熟后调入味精即成。每天 1 次,长期食用。适用于治疗脑血管性痴呆。

3.龙眼茶

龙眼肉 5～10 枚,隔水蒸熟后,沸水冲泡代茶饮。功能益智安神,用于神经衰弱、惊悸、健忘、失眠等症。无病常饮,能延年益寿。防治脑血管性痴呆。

4.养命酒

乌药 30 g,益智仁 24 g,人参 24 g,加酒 500 mL,封存 49 天后饮用,每次适量,每天 2～3 次。功效增进食欲、消除疲劳强身安神。防治脑血管性痴呆。

5.健脑酒

远志、熟地黄、菟丝子和五味子各 18,石菖蒲、川芎各 12 g,地骨皮 24 g,加入白酒 600 mL 浸泡,7 天后过滤取汁,平时密闭。每次 10 mL,每天 2 次。用于健忘、失眠、心悸、头痛耳鸣和腰膝酸软等。功效健脑益智、聪耳明目、安神定志。适用于治疗脑血管性痴呆。

6.杞子炖羊脑

枸杞子 50 g,羊脑 1 具,食盐、葱、姜、料酒和味精各适量。将枸杞子、羊脑洗净放入容器,加水适量,放入辅料,隔水炖熟。食用时加入味精少许即成。本品具有补脑安神、强肝益肾的功效。适用于治疗脑血管性痴呆。

7.木耳芝麻茶

黑木耳 60 g,黑芝麻 15 g。将炒锅置中火上烧热,然后放入黑木耳 30 g 不断翻炒,黑木耳颜色变深后出锅待用。锅再烧热,下黑芝麻炒香后,掺入清水 1 000 mL,同时下入生、熟黑木耳,用中火烧约 30 分钟,然后用纱布过滤,装入器皿内即成。每次可饮用 100 mL。本品具有滋补肝肾、益智强壮的作用。适用于治疗脑血管性痴呆。

8.雀儿粥

麻雀 5 只,粳米 60 g,葱白 3 茎。将麻雀去毛及内脏,洗净后用酒炒,然后与粳米一同煮粥,食前加入调味品。本品具有补肝肾、益精血、助阳气的功效。适用于治疗脑血管性痴呆。

9.益精养神灵芝汤

灵芝 30 g,活母鸡 1 只(约重 2 000 g)。母鸡放血,去毛,剖洗干净。灵芝洗净,切成薄片,装入鸡腹内。再将鸡放入砂锅内,加入黄酒、葱、姜、精盐和胡椒粉等调料各适量,浸渍 1 小时后加水适量,大火烧沸后改小火煨炖,直至鸡肉酥烂。当汤佐餐,饮汤食肉。具有补益肝肾、益精健脑、养神益智的功效,适用于肝肾不足、髓海空虚型脑血管性痴呆。

10.豆麦莲子汤

浮小麦 30 g,莲子 7 个,黑豆 30 g,黑枣 7 个,冰糖适量。先煮黑豆、小麦,取汁去渣,用汁再煮莲子、黑枣至熟,加入冰糖少许。每天 1 次,连续服用 1～3 个月。具有滋补肝肾、健脑益智的功效,适用于肝肾不足、髓海空虚型脑血管性痴呆。

11.何首乌鲤鱼汤

何首乌 10 g,活鲤鱼 1 条(约重 250 g),味精、花椒粉各适量。何首乌加水 2 杯,用小火煮 1 小时,待煮成半量时,用布滤过,留汁备用。鲤鱼去胆囊,洗净,不去鳞,保留鱼卵及内脏,切下头,将头切成两半,鱼身切 4 段。锅内加水适量,煮开,放入鲤鱼,用弱火煮 2 小时,这时鱼鳞骨都软了,将何首乌汁全部加入,稍煮后离火,加入花椒、味精和精盐即成。佐餐食用。具有滋补肝肾、益脑健脾的功效,适用于肝肾不足、髓海空虚型脑血管性痴呆。

12.核桃益智山药汤

核桃肉 15 g,益智仁 15 g,山药 20 g。将以上三味同入锅中,加水适量,用中火煎煮 30 分钟,去渣取汁即成。上下午分食。具有滋补肝肾,健脑益智的功效,适用于肝肾不足、髓海空虚型脑血管性痴呆。

13.桂圆肉大枣汤

龙眼 10 个,大枣 12 枚。将龙眼去壳,与洗净的大枣同入锅中,加水适量,大火煮沸,改小火炖 30 分钟即成。上下午分食。具有补气养血的功效,适用于气血两虚型脑血管性痴呆。

14.绞股蓝大枣汤

绞股蓝 20 g,大枣 12 枚。将绞股蓝、大枣洗净,同放锅中,加水适量,小火煮至大枣熟烂即成。上下午分服。具有双补气血、健脑益智的功效,适用于气血两虚型脑血管性痴呆。

15.灵芝银耳羹

灵芝 10 g,银耳 12 g,芝麻粉 15 g。银耳用温水发泡后置锅内,加水适量,放入洗净的灵芝,小火炖 2～3 小时至银耳汤稠,捞出灵芝,调入芝麻粉汁,即可服用。上下午分食。具有滋补肝肾、安神益阴、健脑益智的功效,适用于肝肾不足、髓海空虚型脑血管性痴呆。

16.杞地鳖鱼羹

鳖鱼 1 只(300～500 g),枸杞子和怀牛膝各 30 g,熟地黄、女贞子各 15 g。将鳖鱼杀死,在腹部呈十字形剖开,去内脏,洗净,放入砂锅内,加入其他药物并水适量,用大火烧开,然后改变小火熬成烂糊即成。上下午分食。具有滋补肝肾、补髓健脑的功效,适用于肝肾不足、髓海空虚型脑血管性痴呆。

五、调摄与护理

(1)对中风后智能障碍的治疗除通过药物和康复治疗外,积极进行情志疗法及心理疏导等调摄护理,调动患者的积极情绪使脏腑气机条达、气血通畅和阴阳平衡,有助于疾病的治疗和康复。

(2)建立良好的医患关系,是心理情志疗法的基础。对症疏导,有的放矢,根据患者性格特点、心理、精神障碍的不同,分别予以解释、开导和劝慰,消除患者抑郁紧张、恐惧心理,解除患者心理压力。还可用精神转移法,如听音乐及鼓励患者从事感兴趣的游戏活动,引导患者谈论既往经历等,分散对疾病的注意力。

(3)同时对患者进行智力活动锻炼及日常生活能力训练,通过简单的运算学习、拼图练习听记新闻及日常生活能力练习,重建患者计算定向、记忆等能力。

(4)智力训练包括记忆力、计算力定向力和思维判断力等,尽量采用娱乐的形式进行,以引起患者的重视,如用扑克牌进行趣味数字运算,玩智力拼图,有意识地收看感兴趣的当日新闻。

(5)创造良好的休养环境。整洁、安静和舒适的休养环境,可以使患者的心情愉快,身体舒适,睡眠充足,食欲增加。经常通风换气,保持病室内空气新鲜,去除秽气,又可使患者神清气爽、情绪倍增,从心理上得到相对满足,增强其生命的活力,从而促进疾病的好转。

六、按语

在我国随着人们生活水平的不断提高,脑血管疾病发病率逐渐增加,随之而来的脑血管性痴呆患者日益增多,中西医工作者进行了大量的基础和临床研究工作,取得了一定的成绩。特别是中医中药对此病的治疗,显示出了良好的开发和应用前景。但仍然存在者如何应用现代先进的科学技术进一步阐明中药治疗本病的作用机理以及如何早期预防、早期诊断等方面的问题。这也是今后研究的一个重点问题。然而,针灸、耳针、电针、推拿、刮痧和饮食等疗法,对脑血管性痴呆的治疗与恢复有很大的帮助。

(李 倩)

第三节 脑栓塞的中医治疗

一、病因病机

(一)病因

中医学认为本病病因不外乎虚(气虚、阴虚)、风(外风、肝风)、气(气滞、气逆)、血(血虚、血瘀)、瘀(痰瘀、血瘀)、痰(风痰、湿痰)、火(心火、肝火)诸端,单行致病或合而为疾,相互影响,相互作用,侵犯机体而突然发病。病变部位主要在脑,但与心、肝、脾、肾诸脏密切相关。

(二)病机

本病主要病机包括以下几个方面的内容。

(1)积损正衰,卫外不固,脉络空虚,风邪动越,内风旋转上逆,气血上涌,阻于脑络而为病。

(2)气虚腠理不固,风邪侵袭,人中经络,气血被阻,筋脉失养。

(3)饮食不节,痰湿壅盛,外风引动,痰滞阻络而发病。

(4)忧思恼怒,五志化火,气机失调,心火暴盛,肝郁气滞,肝阳暴亢,风火相煽,气血菀上,脑脉被阻。

(5)气血两亏,气滞血瘀或血虚寒凝,阻滞经络。

二、临床表现

50%～60%的患者起病时有轻度意识障碍,但持续时间短;颈内动脉或大脑中动脉主干的大面积脑栓塞可发生严重脑水肿、颅内压增高、昏迷及抽搐发作;椎-基底动脉系统栓塞也可迅速发生昏迷。

任何年龄均可发病,但以青壮年多见。多在活动中突然发病,常无前驱表现,症状多在数秒至数分钟内发展至高峰,是发病最急的脑卒中,且多表现为完全性卒中。也可于安静时发病,约1/3脑栓塞发生于睡眠中。其临床表现取决于栓子的性质和数量、部位、侧支循环的状况、栓子的变化过程、心脏功能与其他并发症等因素。个别病例因栓塞部位继发血栓向近端伸延、栓塞反复发生或继发出血,症状可于发病后数天内呈进行性加重,或阶梯式。

局限性神经缺失症状与栓塞动脉供血区的功能相对应。约4/5脑栓塞累及脑中动脉主干及其分支,出现失语、偏瘫、单瘫、偏身感觉障碍和局限性癫痫发作,偏瘫多以面部和上肢为主,下肢为辅;约1/5发生在椎-基底动脉系统,表现为眩晕、复视、共济失调、交叉瘫、四肢瘫、发音及吞咽困难等;较大栓子偶可栓塞在基底动脉主干,造成突然昏迷、四肢瘫痪或基底动脉尖综合征。

大多数患者有易于产生血栓的原发疾病,如风湿性心脏病、冠心病和严重心律失常、心内膜炎等。部分病例有心脏手术史、长骨骨折、血管内治疗史等;部分病例有脑外多处栓塞证据,如球结膜、皮肤、肺、脾、肾、肠系膜等栓塞和相应的临床症状和体征。

三、实验室检查

(一)CT及MRI检查

CT及MRI检查可显示梗死灶呈多发性,见于两侧;或病灶大,呈以皮质为底的楔形,绝大多数位于大脑中动脉支配区,且同一大脑中动脉支配区常见多个、同一时期梗死灶,可有缺血性梗死和出血性梗死的改变,出现出血性梗死更支持脑栓塞的诊断。一般于24～28小时后出现低密度梗死区。多数患者继发出血性梗死而临床症状并无明显加重,故应定期复查头颅CT,特别是发病48～72小时内。MRI检查可发现颈动脉及主动脉狭窄程度,显示栓塞血管的部位。

(二)脑脊液检查

患者脑脊液压力一般正常,大面积栓塞性脑梗死者脑脊液压力可增高。出血性梗死者,脑脊液可呈血性或镜下可见红细胞;亚急性细菌性心内膜炎等感染性脑栓塞患者脑脊液白细胞计数增高,早期以中性粒细胞为主,晚期以淋巴细胞为主;脂肪栓塞者脑脊液可见脂肪球。

(三)其他检查

由于脑栓塞作为心肌梗死的第一个症状者并不少见,且约20%心肌梗死为无症状性,故心电图检查应作为常规,可发现心肌梗死、风心病、心律失常、冠状动脉供血不足和心肌炎的证据。超声心动图检查可证实心源性栓子的存在。颈动脉超声检查可发现颈动脉管腔狭窄、血流变化及颈动脉斑块,对颈动脉源性脑栓塞具有提示意义。血管造影时能见到栓塞性动脉闭塞有自发性消失趋势。

四、诊断

(1)无前驱症状,突然发病,病情进展迅速且多在数分钟内达高峰。

(2)局灶性脑缺血症状明显,伴有周围皮肤、黏膜和/或内脏及肢体栓塞症状。

(3)明显的原发疾病和栓子来源。

(4)头颅 CT 和 MRI 检查能明确脑栓塞的部位、范围、数目及性质。

五、鉴别诊断

病情发展稍慢时,须与脑血栓形成鉴别;脑脊液含血时,应与脑出血鉴别;昏迷者须排除可引起昏迷的其他全身性或颅内疾病;局限性抽搐亦须与其他原因所致的症状性癫痫鉴别。

六、治疗

(一)治疗总体思路

脑栓塞是由各种栓子所致的脑梗死,其治疗类同于脑血栓形成所致脑梗死的治疗,另外,还要积极处理不同性质的栓子及造成栓子的原发病,以达到减轻梗死造成的脑损伤、防止再栓塞、控制原发病的目的。

中医学治疗方面,若脑部症状较为突出,则多按脑血栓形成治疗;若原发病症状突出,则以辨治原发病为上。例如,心悸严重而偏瘫较轻,则以治疗心悸为主。

(二)辨证治疗

脑栓塞属中医学内风、类中风之范畴,其病因在于患者平素气血亏虚,心、肝、脾、肾阴阳失调。加之忧思恼怒或饮酒饱食以致气虚血运受阻。气血瘀滞,脉络痹阻;或肾阴素亏,风阳内动,夹痰走窜经络;或痰湿偏盛,风夹痰浊,上蒙清窍,内闭经络,而形成上实下虚,阴阳互不维系的危急证候。

1.气虚血瘀

临床表现:半身不遂,言语不利或不语,口眼㖞斜,偏身麻木,面色㿠白,胸闷气短,乏力懒言,自汗心悸,手足肿胀,舌质暗淡,苔满白或白腻,脉沉细或细缓。

治法:益气活血,通经活络。

方剂及组成:补阳还五汤加减。黄芪 30 g,桃仁 10 g,红花 10 g,赤芍 20 g,当归尾 10 g,地龙 10 g,川芎 8 g,鸡血藤 20 g,木瓜 12 g,党参 15 g,水煎,口服,每天 1 剂。

加减:下肢瘫软无力甚者加桑寄生、鹿筋等补筋壮骨;上肢偏废者加桂枝通络;患侧手足肿甚者加茯苓、泽泻、薏苡仁、防己淡渗利湿;兼见言语不利加郁金、石菖蒲、远志,祛痰利窍;兼口眼㖞斜加白附子、全蝎、僵蚕祛风通络;肢体麻木加陈皮、半夏、茯苓、胆南星理气燥湿而祛风痰;大便秘结加火麻仁、郁李仁、肉苁蓉润肠通便。

2.风痰瘀血,痹阻脉络

临床表现:突然肢体瘫痪,口舌歪斜,舌强语謇或不语,偏身麻木,头晕目眩,心胸憋闷,心悸,舌质暗淡,苔薄白或白腻,脉弦滑。

治法:化痰息风,活血通络。

方剂及组成:半夏白术天麻汤合丹参饮加减。半夏 10 g,生白术 10 g,天麻 10 g,胆南星 6 g,

香附15 g,紫丹参30 g,砂仁10 g,酒大黄 5 g,檀香 12 g,茯苓 12 g,水煎,口服,每天 1 剂。

加减:风痰甚者加僵蚕、胆南星以息风祛痰;兼气虚者加党参补气;头痛甚者加蔓荆子以清利头目。

3.阴虚风动

临床表现:半身不遂,言语不利或不语,口眼㖞斜,偏身麻木,少寐多梦,心悸烦躁,脑晕耳鸣,手足心热,舌质红绛或暗红,少苔或无苔,脉细弦或弦数。

治法:育阴息风。

方剂及组成:自拟方。生地黄 20 g,玄参 15 g,女贞子 15 g,钩藤 30 g,白芍 20 g,桑寄生 30 g,丹参15 g,益母草 15 g,鸡血藤20 g,首乌 15 g,水煎,口服,每天 1 剂。

加减:痰热甚者加胆南星,竹沥(冲服)清热祛痰。

4.痰湿蒙蔽心神

临床表现:素体多为阳虚,湿痰内蕴,神昏,半身不遂而肢体松懈瘫软不温,甚则四肢逆冷,面色灰暗,痰涎壅盛,心悸气短,舌质暗红,苔白腻,脉沉滑或沉缓。

治法:温阳化痰,醒神开窍。

方剂及组成:真武汤合涤痰汤加减。茯苓 20 g,制附子 6 g,肉桂 5 g,制半夏 10 g,陈皮 9 g,枳实 10 g,胆南星 6 g,石菖蒲10 g,竹茹 10 g,远志 10 g,生姜 3 片。水煎,口服,每天 1 剂。

(三)验方精选

(1)气虚血瘀宜选:①人参再造丸,1 丸,2 次/天,口服;②生脉饮,10 mL,3 次/天,口服;③偏瘫复原丸,1 丸,2 次/天,温黄酒或温开水送服。

(2)风痰瘀血痹阻脉络宜选:①大活络丸,1 丸,2 次/天,口服;②散风活络丸,1 丸,2 次/天,口服。③小活络丸,1 丸,2 次/天,口服。

(3)阴虚风动宜选:①柏子养心丸,1 丸,2 次/天,口服;②壮骨关节丸,6 g,3 次/天,口服。

(4)痰湿蒙蔽心神宜选:①速效救心丸,1 丸,2 次/天,口服;②苏合香丸,1 丸,2 次/天,口服。

(5)葛根粉 250 g,荆芥穗 50 g,豆豉 150 g。葛根粉做面条,荆芥穗、豆豉共煮沸,去渣留汁,葛根粉面条放药汁中煮熟,空腹食。本方祛风,适用于中风,语言謇涩,神昏,手足不遂。

(6)秦艽 10 g,当归 9 g,甘草 6 g,羌活 16 g,防风 12 g,白芷、茯苓各 9 g,石膏 15 g,川芎 12 g,白芍15 g,独活 10 g,黄芩 12 g,生、熟地黄各 12 g,白术 9 g,细辛 10 g。水煎服,每天 1 剂,分2 次服。本方祛风通络,活血化瘀,适用于经络空虚所致的中风。

(7)怀牛膝 12 g,龙骨 20 g,生白芍 12 g,天冬 10 g,麦芽15 g,代赭石 500 g,牡蛎 30 g。玄参 10 g,川楝子 9 g,茵陈 10 g,甘草 6 g,龟甲 9 g。水煎服,每天 1 剂,分 2 次服。本方育阴潜阳,镇肝息风,适用于肝肾阴虚,风阳上扰所致的中风。

(8)红花陈皮饮:红花 10 g,陈皮 10 g,煎水 500 mL,放入红糖 50 g,每天 2 次分服,连服数天。方中红花活血通络;陈皮燥湿化痰;红糖暖中活血。共奏活血祛瘀、化痰通络之效。主治痰瘀互结、阻滞脉络之中风先兆,症见头重如裹、头痛、痛有定处,恶心,略吐痰浊,肢麻,猝然半身不遂,旋而又复者。

(9)熟地黄、枸杞子、山茱萸各 12 g,橘红 10 g,半夏 9 g,茯苓15 g,石菖蒲10 g,郁金 12 g,丹参、赤芍各 15 g,鲜荷叶 10 g。水煎服,每天 1 剂,早晚 2 次分服。本方为山西著名中医畅达验方,功能益肾填精,化痰清脑,临床上主要治疗脑动脉粥样硬化、中风先兆、中风后遗症。症见头闷不清、昏眩不定、语言謇涩、痰多涎盛、胸闷纳呆、腰膝酸软、失眠健忘、足如蹈絮、夜尿频数、舌苔厚腻、脉弦滑。本方在临床运用中当分痰饮之寒热,辨肾虚之阴阳各异随证加减。若畏寒肢冷阳痿尿频,脉沉弱,偏肾阳虚者,可加淫羊藿、菟丝子;若五心烦热,面色红赤,脉沉细数,偏肾阴虚者,可加丹皮、女贞子、墨旱莲;若烦热少寐,便秘呕恶,舌红苔黄厚,痰热盛者,可加胆南星、瓜蒌、栀子;若痰清涎稀,舌胖苔白水滑,痰饮偏寒者,可加苍术、白术、干姜、白芥子;若肢体麻木,活动受限,舌质瘀暗,痰瘀阻络者,可加桃仁、红花、丝瓜络;若眩晕耳鸣,肢麻不仁较甚,血压升高明显,兼风阳上扰者,可加天麻、钩藤、地龙、代赭石。

(四)单方或复方中药注射剂

1.舒血宁注射液

从名贵药材银杏叶中提取的银杏内酯、黄酮醇苷经进一步提纯精制而成。具有扩张血管,改善循环等功能。每次 20~40 mL 用生理盐水 250~500 mL 稀释后缓慢静脉滴注,每天 1 次。

2.注射用灯盏花素

从灯盏花中提取而来,其有效成分为灯盏花素。它具有散寒解表、祛风除湿、活血化瘀的作用,能扩张脑血管,增加脑组织血液灌注量,改善微循环,降低血液黏稠度,抑制血小板聚集,促进纤溶,预防和治疗血栓。此外,它还具有抑制环氧化酶和抑制 TXA_2 生成的作用,起到抗凝、降血脂的作用。灯盏花注射液 30 mL 加入 10% 葡萄糖或生理盐水 250 mL 内静脉滴注,每天 1 次,连用 20 天。

3.川芎嗪注射液

川芎嗪注射液主要成分为磷酸川芎嗪,化学名为 2,3,5,6-四甲基吡嗪磷酸盐。功能主治:本品具有抗血小板聚集的作用,并对已聚集的血小板有解聚作用,还可扩张小动脉,改善微循环和增加脑血流量,用于缺血性脑血管疾病。

静脉滴注,1 次 50~100 mg,缓慢滴注,宜在 3~4 小时滴完,每天 1 次,10~15 天为 1 个疗程。

4.刺五加注射液

刺五加注射液可平补肝肾,益精壮骨。用于肝肾不足所致的短暂性脑缺血发作,脑动脉硬化、脑血栓形成脑栓塞等。亦可用于冠心病心绞痛合并神经衰弱和更年期综合征等。静脉滴注,1 次 300~500 mg,每天 1 或 2 次。

5.注射用血塞通

从名贵中药三七中提取的总皂苷,经过进一步提纯精制而成,具有活血化瘀、通脉活络、抑制血小板聚集和增加心脑血管流量等功能,是治疗心脑血管疾病十分有效的药品,被誉为“心脑血管疾病”的克星,其主要成分为人参皂苷 Rbl、Rg1 和三七皂苷 R1。200~400 mg,以 5%~10% 葡萄糖注射液 250~500 mL 稀释后缓慢静脉滴注,每天 1 次,15 天为 1 个疗程,停药 1~3 天后可进行第 2 个疗程。亦可每天 1 次,每次 200 mg 以 25%~50% 葡萄糖注射液稀释后缓慢静脉注射。糖尿病患者可用生理盐水代替葡萄糖注射液。

(五)针灸治法

(1)气虚血瘀:取肩髃、曲池、合谷、足三里、手三里等穴。

(2)风痰瘀血,痹阻脉络:取哑门、廉泉、下关、地仓、曲池、肩髃、合谷等穴。

(3)阴虚风动:取神门、足三里、解溪、太冲、风池等穴。

(李 倩)

第四节 颅内静脉窦血栓形成的中医治疗

一、概述

颅内静脉窦血栓形成常伴有剧烈的头痛,其发生往往与感染有关,可分为乙状窦血栓、海绵窦血栓和上矢状窦血栓形成引起的头痛。它是颅内静脉窦的血栓引起窦腔狭窄、闭塞,脑静脉血回流和脑脊液吸收障碍的一种疾病,分为炎性和非炎性两类,以矢状窦、海绵窦、横窦血栓多见。急性起病者,症状在 48 小时内突然出现或加重;亚急性起病者,病情进展超过 48 小时,少于30 天;慢性起病者,病情进展超过 30 天,在个别情况下,病情进展也可超过 6 个月。其中,亚急性起病最常见,约为 42%,其次为慢性起病,占 39%,急性起病较少,占 28% 左右。急性起病在产褥期最常见,其次见于感染性疾病。

二、病因病机

病因病机比较复杂。感染性静脉系统血栓主要由于感染后引起的血栓性静脉炎和静脉窦炎,而非感染性静脉系统血栓则以血流瘀滞,造成的高凝血状态为主要发病因素。有时感染性和非感染性机制同时相互作用而促成血栓形成。由于静脉窦互相沟通,静脉间吻合支丰富,因此轻者可没有症状。但血栓形成可以向其分支延伸,常使脑内多条静脉受累,而且可以从一个静脉窦蔓延到另一个静脉窦。由于血栓形成速度、波及范围以及代偿能力等不同,因此临床症状常不典型,具有多样性和波动性。静脉窦阻塞后可引起静脉和脑脊液回流障碍,导致脑组织充血、水肿、颅内压力增高。

三、临床表现

(1)该病多为急性或亚急性发病,少数起病缓慢。炎性者病前有颜面、眼部、口腔、咽喉、鼻旁窦、中耳、乳突或颅内感染史;非炎性者病前有全身衰竭、脱水、产褥期、心肌梗死、血液病、高热或颅脑外伤、脑瘤等病史。

(2)神经症状因受累静脉窦的部位、范围、血栓形成的程度、速度以及侧支循环建立情况的不同而异。老年人症状多较轻,可造成诊断困难。一般多有以下几种表现。①颅内压增高是颅内静脉血栓最常见的临床表现,可出现头痛、呕吐、视盘水肿等症状和体征。其发生机制包括颅内血管极度扩张、脑脊液吸收受阻、脑和脑膜水肿、脑及蛛网膜下腔出血、脉络膜丛充血和分泌增加。②邻近栓塞静脉窦的头皮、颜面肿胀,静脉迂曲怒张;海绵窦血栓则更有眼睑、结膜肿胀充血和眼球突出(非搏动性且无血管杂音,可与海绵窦内动脉瘤和动静脉瘘鉴别的表现),且可通过环窦而使对侧海绵窦出现相同症状。③除横窦、窦汇和上矢状窦中段不全闭塞外,脑部因水肿、继发的出血性梗死或出血、血肿而呈现各种局限症状。上矢状窦血栓:以下肢或近端为重的肢体瘫痪(双下肢瘫、偏瘫、三肢或四肢瘫)、局限性癫痫、双眼同向偏斜、皮质觉障碍、精神症状和一过性尿潴留等。海绵窦血栓:因动眼神经和三叉神经 1、2 支受累,眼球活动受限或固定,颜面疼痛和角膜反射消失。乙状窦血栓:岩窦受累时三叉神经和展神经麻痹;血栓扩展至颈静脉时,舌咽神经、迷走神经和副神经受累。直窦血栓:出现去大脑性强直和不自主运动。

(3)炎性者可伴发败血症,久病或症状严重者又可继发脑膜-脑炎而出现精神错乱、谵妄或昏迷。

四、实验室检查

脑脊液压力增高,炎性者尚有炎性改变。横窦或乙状窦血栓时,Tobey-Ayer 征阳性。可有陈旧或新鲜出血。

放射线检查:①外伤所致者头颅平片可见静脉窦附近有骨折或横越其上的骨折线。②双侧脑血管造影可发现病变静脉窦不显影,或部分显影,但时间延长,并可有附近静脉和静脉窦的迂曲、扩张和异常吻合。③头颅 CT 检查可见梗死静脉窦分布区内脑回显影增强,病变静脉窦两侧有出血性软化灶。

核素扫描可见脑软化灶处核素浓集,可持续数月。

预后不一,因受累的静脉窦和病因不同而异,也和血栓的范围、程度和形成速度、脑实质受损程度以及侧支循环建立情况有关。

五、诊断及鉴别诊断

(一)良性颅内压增高

上矢状窦、横窦、乙状窦、直窦等血栓形成时都可导致颅内压增高。因此,应与颅内占位病变引起的颅内压增高相区别。脑静脉血栓造成的颅内压增高易被误诊为良性颅内压增高,特别是上矢状窦或横窦血栓,它们的头颅 CT 检查结果可能正常,或因脑轻微肿胀而使脑室轻度缩小。脑脊液压力增高,约在0.1 kPa(1 mmHg),考虑为良性颅内压增高患者,应行头颅 MRI 或脑血管造影检查,以便进一步明确诊断。

(二)颅内占位病变

上矢状窦、横窦、乙状窦、直窦等血栓形成都可导致颅内压增高,因此,应与颅内占位性病变相鉴别。脑静脉血栓可产生类似占位病变的症状和体征,尤其呈慢性经过的脑静脉血栓需与占位性病变相鉴别。占位性病变中的颅内肿瘤是呈进行性增长的,因此颅内压增高呈进行性加重。随着病变的发展和所处的部位不同,可逐渐出现不同的局灶性症状。其他占位性病变也会有各自特征性表现,结合头颅 CT、MRI 或各种脑血管造影检查,即能明确诊断。脑膜肿瘤晚期可造成静脉窦或上矢状窦的阻塞,产生与静脉窦血栓相同的症状和体征,但脑膜肿瘤的颅内压往往呈进行性增高,降颅内压治疗无效,脑脊液病理检查可找到癌细胞,或存在其他与肿瘤相关的证据,可资鉴别。

(三)动脉性脑梗死

脑动脉炎或脑动脉粥样硬化造成的脑梗死,往往是卒中样起病,为突发性,而脑静脉血栓的起病形式多种多样,在多数情况下病情是逐渐发展的,其临床表现除有肢体瘫痪外,往往伴有癫痫、意识障碍以及头痛、呕吐等颅内压增高症状,脑梗死灶也不符合动脉血管分布的特点。通过脑血管造影检查可明确诊断。

(四)引起眼部症状的疾病

眼眶蜂窝织炎:多引起眼球红肿及明显压痛,眼球突出不明显。多为单眼受累。无动眼神经受累,故眼球运动障碍轻,且瞳孔不受损,无明显静脉回流异常及其他脑部症状,可与海绵窦血栓相区别。海绵窦动静脉瘘：本病常有外伤史，其病程缓慢，眼球突出呈波动性，无局部炎症性水肿表现。眼部可听到杂音，压迫颈内动脉，杂音可减弱，脑血管造影显示眼静脉、海绵窦、岩窦在动脉期即可见到造影剂，海绵窦段轮廓模糊，其远段及分支显影差。眼部、鞍旁及海绵窦肿瘤均能引起眼部症状，但起病缓慢，症状进行性发展，无感染、中毒征象，可与海绵窦血栓相区别，可行颅骨、眼眶 X 射线片及 CT 扫描检查，以进一步鉴别。

(五)颅内炎症性病变

脑膜炎患者起病即出现脑膜刺激征，头痛、呕吐、发热、感染症状较突出，脑脊液检查白细胞数增多，细菌培养可呈阳性。炎性脑静脉血栓虽有头痛、呕吐、发热症状，但很少有脑膜刺激征，即使偶有合并脑膜炎者，也往往在发病后期出现，脑脊液培养常为阴性。脑炎、脑脓肿患者常表现为发热、颅内压增高及局灶性神经功能损害、意识障碍、精神异常。有些炎性脑静脉血栓可有上述症状，在早期进行头颅 CT 和 MRI 检查、脑电图检查、脑脊液病毒性检查后即可鉴别。虽然炎性脑静脉血栓偶可合并脑水肿，但一般均在恢复期或痊愈后 3～6 个月才发病，两者较易区别。

(六)其他脑血管疾病

脑静脉血栓患者发病形式多样，有时可类似偏头痛，或短暂性脑缺血发作或蛛网膜下腔出血。部分患者早期可出现间断性偏侧头痛，易被误诊为偏头痛。个别患者可出现一过性肢体麻木、无力，易被误诊为短暂性脑缺血发作(transient ischemic attack，TIA)。在这两种情况下，应结合患者的其他临床表现如颅内压增高等，并结合影像学检查加以鉴别。有些脑静脉血栓患者突然出现剧烈撕裂样头痛，伴有颈项强直，脑脊液检查呈血性，头颅 CT 检查示蛛网膜下腔出血，这种情况下，血管造影可进一步明确诊断。

六、治疗

(一)上矢状窦血栓形成的中医学治疗

中医学理论对本病无相应的认识，根据其临床表现可归属于"头痛""偏瘫""偏身麻木""痫证"等范围。病机可因外邪或外伤侵害，损及相应的头部脉络；或久病气血虚衰，血行不畅，相应头部血脉凝滞。脑络阻滞，不通则痛；患侧半身麻木，甚或半身不遂；也可因窍络痰瘀互阻而出现神昏抽搐、强痉流涎之痫证。

1.辨证要点

(1)察发病：本病常见于老年人、小儿、产妇，特别是因疾病虚损，或有外伤病史，而出现头痛、身麻、半身不遂时，应想到本病的可能。

(2)识病性：本病具有冲逆之性，头痛多伴剧胀感觉，同时可伴有目胀、呕吐；小儿患者往往伴有头部青筋勃起、前囟膨胀、颅缝增宽等症。本病以老人、小儿及妇女多见，为阴血不足之体，究病之源多因本虚标实，极易动风上扰。

(3)辨脏腑：本病与肝肾关系密切，以气血逆乱为主要表现。老年人精血亏虚，小儿精血未全，产后气血未复；或复因外邪直犯、外伤头脑，均易导致气血逆乱而发生本病。

2.中医中药治疗

(1)痰浊上逆。①临床表现：头痛头胀，呕恶痰涎，胸脘满闷，舌淡胖或有齿痕，脉沉弦或弦滑。②治法方药：化痰开窍，降逆止痛。用半夏白术天麻汤主治，严重者可配服苏合香丸；若有化热而见舌红苔黄腻者，加竹茹、枳实、黄芩清热燥湿。③若痰浊闭窍，突然仆倒、抽搐、口吐涎沫，则按痫病论治。阳痫者面色潮红、牙关紧闭、两目上视，舌红苔黄，则以清开灵注射液静脉滴注，急灌黄连解毒汤,并服定痫丸。阴者面色青灰,手足清冷,双目半全半开,舌淡苔白,则宜参附注射液静脉滴注,继服五生饮合二陈汤。

(2)肝风内动。①临床表现:眩晕头痛,头胀面赤,口干舌燥,烦躁易怒,腰膝酸软,睡有鼾声,渐见项强肢颤,或四肢抽搐,舌红,苔薄黄,脉弦紧或弦数。②治法方药:滋阴潜阳。治用滋生青阳汤。

(3)气虚血瘀。①临床表现:半身不遂,偏身麻木,面色苍白,气短乏力,口角流涎,舌质暗淡,苔薄白,脉沉细。②治法方药:益气活血,扶正祛邪。方用补阳还五汤主治。

3.针灸治疗

针灸具体取穴及针刺手法视病情选定,常用穴位有以下几组。①上肢瘫痪:大椎、肩井、曲池、手三里、外关、合谷、三间、尺泽、曲泽、内关、大陵等。②下肢瘫痪:环跳、风门、伏兔、阳陵泉、足三里、悬钟、昆仑、丘墟、三阴交、委中、曲泉、商丘等。③语言謇涩:廉泉、哑门、通里、三阴交、太溪,舌强加金津、玉液。

4.验方精选

(1)半夏白术天麻汤(《医学心语》)组成:半夏、天麻、茯苓、橘红、白术、甘草、生姜、大枣。

(2)苏合香丸(《太平惠民和剂局方》)组成:苏合香油、冰片、乳香、安息香、麝香、丁香、沉香、檀香、香附、诃子、荜茇、白术、朱砂、青木香。

(3)滋生青阳汤(《医醇賸义》)组成:生地黄、石决明、磁石、石斛、麦冬、牡丹皮、白芍、甘菊、薄荷、柴胡、天麻、桑叶。

(4)黄连解毒汤(《外台秘要》)组成:黄连、黄檗、黄芩、山栀。

(5)定痫丸(《医学心悟》)组成:天麻、川贝母、胆南星、半夏。

(6)二陈汤(《太平惠民和剂局方》)组成:半夏、陈皮、茯苓、炙甘草。

(7)补阳还五汤(《医林改错》)组成:黄芪、当归、川芎、红花、地龙、赤芍、桃仁。

(二)急性海绵窦血栓形成的中医学治疗

本病的临床表现常有发热、头痛以及眼部症状,如球结膜充血水肿、眼球突出、局部压痛,有的可出现复视、视物不清、眼珠偏斜、眼睑下垂等症。其眼部证候表现与中医学的"风牵偏视"近似,本节仅就此证进行辨证论治。至于发热、头痛等症,可参考其他有关章节辨治。

1.辨证要点

风牵偏视可因风热外袭、痰湿阻络、筋络失养等而成。发病突然,以眼球偏斜、复视为主症。

(1)辨红肿:本病常有白睛红赤肿胀,甚者眼球外突;有的可见上眼睑下垂,瞳孔散大。为风热外袭,直中经络,筋脉拘挛所致。

(2)辨疼痛:本病因脉络瘀滞,眼周气血运行不畅,所以常有患侧眼胀且痛,按之加剧。为痰湿阻络,复受外邪所致。

(3)辨视觉:大多有视物不清,灼热流泪者,为风热之候;目光暗淡,视物渐昏为病久肝肾不足,气血两虚所致;暴盲者为气逆血闭,眼络瘀阻不通所致;复视、视物变形为眼部血运不畅,脉络瘀阻所致;眼球运动障碍,为风邪内袭,邪急正缓所致。

2.中医中药治疗

(1)风热外袭。①临床表现:发热、头痛、白睛红赤,或眼球外突、偏视,伴有胀痛、拒按,舌红、苔薄黄,脉浮数。②治法方药:清热解毒,祛风通络。用小续命汤加减,热甚者去附子、人参、桂心,加蒲公英、野菊花、夏枯草;脉络瘀阻见眼胀眼痛较剧者,加决明子、红花、石菖蒲。

（2）痰湿阻络。①临床表现：眼怕风流泪、眼突胀痛，上睑下垂，偏视或复视，舌淡、苔白腻、脉弦滑。②治法方药：祛风除痰，通利脉络。用二陈汤合正容汤，偏热见舌红，苔黄腻者，加黄芩、山栀、蒲公英；偏寒者见舌苔白滑，则加白芥子。

（3）脉络失养。①临床表现：病久而视物不清、久视渐暗，眼球运动迟钝，或伴发半身不遂，舌淡、苔薄白、脉细弱。②治法方药：益气养血，通利络脉。用补阳还五汤主治。若阴虚阳亢，眩晕肢麻，口眼㖞斜，倾头偏视，黑睛呆定，为风阳动痰，宜平肝息风，化痰通络，改用天麻钩藤饮或镇肝息风汤。

3.中成药治疗

牛黄清心丸，1丸/次，2次/天。龙胆泻肝颗粒，10粒/次，2次/天。石斛夜光丸，1丸/次，2次/天。六味地黄丸，1丸/次，2次/天。

4.针灸治疗

针灸具体取穴及针刺手法视病情选定，常用穴位有以下几组。

（1）上肢瘫痪：大枢、肩井、曲池、手三里、外关、合谷、三间、尺泽、曲泽、内关、大陵等。

（2）下肢瘫痪：环跳、风门、伏兔、阳陵泉、足三里、悬钟、昆仑、丘墟、三阴交、委中、曲泉、商丘等。

（3）语言謇涩：廉泉、哑门、通里、三阴交、太溪，舌强加金津、玉液。

5.验方精选

（1）小续命汤（《千金方》）组成：麻黄、防己、人参、黄芩、桂心、甘草、芍药、川芎、杏仁、附子、防风、生姜。

（2）二陈汤（《太平惠民和剂局方》）组成：半夏、陈皮、茯苓、炙甘草。

（3）正容汤（《审视瑶函》）组成：羌活、白附子、防风、秦艽、胆南星、僵蚕、法半夏、木瓜、松节、甘草、生姜。

（4）补阳还五汤（《医林改错》）组成：黄芪、当归、川芎、红花、地龙、赤芍、桃仁。

（5）天麻钩藤饮（《中医内科杂病证治新义》）组成：天麻、钩藤、生石决明、川牛膝、桑寄生、杜仲、山栀、黄芩、益母草、朱茯苓、夜交藤。

（6）镇肝息风汤（《医学衷中参西录》）组成：怀牛膝、白芍、生龟甲、玄参、天冬、生赭石、生龙骨、川楝子、生麦芽、茵陈、甘草。

（李　倩）

第五节　椎-基底动脉供血不足的中医治疗

一、概述

椎-基底动脉供血不足（VBI）是指由于脑动脉硬化、血黏度增高、颈椎病椎动脉受压等多种因素引起椎-基底动脉管腔变窄、血液流动速度缓慢，脑干、前庭系统、小脑缺血所引起的一系列临床症状。多发于40岁以上中老年人，也是中老年人眩晕的主要原因。其缺血发作的形式可分为椎基底动脉供血不足、椎基底动脉血栓形成，临床上以前者多见。多为卒中样发病，以突发的剧烈眩晕、恶心呕吐等为主要表现。

椎-基底动脉供血不足属于中医"眩晕""痹证"范畴。中医学早在《黄帝内经》对其就有记载，《灵枢·卫气》曰"上虚则眩"，《灵枢·口问》曰"上气不足"。《景岳全书》云"无虚不能作眩，当以治虚为主，而酌兼其标。"

二、病因病机

椎-基底动脉供血不足性眩晕，具有反复、突然发作的临床特点。老年患者，因其先天之肾渐衰，精血已虚，肝肾阴液不足，筋骨软弱，无以上充髓海，反因阴不敛阳而虚阳浮越化风，夹痰浊上扰巅顶，瘀阻脑络，出现脑转耳鸣等症，甚则作强之功亦可失却。

其发病以素体脏腑亏虚为内因，劳累、失眠、烦恼、过食滋腻之品为诱因。中医有"无虚不作眩""无风不作眩""无痰不作眩""无瘀不作眩"之说，主要表现为虚、风、火、痰、瘀等病理改变，为本虚标实之证。本病病位在脑，与肝、脾、肾有关。

(一)正气不足，风寒外袭

正气不足，风寒外袭，寒凝筋脉，局部肌肉收缩、痉挛，血行不畅。

(二)气虚血瘀，痰瘀阻络

老年人长年累月，六淫侵袭，外邪留着，积劳成损，气血皆伤，化为败瘀凝痰。"无痰不作眩"，痰是眩晕的主要原因。痰湿性黏滞难去，易阻碍气机，影响血液运行，血流缓慢瘀滞，痰瘀互结，椎-基底动脉受阻，髓道被瘀滞，气血精华不能上达髓海(头脑)，气虚血少则脑髓失却濡养，则眩晕诸症萌生发作。

(三)肝肾不足，邪阻经络

"诸风掉眩，皆属于肝。"劳损体虚，风寒湿三邪乘虚侵袭人体颈部经络，导致气血运行不畅，痹阻不通，脑髓因血流不能上承而失养，故发本病。

(四)脾胃功能失调

其病机又以脾为主，脾胃同居中州，为一身气机的枢纽，敷布精微于全身，脾升则健，胃降则和，五脏六腑的气机升降就有动力来源。如脾胃功能失常，则水谷精微无以化生，气血生化乏源，升降功能紊乱。气为血之帅，具有推动血液在脉管中运行的功能，中气不足，清阳不升，运血无力，脑窍失其滋养，引发眩晕；或气血不足，气虚无力推动血液运行，而致气虚血瘀；或脾虚生痰，痰阻气滞，气滞则血瘀，瘀阻清阳则眩晕。

(五)肾气虚衰，精血不足

中医学认为肾为先天之本，肾藏元气，而元气是人体根本之气，是生命活动的原动力。张景岳云："无虚不作眩，眩晕一证，虚者居其八九，而兼火、兼痰者，不过十之一二耳。"人到老年，肾气虚衰，精血不足，髓海空虚，气虚血瘀，瘀阻脑络，产生眩晕。虚瘀错杂，病程缠绵，迁延难愈。

(六)脾肾亏虚，痰瘀内阻

年老久病之人，脏腑亏耗，脾肾不足，脾虚失运，痰湿中阻，肾虚不能温煦，痰湿不化，痰浊阻滞，血行不畅，瘀血内停，气血不能上荣头目，脑失所养。

(七)肝阳上亢，夹痰上扰

《丹溪心法》曰"无痰不作眩"，说明眩晕的病因病机与"风""痰"密切相关。当今社会由于生活水平日益提高，容易导致饮食失节，嗜食肥甘油腻，损伤脾胃，酿生痰浊，上蒙清窍，导致眩晕的发生。另一方面，由于社会竞争激烈，生活压力明显加大，常易导致情志失调，肝阳偏亢，肝阳夹痰上扰清空而致病。

三、临床表现

多为突然发病,以眩晕、呕吐为主要表现,可伴有四肢麻木、头痛、耳鸣等症。

本病就其主症而论,证候特点有如下几点。①起病多见于中年以上(女子七七,男子七八左右发病),老年居多,故本病为机体先天之本渐乏,脾胃后天之本亦趋薄弱所致的阴阳气血失衡之症。②患者均以突发性眩晕为主症,伴有脑转耳鸣,胫酸眩冒,且可因劳累、精神紧张或头位改变而反复发作。故究其病因,当与气血津液不足,虚阳夹痰浊上扰清空脑络有关。③大多数患者有寒湿凝聚,经络瘀阻的颈椎退变疾病。故病前已有肾精不足,督脉虚衰之征象。④患者或多或少有冠心病、脑萎缩、腔隙性脑梗死等心脑血管疾病。出现动脉粥样硬化,血脂、血糖、血黏度增高等血瘀痰阻的病理改变。

四、实验室检查

(一)颈部血管彩超(CDFI)

颈部血管彩超检查对于颅外段血管的检查较直观形象。具有以下优点:能显示血管内径,判断有无椎动脉狭窄;显示管壁动脉粥样硬化情况,管壁弹性,内壁厚度,有无斑块或钙化;显示血管内血流情况;检查费用较低,操作方便,故较常用。

颈部血管彩超的具体标准如下:椎动脉管径<2 mm;椎动脉血流速度减慢或血流量减少;出现收缩期双峰融合或舒张期断流等频谱形态的改变。椎动脉的 Vs≤35 cm/s 定为异常低流速,Vs≥70 cm/s 定为异常高流速。

(二)经颅多普勒超声(transcranial Doppler,TCD)

TCD 检查可客观评价 VBI 患者血流动力学改变,主要表现为血流速度减低、增高、频谱充填和出现血管杂音,可分为高流速高流阻、低流速高流阻及正常流速高流阻型。血流速度增高系动脉狭窄或痉挛所致,而低流速则由动脉硬化引起。

TCD 其特异性及灵敏度较差,无法测量血管管径、血流量,且存在人为误差,在诊断 VBI 只能作为一个较粗略的临床筛选方法。

(三)CT 扫描检查

CT 扫描颈椎横突孔最小径线>0.5 cm,可以引起临床症状。

(四)螺旋 CT 血管成像(CTA)

CTA 是一种快速无创伤性血管显示技术,能直观表现血管立体走行,准确测量血管内径。由于 CTA 能在短时间内完成数据的采集,在急诊检查中,危重患者的躁动对成像造成的影响较小。

(五)磁共振血管造影(MRA)

MRA 检查可显示血管的粗细、走行,有无折角、扭曲,有无狭窄、闭塞等情况,适用于三级以上血管病变及畸形的检查,能直接观察血管的立体走行,准确测量血管内径,显示动脉瘤和动静脉畸形。但是,MRA 是通过计算机血管重建技术显示颅内血管,其反映血管解剖结构与实际情况仍有一定差异,其对狭窄程度的评估较实际情况有所夸大,如 70% 的重度狭窄易显示为完全闭塞。

(六)数字减影血管造影(DSA)检查

DSA 为脑血管造影技术中的"金标准",常用技术为经股动脉穿刺血管造影,由于存在其他非侵入性检查,故 DSA 不作为诊断 VBI 的首选方法。

(七)放射性核素应用

局部脑血容量(CBV)分析是诊断 VBI 最客观的依据,目前唯有正电子发射体层成像(PET)能够定量测定 CBV,可以说 PET 是诊断 VBI 的金标准,但是由于 PET 极其昂贵,难以在临床普遍开展。而单光子发射断层扫描术(SPECT)是利用注入人体内放射性核素射出的单光子为射线源,由于不同组织浓聚放射性核素浓度的不同而构成反映人体功能的解剖图像,其可以定性分析 CBV。

(八)脑干听觉诱发电位检测(BAEP)

BAEP 检查能够敏感地反映脑干缺血程度和脑干神经核因血流灌注状态的变化,从电生理的角度发现的更多亚临床病变,仅利用此单项检查来诊断椎-基底动脉供血不足是不够全面的,适合同其他检查方法相结合来提高椎-基底动脉供血不足的阳性诊断率。

总之,对椎-基底动脉供血不足的诊断目前还没有一个金标准,但若结合临床症状,合理利用各项辅助检查能够在很大程度上提高临床确诊率。

五、诊断

(1)年龄 40 岁以上。

(2)慢性起病,逐渐加重,或急性起病,或反复发作。

(3)有脑动脉粥样硬化或颈椎病史。

(4)发作性、体位性眩晕,可伴恶心、呕吐、耳鸣、听力下降、视物不清、复视或突感上肢麻痛,持物落地。

(5)体征:眼震、共济失调、构音障碍、病侧面部及对侧肢体痛觉减退或消失,或旋颈试验阳性。

(6)颈椎 X 射线片或颈椎 CT 片示颈椎肥大性改变或椎间孔狭窄,经颅多普勒(TCD)示椎-基底动脉供血不足。

(7)排除其他疾病所致眩晕。

六、鉴别诊断

眩晕当与头痛鉴别。头痛以头部疼痛为主,可单位出现;眩晕以视物旋转为主,可伴有头痛。头痛以实证为主,眩晕虚证、实证皆有。

七、治疗

(一)辨证治疗

1.肝阳上亢

临床症状:眩晕,头胀耳鸣,每因烦劳或恼怒而加重,烦躁易怒,面红目赤,胸胁灼痛,口苦,便秘尿赤,舌红苔黄,脉弦数。

治则治法:治以平肝潜阳,清火息风。

方药:天麻钩藤饮加减。

组方:天麻 10 g,钩藤(后下)、石决明、煅牡蛎、桑寄生各 30 g,黄芩、夏枯草各 15 g,川芎 20 g,川牛膝 40 g,生龙牡各 30 g(先煎)。

方义:辨证用药时,需注重配伍川芎、川牛膝、生龙牡 3 味药。川芎辛温升散,为血中之气药,能上行头目,下行血海,通行诸经气血,显著改善大脑血供;配以川牛膝活血通络,引血下行,与川芎相配,使升降有序,防止川芎升散太过,川芎、牛膝比例一般为 1∶2。生龙牡潜阳镇静,防止升发太过。

服用方法:每天 1 剂,水煎早晚分服。7 天为 1 个疗程。

2.痰湿蒙窍

临床症状:眩晕,倦怠或头重如蒙,胸闷脘痞,少食多寐,肢体沉重,舌胖、苔浊腻或白厚而润,脉滑或弦滑。

治则治法:治以燥湿祛痰,健脾和胃。

方药:半夏白术天麻汤加减或温胆汤加减。

半夏白术天麻汤加减。组方:半夏、白术、天麻、石菖蒲各 10 g,茯苓、泽泻各 15 g,陈皮 6 g,竹茹 10 g,生姜 6 g,甘草 3 g。方义:方中用制半夏、炒陈皮燥湿化痰,决明子、嫩钩藤、明天麻平肝潜阳、息风止晕,炒白术、炙鸡内金、茯苓、炒枳壳健脾和胃,佐以桃仁、红花活血化瘀,竹茹清热化痰,并制半夏、白术温热太过。全方共奏平肝潜阳、燥湿化痰、健脾和胃、活血化瘀之功。湿痰得化,肝风得平,则不扰清空,眩晕自可平息。服用方法:每天 1 剂,水煎早晚分服。7 天为 1 个疗程。

温胆汤加减。组方:竹茹 6 g,法半夏 12 g,陈皮 10 g,枳实 12 g,茯苓 12 g,石菖蒲 12 g,薏苡仁 30 g。伴耳鸣者加磁石(先煎)30 g,郁金 12 g;伴恶心、呕吐加代赭石(先煎)30 g;伴烦躁易怒、口干口苦加龙胆草 6 g、菊花 6 g。方义:法半夏、陈皮、茯苓健脾化痰,石菖蒲、枳实豁痰开窍。现代药理研究证明,祛痰药有降脂抗凝作用。

3.气血亏虚

临床症状:症见眩晕,动辄加剧,劳累即发,神疲懒言,气短声低,面白少华或伴心悸失眠,纳减便溏,舌淡胖、边有齿印、苔薄,脉细。

治则治法:治以补益气血,健运脾胃。

方药:归脾汤加减。

组方:党参、茯苓、枸杞子、酸枣仁各 15 g,甘草 3 g,白术、熟地黄、当归各 10 g,木香、远志各 6 g。

方义:方中以参、芪、术、草大队甘温之品补脾益气以生血,使气旺而血生;当归、龙眼肉甘温补血养心;茯苓(多用茯神)、酸枣仁、远志宁心安神;木香辛香而散,理气醒脾,与大量益气健脾药配伍,复中焦运化之功,又能防大量益气补血药滋腻碍胃,使补而不滞,滋而不腻;姜、枣调和脾胃,以资化源。全方共奏益气补血,健脾养心之功,为治疗思虑过度,劳伤心脾,气血两虚之良方。

4.肝肾阴虚

临床症状:症见眩晕,久发不已,视力减退,腰膝酸软,耳鸣,发落齿摇,少寐健忘,心烦口干,舌红少苔,脉细数。

治则治法:补益肝肾,充养脑髓。

方药:杞菊地黄丸。

组方:枸杞子、熟地黄、怀山药、泽泻、茯苓各 15 g,菊花、山茱萸、牡丹皮各 10 g,随证加减丹参、黄芪、葛根各15 g。

方义:龟甲、枸杞子、熟地黄、女贞子、墨旱莲养肝肾之阴;黄芪、葛根益气通络;丹参养血活血。

5.脾阳不足

临床症状:症见眩晕,或有呕恶,或呕吐痰涎,胃纳不佳,或头重如裹,耳鸣,舌淡红,苔水滑,脉濡。

治则治法:治宜健脾升阳为主。

方药:《伤寒论》五苓散加减。

组方:茯苓、猪苓、白术、泽泻、桂枝、葛根、升麻、黄芪、僵蚕、地龙、白芍、丹参。

功效:健脾升阳,活血利水。

方义:方中茯苓、白术、桂枝、黄芪健脾;葛根、升麻升阳;猪苓、泽泻、僵蚕、地龙化痰利水,白芍平肝,丹参活血通络。五苓散加减对老年椎基-底动脉供血不足有较好的治疗作用,能改善眩晕症状,改善椎-基底动脉供血,且能降低部分血液流变学指标。

6.肾虚血瘀

临床症状:患者年老体虚,脾阳虚日久损及肾阳,肾阳虚衰,温煦失常,脉络瘀阻,故见腰酸膝软,神萎肢冷,舌淡嫩暗,苔薄白,脉弦细涩,眼底静脉扩张,动脉变细,乃是肾虚血瘀之象。

治则治法:温补精气,补肾化瘀。

方药:龟鹿二仙胶加味。

组方:龟板胶、鹿角胶各15 g,人参6 g,枸杞子、熟地黄、肉苁蓉、巴戟天、菟丝子、补骨脂、丹参、当归、赤芍各10 g,淫羊藿15 g。

方义:龟鹿二仙加熟地黄、肉苁蓉、巴戟天、补骨脂、菟丝子、淫羊藿填精补髓,阴阳双补;丹参、当归、赤芍活血化瘀。

7.气虚血瘀

临床症状:眩晕,视物旋转,伴恶心、呕吐,或伴黑矇、复视、肢体麻木无力、晕厥、倾倒发作,舌淡暗,苔薄白,脉涩或细。

治则治法:行气活血。

方药:补阳还五汤或升阳益气活血汤加减。

补阳还五汤加减。组方:黄芪30 g,当归15 g,赤芍12 g,川芎15 g,桃仁10 g,红花10 g,地龙10 g。加减:眩晕明显者加天麻15 g,刺蒺藜10 g;瘀滞重者加丹参15 g,水蛭6 g;伴恶心、呕吐者,加姜半夏10 g,云茯苓15 g,竹茹10 g;有肢体麻木者加全蝎6 g,蜈蚣3条;视物昏花者,加枸杞子15 g,菊花10 g。功效:行气活血,祛瘀通络。方义:补阳还五汤重用黄芪,取其补气力专而性走,使气旺血行,气血周行全身。辅以当归、赤芍、川芎、桃仁、红花活血化瘀,地龙通经活络。使全方共达气旺血行、祛瘀通络之功。

升阳益气活血汤。组方:葛根30 g,黄芪30 g,桂枝10 g,当归15 g,赤芍15 g,川芎30 g,水蛭10 g,山楂30 g,白术15 g,茯苓30 g,泽泻30 g,甘草6 g。功效:升阳益气,活血通脉。方义:黄芪、桂枝、葛根、白术、茯苓健脾、益气、升阳,当归、川芎、水蛭、山楂活血祛瘀。现代药理学研究亦证明,黄芪有强心、降压作用,葛根、川芎有扩张脑血管、改善脑血流作用,水蛭能抑制血小板凝集、降低血黏度、降血脂、抗血栓,对心脑血管系统有增加血流量、改善功能状态的作用,山楂、泽泻等也有降血脂的作用。

8.瘀阻脑络

临床症状:眩晕,肢体麻木或刺痛,舌质紫暗或有瘀斑、瘀点,脉细涩。

治则治法:活血通络。

方药:桃红四物汤加味。

组方:桃仁 15 g,红花 20 g,生地黄 9 g,赤芍 15 g,当归 10 g,川芎 10 g,葛根 15 g,三七粉(冲)10 g,黄芪 15 g,红丹参 30 g,葛根 25 g。

功效:益气活血。

方义:方中桃仁、红花、当归活血散瘀,补血养肝;生地黄滋阴补血,凉血散瘀;赤芍养血活血;川芎行气活血,畅通气血;葛根是豆科植物,野葛干燥根经提炼后,从中分离总黄酮,纯化而得到单一成分葛根素,葛根素具有扩张冠状动脉和脑动脉、降低心肌耗氧量、改善微循环等作用;三七粉有扩张脑血管、增加脑血流量的作用,显著降低全血黏度、血浆黏度、血细胞比容及纤维蛋白原(凝血因子I)含量;"气为血之帅,血为气之母",黄芪与当归合用意在"气行则血行",两者合用,共奏行气养血之功;丹参还可通过加快微循环血流速度,增加毛细血管网而使微循环改善;红花还对脑缺血缺氧状态下的呼吸中枢有一定的兴奋作用,使急性缺血缺氧组织的存活率提高;葛根能增加脑血流量,降低血管阻力。

临证患者眩晕发作时,天旋地转,恶心呕吐,头痛耳鸣、倾倒、肢麻无力或短暂的血压升高、不省人事,出现风阳暴张,夹痰瘀上扰等急症,此时首当以息风豁痰,活血通络之峻剂治疗,配合醒脑静、丹参等静脉滴注,务求在短时间内控制症状,以免脑组织缺血、缺氧时久而致阻塞水肿,并发缺血性卒中的可能。

待眩晕稍缓后,方可进一步辨别其阴阳气血的虚实而调治之。

(二)中医学分期治疗

眩晕当根据患者不同表现分期治疗,急则治其标,缓则治其本。

(1)眩晕急性发作期,口服眩晕 1 号方:龟甲、鳖甲各 20 g(先煎),双钩藤 15 g,明天麻 15 g,川牛膝15 g,杜仲 15 g,山茱萸 15 g,生地黄 15 g,当归 15 g,川芎 15 g,夜交藤 30 g,白芍 30 g,茯神 30 g。

(2)眩晕好转即亚急性期,口服眩晕 2 号方:枸杞子 20 g,杭菊花 10 g,熟地黄 15 g,怀山药 30 g,泽泻 10 g,牡丹皮 10 g,茯苓30 g,山茱萸 15 g,菟丝子 15 g,川牛膝 15 g,龟甲 20 g。

每天 1 剂,水煎,分早、晚 2 次服,15 天为 1 个疗程。对于椎-基底动脉供血不足性眩晕的治疗,采用两期两方治疗。眩晕急性发作期,运用眩晕 1 号方,方中:天麻、钩藤平肝息风;牛膝引血下行;龟甲、鳖甲、杜仲、山茱萸补益肝肾;夜交藤、茯神安神定志;生地黄、当归、川芎、白芍益气活血,化瘀通络。眩晕好转即亚急性期,运用眩晕 2 号方,方中:枸杞子、熟地黄、山药、山茱萸、龟甲,肝脾肾三阴齐补,重在补肾阴;杭菊花、泽泻、牡丹皮、茯苓泻火降浊;菟丝子、川牛膝,强腰膝健筋骨。两方打破传统效不更方的做法,先后予两期两方治疗。

(三)验方精选

由于其根本原因是血管狭窄或受压,故西医常用扩血管药物治疗,中医辨病治疗,一般选用具有扩张血管之药理作用的中药来组方,如桃仁、红花、赤芍、川芎、川牛膝。

1.星芎聪明汤

组方:胆南星 15 g,川芎 15 g,葛根 20 g,太子参 30 g,蔓荆子15 g,枸杞子 15 g,天麻粉 3~6 g(分吞),赤芍 15 g,炙甘草 5 g。

加减:肝阳偏亢加钩藤 15 g,石决明 30 g;偏肝肾阴虚加首乌、熟地黄各 10 g;偏冲任失调加黄檗 6 g,淫羊藿 10 g;偏气虚加党参、黄芪各 15 g;偏痰湿加石菖蒲 10 g;有颈椎病者酌加羌活、炮山甲、鹿角片各 10 g。

功效:平补脾肾,豁痰通络。

方义:星芎聪明汤以《东垣十书》之"益气聪明汤"为基础化裁而成。方中葛根、蔓荆子升清散邪,太子参、炙甘草补脾益气而无燥热伤阴之弊,枸杞子补益肾精、平补阴阳,天麻粉平肝息风、通络止痛,胆南星、川芎及赤芍豁痰开窍、通经活络。全方药性甘平,标本兼顾,脾肾双补,益气升清而风痰瘀血并除,不至于虚阳浮越。现代药理学研究证明,天麻、葛根、赤芍、川芎均能扩张血管,增加心脑及肢体血流量,降低外周血管阻力,降低血小板表面活性,抑制血小板聚集。川芎又能透过血-脑屏障,且较多地分布在脑干,有利于治疗椎-基底动脉供血不足等疾病。

2.开窍醒脑汤

组成:石菖蒲、葛根各 30 g,川芎 40 g,郁金、僵蚕各 12 g,半夏 15 g,白术 18 g,全蝎 6 g。

加减:气虚加黄芪、党参;肝肾阴虚加天麻、白芍、钩藤;脾虚痰盛加茯苓、厚朴;气滞血瘀加桃仁、赤芍。

功效:化痰祛瘀,开窍醒脑。

方义:开窍醒脑汤中石菖蒲开窍豁痰,郁金行气解郁,二药合用,可宣气机、化郁滞;川芎为血中气药,既活血又行气,能改善微循环,改善脑供血,川芎用量须重;半夏、白术合用化痰止呕,白术益气健脾,脾运正常则生痰无源;僵蚕、全蝎活血通络;葛根为引经药。诸药合用,则化痰祛瘀,开窍醒脑。

服用方法:水煎服,每天 1 剂,15 天为 1 个疗程,治疗 1～3 个疗程。

3.葛根汤

组方:葛根 30 g,黄芪 30 g,当归尾 1.2 g,川芎 9 g,赤芍 15 g,白芍 15 g,地龙 6 g,桃仁 6 g,红花 6 g,丹参 30 g,南北沙参各 15 g。

功效:活血祛瘀,益气养阴。

方义:现代药理学研究表明,葛根、川芎、当归、赤芍、丹参等有改善心脑循环,降低血液黏度,扩张血管,疏通血流,增加红细胞变形能力等功能。黄芪有提高机体抗病能力,改善毛细血管通透性的作用。综观全方配伍,既有活血祛瘀之功,又有益气养阴之效,祛瘀不伤正,活血不伤阴,起到祛瘀生新,攻补兼施的作用。

4.活血宁眩汤

组方:川芎 8 g,桃仁 8 g,红花 8 g,天麻 8 g,赤白芍各 8 g,半夏 8 g,石菖蒲 8 g,黄芪 8 g。

功效:活血通络、祛痰宁眩。

方义:方中桃仁、红花、赤芍活血祛瘀,通窍止眩晕;桃仁、红花、赤芍可扩张血管,增加血流量,改善微循环;川芎入血分,理血中之气,可抗血小板凝聚,抗血栓形成;天麻息风止眩,扩血管,增加脑血流量;半夏降逆化痰,石菖蒲豁痰止眩,共祛痰浊;白芍养血柔肝,解除血管平滑肌痉挛,扩血管,镇静宁眩;黄芪益气升清,行气活血。全方共奏活血通络、祛痰宁眩之功。

5.五虫方

组方:蚕蛹、僵蚕、蜈蚣、水蛭、全蝎、乌梢蛇(按 3：3：1：1：2：2 比例)共研粉末拌匀,每次 10 g,取升麻 15 g,生黄芪 30 g,生地黄 15 g,竹三七 30 g。

功效:活血祛瘀,通经剔络。

方义:虫类药缓攻搜剔,取飞者升,走者降,灵动迅速,追拨沉混气血痰瘀,使血充凝化,气可宣通,虫类药系血肉之品,具有动跃攻冲之性,能深入遂络,攻剔癥结瘀滞,用攻法尚宜缓宜曲,且能推陈致新,又可治愈久病顽证,故以五虫研为粉末或以粉末装胶囊吞服效更佳。又缘老年人气虚津亏,痰瘀易互结,故投生黄芪、生地黄补气生津,加竹三七祛瘀化痰,再授升麻引药上行,诸药合施,共奏补气生津、活血祛瘀、通经剔络、扶正达邪,眩晕诸症则愈而获疗椎-基底动脉供血不足之功效。

6.平眩汤

组方:葛根 30 g,生黄芪 30 g,清半夏 15 g,桃仁 10 g,丹参 30 g,川芎 10 g,胆南星 10 g,白术 10 g,生山楂 15 g,牛膝 15 g。

功效:益气祛痰化瘀。

方义:方中葛根通脉,生黄芪为补气诸药之最并能调血脉,清半夏祛痰降浊调畅气机,为主药;辅以桃仁、丹参、川芎活血化瘀,上行于头目,胆南星、白术辅助清半夏健脾化痰;佐以生山楂加强活血通脉之功;牛膝引痰瘀下行,诸药相合达益气祛痰化瘀之功。现代药理学研究表明,川芎能扩张血管、增加脑血流量、改善脑循环,葛根、白术亦有扩血管、抗凝血之功能。

7.秦氏葛根黄芪汤

组方:黄芪 30 g,秦艽 30 g,葛根 30 g,羌活 10 g,桂枝 10 g,当归 15 g,赤芍 15 g,甘草 10 g。

功效:益气祛风散寒,解痉活血通络。

方义:方中黄芪益气护表防止风寒外袭;秦艽、葛根祛风散寒解肌;羌活祛风胜湿且能引诸药入太阳经脉;桂枝疏风散寒、温通血脉;佐赤芍、当归活血化瘀,甘草调和诸药。上药合用,能较好地缓解颈部肌肉痉挛及椎关节炎症刺激椎动脉致使椎-基底动脉痉挛所致的椎-基底动脉供血不足。

8.脑心通胶囊

组方:方中以黄芪、丹参为君药,伍以川芎、赤芍、红花、水蛭、地龙等大量活血化瘀药物。

功效:益气活血,化瘀通络。

方义:现代药理学研究证实,川芎、丹参等药物能有效地增加脑缺血后再灌注、低灌注期脑血流量。同时,活血化瘀药物能有效地改善血液流变状态,清除自由基,保护血管内皮。

9.益气定眩汤

组方:炙黄芪 30 g,人参(另煎)、赤芍各 10 g,当归 15 g,川芎 18 g,三七粉(冲服)5 g,葛根 20 g。兼阴虚者加麦冬、沙参各 15 g;伴有高血压,加天麻、钩藤(后下)各 15 g,生石决明(先煎)30 g。

功效:益气活血,补肾益髓。

方义:方中人参、黄芪大补元气,使气旺以促血行;川芎、三七、赤芍活血祛瘀,三七还能补气生血,对老年眩晕有卓效;葛根主升,引气血上行。诸药合用,补气而不滞血,活血而不伤正。现代药理研究证实,川芎、三七、赤芍可降低血液黏稠度,解除血管痉挛,改善脑循环;葛根能增加脑血流量,降低血管阻力;三七主要成分三七总皂苷具有抑制血小板聚集、扩张脑血管并增加脑血流、抗血栓、抗凝血作用。

10.三降汤

组方:葛根 30 g,丹参 12 g,绛香 10 g,泽泻 10 g,山楂 10 g,首乌 10 g,石菖蒲 12 g,钩藤 10 g,白芍 12 g,黄芪 30 g。

功效:化痰祛瘀、平肝益气养血。

方义:以痰瘀同治立法,方中丹参、绛香行气活血通络;泽泻、山楂、石菖蒲化痰利湿以开窍;葛根升发阳气,气行则水行,气行则血脉通畅,钩藤、白芍敛阴柔肝,平抑肝阳;黄芪、首乌益气养血以固本,合而用之共奏化痰祛瘀、平肝益气养血之功效。

11.眩晕合剂

组方:菊花 12 g,葛根 15 g,丹参 15 g,川芎 6 g,赤芍 15 g,地龙 15 g,生牡蛎 24 g,瓜蒌 15 g,天竺黄 12 g,怀牛膝 12 g,代赭石 15 g,皂刺 5 g,丝瓜络 12 g。

功效:息风化痰,活血祛瘀。

方义:菊花、生牡蛎、代赭石、地龙平息肝风;瓜蒌、天竺黄、丝瓜络清热化痰;皂刺祛顽痰,通络脉,开窍通关;丹参、川芎、赤芍、怀牛膝活血化瘀;地龙、丝瓜络可疏通经络,用为佐使,且药多寒凉,兼具泻火之功。

(四)中成药治疗

1.灯盏花素注射液

成分:是从灯盏花中提取而来,其有效成分为灯盏花素。

作用机制:它具有散寒解表、祛风除湿、活血化瘀的作用,能扩张脑血管,增加脑组织血液灌注量,改善微循环,降低血液黏稠度,抑制血小板聚集,促进纤溶,预防和治疗血栓。此外,它还能抑制环氧化酶和 TXA_2 的生成,起到抗凝、降血脂的作用。

用法:灯盏花注射液 30 mL 加入 10% 葡萄糖注射液或生理盐水 250 mL 内静脉滴注,每天 1 次,连用 20 天。

2.疏血通注射液

成分:是由水蛭、地龙提炼而成。

作用机制:具有较强的活血化瘀功能,抑制血小板黏附与聚集,还具有较强的激活纤溶酶、活化细胞代谢提高组织细胞抗缺血、缺氧的能力。有研究发现,疏血通注射液有降低三酯甘油、胆固醇及升高高密度脂蛋白,降低血凝血因子Ⅰ,明显调节血脂,降低血黏度,扩张椎-基底动脉,改善其供血的作用。

3.葛根素注射液

成分:葛根素源自传统中药野葛的干燥根,其主要化学成分为 8-β-D 葡萄糖吡喃糖-4,7-二羟基异黄酮。

作用机制:具有抑制血小板聚集,修复内皮细胞提高 PGI_2/TXA_2 水平,降低儿茶酚胺生成,从而降低血液黏稠度,明显的扩张脑血管,降低脑血管阻力,增加脑血流量,能使异常的脑循环正常化,提高脑组织灌注的作用。用其治疗椎-基底动脉供血不足(VBI)所致眩晕、头痛、共济失调等症状和体征,均有不同程度改善作用。

用法:葛根素注射液 0.5 g 加入 5% 葡萄糖注射液 250 mL 中静脉滴注,每天 1 次。2 周为 1 个疗程。

4.血栓通注射液

成分:血栓通是从中药三七中提取的,有效成分为三七总皂苷。

作用机制:能增强机体功能,扩张血管,增加脑血流量,使病灶血流量增加,改善脑循环,抑制血小板聚集,降低血黏度,有效地改善脑供血。

用法:血栓通 140 mg×3 支加入 5% 葡萄糖注射液或生理盐水 250 mL 静脉滴注,每天 1 次,

2周为1个疗程。

5.川芎嗪注射液

成分:川芎嗪是从中药川芎中提取的一种生物碱单体。

作用机制:该药具有调节血脂,扩张微血管,降低血黏度,抑制血小板聚集,促进纤溶,防栓溶栓改善供血等作用,治疗后彩色经颅多普勒(TCD)检查显示椎-基底动脉系统血流量可迅速且明显改善。

6.参附注射液

成分:由红参、黑附片提炼而成。

作用机制:具有较强降低血液黏稠度和红细胞聚集性功能,使血液流变性明显增加;还有较强的激活纤溶解酶,活化细胞代谢,提高组织细胞抗缺血、缺氧的能力。对 T 细胞亚群有调节作用,能明显提高机体免疫力,降低血黏度,扩张椎-基底动脉,改善其供血作用。治疗后椎-基底动脉系统血流量迅速改善。

7.银杏达莫

成分:银杏叶提取药及双嘧达莫。

作用机制:具有很强的扩张脑血管、降低脑血管阻力的能力,可显著增加脑血流量,抑制 ADP、TXA_2 进而双重阻断血小板的聚集,能清除自由基,保护神经细胞,加强神经传导功能。

8.维奥欣

成分:穿山龙的有效成分水溶性甾体皂苷。

作用机制:具有活血化瘀、疏通血脉的作用,能改善血脂,降低血液黏稠度,抑制血小板聚集,改善微循环,增加脑血流量。

用法:160 mg,口服,3 次/天。

9.醒脑静脉注射射液

成分:是由传统名方——安宫牛黄丸改制而成的水溶性注射液,其主要成分为麝香、冰片、栀子、郁金等。

作用机制:麝香气味芬芳,善于走窜,通诸窍之不利,开经络之壅滞,故为醒脑回苏之要药;冰片辛香走窜,助麝香以通诸窍,并有清热解毒之功;郁金其性苦寒,能清热泻火,凉血解毒,化痰开郁,通窍醒神以协同上药开窍通络;栀子性味苦寒,具有芳香开窍、清热凉血、清解毒邪、清理三焦之功能,以解由痰瘀热邪所化生的诸毒。以上药物相配,具有开窍醒神、行痰通瘀、清解毒邪之功。现代药理学研究表明,醒脑静脉注射射液可以直接通过血-脑屏障,直接作用于中枢神经系统,有效地降低血-脑屏障的通透性,减轻脑水肿,降低颅内压,使神经细胞的损害减轻,并且醒脑静尚具有抗凝、增强组织细胞耐缺氧能力及对中枢神经具有调节平衡作用,是一种能较好促进神经功能恢复的药物。

用法:生理盐水 20 mL 加醒脑静脉注射射液 20 mL 静脉推注,15 分钟注入。

10.红花注射液

成分:是菊科植物红花的花冠提取液,其主要成分是红花黄色素。

作用机制:综上所述,红花主要是通过清除自由基、抑制神经肽、稳定细胞膜、降低血液黏滞性、改善微循环、增加脑血流量、增加脑细胞对缺血缺氧耐受性等起作用,达到治疗或减轻椎-基底动脉供血不足。

用法:5%葡萄糖注射液或生理盐水+红花注射液 25 mL 静脉滴注,1 次/天。8～14 天为

1个疗程。

11.脑心通胶囊

成分:脑心通胶囊属中药复方制剂,方中含黄芪、丹参、川芎、赤芍、红花、水蛭、地龙。

作用机制:方中以黄芪、丹参为君药,伍以川芎、赤芍、红花、水蛭、地龙等大量活血化瘀药物,共奏益气活血化瘀通络之功。现代药理研究证实,川芎、丹参等药物可有效地增加脑缺血后再灌注低灌注期脑血流量。同时,活血化瘀药物能有效地改善血液流变状态,清除自由基,保护血管内皮。脑心通的不良反应较少,更适宜老年患者。

用法:脑心通胶囊,口服,每次3粒,每天3次,15天为1个疗程。

（李　倩）

第四章

神经内科疾病的介入治疗

第一节 颅内动脉瘤的介入治疗

一、颅内动脉瘤的治疗选择

颅内动脉瘤的发生率各家报道不一,尸检发现颅内动脉瘤的发生率在 $0.2\%\sim7.9\%$,其中破裂与未破裂动脉瘤比率为 $5:(3\sim6)$。在所有动脉瘤中,儿童颅内动脉瘤占 2%。

颅内动脉瘤的发生机理目前尚不清楚,争议颇多,病理显示颅内动脉与颅外动脉相比,内膜和外膜的弹力组织相对较少,中层的肌细胞亦少,外膜菲薄,内弹力层较明显。颅内大血管位于蛛网膜下腔,与颅外动脉相比明显缺少结缔组织支撑,这些因素可能是造成颅内动脉瘤发生的基本条件。根据发生原因,颅内动脉瘤可归为以下几类:先天缺陷性动脉瘤,因为动脉管壁肌层的先天缺陷引起,最为常见;动脉硬化或高血压性动脉瘤,梭形动脉瘤多见;剥离性动脉瘤,如壁间动脉瘤,动脉黏液瘤,夹层动脉瘤等;感染性动脉瘤,主要是真菌感染,也称"霉菌性动脉瘤";创伤性动脉瘤,因外伤引起。

颅内动脉瘤多发生于动脉分叉处或血流动力学改变的部位。常见的发生部位有:颈内动脉系统(占 $85\%\sim95\%$),其中前交通动脉瘤占 30%,后交通动脉瘤占 25%,大脑中动脉瘤占 25%。椎-基底动脉系统(占 $5\%\sim15\%$),其中基底动脉瘤占 10%,以基底动脉尖动脉瘤最常见,另外还包括小脑上动脉瘤,小脑前下动脉瘤和基底动脉-椎动脉接合处动脉瘤;椎动脉瘤占 5%,主要是小脑后下动脉瘤。有 $20\%\sim30\%$ 的颅内动脉瘤为多发性动脉瘤。

颅内动脉瘤治疗的手段主要有手术和介入两种,如何平衡这两种治疗技术也一直是研究与讨论的热点。国际颅内动脉瘤临床研究协作组[International Subarachnoid Aneurysm Trial (ISAT) Collaborative Group]进行的两项多中心随机临床试验发现,动脉瘤患者介入治疗的死亡率比手术治疗更低,但是存在相对较高的再出血率。总之,对于治疗而言,应该充分考虑患者的个体情况,结合栓塞及手术夹闭的优、劣势,选择最适合患者的治疗方法。

一般来说,以下患者更适合手术夹闭治疗。①年轻患者,手术风险相对较低,预计生存期较长,夹闭后再出血率较介入手术偏低。②大脑中动脉 M1 分叉部动脉瘤。③巨大动脉瘤(最大径 >20 mm),介入治疗后复发率较高。④有占位效应者,不论是巨大动脉瘤内血栓,还是 SAH 后血肿引起的占位效应,开颅行动脉瘤夹闭术,同时解除占位效应,比栓塞更有优势。⑤微小动脉瘤:最大径<1.5~2.0 mm者,这类动脉瘤栓塞时破裂的风险较大。⑥宽颈动脉瘤:但随着支架技术的发展,越来越多的宽颈动脉瘤可栓塞治疗。⑦栓塞术后残留的动脉瘤。

与此相对应的,以下情况更适合介入治疗。①老年患者,尤其是75岁以上者,选择介入治疗明显降低患者的死亡率。②临床分级较高者:对于Hunt-Hess分级3~4级,甚至达5级者。③手术难以显露到达部位的动脉瘤:如后循环动脉瘤。④动脉瘤的形状为瘤颈宽度≥2或动脉瘤颈<5 mm者。⑤后循环动脉瘤。⑥特殊的抗凝药物治疗中的患者。⑦夹闭失败或因医师技术估计开颅手术不能顺利夹闭者。

二、颅内动脉瘤介入治疗的术前准备

自1995年美国FDA批准电解可脱卸弹簧圈(guglielmi detachable coils,GDC)之后,颅内动脉瘤的血管内治疗发展迅速,特别是介入材料和血管内治疗技术的发展以及数字显影设备的进步,促进了血管内治疗不断向前发展。针对颅内动脉瘤患者开展血管内治疗前应做好充分的准备。

(一)知情同意

签署手术志愿书,告知患者及其家属手术风险,以取得患者及家属的充分理解和配合。

(二)一般检查

血、尿、便常规以及肝、肾功能检查,行凝血时间检查对选择血管内治疗患者尤其重要,同时需查胸部X片及心电图检查排除心肺疾病。

(三)影像学检查

CT检查明确蛛网膜下腔出血诊断,同时可进一步观察瘤壁有无钙化,瘤内是否有血栓等;如怀疑有血栓的患者,需行MRI以及MRA进一步了解。必要时实施脑血管造影明确动脉瘤诊断。

三、颅内动脉瘤介入治疗的麻醉与监护

首先,所有的血管内治疗均需在患者全麻下进行,一般采用静脉插管麻醉,同时给予持续的心电监护。对于破裂的颅内动脉瘤患者,血压监测尤其重要,在操作过程中需要适当降低血压。另外,在术中如动脉瘤不慎破裂,更需即刻降低血压,从而为处理动脉瘤提供充裕的条件和时间。

四、颅内动脉瘤介入治疗的操作方法与技术

(一)弹簧圈栓塞颅内动脉瘤

1.弹簧圈栓塞系统

弹簧圈栓塞系统主要由软的铂金合金以及其附着的不锈钢递送金属丝构成。根据松软度、型号、螺旋直径以及长度进行分类,目前有多种弹簧圈可供选择,其中有波士顿科学公司的GDC和Matrix,强生公司的Orbit,Microvention公司的Microplex和Hydrocoil以及EV3公司的EDC和Axium等。新一代的弹簧圈材料具有二维模式、三维模式、涂层材料以及复杂的螺旋模式,以便更加精确地消除动脉瘤瘤腔。弹簧圈系统的解脱方式也分成电解脱、水解脱及机械解脱。

2.单纯弹簧圈栓塞技术

单纯弹簧圈栓塞技术中主要包括微导管塑形技术、三维成篮技术及分部填塞技术。微导管

塑形技术即是根据动脉瘤与载瘤动脉的解剖关系将微导管头端进行塑形,使之更容易超选,便于进入动脉瘤。且在弹簧圈填塞时微导管能更稳定。三维成篮技术是指第一枚弹簧圈填塞时通过调整形成三维形状,并尽可能封堵动脉瘤口,弹簧圈尽可能紧贴动脉瘤壁,这样有利于后续的弹簧圈填塞。分部填塞技术主要针对细长形或不规则形动脉瘤,填塞时分部分进行填塞,最终达到致密栓塞的目的。

在操作中,首先选好工作角度,工作角度能够清晰显示动脉瘤和载瘤动脉,当微导管在微导丝导引下置入动脉瘤腔内,在路图(roadmap)下置入弹簧圈,填入弹簧圈时可将动脉血压降低15%～20%。第一个弹簧圈的直径应大于瘤颈,等于或者稍大于瘤体最小径,尽可能长一些,使其在瘤腔内能紧贴瘤壁盘成篮状。在栓塞中可使用多个大小相近或者不同的弹簧圈填塞致密,填塞满意后进行解脱。当动脉瘤被最大限度闭塞或手术医师考虑如继续填塞会导致动脉瘤破裂、载瘤动脉面临闭塞等风险时,应当结束手术。

3.支架辅助弹簧圈栓塞技术

支架辅助弹簧圈栓塞技术的运用使原来不能栓塞的复杂动脉瘤及宽颈动脉瘤成为可能。目前应用于颅内的支架均为自膨胀支架,主要有 Neuroform(美国波士顿科学公司)、Solitaire(EV3公司)、Enterprise(强生公司)等。以往操作上通常先将支架推送至动脉瘤口释放,然后再将微导管从支架网孔内超选进入动脉瘤,最后依次填塞弹簧圈,直至动脉瘤致密填塞。支架的应用可防止弹簧圈脱入载瘤动脉内,亦可以改变动脉瘤内的血流动力学,从而促进动脉瘤腔内血栓的形成。但是支架置入后使得血栓及栓子出现的可能性增大,故围术期需应用抗凝及抗血小板治疗。目前支架辅助弹簧圈栓塞术常采用支架后释放技术,先将微导管超选进入动脉瘤,再将支架完全释放或部分释放,使微导管处于支架外,最后从微导管填塞弹簧圈。该技术适用于宽颈动脉瘤和梭形动脉瘤。

4.球囊辅助弹簧圈栓塞技术

球囊辅助弹簧圈栓塞技术通常又称重塑形技术。术中将顺应性球囊在微导丝导引下送至动脉瘤口,同时将微导管超选进入动脉瘤,充盈球囊封堵动脉瘤口后,于微导管内填塞弹簧圈,在每一枚弹簧圈解脱之前,将球囊抽瘪,造影观察弹簧圈在动脉瘤内是否稳定,如弹簧圈无移位等异常,将其解脱后,再继续在球囊充盈下填塞弹簧圈,直至动脉瘤致密填塞。目前通常使用的球囊主要是 EV3 公司的顺应性球囊 Hyperglide 和高顺应性球囊 Hyperform。该技术适用于宽颈动脉瘤,对瘤颈特别宽或梭形动脉瘤应选用支架辅助技术。文献报道,应用该技术的动脉瘤填塞率为 77%～83%,但术中动脉瘤的破裂出血率高达 5%,是普通栓塞技术的 2 倍。

5.双导管填塞技术

双导管填塞技术主要运用于球囊和支架辅助均难以完成的宽颈动脉瘤的填塞。手术中将两根微导管先后置入到动脉瘤内,从两根微导管内依次填塞弹簧圈,并始终保持其中一根微导管内的弹簧圈不解脱,直至动脉瘤完全闭塞,再将弹簧圈全部解脱。双导管技术在防止弹簧圈突入载瘤动脉的可靠性方面不如球囊辅助和支架辅助技术。

(二)液体栓塞剂栓塞颅内动脉瘤

ONXY 胶作为 EV3 公司生产的新型液体栓塞材料,因其不会粘管,可用于一些大型动脉瘤的栓塞,通常是将微导管超选进入动脉瘤,用球囊封堵瘤口后从微导管内注入 ONYX 胶,以达到保证载瘤动脉通畅而动脉瘤闭塞的目的。由于欠缺大规模病例和长期随访资料来评估这一治疗技术,所以还未广泛应用于临床。目前常用栓塞剂的规格是 ONYXHD500。

(三)血流转向装置治疗颅内动脉瘤

以往的实验研究显示血管内支架覆盖动脉瘤口后,可以减慢动脉瘤内的血流,促进动脉瘤内的血栓形成。但常用于临床的支架因网丝过细、网孔过大对血流的影响很小,很难达到治疗的目的。临床上会使用重叠支架或特制的密网孔支架作为血流转向装置治疗动脉瘤。目前,这种治疗多用于复杂性未破裂动脉瘤或夹层动脉瘤。

(四)载瘤动脉闭塞治疗颅内动脉瘤

载瘤动脉闭塞治疗颅内动脉瘤主要分为主干型动脉瘤的载瘤动脉闭塞和末梢型动脉瘤的载瘤动脉闭塞。

如闭塞主干型动脉瘤的载瘤动脉应在术前行血管造影,评估侧支循环的代偿能力,必要时行球囊闭塞试验加以验证。在行闭塞试验时,需有良好心电监护,在正常血压下用球囊临时闭塞载瘤动脉数分钟至半小时,如无神经系统障碍,降低血压至正常值的2/3后再行观察。如果术前评估显示侧支循环良好,可选择球囊或弹簧圈闭塞动脉瘤和载瘤动脉。使用球囊闭塞时应选择合适的球囊型号,放置于动脉瘤近端,也可放置于动脉瘤颈处。有时可使用两个球囊以便获得更好的保护,从而防止因血流的冲击而发生球囊移位。使用弹簧圈闭塞时通常将动脉瘤及载瘤动脉一并闭塞。

如闭塞末梢型动脉瘤的载瘤动脉时,应判断该血管的供血区域是否重要及侧支循环代偿情况。当其供血区域有侧支循环代偿或不位于重要的功能区,才考虑闭塞载瘤动脉。闭塞末梢型动脉瘤的载瘤动脉,通常使用弹簧圈或液态栓塞剂将动脉瘤和载瘤动脉一起闭塞。

(五)带膜支架治疗颅内动脉瘤

带膜支架可治疗颅内动脉瘤,但由于颅内血管扭曲且分支较多,带膜支架的使用非常局限,且长期疗效难以确定。因此,目前尚未广泛使用。其释放过程,与冠脉球囊膨胀型支架的释放过程相似。

五、术后处理

所有患者术后均需在麻醉监护室观察,待苏醒后转至神经外科重症监护病房监护过夜。术后24小时内需严格心电监护,并每小时评估神经系统功能。根据术中的情况确定术后是否抗凝及抗血小板聚集治疗。必要时行头颅CT检查,了解有无出血、梗死及脑积水等颅内并发症,并给予积极的处理。

六、常见并发症及处理

颅内动脉瘤血管内治疗的术后并发症原因是多方面的,常与手术者的技术和经验、动脉瘤的位置、大小、形状以及破裂与否有关。主要的并发症有以下几种。

(一)血栓形成

文献报道动脉瘤血管内治疗后血栓形成的发生率为2.5%~28%,MRI弥散成像(diffusion-weightedimage,DWI)能发现无症状的梗死(silentinfarcts)或症状性梗死引起的一过性脑缺血改变高达60%~80%。

血栓形成最主要的原因是术中导管及弹簧圈处理不当,未使用足够抗凝处理等。此并发症在需要辅助技术的宽颈动脉瘤处理中发生率更高。其中第一个和最后一个弹簧圈的放置是否妥当是血栓形成关键因素,第一个弹簧圈放置时应尽可能地轻柔并且迅速,减少尝试次数,从而减弱对动脉瘤内已形成的血栓或弹簧圈内血栓的刺激;最后一个弹簧圈放置时,应避免勉强放入已填致密的瘤颈部,以免破坏载瘤动脉管壁,造成后续血栓的形成。

预防措施主要包括术中、术后严密监测患者肝素化程度及全程抗凝。如发现弹簧圈部分拖入载瘤动脉内或使用支架辅助弹簧圈栓塞,可延长肝素抗凝时间至术后 72 小时,并应用抗血小板聚集药物至少 6 周;如果术中发现瘤腔内有不稳定血栓,可用支架辅助将血栓限制于瘤腔内;如动脉内血栓已形成,需用尿激酶等溶栓药物行动脉内溶栓治疗。

(二)动脉瘤术中破裂

文献报道动脉瘤血管内治疗术中破裂的发生率大概为 $2\%\sim8\%$。主要发生于微导管超选进入动脉瘤内及填塞弹簧圈的阶段。

该并发症的发生主要与术者的经验密切相关。同样的,放置第一个及最后一个弹簧圈与动脉瘤破裂的关系最为密切。第一个弹簧圈的选择需将对动脉瘤壁的张力减至最小为宜,因此亲水的柔软的弹簧圈是首选,且选择小于动脉瘤最大径 $1\sim2$ mm 的为宜;最后一个弹簧圈放置时不宜过于勉强。

一旦发生动脉瘤破裂,切忌撤出微导管、导引导管或者弹簧圈等,应中和肝素,严密监护,控制血压。如果在放置微导管时出现动脉瘤破裂,则需快速置入弹簧圈以减少经破口流出的血流;如发生于放置弹簧圈过程中,需继续置入弹簧圈直至出血动脉瘤闭塞,出血停止。术中可予甘露醇脱水,术后立即行头颅 CT 检查,了解出血量。

(三)血管痉挛

常见于血管内导管、导丝的刺激。

(四)弹簧圈解旋、移位

一旦发生,应尽可能将弹簧圈取出,无法取出时,可给予升压、抗凝等治疗,位置明确的可开颅取出。

(许 军)

第二节 脑动静脉畸形的介入治疗

一、概述

脑动静脉畸形(arteriovenous malformation,AVM)是一种先天性血管畸形,是指 AVM 中供血动脉的动脉血液不经毛细血管床而直接汇入引流静脉。一般在出生时畸形血管团内血流量较低,但随着年龄增长,血流量增多,病变也逐渐增大。病理表现最具特征性的是粗大的"红色"引流静脉(因容纳较多含氧的动脉血液)。

二、分类及临床表现

AVM 根据其分布,主要可以分为以下几类:皮质 AVM(又可分为软脑膜 AVM);皮质下 AVM;皮质与皮质下混合型 AVM;脑室旁 AVM;单纯型硬脑膜 AVM;皮质及硬脑膜混合型 AVM。在美国,根据临床研究,AVM 的发生率约为 0.14%,而且大部分患者确诊于 40 岁前。

AVM 患者的临床表现主要有以下几个方面。

(一)颅内出血

颅内出血是脑 AVM 最常见的症状,占 52%~77%,尤其需要指出的是妊娠期妇女的出血风险增加。与颅内动脉瘤相比,AVM 出血的高峰年龄相对较早,一般在 40 岁前,半数发生在 30 岁前。另外,AVM 出血的程度也较动脉瘤轻,多为扩张的静脉出血,所以发展缓慢,故因出血所致严重不良预后者较少。此外,AVM 的脑血管痉挛和早期再出血发生率也较低。

(二)癫痫

癫痫是浅表 AVM 中仅次于出血的主要临床表现,占 28%~64%,其中半数是首发症状。癫痫发生的主要原因包括:①AVM 的"盗血"特性,临近脑组织缺血缺氧。②出血或者含铁血黄素沉积,周围神经胶质增生形成致癫痫灶。③AVM 的所谓"点燃"作用,即在颞叶等处伴有远隔致癫痫灶。

癫痫的发生往往与 AVM 的部位和大小密切相关,其中位于大脑半球浅表的大型 AVM 发生癫痫的可能性较大,以顶叶最高,额、颞叶次之。临床上部分诊断为原发性癫痫的患者,需经 CT 及 MRI 检查排除 AVM 的存在。

(三)局部占位效应

未破裂的 AVM 很少会产生占位效应。但是部分特殊位置的 AVM 可产生相应的局部占位效应,比如桥小脑角 AVM 患者可有三叉神经痛症状。

(四)脑缺血表现

主要是因为 AVM 中大量动脉血不经脑实质而直接回流至静脉中,故而产生"盗血"效应,致使周围脑组织缺血,产生相应的神经功能障碍。一般在较大的 AVM 中常见,多发生于剧烈运动后。

(五)头痛

头痛是 AVM 另一常见症状,但是并无特异性。16%~42%患者以头痛为首发症状,60%的患者有长期头痛史。有些患者,特别是枕叶由大脑后动脉供血的 AVM 易引起偏头痛,同时伴有偏盲和象限盲,是其特征表现。

(六)颅内杂音

颅内杂音常见于硬脑膜 AVM。

(七)颅内压增高

可因出血以及 AVM 自然增大致颅内高压,可伴有视盘水肿等体征。

(八)其他表现

在婴幼儿,中线部位如有较大 AVM 引流至 Galen 静脉,并发脑积水、巨颅及心脏肥大等较常见。

三、分级

Spetzler-Martin 在 1986 年提出的 AVM 分级方法被临床上广泛应用,该分级系统可评估神经功能障碍的风险和外科治疗的死亡率。Spetzler-Martin 分级根据 AVM 的大小评为 1~3 分,根据其是否位于功能区评为 0~1 分,根据静脉引流的方式评为 0~1 分。赋予相应的数值,3 项总和分值(1~5 分)对应地将 AVM 分为 Ⅰ~Ⅴ级(表 4-1)。

表 4-1 AVM 的 Spetzler-Martin 分级

项目	标准	分值
大小	≤3 cm	1
	3～6 cm	2
	>6 cm	3
部位	非功能区	0
	功能区	1
深部静脉引流	无	0
	有	1

四、诊断

(一)CT

CT 因拥有适用范围广及操作快捷的特点,成为 AVM 疑似患者的首选检查。CT 平扫只能显示 AVM 组织密度的不均匀性,但较小的 AVM 可能会被漏诊。增强 CT 相对较为敏感,扩大的 AVM 脉管系统呈葡萄样对比增强。

(二)MRI

MRI 的优势在于可评估 AVM 血管团的大小和解剖关系。MRI 对 AVM 的初步诊断是必需的,AVM 在 MRI 上表现为不规则或球形占位,可出现在大脑半球或脑干的任何部位,T_1W、T_2W 或 FLAIR 序列成像时,病灶内或病灶周围有小的圆形低信号斑块,可能为供血动脉、脑动脉瘤或引流静脉的流空现象。如果有出血掩盖其他诊断指征,应进行脑血管造影或复查 MRI。AVM 周围或 AVM 内有时可见呈低信号的细胞外含铁血黄素,则提示症状性或无症状出血史。MRA 可确诊直径>1 cm 的脑 AVM,但无法清晰显示供血动脉和引流静脉的形态,小的 AVM 易漏诊。此外,功能磁共振成像可对位于 AVM 病灶内或周围的重要脑功能区进行定位。

(三)DSA

DSA 检查对准备行治疗的 AVM 患者是十分重要,根据 AVM 的 DSA 影像学特点可以决定治疗方案,DSA 主要的影像学特征包括供血动脉、静脉引流形式、动脉瘤或静脉瘤的存在与否等。其他重要的 DSA 特征还包括引流静脉的扭曲或扩张及供血动脉狭窄等。DSA 并不能发现所有的 AVM,部分患者临床上或 CT、MRI 提示为 AVM 存在,但 DSA 却阴性,这种"隐性(cryptic)"或"血管造影阴性"的血管畸形(AOVM)行病理学检查时通常可以证实。

五、治疗

AVM 的治疗需要经过多学科合作、认真评估,需要有掌握血管内栓塞、手术切除及放射性手术治疗等专业知识的医师对患者进行联合会诊。至今仍没有任何随机对照试验对这些治疗手段的利弊进行评估过。因此,合理的选择治疗手段相当具有挑战性。而目前正有一项随机试验对未破裂脑 AVM 的各种治疗手段进行对照性研究。

介入治疗可以概括为以下 5 种:术前栓塞术、放射性术前栓塞术、靶向治疗、根治性栓塞术和姑息性栓塞术。

(一)术前栓塞术

尽管许多较小的、浅表脑 AVM 可不需术前栓塞就能直接手术切除,且致残率和死亡率较低,但术前栓塞仍是手术治疗 AVM 前常用的手段。术前栓塞常用于Ⅲ级 AVM 的治疗,尤其是位于中央区或功能区并且有很深供血动脉的病灶;当然,术前栓塞也经常用于Ⅳ级和Ⅴ级的AVM 治疗。然而,仍有一些例外,比如Ⅰ级和Ⅱ级 AVM 的供血动脉太深,很难手术到达,便会采用术前栓塞处理。

目前并无随访比较术前栓塞的手术治疗效果的研究。尽管如此,仍有相关病例提示术前栓塞有益于 AVM 的系统性治疗。术前栓塞处理主要有以下优点:①减少血容量丢失;②通过减小病灶及减少血流量,从而缩短手术时间;③栓塞的血管在术中更容易被识别,当需要断掉病灶供血动脉同时保留周边正常组织供血动脉时,栓塞的血管便可起到分界作用;④分时段降低病灶血流量可减低其潜在出血的风险。

在一组同时接受血管内及手术联合治疗的 AVM 研究中,轻度、中度、重度 AVM 并发症发生率在术前血管内栓塞患者中分别为 3.9%、6.9% 及 1.98%。Morgan 和他的同事调查发现,在单纯手术病例中有 33% 的患者出现并发症,而接受了术前栓塞的患者术后的并发症仅为 18%。当然,这些数据并没有将破裂与未破裂的病例分开统计。

哥伦比亚大学医院曾对 119 名治疗的 AVM 患者进行分析后显示,未破裂的 AVM 行栓塞处理会加大其症状性颅内出血的风险,急性致残性的临床症状也会增加。

众多临床研究表明,应用氰基丙戊酸丁酯(N-butyl-cyanoacrylate,NBCA)对 AVM 进行栓塞处理可明显降低 AVM 的 Spetzler-Martin 等级,同时也能降低其发病率及死亡率。一项随机对照试验对 AVM 术前栓塞所用的两种栓塞剂[NBCA 和聚乙烯醇(PVA)颗粒]进行比较,原发终点事件是通过观察病灶切除率及血管造影显示供血血管数量来评定血管收缩程度;继发终点事件则是通过后期的手术切除效果及术中所需的输血量来评定。其结果显示,除了 PVA 组的切除术后颅内出血发生较多外,其他的继发终点事件两组间无明显差异。

(二)放射性术前栓塞术

AVM 的放射性治疗成功率与其病灶大小成反比,对于容量低于 10 mL(直径小于 3 cm)的 AVM 病灶比较适合放射治疗(简称放疗),2 年内治愈率可达 80%～88%。正是因为如此,血管内治疗的一个主要目标就是将病灶体积充分缩小,从而方便放疗。当然,也包括其他的目标,如对于有出血风险的动脉瘤进行预处理,或者是闭塞那些能耐受放射性手术的动静脉瘘畸形。放疗的最大弊端就是无法在短期内消除颅内出血风险,而这个风险在病灶完全清除之前可高达10%,甚至在病灶去除后也可出现。其他可能存在的毒副反应包括:大范围的放射性坏死、颅内动脉狭窄及脑神经损伤。并且这些反应会随着放射剂量的增加、病灶的深入及 AVM 的破裂而加大。

Golin 与其同事对 125 例接受放射性术前栓塞的患者进行调查,其中 11.2% 的 AVM 患者病灶可完全清除,而 76% 的患者可将病灶缩小至放射性手术治疗范围内。近乎 90% 的患者病灶直径介于 4～6 cm,而大于 6 cm 的病灶仅有不到一半可以通过栓塞缩小后放疗。因此,辅助性栓塞处理对于直径 4～6 cm 的 AVM 病灶最为合适,对于直径小于 4 cm 的 AVM 病灶,放射性术前栓塞并无确切指征。总体来说,栓塞与放射性治疗联合处理可以清除 65% 的局部栓塞后病灶。最近,Henkes 和他的同事报道这种联合治疗只能清除 47% 的 AVM 患者病灶,也许是因为这些 AVM 的等级较高,所以导致较低的清除率。

放射性手术之后无 AVM 病灶残余及动静脉分流存在并不意味 AVM 永久性清除。尽管目前治疗成功的终点是造影阴性，但最近的一项对于 236 例放射性手术治疗 AVM 病例的研究发现，在造影阴性后平均 6.4 年间对其进行随访，有 4 例病例在原先病灶部位出现继发性出血，2 例再次出现小的动静脉畸形血管。这些病例除了在术后行造影检查外，还需加做 MRI 增强扫描进行确认。

目前并无放射性术前栓塞的理想材料，报道发现相对不稳定的材料可以导致放射性术后 AVM 再通率约为 16%，所以许多研究中心倾向于使用更恒定的材料，比如 NBCA 或者 ONYX 胶，而 ONYX 胶是由乙炔乙烯醇聚合物溶解在二甲亚砜(DMSO)中形成的。然而也有证据显示新型的更为稳定的材料也可引发 AVM 放射性术后再通，约占 11.8%。如果仅仅降低病灶血流量，而不减小 AVM 容量的话，可能对后期的放射性手术并无益处，甚至会使放射剂量的制定更为困难。

(三)靶向治疗

靶向栓塞可用于高风险病灶的处理，比如手术或放疗之前对于病灶内或血流较急促的动脉瘤治疗。同样，对于不适合手术或根治性血管内栓塞的高等级的 AVM，局部的靶向处理可用来清除出血点。

动脉瘤常常伴随 AVM 出现，伴有动脉瘤 AVM 的处理应综合考虑。不管是病灶内还是病灶外的动脉瘤，均是 AVM 患者颅内出血的高危因素。研究者发现，病灶内伴有动脉瘤的 AVM 患者在不予处理的情况下，年出血率为 10%。因此，血管内治疗应首先闭塞动脉瘤或动脉瘤的载瘤血管，防止其发生出血。

对于 AVM 出血相关的供血动脉处动脉瘤的处理意见不尽相同。Thompson 等对 600 例 AVM 患者(其中有 45 例患者同时伴有动脉瘤)进行随访研究发现，有 5 例在治疗前就已并发出血，2 例在治疗后 3 周内发生出血。这些亦提示在治疗 AVM 之前，就应对供血动脉上的动脉瘤进行处理。然而，亦有其他的研究者提出，降低 AVM 本身的血流量可致病灶外动脉瘤的缩小及退化，故认为不需要对其进行单独处理。正如一项研究所报道，AVM 根治性处理可致 80% 的病例远端供血动脉上的动脉瘤自发性退化。这些动脉瘤的缩小及退化，很大程度上取决于 AVM 的收缩程度。同时，对于中央血管上的动脉瘤，其缩小及退化速度更快。因此目前认为，如 AVM 是出血的责任病灶，其血流动力学紊乱相关的动脉瘤便不需要单独处理；如其所载动脉瘤是急性出血的责任病灶，应对破裂的动脉瘤单独实施处理。

(四)根治性栓塞术

某些 AVM 可完全通过栓塞达到根治目的，文献报道的 AVM 栓塞治愈率为 10% 左右。AVM 的栓塞治愈率与其血容量及供血血管数量呈反比。Wikholm 等报道，AVM 的完全栓塞率很大程度上依赖于病灶的大小，其中容量<4 mL 的病灶整体清除率为 71%，而容量在 4~8 mL 的病灶整体清除率仅有 15%。但 Valavanis 等却认为，AVM 的血管内栓塞根治率与病灶大小无明显关系。

随着栓塞技术的不断发展及经验的不断累积，栓塞根治 AVM 的成功率逐渐增长。近年来栓塞材料(ONYX 胶)的应用使得清除 AVM 病灶更为成功，整体清除率已达 18%~49%。治疗效果的改善与这些新型材料可不断重复注入相关。

(五)姑息性栓塞术

对于较难治愈的 AVM 患者，姑息性栓塞术似乎并不能改善其药物治疗效果，甚至会使其临床症状进一步恶化。有证据显示,对于较大的 AVM 行局部处理(栓塞或者手术)会增加其颅内出血风险。

然而,姑息性栓塞术也有其可供选择之处,它可通过减少动静脉分流及降低静脉压来缓解临床症状,但这些效果都仅是临时的。因为病灶的侧支出现较快,导致这种治疗的效果大大减低。另外,对于药物耐受的癫痫发作患者,此种方法也用于对症处理。局部栓塞术可以降低动静脉分流的严重程度,从而改善周边功能性脑组织的血流灌注。

六、脑动静脉畸形的血管内栓塞技术

(一)微导管到位

原则上是将微导管通过血流漂浮或在微导丝导引下,经供血动脉超选至畸形血管团内,最佳位置是动静脉瘘口处,这个位置微导管头端通常能阻断血流,即所谓"block"状态,然后注射栓塞剂,使之逐渐推移弥散,填充铸形,将畸形血管团全部或部分闭塞,达到治愈 AVM 或减小病灶、减轻临床症状的目的。在一些特殊情况下,可以仅行供血动脉的栓塞。例如术前栓塞,为减少术中出血,可栓塞主要供血动脉,有利于术中对出血的控制。另外,当供血动脉血流量很大时,微导管进入畸形血管团后,往往并不能"block"血流,栓塞剂则不能在畸形团内很好的弥散,容易随血流漂向引流静脉,达不到栓塞的效果,甚至会误栓引流静脉造成严重后果。在这种情况下,可以将微导管置于供血动脉近畸形血管团处,确认没有正常分支后,缓慢注胶,使最初的胶阻塞血流,以便后续的胶在推力的作用下,缓慢地在畸形血管团内弥散,注胶时要十分小心,严防胶反流误栓正常分支或导致微导管难以拔除。但希望通过单纯栓塞 1 支或多支供血动脉来治愈 AVM 的愿望常常是不可靠的,因为 AVM 不是静止不动,它存在再生长、增大及重塑(remodling)等病理过程。栓塞治疗时单纯闭塞某些供血动脉,其供血的部分畸形血管团可能暂时性缺血,但更多的供血动脉会增粗,代偿性充盈那些一过性缺血的畸形巢,不但未达到栓塞的目的,还增加了病灶的复杂性。

(二)微导管的选择

首选"漂浮导管",其头端柔软,能够随着血流漂流到畸形血管团内,不会穿破畸形血管团。只有在供血动脉迂曲、路径长远且是低血流病灶时,漂浮导管难以到位,此时可以选用导丝导引微导管。但使用微导丝导引时,一定要避免微导丝进入畸形血管团内,更不能在畸形血管团内来回拉动,否则极易穿破畸形血管团造成出血。目前应用较多的微导管有 Marathone、Magic 微导管等。

(三)栓塞材料的选择

目前最常使用的胶是 NBCA 胶,可以根据血流动力学情况,配成不同浓度,能较好地在畸形血管团内弥散。如果栓塞时拔管不及时,便会有粘管的风险,但只要操作规范,NBCA 胶的浓度不很高,这种风险多能避免。新近上市的 ONYX 胶,是乙烯-乙烯基醇共聚物(EVAL)、二甲基亚砜(DMSO)和钽的混合物,由于其优良的弥散性能和不粘管的特性,比 NBCA 胶栓塞更安全、更具操作可控性。但 ONYX 胶中的二甲基亚砜是一种有毒溶剂,在血液中挥发,容易引起血管痉挛,因此导致微导管拔管困难。此外,注射 ONYX 胶的操作时间过长以及价格昂贵也是其主要缺点。

(四)NBCA 胶浓度的选择

究竟用何种浓度的 NBCA 胶主要决定于术者的经验,目前没有现成的公式计算术中使用何种浓度的 NBCA 胶,术者主要根据畸形血管团的部位、大小、结构、血流速度、供血形式、有无动静脉瘘、静脉引流情况、超选择造影的手感以及导管粗细长短等因素综合考虑配制 NBCA 胶的浓度。

(五)区域功能试验

微导管进入重要功能区附近或畸形血管团中疑有正常供血动脉时,可行"区域功能试验"。即从微导管内推注利多卡因 20 mg,观察 15 分钟,如出现一过性运动障碍、感觉障碍、抽搐、意识障碍等情况即为阳性。试验阳性的功能区提示不适合在此处行栓塞治疗,应立即退出微导管,选择另 1 支供血动脉栓塞。但此试验多不稳定,且在全麻时难以实施,因此目前应用较少。目前仍主张,通过微导管内造影证实在目标栓塞畸形血管团内没有正常动脉是栓塞该分支动脉的标准。

(六)控制性降压

BAVM 的栓塞全过程应在严密监测,控制血压的情况下进行,微导管到位后,适当降低血压,减轻血流冲击力,便于 NBCA 在畸形团内推进弥散,充分铸形。在一些血流特别高的病灶栓塞时,可以使用可脱卸球囊或弹簧圈先进行瘘口的封堵,甚至可以通过药物暂时使心脏停搏,在血压极低[低于 2.7 kPa(20 mmHg)]的情况下完成栓塞。术后应行控制性降压[12.0～13.3/8.0～9.3 kPa(90～100/60～70 mmHg)],在监护室密切监护 48～72 小时,可有效地预防高血流病灶栓塞术后发生正常灌注压突破(NPPB)。但对于低血流的病灶,降压并非必需,而且对于较小病灶,全部或大部栓塞后,供血动脉内血流变缓,再行控制性降压后,易引起邻近正常脑组织缺血性改变。对于高血压患者,降压也应谨慎,以降低平时血压的 20%(不可超过 30%)为宜。

(七)分次栓塞

对于大型 AVM 的栓塞治疗,为避免发生 NPPB,应分次栓塞。一般情况下,每次栓塞的体积不应超过总体积的 1/3。但是部分栓塞后,由于血流动力学发生改变,会引起畸形血管团内及供血动脉内的压力升高。若畸形血管团内尚有动脉瘤等薄弱结构,则应继续栓塞,不用顾忌栓塞体积的大小。对于引流静脉不畅的病灶,在栓塞时引流静脉的误栓塞极易引起残留畸形血管团破裂出血,此时应该争取完全栓塞,若不能达到完全栓塞,则应尽早手术切除。对于分次栓塞的病例,两次栓塞应间隔 4～8 周,以使邻近的脑血管适应血流动力学的改变。

(八)伴发动脉瘤的 AVM 处理

许多文献指出,在畸形血管团闭塞后,供血动脉及残余畸形血管团内压力会明显升高,而 Willis 环附近的血压变化却不明显。结合我们的经验,伴发动脉瘤的 AVM 处理策略如下:①若有颅内出血时,首先应确定出血原因,如果出血来自动脉瘤,则首先处理动脉瘤。②若为畸形血管团出血,与血流动力学无关的动脉瘤,应首先处理 AVM;若伴发的动脉瘤为位于患侧 Willis 环上,也应该首先处理 AVM;若伴发供血动脉和畸形血管团内动脉瘤,则应首先处理动脉瘤或含动脉瘤的那部分畸形血管团。③若不能确定出血来源时,应首先处理动脉瘤。④若未发生颅内出血,首先处理动脉瘤。⑤在血管内治疗时,往往可以一次完成 AVM 和动脉瘤的栓塞,但栓塞时尚应根据以上策略,有先后、有偏重。

七、脑动静脉畸形血管内栓塞术的常见并发症

(一)颅内出血

常见原因包括正常灌注压突破、误栓 AVM 的引流静脉、静脉继发性血栓形成、注射 NBCA 时拔管不及时而导致粘管以及血管或畸形团被微导丝刺破等。颅内出血的预防措施常包括:

①每次栓塞不得超过畸形团总体的 1/3,两次栓塞应间隔 2 周至 2 个月。②术后鱼精蛋白中和肝素,并持续降血压 48～72 小时。③栓塞前仔细评价超选择造影资料,配制合理比例的 NBCA。④注射栓塞剂时一定在 DSA 条件严密监视之下,尽量不要过早栓塞引流静脉,注意反流情况,应及时拔管。⑤尽量少用微导丝导引。使用微导丝时,最好不要伸出微导管头端,导丝在微导管弯曲处,不要用力强行通过。当微导管接近畸形团时,应及时退出微导丝。

(二)神经功能障碍

主要原因为:①微导管到位不佳,栓塞畸形团内存有潜在正常供血动脉。②反复插管及 NB-CA 刺激导致脑血管痉挛。③微导管断裂,末段滞留在脑血管内。④畸形团出血,形成血肿压迫脑组织。⑤插管过程中脑血栓形成,造成脑梗死。

预防措施包括:①微导管应精确到位,排除正常血管存在后再注射 NBCA。②必要时行区域功能试验。③插管动作应轻柔,插管时间不宜过长。④全身肝素化,所用同轴导管间均应有加压持续冲洗装置。⑤整个操作过程中需在良好的 DSA 显示下进行。

(许　军)

第三节　椎-基底动脉狭窄的介入治疗

椎-基底动脉系统供应脑干、小脑、间脑、大脑半球后部等重要脑区。缺血性脑卒中近 1/4 发生在椎-基底动脉系统。椎-基底动脉系统发生的动脉粥样硬化是导致后循环卒中的主要原因之一。颅外脑动脉狭窄的患者中,25％～40％发生在椎动脉颅外段。后循环卒中或 TIA 患者,其 5 年内再次脑卒中的风险为 25％～35％。症状性椎动脉开口狭窄目前有多种治疗方案可供选择,单用抗血小板聚集药物行二级预防,年脑卒中发病率仍高达 15％;症状性颅内动脉狭窄的患者予华法林治疗与阿司匹林治疗效果相当,但出血的风险却大为增加;外科手术风险高、并发症多、术式复杂,在临床广泛开展亦受限。由于药物治疗及外科手术治疗的局限性,结合血管成形及支架置入术在冠状动脉粥样硬化性疾病中广泛运用的经验,椎动脉狭窄血管成形及支架置入术(vertebralarteryangioplastyandstenting,VAS)因术式简单、手术风险低、并发症少,目前被认为是药物治疗无效的椎动脉开口狭窄患者一种有效选择。该方法能够明确改善血流,缓解狭窄相关的缺血症状,改善预后并预防缺血性事件的发生。

一、椎-基底动脉血管内介入治疗的适应证

目前,椎-基底动脉狭窄的介入治疗并没有统一的指南,2008 年欧洲脑卒中组织(ESO)发布的《缺血性脑卒中和短暂性脑缺血发作管理指南 2008》对椎动脉颅外段病变有简要描述,但未给予治疗的推荐等级,国内出版的《中国缺血性脑卒中和短暂性脑缺血发作二级预防指南 2010》则并未提及椎-基底动脉血管内介入治疗,美国心脏协会/美国脑卒中协会(AHA/ASA)于 2010 年及 2011 年先后发布了《缺血性脑卒中或短暂性脑缺血发作患者预防脑卒中指南 2010》及《颅外段颈动脉及椎动脉疾病处理指南 2011》,对椎-基底动脉狭窄病变的临床评估、药物治疗、血管重建均给出指导性的意见。

(一)AHA/ASA2011椎动脉疾病诊断的血管影像指南

Ⅰ级推荐:①有后循环及锁骨下盗血综合征的患者,无创的 CTA 或 MRA 检查可初步评估椎动脉疾病(C 级证据)。②无症状的双侧颈动脉闭塞或单侧颈动脉闭塞且 Willis 环不完整的患者应对椎动脉进行无创检查(C 级证据)。③提示有大脑后部或小脑缺血患者,更推荐行 MRA 或 CTA 检查而非超声评估(C 级证据)。

Ⅱa 级推荐:①有大脑后部或小脑缺血症状的患者,系列无创的颅外椎动脉检查是合理的,可评估动脉粥样硬化疾病的程度并且排除新发的病损(C 级证据)。②患者出现大脑后部或小脑缺血症状且可能行血管重建,当无创检查无法定位或评估狭窄程度时,基于导管的血管造影术对评估椎动脉病理解剖学有益(C 级证据)。③已行椎动脉血管重建的患者,可间隔行颅外椎动脉无创的血管影像学检查(C 级证据)。

(二)AHA/ASA2011椎动脉疾病的药物治疗指南

椎动脉粥样硬化高危因素管理推荐如下。

Ⅰ级推荐:①根据对颈动脉颅外段动脉粥样硬化的标准化推荐,椎动脉粥样硬化患者推荐药物治疗和生活方式调整以降低动脉粥样硬化风险(B 级证据)。②若无禁忌证,动脉粥样硬化性椎动脉疾病应接受抗血小板药物治疗(阿司匹林 75~325 mg/d),以预防心肌梗死或其他缺血事件(B 级证据)。③与颅外椎动脉粥样硬化相关的缺血性脑卒中或 TIA 推荐抗血小板药物治疗作为首选的治疗方法。阿司匹林(81~325 mg/d)或阿司匹林联合双嘧达莫缓释剂(每次 25~200 mg,2 次/天)或氯吡格雷(75 mg/d)均是可选方法。应根据患者的基础疾病的风险、成本、耐受性和其他临床特征个体化选择药物治疗方案(B 级证据)。

Ⅱa 级推荐:对阿司匹林禁忌的患者(包括阿司匹林过敏症),除了活动性出血,氯吡格雷(75 mg/d)或噻氯匹定(每次 250 mg,2 次/天)是合理的代替(C 级证据)。

(三)AHA/ASA2010椎动脉颅外段介入治疗指南

2010 年 12 月 AHA/ASA 发布了《缺血性脑卒中或短暂性脑缺血发作患者预防脑卒中指南》,在 2006 年版指南的基础上,进一步对椎动脉颅外段血管内介入治疗进行如下阐述:椎动脉近端或颈段闭塞与后循环或椎-基底动脉缺血高度相关。系统回顾性研究认为,与新近发生的症状性颈动脉狭窄患者相比,症状性椎动脉狭窄患者在首发症状 7 天内再发脑卒中的风险更高,然而这类患者最佳的药物治疗方案仍不清楚,而且侵袭性治疗的治疗价值仍不能准确评估。考虑到外科手术干预(动脉内膜切除术或血运重建术)的高风险,药物治疗仍是这类患者治疗的主要手段,但是仍有许多的回顾性病例研究报告了血运重建术在药物治疗无效的椎-基底动脉 TIA 或脑卒中患者中开展。

2010 指南推荐:所有椎动脉狭窄的 TIA 或脑卒中患者仍推荐口服药物治疗,包括抗血小板聚集治疗、他汀药物治疗及危险因素的控制(Ⅰ级推荐,B 级证据)。口服药物治疗(包括抗栓、他汀及危险因素控制)无效的颅外椎动脉狭窄患者,可以考虑血管内治疗和外科手术治疗(Ⅱb 级推荐,C 级证据)。

(四)专家建议

1.症状性椎动脉狭窄患者

症状性椎动脉颅外段动脉粥样硬化性疾病传统的药物治疗方法有抗血小板聚集、抗凝或是二者联合治疗。但上述治疗方法是沿用了来源于颈动脉治疗的研究数据,尚不知晓这种治疗方法患者能够获益多少,也不知道上述药物是否应该成为一线治疗药物。当最优化的药物治疗失败,不能缓解后循环缺血的症状,将考虑血管内治疗。原因是在这些选择性的病例中,血管内治疗(血管成形术及支架置入术)潜在获益优于手术的风险。最优化的药物治疗失败且 DSA 证实椎动脉开口狭窄>50%,应考虑血管内治疗。若是后循环缺血事件是由于栓塞引起的,若未能找到心源性栓塞的证据,可以考虑是近端椎动脉引起的动脉-动脉栓塞导致的临床症状,基于这个原因,即使狭窄<50%,但由于是栓子的来源地仍应考虑血管内治疗。理由是:血管内治疗术后新生内膜使得不规则的血管内腔变得光滑,从而预防可以发生的远端栓塞。若存在两处狭窄病灶,处理其中一处还是两处,应根据后循环缺血的发病机制。如果是栓子脱落所致的症状性病灶或是串联病变,则倾向于治疗起始部、病变程度较高或伴有溃疡的病变。

2.无症状性椎动脉狭窄患者

大多数无症状性狭窄患者不需进行介入治疗。但对于具有脑卒中高发风险的患者,行介入治疗是有指征的。需再次强调的是,对于颅外段椎动脉闭塞性病变而言,常以脑卒中为首发症状,而非 TIA,而椎-基底动脉系统脑卒中伴随着高发病率和死亡率。存在高度血管狭窄病变(≥70%)或狭窄程度进行性加重的患者,若脑储备功能下降,他们发生脑卒中的风险更高。因此,介入治疗对于这些患者是十分有益的,特别是在伴有一侧椎动脉先天发育不良或阙如的情况下。我们认为有证据表明患者后循环灌注不足或脑血管储备功能下降且是由椎动脉狭窄病变或同样高危的串联病变引起的,则应考虑治疗。还有一些患者并发同侧颈动脉的闭塞,颅内血管有后向前的代偿,表现为前循环缺血的症状,此类患者经椎动脉血运重建后,前循环缺血的症状明显改善。

(五)后循环介入治疗的适应证

1.颅外段椎动脉狭窄

典型的椎动脉狭窄致后循环缺血患者首先要给予传统的药物治疗,只有当最优化的药物治疗无效时方能考虑血管内介入治疗。完整的病史、体格检查、辅助检查在术前、术后及随访中都应由独立的神经专科医师来完成。根据 AHA/ASA 的指南推荐及专家组建议,结合相关的文献及临床经验,总结椎动脉颅外段狭窄介入治疗的适应证如下。

(1)症状性椎动脉狭窄,最优化的药物治疗失败且血管狭窄程度>50%。

(2)症状性椎动脉狭窄,对侧椎动脉闭塞、狭窄或发育不良且血管狭窄程度>50%。

(3)症状性椎动脉狭窄,若是由近端椎动脉粥样硬化斑块引起的动脉-动脉栓塞,即使血管狭窄程度<50%,若最优化的药物治疗无效,也考虑治疗。

(4)无症状性椎动脉狭窄患者,血管狭窄程度>70%且椎动脉为单侧优势型或孤立型。

(5)无症状性椎动脉狭窄患者,血管狭窄程度>70%或串联病变且后循环灌注不足或脑血管储备功能下降。

(6)无症状性椎动脉狭窄患者,血管狭窄程度进行性加重。

(7)无症状性椎动脉狭窄患者,血管狭窄程度>70%,并发同侧颈动脉闭塞,其供血区由椎动脉代偿分流。

2.颅内段椎-基底动脉狭窄

ASTIN(the American Society of Interventional& Therapeutic Neuroradiology)、SIR(Society of Interventional Radiology)及 ASNR(American Society of Neuroradiology)这 3 个组织一致认为:①症状性颅内段血管狭窄>50%,且内科治疗无效的患者,应行血管成形术,可根据需要辅以支架置入术。②无症状性颅内段血管狭窄患者,目前没有充足的依据支持血管内介入

治疗。应给予患者最佳的药物治疗(包括抗血小板和他汀类药物治疗),并密切随访,包括评估患者是否有神经系统症状出现,及常规的无创影像学观察6~12个月(如 MRA,CTA),如有必要,随访过程中可行脑血管造影检查。

(六)后循环介入治疗的禁忌证

根据目前文献的报道,总结已经发表的对照研究的结果,目前一般认为后循环介入治疗禁忌证包括:①3 个月内有颅内出血。②伴有颅内动脉瘤,并且不能提前或同时处理者。③2 周内曾发生心肌梗死或较大范围的脑梗死。④胃肠道疾病伴有活动性出血者。⑤不能控制的高血压。⑥对肝素、阿司匹林或其他抗血小板类药物有禁忌者。⑦对造影剂或所使用的材料或器材过敏者。⑧有严重心、肝、肾疾病。⑨血管迂曲或变异,导管或支架等输送系统难以通过。⑩目标血管直径<2 mm。⑪狭窄血管供血区域已建立良好的侧支后循环。⑫血管病变广泛或狭窄范围过大。⑬血管炎性狭窄,广泛的血管结构异常。⑭穿刺部位或全身有未能控制的感染。⑮没有获得患者或其家属知情同意。

二、椎-基底动脉血管成形术及支架置入术

(一)椎-基底动脉血管成形术

1980 年,Sundt 等首先应用经皮腔内血管成形术(percutaneous transluminal angioplasty,PTA)成功治疗了 2 例基底动脉高度狭窄病例,并取得极好的短期疗效。此后,PTA 开始应用于椎-基底动脉狭窄的治疗。PTA 手术成功率达 90% 以上,短期疗效较好,长期疗效目前还未验证。

由于血管弹性回缩,PTA 术后有 10% 的患者残存严重狭窄(>70%)。PTA 术后脑卒中发病率依然很高。经 PTA 治疗(无论是否辅以支架)的患者,在没有脑卒中发生的基础上,其术后第一年生存率为 88%~93%。PTA 前后并发颅内出血的风险较高,特别是在术后 1 小时内。其他并发症如远端血管闭塞、血管内膜夹层等很难防治,术后再狭窄发生率也很高。椎动脉 V1 段的动脉弹力纤维丰富,对于球囊扩张不敏感,经 PTA 治疗会出现弹性回缩(elasticrecoil),造成残留狭窄,辅以支架置入术,可有效解决这一问题。

随着导管及导丝技术的不断完善,PTA 并发症的发病率在不断下降。但由于存在以上问题,目前 PTA 仅作为椎动脉颅外段支架置入前预扩张处理或在分期支架置入术中应用,但在颅内段及基底动脉介入治疗中,是单纯行 PTA 还是行 PTA+支架置入术目前临床上仍有争议。

(二)椎-基底动脉支架置入术

由于药物、外科手术及 PTA 均存在不同缺陷,人们开始探讨椎-基底动脉狭窄的血管内支架置入治疗。血管内支架置入术很早就被用于治疗冠状动脉及周围血管的狭窄病变,并取得了肯定的疗效。1996 年Storey 等应用血管内支架置入术成功治疗了 3 例 PTA 术后再狭窄的椎动脉起始部狭窄病例。1999 年Phatouros 等报道了第 1 例基底动脉狭窄支架置入术治疗病例。此后陆续有支架治疗椎-基底动脉狭窄的报道出现,且疗效较佳。与 PTA 相比,血管内支架置入术治疗有以下优点:①对管腔狭窄的改善程度优于 PTA。②可降低目标血管急性闭塞的危险。③血栓形成及栓子发生率较低。④症状复发率明显降低。

支架治疗有 3 种方法。①常规支架置入术:即在支架置入前先用球囊进行预扩,这是目前应用最广泛的支架置入方法。②直接支架置入术:在支架放置前不进行球囊血管成形,已在冠状动脉及外周血管狭窄治疗中证实安全可靠,治疗的成功率与常规支架置入术相当,但它可以减少手

术费用、手术时间、射线照射时间、造影剂用量及导管用量。对于狭窄程度相对较轻、病变较直、预计球囊扩张式支架可顺利通过狭窄病变的患者,可采用该方法。③分期支架置入术:在球囊血管成形术 1 个月后,再置入支架。对于不稳定(近期引起症状)、溃疡性或高度狭窄的病变,可采用分期支架置入术。

(三)技术路线

1.术前准备

(1)术前 3～5 天开始口服阿司匹林(100～300 mg/d)和氯吡格雷(75 mg/d)。如患者需行急诊介入,则静脉给予糖蛋白Ⅱb～Ⅲa 抑制剂[如盐酸替罗非班氯化钠注射液 0.4 μg/(kg·min)],并同时口服负荷剂量抗血小板药物。

(2)术前 6 小时禁食、禁水。

(3)术前 6 小时内行碘过敏试验。

(4)双侧腹股沟区备皮。

(5)除急诊介入外,术前应对患者进行全面的评估,完善各项检查。

(6)准备好急救药物及抢救设施。

(7)获得患者或其家属的知情同意。

2.椎动脉颅外段手术过程

(1)局部麻醉,常规右侧股动脉 Seldinger 穿刺,置入 6 F 动脉鞘。全程给予肝素(50～75 U/kg)抗凝,监测活化凝血时间(activatedcoagulationtime,ACT),ACT 控制在 250～300 秒。

(2)在 0.035 in 的亲水导丝的引导下送入 6F 导引导管。若狭窄部位位于椎动脉 V1 段及 V2 段中下段,将导引导管头端置于锁骨下动脉;若狭窄部位位于 V2 段中上部,可将导引导管头端置于椎动脉近端,距病变 3～5 cm。行血管造影,再次确认病变部位、狭窄程度及性质,并测量病变的长度及直径,选择可能使用的支架型号。

(3)更换 0.014 in 微导丝(或脑保护装置),头端越过病变部位 5 cm 以上。

(4)高度狭窄的病变,支架置入前需行球囊预扩。将球囊沿微导丝送至病变部位,使其覆盖整个病变,略偏向于狭窄的近段。缓慢扩张球囊,压缩斑块,扩张压力则根据球囊张开的形态而定,一般在6～10 atm,Clatm＝101 kPa。球囊撤回后对患者进行简单的神经功能评价并造影确认血管形态。

(5)沿微导丝将支架送至病变部位,缓慢释放支架,使其完全覆盖病变部位。支架释放成功后,对患者进行神经功能评价。

(6)支架释放后,再次行血管造影,并测量治疗后血管直径。

(7)若支架释放后残留狭窄严重,可行球囊后扩。

(8)撤回导引导管及微导丝(脑保护装置),停用肝素。

(9)采用血管吻合器缝合股动脉壁的穿刺孔;或在术后 4～6 小时采用动脉 C 型夹夹闭血管;或术后 6 小时拔出动脉鞘,人工按压止血 15 分钟。

3.椎动脉颅内段及基底动脉手术过程

(1)局部麻醉,常规右侧股动脉 Seldinger 穿刺,置入 6F 动脉鞘。全程给予肝素(50～75 U/kg)抗凝,监测活化凝血时间(activatedcoagulationtime,ACT),ACT 控制在 250～300 秒。

(2)在 0.035 in 的亲水导丝的引导下插入 6 F 导引导管,超选至椎动脉,将导引导管头端置于椎动脉 C2 水平。行血管造影,再次确认病变部位、狭窄程度及性质、手术路径,并测量病变的长度及直径,选择可能使用的支架型号。

(3)更换 0.014 in×300 mm 微导丝,头端置于同侧或对侧 PCAP1 段或 P2 段内。

(4)选择合适的低压球囊预扩。将球囊沿微导丝送至病变部位,使其覆盖整个病变,略偏向于狭窄的近段。缓慢扩张球囊,压缩斑块,扩张压力在 4～6 atm。球囊撤回后对患者进行简单的神经功能评价。

(5)沿微导丝将支架送至病变部位,缓慢释放支架,使其完全覆盖病变部位。支架释放成功后,对患者进行神经功能评价。

(6)支架释放后,再次行血管造影,并测量治疗后血管直径。

(7)除非残留狭窄严重,一般不行球囊后扩。

(8)撤回导引导管及微导丝,停用肝素。

(9)采用血管吻合器缝合股动脉壁的穿刺孔;或在术后 4～6 小时采用动脉 C 型夹夹闭血管;或术后6 小时拔出动脉鞘,人工按压止血 15 分钟。

4.注意事项

(1)术中密切监测患者生命体征。

(2)大多数患者可行局麻;不能有效配合治疗的患者,可予全麻防止术中躁动。

(3)对于椎动脉颅外段病变,6F 的导引导管可适用于大多数支架置入术。如需使导引导管更可靠地固定,可采用 0.014 in 或 0.018 in 的双导丝技术,其中较硬的导丝放置到锁骨下动脉远端,起到更好的固定作用。

(4)对于椎动脉颅外段病变,大多数情况下,为防止指引导管弹出锁骨下动脉,指引导管到位后继续将 0.035 in 的亲水导丝放置在锁骨下动脉远端,0.014 in 微导丝顺利通过病变部位并能提供足够的支撑时再将 0.035 in 的亲水导丝撤出。微导丝输送至足够远的位置是十分重要的,这样才能确保它的稳定性。整个操作过程中导丝的头端都应在荧光屏监视范围内,以减少血管穿孔的风险。

(5)处理颅内病变时,导引导管头颅勿顶在 V2 段转弯处血管壁上(极易产生血管痉挛)。若颅内血管严重迂曲,输送球囊或支架则比较困难,导引导管支撑力不足时因反作用力而后退,常在锁骨下或弓上形成绊,影响手术成功率并可增加手术并发症的风险,此时可选择 6F 指引导管外套用 8F 指引导管或 7F 80 cm 的长鞘,增加指引导管的支撑力。

(6)颅外段病变球囊扩张的速度一般在 1 atm/s 左右,缓慢扩张球囊的目的是使狭窄部分充分扩张,降低动脉壁弹性回缩的发生率,并可充分观察患者的临床表现,减少出血或夹层的发生率。但扩张球囊时间较长存在血流减慢、穿支血管栓塞等风险。对于后交通或对侧椎动脉发育较好的患者,可适当延长扩张时间;反之,应缩短扩张时间,否则易造成远端供血不足及血栓形成。颅内段病变因其血管壁较薄,且血管周围缺乏软组织的支撑,为减少血管破裂或夹层形成,球囊扩张时速度较颅外段慢,根据患者对缺氧的耐受程度,一般在 0.5 atm/s 左右。

(7)球囊扩张及支架释放应在透视下完成,以避免球囊或支架发生移位,产生"瓜子现象"。

(8)进行球囊后扩时,支架的骨架可能会影响球囊进入支架,对于开环式支架尤为突出。将导引导管送至支架近端可帮助球囊进入支架。有时后扩球囊会难以从支架中撤回,这可能是由于抽气不完全或支架骨架阻碍造成的。将导引导管向上输送,往往可帮助球囊回撤。

(9)万一脑保护装置不能通过其标准回收鞘收回,可尝试采用造影导管、导引导管或 0.038 in 输送系统的球囊将其收回。

(10)操作过程中,应密切监测患者的不良反应。特别是在输送导管导丝、扩张球囊及释放支架过程中。如球囊扩张过程中,患者出现疼痛,应立即停止球囊扩张,及时造影评估,并对患者进行神经功能评价。

(11)椎动脉起始处病变常累及锁骨下动脉,支架近段应延伸至锁骨下动脉内 2 mm 左右。若支架仅覆盖椎动脉边缘,会增加再狭窄的发生率;若支架伸入锁骨下动脉过多,易导致红细胞机械性破坏。

5.术后处理

术后患者返回监护病房,监测血压、呼吸、脉氧及心电 24 小时,保持收缩压＜18.7 kPa (140 mmHg)。注意观察是否有新出现的神经系统症状或体征,原有的症状体征是否有所加重。若出现新发症状或体征,应及时行头颅 MR 或 CT 检查,排除脑栓塞、颅内出血、急性支架内血栓形成等严重的并发症。

术后应口服氯吡格雷(75 mg/d)至少 6 个月,终身服用阿司匹林(100 mg/d)。

(四)相关技术问题

1.选择合适的支架类型

由于椎-基底动脉特殊的解剖结构,要求使用的支架具有良好的柔顺性、较强的径向支撑力和 X 线下的可视性。支架类型主要有球囊扩张式支架和自膨胀式支架两种。球囊扩张支架有良好的径向支撑性,但其顺应性及通过性较差,多用于较平直的颅外血管,自膨胀式支架柔顺性较佳,适用于走行迂曲的椎-基底动脉。

支架类型的选择取决于病变的解剖特点和动脉通路的选择。一般来说,椎动脉颅外段常选用径向支撑力较大的球扩式支架,若血管管径过大(如＞5.5 mm),亦可选择适用于颈动脉的自膨胀式支架,若病变过于迂曲,则应选择通过性及顺应性强的支架;椎动脉颅内段及基底动脉因其血管迂曲、管壁较薄,常选用通过性好的自膨胀式支架或球扩式颅内专用支架。目前,球扩式冠脉支架及肾动脉支架已被广泛应用于治疗椎动脉颅外段狭窄病变。它具有以下特性:①良好的径向支撑力;②较低的径向回缩率;③较小的外形构造;④可选择的适合尺寸。支架的直径选择原则是颅外段远端正常血管管径的 1.1 倍或颅内段近端血管管径的 0.9 倍。支架的长度应能覆盖病变部位及病变两端各 2 mm 左右。

2.选择合适的手术路径

合适的手术路径的选择对手术的成功率会产生很大的影响,椎动脉手术绝大多数采用股动脉入路,但椎动脉起始处解剖变异较多,血管常迂曲或与锁骨下动脉成角,若经股动脉入路不能使导管导丝可靠固定,可采用经肱动脉入路,快速到达病变部位。在椎动脉起始部成角较大或主动脉弓解剖变异时,选择桡动脉或肱动脉建立动脉入路更好。

基底动脉的狭窄病变,究竟该选择哪一支椎动脉为合适的手术路径,有学者认为应把握以下几个原则:①优势椎动脉;②椎动脉无串联病变;③椎动脉起始部或颅内段弯曲度小,通过性好;④根据两椎动脉的解剖实际,判断哪支椎动脉可能给指引导管提供更强的支撑力。

3.支架置入前是否要进行球囊预扩

对于高度狭窄的病变,支架置入前行小球囊预扩是必需的。其目的是轻度扩张狭窄段血管,便于支架输送器顺利通过狭窄部位,进而降低支架输送过程中斑块脱落栓塞远端血管的风险。球囊预扩本身仅将狭窄部位的斑块撕开、压扁,及时覆盖支架,导致斑块脱落的风险不大。所选择的球囊长度应能覆盖整个病变,直径应小于病变远端血管的直径。

4.支架置入后是否需要球囊后扩

支架置入后应慎用球囊后扩,除非残余狭窄严重,否则一般不再进行球囊后扩。球囊后扩张有可能使支架的网眼对斑块形成切割效应,导致小斑块脱落。所选球囊直径应与病变远段血管直径一致。需要强调的是不可采用过大直径的球囊,以免造成血管破裂或内膜夹层形成;球囊过度膨胀还可使斑块从支架中挤出,造成远段栓塞。

5.椎动脉介入治疗是否需要脑保护装置

椎动脉PTA和支架置入术,血管远端栓塞是其风险之一。但椎动脉介入治疗常难于使用脑保护装置,这是由于以下原因:①椎动脉管径相对狭小。②将脑保护装置运送至椎动脉远端在技术操作上相对困难。③椎动脉很少能提供适于脑保护装置放置的平直血管段。④回收脑保护装置时可能出现困难。所以,对于椎动脉直径>3.5 mm,椎动脉起始部成角较小,且为溃疡斑块的病变,才考虑使用脑保护装置。

6.置入的支架是否会导致穿支血管或小的分支血管闭塞

支架置入后是否会导致分支血管闭塞是一个重要的问题,目前用于颅内支架的金属丝(钢丝或合金)的直径 80~120 μm,金属丝覆盖的主要分支的直径为 100~500 μm,故由支架金属丝闭塞分支血管的可能性较小,而斑块在PTA及支架置入术过程中被挤压进入分支血管开口,导致血管闭塞的可能性较大。术前、术中及术后给予抗凝治疗对于预防血栓形成及血管闭塞有重要作用。

(五)双侧椎动脉狭窄或串联狭窄病变

双侧椎动脉狭窄及串联狭窄的PTA及支架置入术较为复杂,易发生过度灌注综合征。介入治疗应遵循以下几点:①双侧椎动脉狭窄患者,原则上首先处理狭窄更严重侧的血管。②串联狭窄应首先处理远端病变,再处理近端病变。③术中密切监测血压,术后严格控制血压在14.7~17.3/9.3~10.7 kPa(110~130/70~80 mmHg)水平。④手术后可适当静脉滴注尼莫地平以缓解脑血管痉挛。

(六)如何减少介入手术的并发症

PTA及支架置入术的并发症有动脉内膜夹层、血管闭塞、血管痉挛、血栓形成、远段栓塞、血管破裂等。为了避免这些并发症的发生,所选用的球囊直径应比治疗血管的管径小一个尺寸或0.2 mm,在球囊扩张时应尽可能缓慢。采用气压计是必需的,它能使球囊扩张尽量缓慢,防止球囊过度扩张或破裂。

颅内血管管径很小,若损伤血管壁,很容易造成血栓形成,血管闭塞,手术过程中应特别注意动作轻柔,导管导丝头端均应在荧光屏监视范围内。此外,术前术后抗凝治疗也是必需的。后循环介入治疗很少采用脑保护装置,栓子脱落造成远段栓塞也需引起注意,术中应密切观察患者反应,一旦发生栓塞,及时给予降纤药物。术后可行MRI检查。

三、后循环介入治疗的循证医学证据

(一)前瞻性临床试验

近年来随着医学影像学的发展、新材料新技术的运用,椎动脉支架置入术已成为椎动脉颅外段狭窄病变较为成熟的治疗方法,中外文献也大量报道了VAS的可行性、安全性、有效性、围术期并发症及短中期随访结果,但无论是最优化的药物治疗、外科手术治疗,还是VAS联合最优化的药物治疗,现阶段尚缺乏针对其远期疗效的大规模的随机临床对照试验或荟萃分析结果。

目前报道的 VAS 前瞻性研究有三个:2004 年的 SSYLVIA 试验、2007 年的 CAVATAS 试验、2008 年的 VEST 试验。

1.SSYLVIA 试验

SSYLVIA(症状性椎动脉或颅内动脉粥样硬化性病变支架置入术)试验是多中心、非随机化、前瞻性研究,该研究并非专门针对椎动脉颅外段,入组椎动脉颅外段病例数有限,总共只有 18 例,结论是 VAS 手术成功率高,术后 30 天内脑卒中发病率为 6.6%,术后 30 天到 1 年内脑卒中发病率是 7.3%。虽然术后再狭窄率达 35%,但仍有 61% 患者无临床症状。该研究结果仅能说明临床的一些现象,并不能提供有说服力的证据。

2.CAVATAS 试验

CAVATAS(颈动脉和椎动脉腔内血管成形术研究)试验是前瞻性、多中心、随机化对照研究,其中一个亚组比较了症状性椎动脉狭窄血管内治疗与药物治疗的远期疗效。入组的 16 例症状性椎动脉狭窄患者被随机分成 VAS 组 8 例与最优化的药物治疗组 8 例,由独立的神经科医师随访患者,随访时间长达 8 年。8 例 VAS 手术成功率为 100%,其中 2 例出现术中 TIA,30 天内无干预血管区域的脑卒中或死亡。在平均随访时间 4.7 年期间,两组均未发生椎-基底动脉的脑卒中,但两组各有 3 例患者死于心肌梗死或颈动脉系统脑卒中,VAS 组另有一例出现颈动脉系统非致死性脑卒中。该研究认为:椎动脉狭窄患者在随访过程中发生心肌梗死或前循环卒中的概率大于再发后循环卒中,VAS 并不优于药物治疗,但是样本量太小,偏差大,并没有大的说服力。

3.VEST 试验

VAST(椎动脉支架试验)是前瞻性、多中心、开放式的随机化对照研究,始于 2008 年,由荷兰心脏基金会支持,荷兰多家医学院神经科参与,现处于实施阶段。拟入组 180 例患者,入组对象是:椎动脉狭窄>50%且出现短暂性脑缺血发作或非致残性脑卒中的患者。首要目标是比较症状性椎动脉狭窄>50%的患者行最优化的药物治疗与最优化药物治疗+支架置入术两组的安全性及有效性;其次是比较两组远期的预后。该试验入组患者数量大,设计严谨,可以期待在不久的将来对药物治疗或是药物+支架治疗有个令人信服的结论。

(二)介入治疗术后疗效

1.术后短期疗效

手术的短期目标包括:①成功的临床预后,患者症状获得缓解。②技术上成功(定义为支架放置在合适部位,术后造影残余狭窄<30%),无围术期(术中及术后 30 天)神经系统及血管通路上的并发症。

国外文献曾统计了 300 例椎动脉开口狭窄介入治疗的病例,其手术死亡率是 0.3%,围术期的神经系统并发症是 5.5%,手术成功率高达 95% 以上。而对 170 例远端椎-基底动脉血管介入治疗的回顾性研究中,其围术期的神经系统并发症为 24%(80% 的并发症发生在急诊椎-基底动脉血管重建术)。

急性脑卒中及串联狭窄患者具有较高的围术期并发症,并且预后较差。

2.长期随访和再狭窄评估

对椎-基底动脉狭窄 PTA 及支架置入术后患者应进行长期随访,观察支架内再狭窄以及患者是否有椎-基底动脉缺血事件的发生。

患者的基础状况、狭窄部位和程度以及随访时间和方法均可影响长期随访结果。在 VAS

术后随访中,无论是小样本的前瞻性研究,还是大样本的回顾性病例研究,其最突出的问题是狭窄病变处术后再狭窄的问题,文献报道中的术后再狭窄发生率差异很大。随访时间越长,亚急性和慢性支架内再狭窄的发生率就越高。许多随访研究都没有血管造影资料。部分接受血管造影检查的患者是因为他们在支架置入术后出现了新症状,或原症状有所进展。值得注意的是,相当一部分患者其血管再狭窄程度较严重,所表现的临床症状却很轻;而那些症状不稳定的患者,其再狭窄程度反而较轻。症状的持续性、再发性与再狭窄的程度并没有明确相关性。所以在随访过程中仅关注患者的临床表现是不够的,对患者的血管状况进行评价(超声、CTA、MRA 等)是必需的,有条件应行血管造影检查。

有学者统计了近年来发表的较大样本的椎动脉颅外段回顾性病列研究,平均随访 12 个月(4～36 个月),再狭窄发生率平均为 26%(0%～48%)。从统计结果中得出:椎动脉颅外段狭窄血管成形术及支架置入术手术操作相对简单,手术成功率高,围术期并发症少,安全性、可行性高,症状缓解率高,但是金属裸支架的术后再狭窄率高,相反,药物涂层支架的术后再狭窄率相对较低,术后再狭窄与症状缓解率并不对称,多数术后再狭窄患者并无临床症状。

椎动脉颅内段及基底动脉狭窄的血管内介入治疗其远期再狭窄率较椎动脉开口低,在 10% 左右(平均随访 12.6 个月)。综合 14 个单中心回顾性病例研究中,远端椎-基底动脉血管内介入治疗年脑卒中发病率在 3%,越是远端病变,越是复杂病变,其脑卒中发生率及再狭窄发生率就越高。

3.再狭窄发生的病理机制

支架置入术后发生再狭窄的病理机制是内膜的过度增生和支架内附壁血栓的机化。血管壁发生急、慢性炎症,诱导一系列细胞因子和生长因子分泌,激活各种信号转导途径,使平滑肌细胞增殖、迁移,导致血管内膜增生,管腔缩窄。发生再狭窄的患者,2/3 是无症状性的,这是因为由内膜增生引起的再狭窄病变,较动脉粥样硬化而言,其发生血栓栓塞的风险较低。

4.加速再狭窄的诱因

(1)吸烟:吸烟患者其椎动脉支架术后再狭窄率较未吸烟患者高,亦有文献报道吸烟是椎动脉支架术后再狭窄的独立危险因素。

(2)糖尿病患者,支架置入术后再狭窄率≥30%。

(3)血管直径小,再狭窄的发生率高。

(4)椎动脉开口处病变再狭窄的发生率较高。

(5)病变血管扭曲度大,其术后再狭窄高。

(6)所选择的支架大小不合适,可加速再狭窄。若所选支架尺寸偏大,则可能破坏内弹力膜,促进肌纤维增生。新内膜增生,加速再狭窄。若所选支架尺寸偏小,则可能破坏层流现象,形成一个血流淤滞区域,造成涡流,发生再狭窄。

(7)目前适合椎-基底动脉的神经介入专用器材较少,椎动脉颅外段大多是采用冠脉支架或肾动脉支架。这些支架并不是针对扭曲的椎动脉及坚硬而有弹性的斑块设计的,这从某种程度上可能会增加血管再狭窄的发生率。

5.椎动脉开口处的再狭窄

椎动脉开口处的解剖组织学特征决定了其有较高的再狭窄发生率。椎动脉管径较小,在扩张后较易发生回缩。椎动脉起始处较为扭曲,PTA 或支架置入术将其不自然的拉直,这会造成内膜损伤,加速再狭窄。此外,椎动脉开口处的斑块常较坚硬,球囊及支架难以将其完全压缩。

血管造影椎动脉起始处常与锁骨下动脉重叠,不能很好显像,造成支架难以放置在最佳位置。

椎动脉开口处与冠状动脉、肾动脉开口处一样,具有丰富的弹力蛋白和平滑肌,可在 PTA 及支架置入术后可产生巨大回缩力。研究表明,冠状动脉、肾动脉开口处较其远段更易发生支架后再狭窄。这是因为它们从主动脉直接发出,有较大的切应力,并易在开口处形成涡流。同样,椎动脉起始处常成锐角,其管径与锁骨下动脉相差甚大,与冠状动脉、肾动脉开口一样,再狭窄发生率较高。

不同的回顾性病例研究发现,吸烟、术前病变长度、糖尿病、术前血管高度狭窄、术后残留狭窄大于 30%、血管扭曲度、血管管径、支架类型可能是再狭窄风险相关因素。绝大多数椎动脉起始狭窄患者在支架置入术后症状都能改善,其术后 1 年的症状缓解率在 80%～97%,这与术后再狭窄率并不匹配。其症状改善的原因是支架覆盖斑块防止栓子脱落还是因为血流量得到了改善?目前观点倾向于认为椎动脉起始处狭窄栓子栓塞性疾病要多于血流动力学疾病。

(三)药物涂层支架的应用

目前主要有两种药物涂层支架(drug-elutingstents,DES):西罗莫司涂层支架及紫杉醇涂层支架。药物涂层支架置入术的操作技术成功率已取得理想结果,但对其远期疗效还需要长期随访的资料。

对于再狭窄风险较高的血管病变,DES 可能成为一种有效的治疗工具。一项研究表明,颅内狭窄患者支架置入术后再狭窄发生率有 32%。再狭窄预示着脑卒中再发的风险较高,若再次进行介入治疗会增加患者手术并发症的风险。DES 治疗冠状动脉狭窄已取得了成功,使冠状动脉再狭窄率下降至 5%。近几年,DES 也开始应用于颅内动脉狭窄的治疗。一项研究对 8 名颅内动脉狭窄者进行了 PTA＋药物涂层支架置入治疗。术后 1 年随访,患者均没有再出现脑缺血事件,血管造影结果显示除一位患者在支架处出现轻度内膜增生(29%狭窄),其他患者均没有内膜增生表现。这说明 DES 治疗颅内动脉狭窄,远期随访结果要好于普通支架。

采用 DES 也存在一些理论上的风险。如药物会引起血管或脑组织毒性反应,造成动脉瘤等不良后果。动物实验及临床应用结果均证明药物涂层支架是安全的。此外,DES 还存在迟发性内皮化的可能性,即在支架置入 6～12 个月之后出现迟发性支架内血栓形成,当然普通支架也存在这样的风险。延长联合抗血小板治疗(阿司匹林＋氯吡格雷联合使用 1 年以上)可预防支架内血栓形成。但最新研究表明,对于伴随广泛的小血管病变或糖尿病的脑卒中患者,联合应用阿司匹林和氯吡格雷的时间延长,会增加颅内出血的风险。

(四)展望

脑血管介入技术已经日臻成熟,围术期并发症也在不断降低,但椎动脉开口处狭窄支架治疗究竟能否预防椎-基底动脉系统脑卒中发生,还需依赖多中心随机对照研究的结果而定。

最近的研究并没有足够多的例数来调查基于椎动脉疾病自然史最优化的药物治疗的影响或与椎动脉支架的比较。将来,仍有许多最优化的血管内治疗策略尚未解决,双侧椎动脉狭窄成了临床的一个挑战。与前循环缺血不同,椎-基底动脉缺血的症状很难判断是哪一侧导致的。尚不清楚单侧椎动脉支架能缓解临床症状还是有必要行双侧椎动脉支架。锁骨下动脉狭窄并无椎动脉狭窄也能引起椎-基底动脉缺血。最近的研究表明,29.9%的患者并发锁骨下动脉狭窄。很需要知道是否锁骨下动脉狭窄也应该行支架治疗。

另一个重要的问题是支架内的再狭窄问题。与 CAS 较低的再狭窄率不同,VAS 有很高的再狭窄率。关于药物涂层支架的使用其信息量也很有限,虽然最初的报告提示了较低的再狭窄率。目前,严格控制适应证、选用适当的支架、控制危险因素、药物预防和新技术新材料的应用可能会降低支架内再狭窄的发病率。

对于动脉粥样硬化性病变而言,治疗的目标是安全、有效(症状可得到缓解或可预防脑卒中发生)、持久。对于椎-基底动脉狭窄病变而言,DES 的应用可能会使治疗成果到达一个新的高度。糖尿病患者较非糖尿病患者发生支架内再狭窄的概率高,所以采用 DES 可能会使糖尿病患者受益。

随着对内膜增生和支架内再狭窄发生机制的深入研究,以及材料科学的发展,应用生物降解材料制造的支架治疗血管狭窄病变已成为一种可能。在动脉内膜重塑后逐渐降解为可溶解部件,它可以预防再狭窄。

(许　军)

第四节　颈内动脉-海绵窦瘘的介入治疗

颈内动脉-海绵窦瘘(CCF)是位于海绵窦区域异常的动、静脉之间的沟通。追溯到1809 年,此前一直用"搏动性眼球突出"一词来描述这种血管疾病。这种疾病的综合征与海绵窦的压力升高有关。CCF 的治疗方法包括:颈内动脉压迫保守治疗、微创手术及血管内治疗。目前随着血管内技术的进步,CCF 的治疗已彻底得到了改良,为临床提供了安全有效的治疗手段。

一、分类和病因学

CCF 按照病因学可分为外伤性和自发性,按血流量可分为高流量和低流量,按照与颈内动脉的交通形式可分为直接型和间接型。目前最被广泛接受的分类方法是由 Barrow 等人提出,此方法将 CCF 按照动脉供血分为以下四种不同的类型。

A 型:直接和 ICA 交通的瘘管。

B 型:CCF 由 ICA 的脑膜动脉分支供血。

C 型:CCF 由颈外动脉的脑膜动脉分支供血。

D 型:CCF 由 ICA 和颈外动脉的脑膜动脉分支共同供血。

A 型是属于高流量的直接型 CCF,此类型的最常见病因是外伤损坏血管壁,这种损坏可能源于额骨钝性伤、眼球损伤、火器伤或医源性损伤。这些类型的瘘管一般都不能自愈,如有症状可能需要干预。其他的类型都是间接型的,常被称为海绵窦区硬脑膜动静脉瘘。这些间接类型的血流速度都不相同,且有不同的病因学机制。可能和妊娠、海绵窦的血栓、鼻旁窦炎及小的外伤有关。

二、临床表现和病理生理学

CCF 的临床表现是海绵窦内压力升高的直接结果。窦内压力向前传至同侧的眼眶,向后传至下方的岩下窦。眼窝内静脉压力升高表现为经典的三联征:眼球突出、球结膜水肿及头部杂音。在 Venuela 等研究表明,CCF 三联征中前两种症状出现的概率比最后一种大。复视也是CCF 的一种常见症状,病因可能与海绵窦内的第Ⅲ、Ⅳ、Ⅵ对脑神经及它们支配的眼外肌功能受限相关。CCF 患者的视力丧失是最严重的视网膜缺血并发症,亦是眼科的急症,需要立即实施治疗。鼻出血和颅内出血比较少见,一般认为与静脉压力的升高有关。这些临床症状在直接型CCF 中多呈急性发作,在间接型 CCF 中呈缓慢进展状态。

三、诊断

CCF 临床诊断并不困难,但在实施最佳的治疗方案之前,仍需细心的体格检查、影像学检查及血管评估。因为实施任何的血管内治疗,治疗前都要对患者的伴随疾病进行仔细评估。如评估患者是否罹患糖尿病、高血压及动脉粥样硬化等相关疾病。头颅增强 CT 可明确是否存在的头颅损伤,如多发性骨折、颅内血肿和海绵窦的显影。MRI 检查可提供是否存在软组织损伤信息,如眼上静脉突出、眼部肌肉挤塞、皮质静脉充血及海绵窦横向膨出。

脑血管造影术对于 CCF 的诊断、分类及血管内介入治疗非常重要。脑血管造影需分别超选双侧颈内动脉、双侧颈外动脉和双侧椎动脉,通过高帧频显影,动态地显示动脉系统及引流静脉,明确瘘口位置及瘘管与 ICA 之间的关系。其他的相关损伤,如外伤性假性动脉瘤、动脉内壁分离及静脉血栓形成等亦可通过脑血管造影术明确。部分 CCF 可伴有动脉盗血现象,此往往会影响眼动脉的供血。

高流量的 CCF 瘘口虽使用选择性的高帧频 DSA 也难以清晰显示,但使用特殊的方法可以降低瘘口的血流流速便于图像的捕捉。Mehringer-Hieshina 方法需要压迫同侧颈总动脉,行同侧 ICA 低流速血管造影;Huber 方法亦需要压迫同侧的颈总动脉,行椎动脉造影,通过后交通动脉获得 CCF 的低速图像。

四、治疗

(一)保守治疗

在症状轻微时,可以采用保守治疗方案,严密监测眼内压、视力及颅内神经病变。保守治疗的方法是指压同侧的颈动脉及颈静脉,促使海绵窦内形成血栓而达到闭塞瘘口的目的。这种方法可以在患者坐立或平躺时,由患者自己的对侧肢体实施完成。如出现缺血或虚弱,有症状的上肢会自动停止压迫。因保守治疗通常对于高流量的 CCF 无效,故高流量的 CCF 需要血管内的治疗。

颈动脉和颈静脉压迫的禁忌证包括:心动过缓和有皮质静脉引流的患者。因为颈动脉受压常会使心动过缓加重。而颈静脉的压迫可以阻断静脉引流,导致皮质静脉压力更加升高,从而形成静脉性梗死或者出血。

(二)介入治疗

对于病情紧急的有症状的患者,介入治疗是其主要的治疗手段。急性视力丧失、鼻出血、蝶窦动脉瘤和精神状态恶化都是急诊介入手术的指征。部分不能进行介入治疗的有症状患者可以考虑采取经颅底海绵窦填塞治疗。有些研究机构正试图将立体放射外科学应用于治疗 CCF。尽管初步的数据提示放射外科治疗对于间接型的 CCF 可能有效,但目前仍存在短期无法起效、复发率较高、不能处理急症及外伤性 CCF 等缺陷。

CCF 的介入治疗操作方法较多,其目的就是闭塞动脉和海绵窦之间的交通,尽可能保证血管的通畅。可供选择的治疗方法有:使用可脱性球囊、栓塞材料和覆膜支架的经动脉栓塞,经静脉栓塞以及 ICA 闭塞。治疗的选择应根据瘘口的解剖学特点、动脉缺损的类型和尺寸、手术者的喜好进行个体化选择。

1.可脱性球囊

经动脉可脱性球囊栓塞是直接型 CCF 血管内治疗最常用的方法。3D-血管造影可以显示瘘口周围复杂的解剖结构,有助于球囊进入瘘口。术中球囊通过血流漂浮经瘘口直接流入海绵窦,随后用等渗造影剂充盈球囊,让球囊紧紧压住瘘口球囊尺寸应比瘘口大,避免脱入 ICA。往往单个硅树脂球囊就能治疗大多数 CCF,但有时也需要使用多个球囊。球囊到位、充盈后,需再次造影检查以确保瘘口闭塞和 ICA 的通畅。

应用这种技术栓塞瘘口并不是每次都可行。瘘管周围的复杂解剖结构可能阻碍了球囊漂浮进入海绵窦,增加血流压力可以辅助球囊进入海绵窦。早期球囊移位、缩小或被骨片刺破都可能导致不完全的栓塞。随着球囊缩小之后,之前球囊充盈的地方可能形成一个静脉囊。大多数这样的病例中都能自愈,很少发展并出现症状。

2.弹簧圈和其他栓塞材料联合栓塞

经动脉的 CCF 栓塞和动脉瘤栓塞技术一样。微导管通过 ICA 进入海绵窦,然后通过填塞弹簧圈来闭塞海绵窦,达到治疗 CCF 的目的。在 ICA 缺损较大时,为了防止弹簧圈脱入血管,可以通过支架辅助避免其发生。其他的栓塞材料还有 NBCA、ONYX 等。这一技术的难点与通向海绵窦的小动脉旁路有关,导致微导管超选瘘口非常困难。

3.经静脉的栓塞

经静脉栓塞主要用于治疗间接型的 CCF,常通过后方或前方入路完成。后方入路通过股总静脉到颈内静脉、岩下窦,然后进入海绵窦,这种入路最常用。前方入路是通过面静脉到达眼上静脉,再进入海绵窦。通过侧翼丛、岩上窦、皮质静脉及眼下静脉的方法很少使用。只要微导管成功超选进入海绵窦,随后的栓塞便类似于经动脉的方法。弹簧圈、NBCA 和 ONYX 均可用于此项技术。

这一方法的优点是可以一次性治愈 CCF、比经动脉栓塞更简单及长期效果好。但在 CCF 发生的早期因为静脉壁还没有动脉化,静脉壁较薄,经静脉栓塞可能比较危险。微导管能否成功超选进入海绵窦是这一方法的关键所在。

4.覆膜支架

据报道,PTFE 或者 Gore-Tex 覆盖的支架已应用于直接型 CCF 的治疗。在 ICA 缺损处置入这种非通透性屏障能够闭塞瘘口,同时可保持 ICA 的通畅。关于有覆盖的支架的成功应用,目前仍缺乏研究,也缺乏长期的随访结果。尽管这是一种很有前景的介入技术,但在它成为 CCF 治疗的成熟方法之前,还需要更多的循证医学依据。

5.颈内动脉闭塞

ICA 的血管壁损伤可以导致直接型 CCF。在危及生命的急诊情况下,对于大的瘘口,需要闭塞动脉才能达到治疗目的。在次紧急的临床情况下,临时的球囊闭塞试验证实侧支循环代偿足够后,再行颈内动脉闭塞。闭塞颈内动脉治疗 CCF 可使用弹簧圈,也可使用可脱球囊。弹簧圈闭塞 ICA 应从瘘口远端向近端填塞,这样可以防止床突上段的 ICA 逆行灌注进入瘘管。可脱球囊闭塞颈内动脉,球囊应置放在瘘口处,或分别瘘口远端和近端各置放一枚球囊,必要时可再置入一枚保护球囊,防止球囊移位。

五、治疗预后

DSA 随访结果显示,CCF 血管内治疗的长期预后良好。直接型 CCF 的闭塞成功率在 82%～99%,间接型 CCF 则在 70%～78%。Higashida 等研究发现,206 例血管内治疗的直接型 CCF 患者,血管造影栓塞率为 99%,ICA 通畅率为 88%。Gupta 等人对 89 例经治疗的直接型 CCF 患者进行随访,显示临床有效率为 89%。主要的并发症是动眼神经麻痹加重及同侧的 ICA 闭塞,其发生率为 10%～40%。

(许　军)

第五章

运动障碍性疾病的西医治疗

第一节　亨廷顿病的西医治疗

亨廷顿病（Huntington disease，HD）又称亨廷顿舞蹈病、慢性进行性舞蹈病、遗传性舞蹈病，于1842年由 Waters 首先报道，1872年由美国医师 George Huntington 系统描述而得名，是一种常染色体显性遗传的基底节和大脑皮质变性疾病，临床上以隐匿起病、缓慢进展的舞蹈症、精神异常和痴呆为特征。该病呈完全外显率，受累个体的后代50％发病，可发生于所有人种，在白种人中发病率最高，在我国较少见。

一、病因及发病机制

该病的致病基因 IT15 位于 4p16.3，基因的表达产物为约含 3 144 个氨基酸的多肽，命名为 Huntingtin，在 IT15 基因 5′端编码区内的三核苷酸（CAG）重复序列拷贝数异常增多。拷贝数越多，发病年龄越早，临床症状越重。在 Huntingtin 内，$(CAG)n$ 重复编码一段长的多聚谷氨酰胺功能区，故认为该病可能由获得的一种毒性功能所致。

二、病理改变及生化改变

（一）病理改变

病理改变主要位于纹状体和大脑皮质，黑质、视丘、视丘下核、齿状核可轻度受累。大脑皮质突出的变化为皮质萎缩，特别是第 3、5、6 层神经节细胞丧失，合并胶质细胞增生。尾状核、壳核神经元大量变性、丢失。投射至外侧苍白球的纹状体传出神经元（含 γ-氨基丁酸与脑啡肽，参与间接通路）较早受累，是引起 HD 的基础；随疾病进展，投射至内侧苍白球的纹状体传出神经元（含 γ-氨基丁酸与 P 物质，参与直接通路）也被累及，是导致肌强直及肌张力障碍的原因。

（二）生化改变

纹状体传出神经元中的 γ-氨基丁酸、乙酰胆碱及其合成酶明显减少，多巴胺浓度正常或略增加，与 γ-氨基丁酸共存的神经调质脑啡肽、P 物质也减少，生长抑素和神经肽 Y 增加。

三、临床表现

该病好发于 30～50 岁，5％～10％的患者于儿童和青少年期发病，10％于老年发病。患者的连续后代中有发病提前的倾向,即早发现象,父系遗传的早发现象更明显。绝大多数患者有阳性家族史。该病起病隐匿,缓慢进展,无性别差异。

(一)锥体外系症状

以舞蹈样不自主运动最常见、最具特征性,通常为全身性,程度轻重不一,典型表现为手指弹钢琴样动作和面部呈现怪异表情,累及躯干可产生舞蹈样步态,可合并手足徐动及投掷症。随着病情进展,舞蹈样不自主运动可逐渐减轻,而肌张力障碍及动作迟缓、肌强直、姿势不稳等帕金森综合征的症状渐趋明显。

(二)精神障碍及痴呆

精神障碍可表现为情感、性格、人格改变及行为异常,如抑郁、妄想、暴躁、冲动、出现反社会行为。患者常表现出注意力减退、记忆力降低、认知障碍及智能减退,呈进展性加重。

(三)其他表现

快速眼球运动(扫视)常受损。可伴癫痫发作,舞蹈样不自主运动大量消耗能量,可使体质量明显下降,常见睡眠和/或性功能障碍。晚期出现构音障碍和吞咽困难。

四、辅助检查

(一)基因检测

CAG 重复序列拷贝数增加,大于 40 具有诊断价值。该检测若结合临床特异性高、价值大,几乎所有的患者可通过该方法确诊。

(二)电生理及影像学检查

脑电图呈弥漫性异常,无特异性。CT 及 MRI 扫描显示大脑皮质和尾状核萎缩,脑室扩大。MRI 的 T_2 加权像显示壳核信号增强。MR 波谱(MRS)显示大脑皮质及基底节乳酸水平升高。[18]F-脱氧葡萄糖 PET 检测显示尾状核、壳核代谢明显降低。

五、诊断

根据发病年龄、慢性进行性舞蹈样动作、精神症状和痴呆,结合家族史可诊断该病,基因检测可确诊,还可发现临床前期患者。

六、鉴别诊断

应区别该病与小舞蹈病、良性遗传性舞蹈病、发作性舞蹈手足徐动症、老年性舞蹈病、肝豆状核变性、迟发性运动障碍及棘状红细胞增多症并发舞蹈症。

七、治疗

目前尚无有效治疗措施,对舞蹈症状可选用以下药物。①多巴胺受体阻滞剂:氟哌啶醇每次 1～4 mg,每天 3 次;氯丙嗪每次 12.5～50.0 mg,每天 3 次;奋乃静每次 2～4 mg,每天 3 次;硫必利每次 0.1～0.2 g,每天 3 次。均应从小剂量开始,逐渐增加剂量,用药过程中应注意锥体外系不良反应。②中枢多巴胺耗竭剂:丁苯那嗪每次 25 mg,每天 3 次。

八、预后

该病尚无法治愈,病程为 10～20 年,平均为 15 年。

(孙娜娜)

第二节　小舞蹈病的西医治疗

一、定义

小舞蹈病又称 Sydenham 舞蹈病、风湿性舞蹈病,1686 年由 Thomas Sydenham 首先描述。该病与 A 族 β 溶血性链球菌感染有关,是风湿热在神经系统的常见表现,以出现不自主舞蹈样动作、自主运动障碍和/或精神症状,肌张力降低,肌力减退为临床特征。该病主要发生于儿童和青少年,多见于女性。

二、病理改变

病理改变主要为黑质、纹状体、丘脑底核、小脑齿状核及大脑皮质等散在的可逆性炎症改变,如充血、水肿、炎性细胞浸润及神经细胞弥漫性变性。有的患者出现散在动脉炎、点状出血。有时脑组织可呈现栓塞性小梗死,软脑膜可有轻度炎性改变,血管周围有少量淋巴细胞浸润。尸解患者中 90% 发现有风湿性心脏病。

三、临床表现

该病多见于 5~15 岁,男女之比约为 1∶3,3 岁以前或 18 岁以后起病者少见,无季节、种族差异。病前常有上呼吸道感染、发热、关节痛、扁桃体肿大等 A 族 β 溶血性链球菌感染史。大多数为亚急性起病,少数因精神刺激可急性起病。舞蹈样动作常在发病 2~4 周加重,3~6 个月自行缓解。

(一)舞蹈样动作

该病表现为快速、不规则、无目的的不自主舞蹈样动作,可以是全身性的,也可以是一侧较重,累及面部表现为挤眉弄眼、噘嘴、吐舌、扮鬼脸、摇动下颌;肢体受累以远端为重,上肢各关节交替伸屈、内收,下肢步态颠簸;影响躯干表现为身体扭转和不规则的呼吸动作;软腭和咽肌不自主运动,可致爆发性言语。舞蹈样动作在精神紧张、做技巧活动、讲话时加重,安静时减轻,睡眠时消失。患儿可能会用有意识的主动运动动作去掩盖不自主运动。不自主舞蹈样动作可干扰随意运动,导致举止笨拙、持物脱落、动作不稳。

(二)肌张力低下和肌无力

因肌张力低下,有各关节过伸现象,肌张力降低明显时可有特征性的体征。当患儿举臂过头时,手掌旋前,为旋前肌征;手臂前伸时因张力过低而腕部屈曲,掌指关节过伸,是舞蹈病手姿;检查者请患儿紧握检查者的示指、中指时能感到患儿手的紧握程度不恒定,时紧时松,称挤奶妇手法或盈亏征。有时肌无力可以是该病的突出征象,患儿易疲劳,甚至瘫痪,以致患儿在急性期不得不卧床。

(三)精神症状

患儿常伴某些精神症状,如失眠、心神不宁、焦虑、抑郁、情绪不稳、激惹、注意力缺陷多动障碍、偏执-强迫行为,少数严重者可出现躁狂,甚至谵妄状态。有时精神症状先于舞蹈症出现。

（四）其他症状

约 1/3 的患儿可伴其他急性风湿热表现，如低热、关节炎、心脏瓣膜病、风湿结节。

四、诊断

依据在儿童或青少年期亚急性或急性起病，特征性舞蹈样症状，伴肌张力低下、随意动作不协调、肌无力、旋前肌征、握拳盈亏征及可能伴随的精神症状可考虑该病。患儿病前有风湿热或链球菌感染史、合并其他风湿热表现及自限性病程，可进一步支持诊断。外周血清学检查白细胞增多，红细胞沉降率加快，C 反应蛋白效价升高，抗链球菌溶血素"O"滴度增加，喉拭培养可检见A 族溶血型链球菌，有助于临床诊断。脑电图为轻度弥漫性慢活动，无特异性。头颅 CT 检查可见尾状核区低密度灶及水肿；MRI 显示尾状核、壳核、苍白球增大，T_2 加权像信号增强；单电子发射计算机断层成像术（SPECT）可显示尾状核头部和基底节其他部位，尤其是壳核处脑血流灌注下降；正电子计算体层成像（PET）扫描显示纹状体糖代谢升高，这些影像学改变随临床症状好转而恢复正常，这些改变有别于其他舞蹈病。由于该病多发生在链球菌感染后 2～3 个月，甚至6～8 个月，因此，链球菌检查为阴性的患儿，不能排除该病。

五、鉴别诊断

由于该病的临床表现多样化，容易被临床医师忽视与误诊，对无风湿热或链球菌感染史、单独出现的小舞蹈病需与其他原因引起的舞蹈症区别，如少年型亨廷顿病、神经棘红细胞增多症、肝豆状核变性、抽动秽语综合征、扭转痉挛、习惯性痉挛、各种原因引起的症状性舞蹈病。

六、治疗

该病具有自限性，即使不经治疗，3 个月后也可自行缓解，但及时成功的治疗可缩短病程。药物治疗主要以应用抗链球菌病因治疗和控制舞蹈样不自主动作为主，其他症状包括精神症状会随舞蹈症状的缓解而减少。经药物治疗控制症状后，需维持治疗几周再缓慢停药，如有复发，就重新治疗。

（一）一般治疗

患儿在急性期要卧床休息，尽量避免声、光刺激。对舞蹈样动作频繁者，在床边加护栏和软垫以防碰伤和外伤。

（二）对症治疗

一般采用多巴胺受体阻滞剂和多巴胺耗竭剂，症状控制不佳者可适当加用苯二氮䓬类药。

1.多巴胺受体阻滞剂

该类药是第一代抗神经疾病药。可用氯丙嗪每次 12.5～25.0 mg，氟哌啶醇每次 0.5～1.0 mg，或硫必利每次 50～100 mg，每天 3 次，口服。这些药物易诱发锥体外系不良反应，治疗期间需注意观察，一旦发生锥体外系不良反应，减少药物剂量或改用第二代抗神经疾病药，如氯氮平每次6.25～25.00 mg，奥氮平每次 2.5～5.0 mg、利培酮每次 0.5～2.0 mg、喹硫平每次 25～100 mg，一般每天 2 次。初次应用抗神经疾病药物可能会出现消化道反应、头晕、乏力、嗜睡等不良反应，个别患者可出现兴奋，一般减量或停药后可以消失。为减少不良反应，不管选用何类药物，宜从小剂量开始滴定，逐渐增量，尽量避免合用同类药物。肝及肾功能不全、有严重心血管疾病、造血功能不全、粒细胞计数减少、有嗜铬细胞瘤的患者慎用，孕妇、婴儿慎用。

2.中枢多巴胺耗竭剂

该类药通过抑制中枢性囊泡单胺转运蛋白2耗竭突触前多巴胺的储存而改善运动障碍。丁苯那嗪是选择性多巴胺清除剂,并能少量清除神经末端的去甲肾上腺素和5-羟色胺,具有较好的控制舞蹈样症状并改善运动的能力,2008年经美国食品和药品监督管理局批准用于亨廷顿病相关的舞蹈病治疗,是目前治疗舞蹈病较有效的药物,近年来备受推崇。初次剂量为每天清晨1次,每次12.5 mg,1周后增至每天2次,每次12.5 mg,治疗剂量为25 mg,每天2～3次,口服。其不良反应比抗神经疾病药的不良反应轻,与剂量相关。

3.苯二氮䓬类药

应用上述药物治疗,症状控制不佳时,可适当加用苯二氮䓬类药物,地西泮每次2.5～5.0 mg、硝西泮每次2.5 mg或氯硝西泮每次0.5～1.0 mg,每天2～3次,口服,可更有效地控制舞蹈样症状。

(三)对因治疗

在确诊该病后,无论病症轻重,均需应用抗链球菌治疗,目的在于最大限度地防止或减少小舞蹈病复发及避免心肌炎、心瓣膜病的发生。一般应用青霉素$80×10^4$ U,肌内注射,每天2次,10～14天为1个疗程。以后可给予长效青霉素$120×10^4$ U,肌内注射,每月1次。有学者认为青霉素治疗应维持至少5年。对不能使用青霉素者,可改用其他链球菌敏感的抗生素,如头孢类。

(四)免疫疗法

鉴于患儿患病期间体内有抗神经元抗体,故理论上免疫治疗可能有效。可应用糖皮质激素,泼尼松30～60 mg/d,治疗10～14天,也有报道用血浆置换、免疫球蛋白静脉注射治疗该病,可缩短病程及减轻症状。

七、预后

该病的预后良好,患儿多在2～3个月完全恢复;即使不经治疗,3～6个月也可自行缓解;约1/4的患儿常在2年内复发,极少在初次发病10年后再次出现轻微的舞蹈样动作。少数患者可遗留一些轻微的神经体征,如突发的随意动作、动作不协调。预后主要取决于心脏并发症的转归。

(刘　苗)

第三节　特发性震颤的西医治疗

一、定义

特发性震颤(essential tremor,ET)也称原发性震颤,是以震颤为唯一表现的常见运动障碍疾病,普通人群的患病率为0.3％～1.7％,大于40岁的人的患病率为5.5％,70～79岁的人的患病率为12.6％。1/3以上患者有阳性家族史,该病呈常染色体显性遗传。

二、诊断

(一)核心诊断标准

双手及前臂呈明显且持续的姿势性和/或动作性震颤;不伴有其他神经系统体征(齿轮现象和 Froment 征除外);可仅有头部震颤,但不伴有肌张力障碍。

(二)支持诊断标准

患者病程超过 3 年,有阳性家族史,饮酒后震颤减轻。

(三)排除标准

存在引起生理亢进性震颤的因素,正在或近期使用过致震颤药物或处于撤药期,起病前 3 个月内有神经系统外伤史,有精神性(心理性)震颤的病史或临床证据,突然起病或病情呈阶梯式进展恶化。

三、鉴别诊断

要区别该病与下列疾病:精神性震颤、帕金森病震颤、小脑性震颤、肌张力障碍性震颤、红核性震颤、原发性直立性震颤、肝豆状核变性震颤、内科系统疾病(如肝性脑病)引起的震颤。

四、治疗

特发性震颤的治疗分为药物治疗和手术治疗。

(一)药物治疗

1.一线推荐用药

(1)普萘洛尔:是非选择性 β 肾上腺素受体阻滞剂,为经典的一线治疗药物。从小剂量开始(每次 10 mg,每天 2 次),逐渐加量(每次 5 mg)至 30～60 mg/d 即可改善症状,一般不超过 90 mg/d;标准片,每天 3 次;控释片每天 1 次,早晨服药。相对禁忌证包括未得到控制的心功能衰竭,二～三度房室传导阻滞,哮喘等支气管痉挛疾病,胰岛素依赖性糖尿病患者(普萘洛尔可阻断其低血糖时正常肾上腺素能反应而掩盖低血糖症状)。少见的不良反应包括疲乏、恶心、腹泻、皮疹、阳痿及抑郁等,多数患者对普萘洛尔能较好地耐受,建议用药期间监测脉搏和血压,脉搏保持每分钟 60 次以上通常是安全的。

(2)扑米酮:该药是常用的抗癫痫药物。ET 患者对该药常很敏感,不可按治疗癫痫用药,自小剂量 50 mg/d 开始,每 2 周增加用量 50 mg/d,直至有效或出现不良反应。若特发性患者同时存在慢性阻塞性气道疾病、心功能不全或周围血管病,禁用普萘洛尔,可首选扑米酮治疗。

(3)阿罗洛尔:具有 α 及 β 受体阻断作用。口服剂量从 10 mg,每天 1 次开始,如疗效不充分,可加量至每天 2 次,每次 10 mg,最高剂量不超过 30 mg/d。

2.二线推荐用药

(1)加巴喷丁是 γ-氨基丁酸的衍生物,属于新型的抗癫痫及抗神经痛药物。起始剂量为 300 mg/d,有效剂量为 1 200～3 600 mg/d,分 3 次服用。

(2)托吡酯是新型抗癫痫药物,具有阻滞钠通道、增强 γ-氨基丁酸活性的作用。起始剂量为 25 mg/d,分 2 次口服,以每周 25 mg 的递增速度缓慢加量,常规治疗剂量为 100～400 mg/d。

(3)阿普唑仑是短效的苯二氮䓬类制剂。起始剂量为 0.6 mg/d,每天 3 次,有效治疗剂量为 0.6～2.4 mg/d。

（4）阿替洛尔是选择性 β_1 受体阻滞剂。50～150 mg/d 可以缓解症状。该药适用于不能使用 β_2 受体阻滞剂及非选择性受体阻滞剂的哮喘患者。

（5）索他洛尔是非选择性 β 受体阻滞剂。80～240 mg/d 可以缓解症状。

（6）氯硝西泮是苯二氮䓬类制剂。起始剂量为 0.5 mg/d，有效治疗剂量为 1～6 mg/d。

3.三线推荐用药

（1）非选择性 β 受体：阻滞剂纳多洛尔（120～240 mg/d）或钙通道阻滞剂尼莫地平（120 mg/d），或非经典抗神经疾病药物氯氮平（25～75 mg/d），对改善肢体震颤可能有效。氯氮平有致粒细胞减少和心律失常的不良反应，仅在其他药物治疗无效的情况下才考虑应用，而且使用期间要监测血常规和心电图。

（2）A 型肉毒毒素：在治疗头部、声音震颤方面更具优势，同样可用于肢体震颤的治疗。通常 1 次注射的疗效持续 3～6 个月，需重复注射以维持疗效。

（二）手术治疗

手术治疗主要包括丘脑毁损术和深部丘脑刺激术（DBS），两者都能较好地改善震颤。此处介绍丘脑毁损术。

1.适应证与禁忌证

（1）适应证。①症状以震颤为主，尤其伴有姿势性、动作性震颤或对左旋多巴无反应的静止性震颤，或者合并有原发性震颤，明显影响生活和工作能力者；②单侧症状重者，无明显的运动迟缓；③左旋多巴治疗引起的异动症；④内科治疗无效：经过系统的药物治疗（主要指左旋多巴类药物以及多巴胺受体激动剂），仍不能消除患者的震颤症状；⑤不能耐受内科治疗：如药物治疗引起严重的恶心、呕吐、胃部烧灼样疼痛，精神错乱、幻觉等。

（2）禁忌证。①以运动迟缓等中线症状为主的患者；②症状较轻，内科治疗效果良好；③影像学显示有明显的脑部器质性病变，如脑梗死、脑萎缩和脑积水等；④伴有帕金森叠加症状如进行性核上性麻痹、多系统萎缩等；⑤严重的精神和（或）智能障碍，或有严重的内科并发症，如心肝肾疾患、肺部感染、严重的动脉硬化、高血压，不能耐受手术者；⑥有外科手术禁忌情况，如头皮感染、出血倾向等；⑦一侧做过 Vim 核毁损术，已经出现认知障碍的患者。

2.手术方法

（1）立体定向手术操作：采用 CRW 立体定向仪定位，用 1.0 Tesla MRI 作容积扫描，确定 Vim 核的三维坐标，即解剖定位。手术靶点定位为 AC-PC 平面，PC 点前 4～8 mm，旁开 14～16 mm。如果第三脑室扩大，则旁开的数值要根据个体差异稍作调整。局麻下取额顶部切口钻孔，采用高阻抗微电极做术中电生理记录，功能确认后行射频加热毁损，治疗温度 60～85 ℃。

（2）丘脑最佳靶点的确定：微电极在接近靶点的过程中会首先遇到尾状核、丘脑背侧核，进入 Vl 核（也称运动丘脑）时会出现特征性的运动相关细胞和（或）震颤细胞。运动丘脑的后界是感觉丘脑 Vc 核，接受感觉传入纤维。如果微电极进入 Vc 核，通过手指、口周或舌部的轻触觉测试，可出现相关放电及背景噪声。电极刺激也可以判断 Vim 核的外侧界与后界。诱发肌肉收缩的最低阈值提示电极是否越过了 Vim 核与内囊的边界，即外侧界。引起麻木感的阈值提示电极是否越过了 Vim 核与 Vc 核的边界。另外，电刺激时患者震颤受到抑制也提示电极位置正确。

微电极从 MRI 靶点上 10 mm 处开始记录，首先记录到的是位于 Vim 前方的 Vop，有时也可能是 Voa。二者的细胞电活动颇为相似：较高的背景噪音和密集、活跃的细胞电活动。Vim 的背景噪声更高，细胞放电更加密集，放电的幅度更大，而且愈接近后部这种特征愈明显曾有学者通过脑组织尸检证实只有毁损丘脑 Vim 核才能对震颤有效,也有学者提出核团毁损必须包括"震颤细胞",即放电频率与肌电活动高度相关的细胞。故毁损灶必须将接受小脑传入纤维的 Vim 核包括进去,其位置距离丘脑 Vc 核只有 1～2 mm,因此,理论上讲越靠近 Vim-Vc 核边界的毁损灶治疗震颤的效果越好,但损伤 Vc 核将会出现偏身感觉异常。

靶点定位也受到患者症状的影响,考虑到 Vim 核的体感分区,从内向外依次是面部、下颌、上肢、下肢。肢体远端的核团代表区较明确而集中,因此上肢远端的震颤只需要在 Vim 核制造比较小的毁损灶,腿部震颤则需要毁损在 Vim 核靠外侧一些。面部与下颌的震颤意味毁损灶要大并靠内一些,因为其核团代表区域更为分散。

3.手术效果

多数丘脑核团毁损的靶点定位在 Vim 核。在 2～10 年的随访中对于震颤的改善率可以达到 60％～90％。北京功能神经外科研究所对 60 例合并顽固性震颤的原发性 PD 患者,实施丘脑 Vim 核毁损术。术后顽固性震颤在"开、关"两种状态下均完全消失,改善率 100％。丘脑核团毁损能否改善震颤以外的症状文献报道不一。如果毁损灶扩大到小脑传入纤维接受区(Vim 核)的前部,进入苍白球传入纤维接受区(voa,vop 核),将会改变基底节-丘脑-皮质环路的功能,有报道指出可以较好地改善肌强直和左旋多巴引起的异动症,从理论上讲改善运动迟缓也应该是可以的。

(刘　苗)

第四节　不宁腿综合征的西医治疗

一、定义

不宁腿综合征(restless legs syndrome,RLS)又称为 Ekbom 综合征。患病率为 0.1％～11.5％,在西方人中多发,亚洲人中发病少见,国内尚无相关流行病学资料。RLS 可分为原发性和继发性两种。前者原因不明,部分具有家族遗传性。后者可见于尿毒症、缺铁性贫血、叶酸和维生素 B_{12} 缺乏、妊娠、干燥综合征、帕金森病、小纤维神经病、多灶性神经病、腓骨肌萎缩症、代谢病。

二、诊断

(一)诊断要点

不宁腿综合征的诊断必须具备以下 4 种临床特点。

(1)腿部不适引发腿部活动。患者的腿部常有难以描述的不适感,如蚁走感、烧灼感、触电感;感觉异常位于肢体深部,多数以累及下肢为主,单侧或双侧,半数患者也可累及上肢。活动后上述症状可以缓解。

(2)静息后(坐和躺)症状出现或加重。

(3)持续活动可使症状部分或全部缓解。轻症者在床上和椅子上伸展肢体即可缓解症状;重症者需来回踱步、搓揉下肢、伸屈肢体才能减轻症状。重新平躺或坐下后数分钟至 1 小时,上述症状常常再次出现。

(4)夜间症状加重。典型者在 23 点至次日凌晨 4 点最为严重,故经常严重影响患者的睡眠。

早晨 6 点至中午 12 点症状最轻。

(二)诊断

(1)65％的患者有家族史,多为常染色体显性遗传。

(2)周期性肢体运动(periodic limb movement,PLM)多发生在快动眼相睡眠期,表现为单侧或双侧腿部刻板、重复地快速屈曲或伸展运动。

(3)多巴胺能药物治疗有效。

三、治疗

(一)非药物治疗

去除各种继发性 RLS 的病因,停用可诱发 RLS 的药物或食物,培养健康的睡眠作息,睡前洗热水澡及按摩肢体,适度活动。

(二)药物治疗

1.常用药物

(1)复方左旋多巴制剂(多巴丝肼、卡左双多巴控释片):复方左旋多巴制剂适用于轻症 RLS 患者。该类药物的优点是出现多巴胺能不良反应(恶心、头昏、头痛、嗜睡等)较少,缺点是长期使用容易出现 RLS 症状恶化,故一般不适用于每天都出现症状的患者。

(2)多巴胺能受体激动剂:普拉克索和罗匹尼罗都被美国和欧洲批准用于治疗 RLS,剂量显著低于帕金森病所需的剂量。加量应尽可能缓慢滴定,一般每几天或 1 周增加 1 次剂量。

(3)加巴喷丁:在治疗 RLS 的各个方面显示了很好的疗效,其疗效与罗匹尼罗相当。患者服用加巴喷丁的耐受性通常较好,但在高龄患者中要注意镇静、共济失调等不良反应。

(4)镇静安定剂:氯硝西泮尚无循证医学的证据,但在部分患者中显示有良好的疗效。

(5)阿片类药物:该类药相对于多巴胺能药物证据较少。但多数专家认为阿片类药物治疗 RLS 有效,且成瘾的风险小。该类药物包括羟考酮(5～20 mg/d),氢可酮(5～20 mg/d),可待因(30～90 mg/d),丙氧酚(每次口服盐酸盐 65 mg 或萘磺酸盐 100 mg,4～6 小时可重复给药)及曲马朵(100～400 mg/d)。

2.药物选择

(1)间歇性 RLS:该类型患者可以在症状预计出现之前临时服用治疗药物。可选用的药物有多巴丝肼或卡左双多巴控释片,轻中度阿片类药物,镇静安定剂,小剂量多巴胺受体激动剂。

(2)频发性(每天都出现)RLS:该类型患者需要每天用药。多巴胺受体激动剂是目前治疗这种类型 RLS 的首选,其次为加巴喷丁、轻中度阿片类药物、镇静安眠药。

(3)顽固性 RLS:该类型患者可换用另一种多巴胺能受体激动剂(普拉克索)、阿片类药物或加巴喷丁,也可考虑"假日疗法"及使用高效阿片类药物,如美沙酮 5～40 mg/d。

3.用药指导

(1)首选多巴胺能药物(如复方多巴制剂)或多巴受体激动剂(如普拉克索、罗匹尼罗)。准备乘飞机或开车长途旅行的患者适合使用复方多巴制剂。多巴胺受体激动剂对 70％～90％的患者疗效良好,因此常常是首选药,尤其是对那些发作频率较高的患者。罗替戈汀贴剂具有缓释作用,对白天也有症状的患者或凌晨反跳的患者有一定疗效,尤其是在多巴胺能药物疗效不佳、无效或者不能耐受时可以选用或合用。

(2)对继发性 RLS 患者,首先要治疗原发病。随着病因的消除,患者的症状可能也会随之消失。例如,对尿毒症患者进行肾移植,对缺铁性贫血患者进行铁剂治疗,对叶酸缺乏患者补充叶酸。

4.用药注意事项

(1)受体激动剂可能会有恶心、嗜睡、头痛、头晕、低血压、外在水肿等不良反应。部分患者可能会有病理性赌博、过度购物、性欲亢进等冲动控制障碍(impulse control disorders,ICD)症状。

(2)对部分严重的难治性患者,可以用阿片类药物,如可卡因、氢可酮、美沙酮、羟考酮、曲马朵,这对多巴受体激动剂无效的患者有较好的疗效。部分患者可能会引起便秘、尿潴留、瞌睡、认知改变。少数情况下可以引起呼吸抑制。大剂量半衰期短的阿片类药物可能导致药物依赖。

(3)患者应少喝咖啡及含咖啡的饮料,戒烟,少饮酒,如缺铁,需要给予补充。应该注意睡眠卫生及规律作息,避免睡前洗热水澡。避免服用加重症状的药物,如抗组胺药物、甲氧氯普胺、氯丙嗪、曲马朵、对乙酰氨基酚、抗神经疾病药物。

(杨　林)

第六章

遗传与变性疾病的西医治疗

第一节　神经皮肤综合征的西医治疗

神经皮肤综合征是指源于外胚层组织的器官发育异常而引起的疾病。病变不仅累及神经系统、皮肤和眼,还可累及中胚层、内胚层的器官如心、肺、骨、肾和胃肠等。临床特点为多系统、多器官受损。目前已报道的有四十余种,多为常染色体显性遗传病,常见的有神经纤维瘤病、结节性硬化症和斯特奇-韦伯综合征。

一、神经纤维瘤病

(一)定义
神经纤维瘤病(neurofibromatosis,NF)是由于基因缺陷导致神经嵴细胞发育异常而引起多系统损害的常染色体显性遗传病,临床上以皮肤牛奶咖啡斑和周围神经多发性神经纤维瘤为特征。

(二)临床表现
1.皮肤症状

(1)几乎所有患者出生时就可见到皮肤牛奶咖啡斑,形状及大小不一,边缘不整,不凸出皮肤,好发于躯干不暴露部位;青春期前有 6 个以上超过 5 mm 的皮肤牛奶咖啡斑(青春期后超过15 mm)者具有高度的诊断价值,全身和腋窝雀斑也是特征之一。

(2)大而黑的色素沉着常提示簇状神经纤维瘤,如果位于中线提示有脊髓肿瘤。

(3)皮肤纤维瘤和纤维软瘤在儿童期发病,多呈粉红色,主要分布于躯干和面部,也可见于四肢皮肤;数目不定,可达数千;大小不等,多为柑橘到芝麻绿豆般大小,质软;软瘤固定或有蒂,触之柔软而有弹性;浅表皮神经上的神经纤维瘤似可移动的珠样结节,可引起疼痛、压痛、放射痛或感觉异常;丛状神经纤维瘤是神经干及其分支的弥漫性神经纤维瘤,常伴有皮肤和皮下组织的大量增生而引起该区域或肢体弥漫性肥大,称神经纤维瘤性象皮病。

2.神经症状

约 50% 的患者有神经系统症状,主要由中枢或周围神经肿瘤压迫引起;其次由胶质细胞增生、血管增生、骨骼畸形所致。

(1)颅内肿瘤:一侧或两侧听神经瘤最常见,视神经、三叉神经及后组脑神经均可发生;尚可合并多发性脑膜瘤、神经胶质瘤、脑室管膜瘤、脑膜膨出及脑积水等,少数患者可有智能减退、记忆障碍及癫痫发作。

(2)椎管内肿瘤:脊髓任何平面均可发生单个或多个神经纤维瘤、脊膜瘤等,尚可合并脊柱畸形、脊髓膨出和脊髓空洞症等。

(3)周围神经肿瘤:全身的周围神经均可受累,以马尾好发,肿瘤沿神经干分布,呈串珠状,一般无明显症状,如突然长大或剧烈疼痛可能为恶变。

3.眼部症状

上睑可见纤维软瘤或丛状神经纤维瘤,眼眶可扪及肿块和突眼搏动,裂隙灯可见虹膜有粟粒状橙黄色圆形小结节,为错构瘤,也称 Lisch 结节,可随年龄增大而增多,为 NFⅠ型所特有。眼底可见灰白色肿瘤,视盘前凸;视神经胶质瘤可致突眼和视力丧失。

4.其他症状

常见的先天性骨发育异常为脊柱侧突、前突、后凸、颅骨不对称、缺损及凹陷等。肿瘤直接压迫也可造成骨骼改变,如听神经瘤引起内听道扩大,脊神经瘤引起椎间孔扩大、骨质破坏,长骨、面骨和胸骨过度生长、肢体长骨骨质增生、骨干弯曲和假关节形成也较常见;肾上腺、心、肺、消化道及纵隔等均可发生肿瘤。

NFⅡ型的主要特征是双侧听神经瘤,并常合并脑膜脊膜瘤、星形细胞瘤及脊索后根神经鞘瘤。

(三)诊断

1.美国 NIH 制订的 NFⅠ型诊断标准

诊断标准包括以下几种:①6 个或 6 个以上牛奶咖啡斑,在青春期前最大直径>5 mm,青春期后>15 mm;②腋窝和腹股沟区雀斑;③2 个或 2 个以上神经纤维瘤或丛状神经纤维瘤;④视神经胶质瘤;⑤一级亲属中有 NFⅠ型患者;⑥2 个或 2 个以上 Lisch 结节;⑦骨损害。

2.美国 NIH 制定的 NFⅡ型诊断标准

影像学确诊为双侧听神经瘤,一级亲属患 NFⅡ型伴一侧听神经瘤,或伴发下列肿瘤中的两种:神经纤维瘤、脑脊膜瘤、胶质瘤、施万细胞瘤、青少年后囊下晶状体浑浊。

(四)治疗

目前无特异性治疗,主要为手术治疗。神经纤维瘤为良性肿瘤,生长缓慢,具有自限性,无症状者可随诊观察。肿瘤有包膜,手术切除效果较好。切除肿瘤累及的细小神经或少许硬脊膜内的马尾神经,通常不会造成严重的功能障碍。对重要神经的纤维瘤可行神经鞘瘤剥除术。

对于视神经瘤、听神经瘤等颅内及椎管内肿瘤宜手术切除解除压迫。有癫痫发作可用抗癫痫药治疗。部分患者可用放疗。

二、结节性硬化症

(一)定义

结节性硬化症(tuberous sclerosis,TS)是由于抑癌基因缺陷导致外胚层、中胚层和内胚层细胞生长和分化异常而引起多系统损害的常染色体显性遗传病,临床上以面部皮肤血管纤维瘤、癫痫发作和智能减退为特征。

(二)临床表现

典型表现为面部皮肤血管瘤、癫痫发作和智能减退,多在儿童期发病,男性多于女性。

1.皮肤症状

特征性症状是口鼻三角区皮肤血管瘤,对称蝶性分布,呈淡红色或红褐色,为针尖至蚕豆大小的坚硬蜡样丘疹。90%在4岁前出现,随年龄增长丘疹逐渐增大,青春期后融合成片。皮肤血管瘤可发生在前额,很少累及上唇。85%的患者出生后就有3个以上1mm长树叶形色素脱失斑,沿躯干、四肢分布。约20%的患者10岁以后可见腰骶区的鲨鱼皮斑,呈灰褐色、粗糙,略高于皮肤,为结缔组织增生所致;还可见牛奶咖啡斑、甲床下纤维瘤和神经纤维瘤等。

结节性硬化症最常见的皮肤症状是色素脱失斑,超过90%的患者出现此症状,这些脱失斑常于患者出生时即已存在,可随着患者年龄增长而增大或增多。面部纤维血管瘤是第二常见的皮肤症状,约75%的患者可出现,皮肤活检显示患者纤维血管瘤含有血管及结缔组织。此外,20%~30%的患者腰部出现鲨鱼皮样斑,年长儿或成人较常见。甲周纤维瘤是一种平滑、坚韧的结节,常出现在指甲边,脚趾比手指常见,常出现于成人。此外还有部分患者在颈部或头部出现突出于皮肤表面的质软、肉色带蒂的皮肤软疣。其他皮肤症状还包括前额斑块等。

2.神经系统症状

(1)癫痫:70%~90%的患者有癫痫发作,可自婴儿痉挛症开始,若伴有皮肤色素脱失可诊断为结节性硬化症;以后转化为全面性、简单部分性和复杂部分性发作,频繁发作者多有违拗、固执和呆滞等性格改变。

(2)智能减退:多呈进行性加重,常伴有情绪不稳、行为幼稚、易冲动和思维紊乱等精神症状,智能减退者几乎都有癫痫发作。

(3)少数患者有颅内压增高和神经系统阳性体征,如单瘫、偏瘫或锥体外系症状等。

3.眼部症状

50%的患者有视网膜和视神经胶质瘤。眼底检查在视盘或附近可见多个虫卵样钙化结节,或在视网膜周边有黄白色环状损害,易误诊为视盘水肿或假性视盘炎。

4.骨骼病变

骨质硬化及囊性变,多指(趾)畸形。

5.内脏症状

肾肿瘤和囊肿最常见,其次为心脏横纹肌瘤、肺癌和甲状腺癌等。

(1)肾损害:结节性硬化症肾脏损害也是导致患者死亡的主要原因,超过80%的患者伴有肾损害,如肾血管肌脂肪瘤(AML)、肾囊肿或肾细胞癌等。肾血管肌脂肪瘤活检其病理特征为厚壁血管、不成熟平滑肌细胞、脂肪组织良性肿瘤,常多个出现在患者两侧肾脏内,且肿瘤大小与数目随患者年龄增长而增大。小的肾血管肌脂肪瘤常无临床症状,但直径>4cm的肿瘤就容易出现危及生命的大出血。尽管肾癌在结节性硬化症患者和普通人的发病率相近,但TSC患者肾癌的平均发病年龄比普通人群早25年。

(2)肺损害:肺淋巴管平滑肌瘤病(LAM)主要出现在育龄期女性患者,症状可进行性发展且临床预后不良。

(三)诊断

根据典型的皮肤血管瘤、癫痫发作及智能减退,临床诊断不难。如CT检查发现颅内钙化灶及室管膜下结节,结合常染色体显性遗传家族史,可以确诊。婴儿痉挛和3个以上的色素脱失斑,也可确诊。基因诊断可确定该病的各亚型。若伴有肾脏或其他内脏肿瘤或脑电图检查异常也有助于诊断。

(四)治疗

由于 TSC 发病机制的阐明,近年来 TSC 的治疗取得了重要进展。

1.药物治疗

西罗莫司(又称雷帕霉素)可用于结节性硬化症的肾脏血管肌脂瘤脑室管膜下巨细胞星形细胞瘤的治疗,可使瘤体组织变小,控制肿瘤生长。可口服西罗莫司每次 1 mg,每天 1 次。

2.对症治疗

(1)癫痫发作可用拉莫三嗪、托吡酯。

(2)婴儿痉挛首先 ACTH 或泼尼松龙口服治疗。

3.手术治疗

(1)脑室管膜下巨细胞星形细胞瘤有明显的占位效应或引起梗阻性脑积水,应积极手术切除,减轻压迫症状和脑积水。

(2)药物控制不佳的难治性癫痫,可手术切除含痫性灶的局部脑皮质,或行胼胝体切断术。

(3)面部皮肤血管纤维瘤可整容治疗。

三、斯特奇-韦伯综合征

(一)定义

斯特奇-韦伯综合征是由于基因缺陷导致外胚层和中胚层发育障碍而引起皮肤、眼、神经系统损害的常染色体显性或隐性遗传病,临床上以一侧头面部三叉神经分布区内有不规则血管斑痣、对侧偏瘫、偏身萎缩、青光眼、癫痫发作和智能减退为特征。

(二)临床表现

1.皮肤改变

出生即有的红葡萄酒色扁平血管痣沿三叉神经第一支范围分布,也可波及第二、三支,严重者可蔓延至对侧面部、颈部和躯干,少数可见于口腔黏膜。血管痣边缘清楚,略高出皮肤,压之不褪色。只有当血管痣累及前额和上睑时才会伴发青光眼和神经系统并发症,若只累及三叉神经第二支或第三支,则神经症状少。

2.神经系统症状

在 1 岁左右出现癫痫发作,发作后可有 Todd 瘫痪,且抗癫痫药难于控制,随年龄增长常有智能减退,注意力、记忆力下降,言语障碍和行为改变。脑面血管瘤对侧可有偏瘫和偏身萎缩。

3.眼部症状

30%的患者有青光眼和突眼,突眼是由于产前眼内压过高所致;枕叶受损出现同侧偏盲,还可有虹膜缺损、晶状体浑浊、视力减退、视神经萎缩等先天异常。

(三)诊断

有典型的面部红葡萄酒色扁平血管瘤,加上一个以上的其他症状,如癫痫、青光眼、突眼、对侧偏瘫、偏身萎缩,即可诊断。头颅 X 线片特征性的与脑回一致的双轨状钙化及 CT 和 MRI 显示的脑萎缩和脑膜血管瘤,均有助于诊断。

(四)治疗

1.药物治疗

(1)癫痫发作:可选用卡马西平或丙戊酸钠。

(2)头痛:可选用加巴喷丁。

（3）认知功能障碍：可选用吡拉西坦（脑复康）。

（4）抑郁状态：可选用 5-HT 再摄取抑制剂。

2.手术治疗

（1）对难治性癫痫可手术切除局部的痫性病灶。

（2）对青光眼和突眼可手术治疗。

（刘　苗）

第二节　遗传性共济失调的西医治疗

遗传性共济失调指一组以慢性进行性脑性共济失调为特征的遗传变性病。临床症状复杂，交错重叠，具有高度的遗传异质性，分类困难。

三大特征：①世代相接的遗传背景。②共济失调的临床表现。③小脑损害为主的病理改变。

遗传性共济失调主要累及小脑及其传导纤维，并常累及脊髓后柱、锥体束、脑桥核、基底节、脑神经核、脊神经节及自主神经系统。

根据主要受累部位分为脊髓型、脊髓小脑型和小脑型。

Harding 提出根据发病年龄、临床特征、遗传方式和生化改变的分类方法已被广泛接受（表 6-1）。近年来，常染色体显性小脑共济失调（autosomal dominant cerebellar ataxia，ADCA）部分亚型的基因已被克隆和测序，弄清了致病基因三核苷酸（CAG）的拷贝数逐代增加的突变是致病原因。因为 ADCA 的病理改变以小脑、脊髓和脑干变性为主，故又称为脊髓小脑性共济失调（spinocerebellar ataxia，SCA），根据其临床特点和基因定位可分为 SCA1-21 种亚型。

表 6-1　遗传性脊髓小脑性共济失调的分类、遗传方式及特点

病名	遗传方式	染色体定位	三核苷酸重复	起病年龄/岁
早发性共济失调（20 岁前发病）				
常染色体隐性遗传				
Friedrech 共济失调	AR	9q	GAA(N<42,P>1 700)	13（婴儿～50）
腱反射存在的 Friedrech 共济失调				
Marinese-Sjögnen 综合征				
晚发性共济失调				
常染色体显性小脑性共济失调（ADCA）				
伴有眼肌麻痹或锥体外系特征，但无视网膜色素变性（ADCAⅠ）				
SCA1	AD	6q	CAG(N<39,P≥40)	30（6～60）
SCA2	AD	12q	CAG(N=14～32,P≥35)	30（婴儿～67）
SCA3（MJD）	AD	14q	CAG(N<42,P≥61)	30（6～70）
SCA4	AD	16q		
SCA8	AD	13q	CTG(N=16～37,P>80)	39（18～65）

续表

病名	遗传方式	染色体定位	三核苷酸重复	起病年龄/岁
伴有眼肌麻痹或锥体外系特征和视网膜色素变性（ADCAⅡ）				
SCA7	AD	3q	CAG(N<36,P≥37)	30(婴儿～60)
纯 ADCA(ADCAⅢ)				
SCA5	AD	11cent		30(10～68)
SCA6	AD	19q	CAG(N<20,P=20～29)	48(24～75)
SCA10	AD	22q		35(15～45)
齿状核红核苍白球丘脑底核萎缩	AD	12q	CAG(N<36,P≥49)	30(儿童～70)
已知生化异常的共济失调				
维生素 E 缺乏共济失调				
低β蛋白血症				
线粒体脑肌病	母系遗传		线粒体 DNA 突变	
氨基酸尿症				
肝豆状核变性	AR	13q14	点突变	18(5～50)
植烷酸累积症(Refsum)				
共济失调毛细血管扩张症	AR	11q		

一、Friedreich 型共济失调

(一)概述

1.概念

Friedreich 型共济失调是小脑性共济失调的最常见特发性变性疾病，由 Friedreich 首先报道。

2.发病特点

此型为常染色体隐性遗传，男女均受累，人群患病率为 2/10 万，近亲结婚发病率高，可达5.6%～28%。

3.临床特征

儿童期发病，肢体进行性共济失调，腱反射消失，Babinski 征阳性，伴有发音困难、锥体束征、深感觉异常、脊柱侧突、弓形足和心脏损害等。

(二)病因及发病机制

Friedreich 共济失调(FRDA)是由位于 9 号染色体长臂(9q13-12.1)frataxin 基因非编码区 GAA 三核苷酸重复序列异常扩增所致。95%以上的患者有该基因第 18 号内含子 GAA 点异常扩增，正常人 GAA 重复 42 次以下，患者异常扩增(66～1 700 次)形成异常螺旋结构可抑制基因转录。Friedreich 共济失调的基因产物 frataxin 蛋白主要位于脊髓、骨骼肌、心脏及肝脏等细胞线粒体的内膜，其缺陷可导致线粒体功能障碍而发病。

(三)病理

肉眼脊髓变细，以胸段为著。镜下脊髓后索、脊髓小脑束和皮质脊髓束变性，后根神经节和 Clark 柱神经细胞丢失；周围神经脱髓鞘，胶质增生；脑干、小脑和大脑受累较轻；心脏因心肌肥

厚而扩大。

(四)临床表现

1.发病年龄

通常4～15岁起病,偶见婴儿和50岁以后起病者。

2.主要症状

(1)进展性步态共济失调,步态不稳、步态蹒跚、左右摇晃、易于跌倒。

(2)2年内出现双上肢共济失调,表现动作笨拙、取物不准和意向性震颤。

(3)早期阶段膝腱反射和踝反射消失,出现小脑性构音障碍或暴发性语言,双上肢反射及部分患者双膝腱反射可保存。

(4)双下肢关节位置觉和振动觉受损,轻触觉、痛温觉通常不受累。

(5)双下肢无力发生较晚,可为上或下运动神经元损害,或两者兼有。

(6)患者在出现症状前5年内通常出现伸性跖反射,足内侧肌无力和萎缩导致弓形足伴爪型趾。

3.体格检查

可见水平眼震,垂直性和旋转性眼震较少,双下肢肌无力,肌张力低,跟膝胫试验和闭目难立征阳性,下肢音叉振动觉和关节位置觉减退是早期体征;后期可有Babinski征、肌萎缩,偶有括约肌功能障碍。约25%患者有视神经萎缩,50%有弓形足,75%有上胸段脊柱畸形,85%有心律失常、心脏杂音,10%～20%伴有糖尿病。

4.辅助检查

(1)骨骼X片:骨骼畸形。

(2)CT或MRI:脊髓变细,小脑和脑干受累较少。

(3)心电图:常有T波倒置、心律失常和传导阻滞。

(4)超声心动图:心室肥大、梗阻。

(5)视觉诱发电位:波幅下降。

(6)DNA分析:FRDA基因18号内含子GAA大于66次重复。

(五)诊断

(1)儿童或少年期起病,逐渐从下肢向上肢发展的进行性共济失调,深感觉障碍如下肢振动觉、位置觉消失,腱反射消失等。

(2)构音障碍,脊柱侧凸,弓形足,MRI显示脊髓萎缩,心脏损害及FRDA基因GAA异常扩增。

(六)鉴别诊断

不典型患者需与以下几种疾病鉴别。

(1)腓骨肌萎缩症:遗传性周围神经病,可出现弓形足。

(2)多发性硬化:缓解-复发病史和CNS多数病变的体征。

(3)维生素E缺乏:可引起共济失调,应查血清维生素E水平。

(4)共济失调-毛细血管扩张症:儿童期起病小脑性共济失调,特征性结合膜毛细血管扩张。

(七)治疗

无特效治疗,轻症给予支持疗法和功能锻炼,矫形手术如肌腱切断术可纠正足部畸形。较常见的死因为心肌病变。在出现症状5年内不能独立行走,10～20年卧床不起,平均患病期为

25 年,平均死亡年龄为 35 岁。

二、脊髓小脑性共济失调(spinocerebellar ataxia,SCA)

(一)概述

1.概念

脊髓小脑性共济失调是遗传性共济失调的主要类型,包括 SCA1-29。

2.特点

成年期发病,常染色体显性遗传和共济失调.并以连续数代中发病年龄提前和病情加重(遗传早现)为表现。

3.分类

Harding 根据有无眼肌麻痹、锥体外系症状及视网膜色素变性归纳为 3 组 10 个亚型,即 ADCA Ⅰ型、ADCA Ⅱ型和 ADCA Ⅲ型。这为临床患者及家系的基因诊断提供了线索,SCA 的发病与种族有关,SCA1-2 在意大利、英国多见,中国、德国和葡萄牙以 SCA3 最为常见。

(二)病因及发病机制

常染色体显性遗传的脊髓小脑性共济失调具有遗传异质性,最具特征性的基因缺陷是扩增的 CAG 三核苷酸重复编码多聚谷氨酰胺通道,该通道在功能不明蛋白和神经末梢上发现的 P/Q 型钙通道 á1A 亚单位上;其他类型突变包括 CTG 三核苷酸(SCA8)和 ATTCT 五核苷酸(SCA10)重复序列扩增,这种扩增片断的大小与疾病严重性有关。

SCA 是由相应的基因外显子 CAG 拷贝数异常扩增产生多聚谷氨酰胺所致(SCA8 除外)。每一 SCA 亚型的基因位于不同的染色体,其基因大小及突变部位均不相同。

SCA 有共同的突变机制造成 SCA 各亚型的临床表现雷同。然而,SCA 各亚型的临床表现仍有差异,如有的伴有眼肌麻痹,有的伴有视网膜色素变性,提示除多聚谷氨酰胺毒性作用之外,还有其他因素参与发病。

(三)病理

SCA 共同的病理改变是小脑、脑干和脊髓变性和萎缩,但各亚型各有特点,如 SCA1 主要是小脑、脑干的神经元丢失,脊髓小脑束和后索受损,很少累及黑质、基底节及脊髓前角细胞;SCA2 以下橄榄核、脑桥、小脑损害为重;SCA3 主要损害脑桥和脊髓小脑束;SCA7 的特征是视网膜神经细胞变性。

(四)临床表现

SCA 是高度遗传异质性疾病,各亚型的症状相似,交替重叠。SCA 典型表现是遗传早现现象,表现为同一家系发病年龄逐代提前,症状逐代加重。

1.共同临床表现

(1)发病年龄:30~40 岁,也有儿童期及 70 岁起病者。

(2)病程:隐袭起病,缓慢进展。

(3)主要症状:首发症状多为下肢共济失调,走路摇晃、突然跌倒;继而双手笨拙及意向性震颤,可见眼震、眼球慢扫视运动阳性、发音困难、痴呆和远端肌萎缩。

(4)体格检查:肌张力障碍、腱反射亢进、病理反射阳性、痉挛步态和震颤感觉、本体感觉丧失。

(5)后期表现:起病后 10~20 年患者不能行走。

2.各亚型表现

除上述共同症状和体征外,各亚型各自的特点构成不同的疾病。

(1)SCA1 的眼肌麻痹,尤其上视不能较突出。

(2)SCA2 的上肢腱反射减弱或消失,眼球慢扫视运动较明显。

(3)SCA3 的肌萎缩、面肌及舌肌纤颤、眼睑退缩形成凸眼。

(4)SCA5 病情进展非常缓慢,症状也较轻。

(5)SCA6 的早期大腿肌肉痉挛、下视震颤、复视和位置性眩晕。

(6)SCA7 的视力减退或丧失,视网膜色素变性,心脏损害较突出。

(7)SCA8 常有发音困难。

(8)SCA10 的纯小脑征和癫痫发作。

(五)辅助检查

(1)CT 或 MRI:小脑和脑干萎缩,尤其是小脑萎缩明显,有时脑干萎缩。

(2)脑干诱发电位可异常,肌电图:周围神经损害。

(3)脑脊液:正常。

(4)确诊及区分亚型可用外周血白细胞进行 PCR 分析,检测相应基因 CAG 扩增情况,证明 SCA 的基因缺陷。

(六)诊断

根据典型的共性症状,结合 MRI 检查发现小脑、脑干萎缩,排除其他累及小脑和脑干的变性病即可确诊。虽然各亚型具有特征性症状,但临床上仅根据症状体征确诊为某一亚型仍不准确(SCA7 除外),均应进行基因诊断,用 PCR 方法可准确判断其亚型及 CAG 扩增次数。

(七)鉴别诊断

与多发性硬化、CJD 及感染引起的共济失调鉴别。

(八)治疗

尚无特效治疗,对症治疗可缓解症状。

(1)药物治疗:左旋多巴可缓解强直等锥体外系症状;氯苯胺丁酸可减轻痉挛;金刚烷胺改善共济失调;毒扁豆碱或胞磷胆碱促进乙酰胆碱合成,减轻走路摇晃、眼球震颤等;共济失调伴肌阵挛首选氯硝西泮;试用神经营养药如 ATP、辅酶 A、肌苷和 B 族维生素等。

(2)手术治疗:可行视丘毁损术。

(3)物理治疗、康复训练及功能锻炼可能有益。

(刘 苗)

第三节 腓骨肌萎缩症的西医治疗

腓骨肌萎缩症(又称 Charcot-Marie-Tooth 病、遗传性运动感觉性周围神经病)是一组由各种不同的基因重复突变或点突变所致的具有明显遗传异质性的遗传病,临床上以儿童或青少年起病、跨阈步态、足部伸肌和外展肌(腓骨肌、胫骨前肌、跛长伸肌、跛短伸肌及趾短伸肌)进行性萎缩无力、腱反射减弱和弓形足为特征。

一、临床表现

(一)CMT1 型(脱髓鞘型)

(1)儿童晚期或青春期发病,周围神经对称性、进行性变性导致远端肌萎缩。开始是足和下肢,数月至数年可波及到手肌和前臂肌。腓骨长肌、腓骨短肌、胫骨前肌、踇长伸肌、踇短伸肌及趾短伸肌等伸肌早期受累,屈肌基本正常,患者不能伸足、扬趾及伸足外翻,故产生马蹄内翻足畸形。患者行走时足下垂,为了克服垂足,强迫髋关节、膝关节过度屈曲,当足落地时先足尖下垂,接着用整个足跖着地,呈跨阈步态,故产生爪形趾、锤状趾。患者常伴有弓形足和脊柱侧弯,仅少数患者先出现手肌和前臂肌肌萎缩,而后出现下肢远端肌萎缩。

(2)体检可见小腿肌肉和大腿的下 1/3 肌肉无力和萎缩,形似鹤腿,若大腿下部肌肉受累也称"倒立的香槟酒瓶"状,屈曲能力减弱或丧失,受累肢体腱反射消失。手肌萎缩,并波及前臂肌肉,变成爪形手。萎缩很少波及肘以上部分或大腿的中上 1/3 部分。深浅感觉减退可从远端开始,呈手套、袜套样分布;伴有自主神经功能障碍和营养代谢障碍,足及小腿因血液循环障碍皮肤发凉,但严重的感觉缺失伴穿透性溃疡罕见。部分患者伴有视神经萎缩、视网膜变性、眼震、眼肌麻痹、突眼、瞳孔不对称、神经性耳聋、共济失调和肢体震颤等。

(3)病程进展缓慢,在很长时期内都很稳定,脑神经通常不受累。部分患者虽然存在基因突变,但无肌无力和肌萎缩,仅有弓形足或神经传导速度减慢,有的甚至完全无临床症状。

(4)肌电图和神经传导速度检测:检查神经传导速度(NCV)对分型至关重要。CMT1 型正中神经运动 NCV 从正常的 50 m/s 减慢至 38 m/s 以下,通常为 15 m/s 至 20 m/s,在临床症状出现以前可检测到运动 NCV 减慢。CMT2 型 NCV 接近正常。肌电图示两型均有运动单位电位波幅下降,有纤颤或束颤电位,远端潜伏期延长,呈神经源性损害。多数患者的感觉电位消失。

(5)诱发电位检测:X 连锁显性遗传患者脑干听觉诱发电位和视觉诱发电位异常,躯体感觉诱发电位的中枢和周围传导速度减慢,说明患者中枢和周围神经传导通路受损。

(6)肌肉及神经活检:肌活检显示为神经源性肌萎缩。神经活检 CMT1 型的周围神经改变主要是脱髓鞘和施万细胞增生形成"洋葱头";CMT2 型主要是轴突变性。神经活检还可排除其他遗传性神经病,如 Refsum 病(可见代谢产物沉积在周围神经)、自身免疫性神经病(可见淋巴细胞浸润和血管炎)。

(7)基因分析:临床上不易对 CMT1 型和 CMT2 型进一步分出各亚型,需用基因分析的方法来确定各亚型。如 CMT1A 可用脉冲电场凝胶电泳法检测 PMP22 基因的重复突变,用 DNA 测序法检测其点突变;CMT1B 可用单链构象多态性(SSCP)法或 DNA 测序法检测 PMP0 基因的点突变;CMTX 可用 DNA 测序法检测 Cx32 基因的点突变。

(二)CMT2 型(轴索型)

发病晚,成年开始出现肌萎缩,部位和症状与 1 型相似,但程度较轻,神经传导速度接近正常。

二、诊断

临床诊断依据包括以下几方面:①儿童期或青春期出现缓慢进展的对称性双下肢无力;②"鹤腿",垂足、弓形足,可有脊柱侧弯;③腱反射减弱或消失,常伴有感觉障碍;④常有家族史;⑤周围神经运动传导速度减慢,神经活检显示"洋葱头"样改变(1 型)或轴索变性(2 型)及神经源性肌萎缩;⑥基因检测 CMT1A 基因重复及相应基因的点突变等。

三、鉴别诊断

CMT1 型与 CMT2 型的鉴别主要表现为以下几方面。

(1)发病年龄：1 型 12 岁左右，2 型 25 岁左右。

(2)神经传导速度：1 型明显减慢，2 型正常或接近正常。

(3)基因诊断：1 型中的 CMT1A 为 17 号染色体短臂(17p11.2)1.5Mb 长片段(其中包含 *PMP22* 基因)的重复或 *PMP22* 基因的点突变；2 型中的 CMT2E 为 *NF-L* 基因的点突变。

四、治疗

目前尚无特殊治疗，主要是对症治疗和支持疗法。

(一)药物治疗

1.肌苷

对萎缩的肌肉有营养作用，可口服肌苷 200 mg，3 次/天。

2.维生素 E

可口服维生素 E 100 mg，3 次/天。

3.维生素 B_1

有神经营养作用，可口服维生素 B_1 100 mg，3 次/天。

4.维生素 B_{12}

有促进神经功能恢复的作用，可肌内注射 250～500 μg，每天 1 次。

5.胞磷胆碱

增加乙酰胆碱作用，可提高血浆和脑的胆碱浓度，促进体内卵磷脂的合成，增强乙酰胆碱神经元的作用。可口服每次 200 mg，3 次/天；也可肌内注射 500 mg，每天 1 次；或静脉滴注。

(二)对症治疗

(1)穿矫形鞋引起的足部外侧皮肤破损，要及时进行处理，防止感染。

(2)患者跨阈步态行走以足跖着地，为了维持身体平衡，两脚蹦跳式前行。应给以护膝，防止跌倒外伤及骨折。

(三)支持治疗

优质蛋白质食物、高纤维素食物，多饮水。营养应均衡，能量、蛋白质、钙、维生素 D、矿物质及水果等应合理搭配，食用高蛋白食物如牛奶、鸡蛋、瘦肉、鱼类等；多吃蔬菜、水果、适量脂肪和糖类。可用中药黄芪煎水服用，补中益气。

(四)物理治疗

1.运动训练

对患者的姿势、步态采用主动运动训练。主动运动指通过肌肉主动收缩产生的运动，如活动四肢关节、行走等早期可进行步行速度训练，每次 30 分钟，每天以 2～3 次为宜，每次运动以不感到过度疲劳为度。

对关节挛缩可采用被动运动。被动运动是在疾病早期开始对肌肉进行按摩和关节牵伸，这是防止关节挛缩的一项重要措施，并应教会患儿的家长掌握该项技术，并长期坚持进行。对踝关节的被动牵引尤为重要，每次被动牵伸的活动量、次数应逐渐增加。

踝关节(跟腱)挛缩的治疗，其目的是增加踝关节背屈的活动范围。腓骨肌萎缩症患者均有不同程度的踝关节(跟腱)挛缩,这是由于踝跖屈肌肌群肌肉变性、肌纤维减少、脂肪组织和胶原纤维逐步替代肌肉组织而形成挛缩。疾病早期可采用踝关节背屈被动运动法牵伸跟腱。患者仰卧位,下肢伸展,治疗师立于欲牵伸下肢外侧,上方手握住内外踝固定小腿、下方手握住患者足跟,前臂掌侧抵住足底,使距腓关节在中立位,下方手一方面用拇指和其他手指向远端牵拉足跟,背屈踝关节中的距踝关节;另一方面用前臂向近端运动,并轻轻加力于近侧的跖骨,以牵拉腓肠肌,使踝背伸至最大范围。每次持续15~30秒,休息5秒,反复进行30~50次。若在治疗前先进行热疗(热敷或热水浸泡),可增加软组织的伸展性。由于治疗后被牵伸的软组织反弹,可于牵伸之后以器械持续牵伸,巩固疗效。对于晚期的患者,可于热疗后采用踝关节牵拉器或站立床治疗挛缩的踝关节。

马蹄内翻足的治疗,其目的是增加足外翻的活动范围。由于足部内翻和外翻肌肉萎缩程度的不平衡,外翻的肌肉无力更严重,继而形成了马蹄内翻足。对于早期的腓骨肌萎缩症患者,可采用踝关节外翻被动运动法牵伸足内肌群。患者仰卧位、下肢伸直,治疗师站立或坐位于牵伸下肢的外侧,上方手握住内外踝下方的距骨处,固定胫骨远端,下方手握住足背,跖屈、足外翻牵伸胫骨前肌,使足外翻的踝关节达最大活动范围。如果牵伸胫骨后肌,上方手固定胫骨远端,下方手握住足底背部,背屈、足外翻牵伸胫骨后肌,在肌腱拉力的反方向上调整运动和力量,使足外翻达到最大活动范围。也可用踝关节外翻训练器施行治疗。

2.水疗和关节牵伸

有关节挛缩者可进行水疗和关节牵伸。在40℃左右的水温中浸泡30分钟,然后进行关节牵伸。有条件者可进行游泳训练或在温水中进行康复训练。水中康复训练对腓骨肌萎缩症的治疗十分重要,主要是因为水(与陆地上康复训练最大的区别)有浮力,当头部以下全部进入水中后,人体的大部分重量被浮力抵消。因此,在陆地上很难站立和行走的患者,在水中可以独立站立和缓慢行走。只要每天保持一定时间的站立和行走,可以延缓病情的进展。陆地上训练最担心的是摔倒骨折,在水中锻炼就不存在摔伤的问题。但需要有人陪同,并穿救生衣。水中阻力能帮助肌肉锻炼,又能避免过激的快速拉伸动作;水中的静水压作用于胸部、肢体、关节,可缓解疼痛,促进血液循环和静脉回流,减轻水肿,也有利于呼吸肌的训练。但水疗和游泳训练最大的困难是上下水疗池或游泳池很困难,往往需要人帮助,并要人陪同。有条件的康复医院用起重机将患者吊入和吊出水疗池。

3.矫正器具治疗

对有马蹄内翻的患者可用矫正鞋,每天坚持步行(有时需要保护或辅助)30分钟。纠正垂足可穿高跟鞋、长筒靴。步行支具可有不同的型号,其主要功能是调动残留肌肉的肌力,弥补肌动力学上的不平衡,从而获得有节奏的步行能力。本病常合并有脊柱畸形,随着步行能力的丧失,脊柱畸形也越严重,因此,需要在早期采取措施,通常使用躯干支持器具使患者保持坐位,并维持腰椎处在伸展力。支具的选择、装卸和训练支具选择必须有利于患者的活动和矫正畸形为目的,否则将加重肌力的不平衡和畸形的发展。支具的装卸一般经训练后可自行完成,但躯干附属装置需他人帮助才能装卸。支具训练是一个重要手段,应坚持间歇、渐进、结合病情的原则。间歇多次以避免疲劳,逐渐增加运动量和运动时间,使肌肉负荷恰当。并根据每个患者自身特点定出计划,一般以每天3小时为宜。

4.保暖治疗

患者常有双下肢血液循环差,下肢远端、足部发凉,注意保暖很重要。

5.超短波疗法

在高频电场的作用下,可使病变部位的分子和离子振动而产生热效应,以增强患病局部表层和深层组织血管通透性,改善微循环,增进组织机体的新陈代谢。通常是将电极放在腓骨肌萎缩症患者的双足底,有微热感,每次治疗 10～15 分钟,每天 1 次,15～30 次为 1 个疗程。

6.红外线疗法

红外线以其特定的电磁波,穿透皮肤,直接使皮下组织、肌肉、肌腱、韧带等产生热效应,加速照射局部血液循环,使肌肉松弛、可产生按摩的效果。临床主要是利用红外线灯具或频谱理疗等仪器发出的红外线高温来灸烤肢体局部肌肉挛缩处,可起到松挛解痉的作用。具体操作,可选择肢体局部或各肢体轮流进行,每次 20～30 分钟,每天 1 次,15～30 次为 1 个疗程。灸烤时注意稳定支架,根据患者的感受调整灯具或仪器与皮肤的距离,防止温度过高,灸伤皮肤。

7.电刺激疗法

电刺激支配挛缩肌肉的运动神经。电极间的电场可在神经上产生电流,传送到肌肉细胞膜并引起肌肉收缩。我们可以通过改变电压和频率的变化来对刺激强度进行控制。临床以经皮电针,选用短脉冲电流来刺激腓骨肌、胫前肌、趾伸长肌、趾伸短肌、足底肌等维持人体运动功能的肌肉。每块肌肉治疗 5～10 分钟,30 次为 1 个疗程,可以延缓肌肉萎缩。

另外,还可用电针仪干扰电疗法,以电针刺入上述肌肉,使肌肉产生收缩性活动,以延缓肌肉萎缩。用法为每天 1 次,1 次 30 分钟。30 次为 1 个疗程。

8.超声波疗法

超声波是机械振动波,作用于机体可使组织吸收声能而产生热量,被称为"超声透热疗法",可对易发生挛缩的腓肠肌进行治疗。临床上常用超声剂量为 0.6～1.5 W/cm^2,每次 6～10 分钟,每天 1 次,10～30 次为 1 个疗程。超声波产生的热将有 79%～82% 由血液循环带走,18%～21% 由邻近组织的热传导散布,因此,当超声波作用于缺少血液循环的组织时应注意过热,宜采用移动法,以免引起过热而造成组织损害。

9.石蜡疗法

石蜡熔点在 50～56 ℃,具有黏稠性高、可塑性强、延展性大等特点,其透热作用可深达皮下组织 0.2～1.0 cm,且热容量大,导热性小,散热慢,保温时间长,可达 2～8 小时。石蜡疗法后,局部小血管扩张,可以改善血液循环、代谢和缓解肌肉痉挛的作用。使用制成蜡板或蜡饼,裹住需要治疗的部位,外用毛毯保温30～60分钟,然后把石蜡剥下,每天或隔天 1 次,10～20 次为 1 个疗程,可延缓肌肉萎缩。

(五)心理治疗

由于腓骨肌萎缩症迄今无满意的治疗方法,患儿常陷入自暴自弃的心理环境中,情绪不稳定,因此,医护人员应进行心理疏导,使患者从悲观情绪中解脱出来,坚持康复治疗,提高对生活的信心;同时对焦虑、抑郁症状进行相应的治疗。

(六)手术治疗

踝关节挛缩严重者可手术松解或肌腱移植。对足部畸形和严重的脊柱侧弯者可行手术治疗。

（刘　苗）

第四节　多系统萎缩的西医治疗

多系统萎缩(multiple systematrophy,MSA)是一种少见的散发性、进行性的神经系统变性疾病。起病隐匿,症状多样,表现复杂。主要临床表现为锥体外系、小脑、自主神经和锥体系的损害,并可形成多种组合的临床表现。在生前有时难以与帕金森病或单纯性自主神经功能衰竭(pure autonomic failure,PAF)相鉴别。MSA 的概念于 1969 年首先提出,主要涵盖橄榄脑桥小脑萎缩(olivopontocerebellar atrophy,OPCA),Shy-Drager 综合征(Shy-Drager syndrome,SDS)和纹状体黑质变性(striatonigral degeneration,SND)3 种主要临床病理综合征。1989 年发现少突胶质细胞包涵体(glial cytoplasmic inclusions,GCIs)是 MSA 的共同标志,1998 年发现 GCIs主要是由 α-突触核蛋白(α-synuclein)构成的,因此认定本病为一种有共同临床病理基础的单一疾病。

一、病因和病理

病因仍不明确。病理上发现中枢神经系统多部位进行性的神经元和少突胶质细胞的丢失。脊髓内中间外侧柱的节前细胞丧失,可引起直立性低血压、尿失禁和尿潴留。小脑皮层、脑桥核、下橄榄核的细胞丧失,可引起共济失调。壳核和苍白球的细胞丧失可致帕金森综合征表现。除细胞丧失外,还有严重的髓鞘变性和脱失。过去认为灰质神经元破坏是导致 MSA 的原因,自从发现了 GCIs 以来,目前认为 MSA 更主要的是累及白质,GCIs 是原发病损还是继发的细胞损害标志仍不清楚。少突胶质细胞中存在大量的 GCIs 是 MSA 的标志之一,可用 Gallyas 银染识别,并且是泛素和 α-突触核蛋白染色阳性,可呈戒指状、火焰状和球形。电镜下,GCIs 由直径 20～30 nm 的纤维丝松散聚集,包绕细胞器。另外,部分神经元中也有泛素和 α-突触核蛋白染色阳性的包涵体。

二、临床表现

MSA 多于中年起病,男性多发,常以自主神经功能障碍首发。据报道,美国、英国和法国的发病率各为(1.9～4.9)/10.0 万、(0.9～8.4)/10.0 万、(0.8～2.7)/10.0 万,国内尚无人群的调查报告。MSA 进展较快,发病后平均存活 6～9 年。根据其临床表现,可归纳如下。

(一)自主神经功能障碍

MSA 患者半数以上以自主神经症状起病,最终 97% 患者有此类症状。SDS 为主要表现者,直立性低血压是其主要临床表现,即站立 3 分钟内收缩压至少下降 2.7 kPa(20 mmHg)或舒张压至少下降 1.3 kPa(10 mmHg),而心率不增加。患者主诉头晕、眼花、注意力不集中、疲乏、口齿不清、晕厥,严重者只能长期卧床。进食 10～15 分钟后出现低血压也是表现之一,这是静脉容量改变和压力感受反射障碍所致。60% 的 MSA 患者可同时有直立性低血压和平卧位高血压>25.3/14.7 kPa(190/110 mmHg)。其他自主神经症状还有尿失禁和尿潴留,出汗减少、勃起功能障碍和射精困难,可有大便失禁。此类患者早期还常有声音嘶哑,睡眠鼾声、喘鸣。晚期患者常可出现周期性呼吸暂停。

(二)帕金森综合征

MSA 中 46% 以帕金森综合征起病,最终 91% 患者均有此类症状。运动迟缓和强直多见,震颤少见,但帕金森病特征性的搓丸样静止性震颤极少见。部分年轻患者早期对左旋多巴有效,多数患者对其无效。

(三)小脑功能障碍

5% 患者以此为首发症状,但最终约有半数患者出现共济失调。主要表现为步态不稳、宽基步态、肢体的共济失调,以及共济失调性言语。

(四)其他表现

还有半数患者有锥体束受损表现,如腱反射亢进,巴宾斯基征阳性。神经源性和阻塞性的睡眠呼吸暂停也可发生。

MSA 患者的临床表现多样,但仍有规律可循,可以按不同综合征进行区分。在临床上,以帕金森症状为主者称为 MSA-P,以共济失调为主者称为 MSA-C,以直立性低血压为主者可称为 Shy-Drager 综合征。不管何种类型,随疾病发展,各个系统均可累及,最终卧床不起,直至死亡。

三、辅助检查

MSA 患者脑脊液检查正常。肌电图检查,特别是肛周和尿道括约肌的检查可见部分失神经支配。头颅 MRI 可见脑干、小脑有不同程度的萎缩,T_2 加权序列可见脑桥出现"+"字征,以帕金森症样表现的 MSA 患者中,部分可见壳核外侧缘屏状核出现条状高信号。

四、诊断

根据缓慢起病,晕厥和直立性低血压、行动缓慢、步态不稳等表现,头颅 MRI 显示脑干小脑萎缩和脑桥"+"字征者,可考虑本病。

五、鉴别诊断

应与脊髓小脑性共济失调、帕金森病、进行性核上性麻痹及 PAF 等相鉴别。临床上,本病强直多、震颤少,对多巴反应差等,可与帕金森病相鉴别。MSA 患者眼球运动上下视不受限,早期不摔倒,有明显的自主神经功能障碍等与进行性核上性麻痹相区别。MSA 患者无明确家族史,中年后起病,常伴头昏、喘鸣等,可与脊髓小脑性共济失调相鉴别。MSA 和 PAF 的鉴别主要依靠临床表现,即随病程延长是否出现中枢神经系统表现。PAF 较为少见,不累及中枢神经系统,仅累及周围的交感和副交感神经,病情进展缓慢,预后较好。

六、治疗

MSA 的病因不明确,其治疗只能是对症处理。对帕金森综合征可给予左旋多巴、多巴胺受体激动剂和抗胆碱能药,但效果不如帕金森病好。对于自主神经功能障碍以缓解症状和提高生活质量为目的。

(一)一般治疗

体位改变要慢,切忌突然坐起或站立。避免诱发血压降低,慎用影响血压药物。多采用交叉双腿、蹲位、压迫腹部、前倾等体位可能会预防直立性低血压的发作。穿束腹紧身裤和弹力袜能增加回心血量。在床上头部和躯干较腿部抬高 $15°\sim20°$,这种体位可促进肾素释放和刺激压力感受器。增加水和盐分摄入。在进食后低血压者,可少食多餐,饭前喝水或咖啡。

(二)药物治疗

有多种药物可治疗直立性低血压,但没有一种是理想的。

(1)口服类固醇皮质激素氟氢可的松,0.1～0.4 mg/d,可增加水、钠潴留,升高血容量和血压,但应避免过度,防止心力衰竭。对平卧位高血压,要慎用。

(2)米多君(midodrine)是选择性 α 受体激动剂,2.5 毫克/次,2 次/天开始,逐步增加至10 mg,2～3 次/天。

(3)促红细胞生成素 25～50 U/kg 体重,皮下注射,3 次/周,防治贫血,增加血细胞比容,使收缩压升高。

(4)其他如去氨加压素、麻黄碱、吲哚美辛等效果有限。

(5)对平卧位高血压,应选用短效钙通道阻滞剂、硝酸酯类或可乐定等。应避免平躺时喝水、穿弹力袜,头高位多可避免平卧位高血压。

(6)对排尿功能障碍和性功能障碍,可作相应处理。有睡眠呼吸暂停者,可用夜间正压通气。对吸气性喘鸣可能需行气管切开。

（刘　苗）

第五节　阿尔茨海默病的西医治疗

阿尔茨海默病(Alzheimer's disease,AD)是一种以认知功能障碍、日常生活能力下降及精神行为异常为特征的神经系统退行性疾病,是老年期痴呆最常见的原因之一。其特征性病理改变为老年斑、神经原纤维缠结和选择性神经元与突触丢失。临床特征为隐袭起病及进行性认知功能损害。记忆障碍突出,可有视空间技能障碍、失语、失算、失用、失认及人格改变等,并导致社交、生活或职业功能损害。病程通常为 4～12 年。绝大多数阿尔茨海默病为散发性,约 5% 有家族史。

一、流行病学

阿尔茨海默病发病率随年龄增长而逐步上升。欧美国家 65 岁以上老人阿尔茨海默病患病率为 5%～8%,85 岁以上老人患病率为 47%～50%。我国 60 岁以上人群阿尔茨海默病患病率为 3%～5%。目前我国约有 500 万痴呆患者,主要是阿尔茨海默病患者。发达国家未来 50 年内阿尔茨海默病的发病率将增加 2 倍。预计到 2025 年全球将有 2 200 万阿尔茨海默病患者,到 2050 年阿尔茨海默病患者将增加到 4 500 万。发达国家阿尔茨海默病已成为仅次于心血管疾病、肿瘤和卒中而位居第 4 位的死亡原因。

二、病因学

(一)遗传因素——基因突变学说

迄今已筛选出 3 个阿尔茨海默病相关致病基因和 1 个易感基因,即第 21 号染色体的淀粉样前体蛋白(β amyloid precursor protein,APP)基因、第 14 号染色体的早老素 1(presenilin1,PS-1)基因、第 1 号染色体的早老素 2(presenilin2,PS-2)基因和第 19 号染色体的载脂蛋白 E(apolipoprotein E,apoE)ε4 等位基因。前三者与早发型家族性阿尔茨海默病有关,apoEε4 等位基因是晚发性家族性阿尔茨海默病的易感基因。

(二)非遗传因素

脑外伤、感染、铝中毒、吸烟、高热量饮食、叶酸不足、受教育水平低下及一级亲属中有唐氏综合征等都会增加阿尔茨海默病患病风险。

三、发病机制

目前针对阿尔茨海默病的病因及发病机制有多种学说,如淀粉样变级联假说、tau 蛋白过度磷酸化学说、神经递质功能障碍学说、自由基损伤学说、钙平衡失调学说等。任何一种学说都不能完全解释阿尔茨海默病所有的临床表现。

(一)淀粉样变级联假说

脑内 β 淀粉样蛋白(β amyloid,Aβ)产生与清除失衡所致神经毒性 Aβ(可溶性 Aβ 寡聚体)聚集和沉积启动阿尔茨海默病病理级联反应,并最终导致 NFT 和神经元丢失。Aβ 的神经毒性作用包括破坏细胞内 Ca^{2+} 稳态、促进自由基的生成、降低 K^+ 通道功能、增加炎症性细胞因子引起的炎症反应,并激活补体系统、增加脑内兴奋性氨基酸(主要是谷氨酸)的含量等。

(二)tau 蛋白过度磷酸化学说

神经原纤维缠结的核心成分为异常磷酸化的 tau 蛋白。阿尔茨海默病脑内细胞信号转导通路失控,引起微管相关蛋白——tau 蛋白过度磷酸化、异常糖基化及泛素蛋白化,使其失去微管结合能力,自身聚集形成神经原纤维缠结。

(三)神经递质功能障碍

脑内神经递质活性下降是重要的病理特征。可累及乙酰胆碱系统(ACh)、兴奋性氨基酸、5-羟色胺、多巴胺和神经肽类等,尤其是基底前脑胆碱能神经元减少,海马突触间隙 ACh 合成、储存和释放减少,谷氨酸的毒性作用增加。

(四)自由基损伤学说

阿尔茨海默病脑内超氧化物歧化酶活性增强,脑葡萄糖-6-磷酸脱氢酶增多,脂质过氧化,造成自由基堆积。后者损伤生物膜,造成细胞内环境紊乱,最终导致细胞凋亡;损伤线粒体造成氧化磷酸化障碍,加剧氧化应激;改变淀粉样蛋白代谢过程。

(五)钙稳态失调学说

阿尔茨海默病患者神经元内质网钙稳态失衡,使神经元对凋亡和神经毒性作用的敏感性增强;改变 APP 剪切过程;导致钙依赖性生理生化反应超常运转,耗竭 ATP,产生自由基,造成氧化损伤。

(六)内分泌失调学说

流行病学研究结果表明,雌激素替代疗法能降低绝经妇女患阿尔茨海默病的危险性,提示雌激素缺乏可能增加阿尔茨海默病发病率。

(七)炎症反应

神经毒性 Aβ 通过与特异性受体如糖基化蛋白终产物受体、清除剂受体和丝氨酸蛋白酶抑制剂酶复合物受体结合,活化胶质细胞。后者分泌补体、细胞因子及氧自由基,启动炎症反应,形成由 Aβ、胶质细胞及补体或细胞因子表达上调等共同构成的一个复杂的炎性损伤网络,促使神经元变性。

四、病理特征

本病的病理特征大体上呈弥散性皮质萎缩,尤以颞叶、顶叶、前额区及海马萎缩明显。脑回变窄,脑沟增宽,脑室扩大。镜下改变包括老年斑(senile plaque,SP)、神经原纤维缠结(neural fibrillar ytangles,NFT)、神经元与突触丢失、反应性星形胶质细胞增生、小胶质细胞活化及血管淀粉样变。老年斑主要存在于新皮质、海马、视丘、杏仁核、尾状核、豆状核、Meynert基底核与中脑。镜下表现为退变的神经轴突围绕淀粉样物质组成细胞外沉积物,形成直径 $50\sim200~\mu m$ 的球形结构。主要成分为 Aβ、早老素1、早老素2、α_1 抗糜蛋白酶、apoE 和泛素等。神经原纤维缠结主要成分为神经元胞质中过度磷酸化的 tau 蛋白和泛素的沉积物,以海马和内嗅区皮质最为常见。其他病理特征包括海马锥体细胞颗粒空泡变性、轴索、突触异常断裂和皮质动脉及小动脉淀粉样变等。

五、临床表现

本病通常发生于老年或老年前期,隐匿起病,缓慢进展。以近记忆力减退为首发症状,逐渐累及其他认知领域,并影响日常生活与工作能力。早期对生活丧失主动性,对工作及日常生活缺乏热情。病程中可出现精神行为异常,如幻觉、妄想、焦虑、抑郁、攻击、收藏、偏执、易激惹性、人格改变等。最常见的是偏执性质的妄想,如被窃妄想、认为配偶不忠有意抛弃其的妄想。随痴呆进展,精神症状逐渐消失,而行为学异常进一步加剧,如大小便失禁、不知饥饱等,最终出现运动功能障碍,如肢体僵硬、卧床不起。1996年国际老年神经疾病学会制定了一个新的疾病现象术语,即"痴呆的行为和精神症状"(the behavioral and psychological symptoms of dementia,BPSD),来描述痴呆过程中经常出现的知觉、思维内容、心境或行为紊乱综合征。这是精神生物学、心理学和社会因素综合作用的结果。

六、辅助检查

(一)神经影像学检查

头颅 MRI:早期表现为内嗅区和海马萎缩。质子磁共振频谱(¹H-megnetic resonance spectroscoper,¹H-MRS):对阿尔茨海默病早期诊断具有重要意义,表现为扣带回后部皮质肌醇(myo-inositol,mI)升高。额颞顶叶和扣带回后部出现 N-乙酰门冬氨酸(N-acetylaspartate,NAA)水平下降。SPECT 及 PET:SPECT 显像发现额颞叶烟碱型 AChR 缺失及额叶、扣带回、顶叶及枕叶皮质 5-HT 受体密度下降。PET 显像提示此区葡萄糖利用下降。功能性磁共振成像(functional MRI,fMRI):早期阿尔茨海默病患者在接受认知功能检查时相应脑区激活强度下降或激活区范围缩小和远处部位的代偿反应。

(二)脑脊液蛋白质组学

脑脊液存在一些异常蛋白的表达,如 apoE、tau 蛋白、APP 及 AChE 等。

(三)神经心理学特点

通常表现为多种认知领域功能障碍和精神行为异常,以记忆障碍为突出表现,并且日常生活活动能力受损。临床常用的痴呆筛查量表有简明智能精神状态检查量表(mini-mental state examination,MMSE)、画钟测验和日常生活能力量表等。痴呆诊断常用量表有记忆测查(逻辑记忆量表或听觉词语记忆测验)、注意力测查(数字广度测验)、言语流畅性测验、执行功能测查(stroop 色词-干扰测验或威斯康星卡片分类测验)和神经精神科问卷。痴呆严重程度评定量表有临床痴呆评定量表(clinical dementia rating,CDR)和总体衰退量表(global deterioration scale,GDS)。总体功能评估常用临床医师访谈时对病情变化的印象补充量表(CIBIC-Plus)。额叶执行功能检查内容包括启动(词语流畅性测验)、抽象(谚语解释、相似性测验)、反应-抑制和状态转换(交替次序、执行-不执行、运动排序测验、连线测验和威斯康星卡片分类测验)。痴呆鉴别常用量表有 Hachinski 缺血量表评分(HIS)及汉密尔顿焦虑、抑郁量表。

1.记忆障碍

记忆障碍是阿尔茨海默病典型的首发症状,早期以近记忆力减退为主。随病情进展累及远记忆力。情景记忆障碍是筛选早期阿尔茨海默病的敏感指标。

2.其他认知领域功能障碍

其他认知领域功能障碍表现为定向力、判断与思维、计划与组织能力、熟练运用及社交能力下降。

3.失用

失用包括结构性失用(画立方体)、观念-运动性失用(对姿势的模仿)和失认、视觉性失认(对复杂图形的辨认)、自体部位辨认不能(手指失认)。

4.语言障碍

阿尔茨海默病早期即存在不同程度的语言障碍。核心症状是语义记忆包括语义启动障碍、语义记忆的属性概念和语义/词类范畴特异性损害。阿尔茨海默病患者对特定的词类(功能词、内容词、名词、动词等)表现出认知失常,即词类范畴特异性受损。可表现为找词困难、命名障碍和错语等。

5.精神行为异常

阿尔茨海默病病程中常常出现精神行为异常,如幻觉、妄想、焦虑、易激惹及攻击等。疾病早期往往有较严重的抑郁倾向,随后出现人格障碍、幻觉和妄想,虚构不明显。

6.日常生活活动能力受累

阿尔茨海默病患者由于失语、失用、失认、计算不能,通常不能继续原来的工作,不能继续理财。疾病晚期出现锥体系和锥体外系病变,如肌张力增高、运动迟缓及姿势异常。最终患者可呈强直性或屈曲性四肢瘫痪。

(四)脑电图检查

早期 α 节律丧失及电位降低,常见弥散性慢波,且脑电节律减慢的程度与痴呆严重程度相关。

七、诊断标准

(一)美国《精神障碍诊断与统计手册》第 4 版制定的痴呆诊断标准

(1)多个认知领域功能障碍。①记忆障碍:学习新知识或回忆以前学到的知识的能力受损。②以下认知领域至少有 1 项受损:失语;失用;失认;执行功能损害。

(2)认知功能障碍导致社交或职业功能显著损害,或者较原有水平显著减退。

(3)隐匿起病,认知功能障碍逐渐进展。

(4)同时排除意识障碍、神经症、严重失语及脑变性疾病(额颞叶痴呆、路易体痴呆和帕金森痴呆等)或全身性疾病所引起的痴呆。

(二)阿尔茨海默病临床常用的诊断标准

阿尔茨海默病临床常用的诊断标准有 DSM-Ⅳ-R、ICD-10 和 1984 年 Mckhann 等制定的美国国立神经病学或语言障碍和卒中-老年性痴呆及相关疾病协会研究用诊断标准(NINCDS-ADRDA),将阿尔茨海默病分为肯定、很可能、可能等不同等级。

1.临床很可能阿尔茨海默病

(1)痴呆:老年或老年前期起病,主要表现为记忆障碍和一个以上其他认知领域功能障碍(失语、失用和执行功能损害),造成明显的社会或职业功能障碍。认知功能或非认知功能障碍进行性加重。认知功能损害不是发生在谵妄状态,也不是由于其他引起进行性认知功能障碍的神经系统或全身性疾病所致。

(2)支持诊断:单一认知领域功能如言语(失语症)、运动技能(失用症)、知觉(失认症)的进行性损害;日常生活能力损害或精神行为学异常;家族史,尤其是有神经病理学或实验室证据者;非特异性脑电图改变如慢波活动增多;头颅 CT 示有脑萎缩。

(3)排除性特征:突然起病或卒中后起病。病程早期出现局灶性神经功能缺损体征如偏瘫、感觉缺失、视野缺损、共济失调。起病时或疾病早期出现抽搐发作或步态障碍。

2.临床可能阿尔茨海默病

临床可能阿尔茨海默病有痴呆症状,但没有发现足以引起痴呆的神经、精神或躯体疾病;在起病或病程中出现变异;继发于足以导致痴呆的躯体或脑部疾病,但这些疾病并不是痴呆的病因;在缺乏可识别病因的情况下出现单一的、进行性加重的认知功能障碍。

3.肯定阿尔茨海默病

符合临床很可能痴呆诊断标准,并且有病理结果支持。

根据临床痴呆评定量表、韦氏成人智力量表(全智商)可把痴呆分为轻度、中度和重度痴呆三级。具体标准有以下几点。

(1)轻度痴呆:虽然患者的工作和社会活动有明显障碍,但仍有保持独立生活能力,并且个人卫生情况良好,判断能力几乎完好无损。全智商 55～70。

(2)中度痴呆:独立生活能力受到影响(独立生活有潜在危险),对社会和社会交往的判断力有损害,不能独立进行室外活动,需要他人的某些扶持。全智商 40～54。

(3)重度痴呆:日常生活严重受影响,随时需要他人照料,即不能维持最低的个人卫生,患者已变得语无伦次或缄默不语,不能做判断或不能解决问题。全智商 40 以下。

八、鉴别诊断

(一)血管性痴呆

血管性痴呆可突然起病或逐渐发病,病程呈波动性进展或阶梯样恶化。可有多次卒中史,既往有高血压、动脉粥样硬化、糖尿病、心脏疾病、吸烟等血管性危险因素。通常有神经功能缺损症状和体征,影像学上可见多发脑缺血软化灶。每次脑卒中都会加重认知功能障碍。早期记忆功能多正常或仅受轻微影响,但常伴有严重的执行功能障碍,表现为思考、启动、计划和组织功能障碍,抽象思维和情感也受影响;步态异常常见,如步态不稳、拖曳步态或碎步。

(二)Pick 病

与 Pick 病鉴别具有鉴别价值的是临床症状出现的时间顺序。Pick 病早期出现人格改变、言语障碍和精神行为学异常,遗忘出现较晚。影像学上以额颞叶萎缩为特征。约 1/4 的患者脑内存在 Pick 小体。阿尔茨海默病患者早期出现记忆力、定向力、计算力、视空间技能和执行功能障碍。人格与行为早期相对正常。影像学上表现为广泛性皮质萎缩。

(三)路易体痴呆

路易体痴呆主要表现为波动性持续(1～2 天)认知功能障碍、鲜明的视幻觉和帕金森综合征。视空间技能、近事记忆及注意力受损程度较阿尔茨海默病患者严重。以颞叶、海马、扣带回、新皮质、黑质及皮质下区域广泛的路易体为特征性病理改变。病程 3～8 年。一般对镇静剂异常敏感。

(四)增龄性记忆减退

50 岁以上的社区人群约 50％存在记忆障碍。此类老年人可有记忆减退的主诉,主要影响记忆的速度与灵活性,但自知力保存,对过去的知识和经验仍保持良好。很少出现计算、命名、判断、思维、语言与视空间技能障碍,且不影响日常生活活动能力。神经心理学测查证实其记忆力正常,无精神行为学异常。

(五)抑郁性神经症

抑郁性神经症是老年期常见的情感障碍性疾病,鉴别如表 6-2。

表 6-2 真性痴呆与假性痴呆鉴别

鉴别要点	假性痴呆	真性痴呆
起病	较快	较缓慢
认知障碍主诉	详细、具体	不明确
痛苦感	强烈	无
近事记忆与远事记忆	丧失同样严重	近事记忆损害比远事记忆严重
界限性遗忘	有	无
注意力	保存	受损
典型回答	不知道	近似性错误
对能力的丧失	加以夸张	隐瞒
简单任务	没有竭力完成	竭力完成
对认知障碍的补偿	不设法补偿	依靠日记、日历设法补偿
同样困难的任务	完成有明显的障碍	普遍完成差
情感	受累	不稳定,浮浅
社会技能	丧失较早,且突出	早期常能保存
定向力检查	常答"不知道"	定向障碍不常见
行为与认知障碍严重程度	不相称	相称
认知障碍夜间加重	不常见	常见
睡眠障碍	有	不常有
既往精神疾病史	常有	不常有

抑郁性神经症诊断标准(《中国精神疾病分类方案与诊断标准》,第 2 版,CCMD-Ⅱ-R)有以下几点。

1.症状

心境低落每天出现,晨重夜轻,持续2周以上,至少有下述症状中的4项。①对日常活动丧失兴趣,无愉快感;精力明显减退,无原因的持续疲乏感。②精神运动性迟滞或激越。伴发精神症状如焦虑、易激惹、淡漠、疑病症、强迫症状或情感解体(有情感却泪流满面地说我对家人无感情)。③自我评价过低、自责、内疚感,可达妄想程度。④思维能力下降、意志行为减退、联想困难。⑤反复想死的念头或自杀行为。⑥失眠、早醒、睡眠过多。⑦食欲缺乏,体重明显减轻或性欲下降。⑧性欲减退。

2.严重程度

社会功能受损;给本人造成痛苦和不良后果。

3.排除标准

不符合脑器质性精神障碍、躯体疾病与精神活性物质和非依赖性物质所致精神障碍;可存在某些分裂性症状,但不符合精神分裂症诊断标准。

(六)轻度认知功能损害(mild cognitive impairment,MCI)

过去多认为MCI是介于正常老化与痴呆的一种过渡阶段,目前认为MCI是一种独立的疾病,患者可有记忆障碍或其他认知领域损害,但不影响日常生活。

(七)帕金森痴呆疾病

帕金森痴呆疾病早期主要表现为帕金森病典型表现,多巴类药物治疗有效。疾病晚期出现痴呆及精神行为学异常(错觉、幻觉、妄想及抑郁等)。帕金森痴呆属于皮质下痴呆,多属于轻中度痴呆。

(八)正常颅内压性脑积水

正常颅内压性脑积水常见于中老年患者,隐匿性起病。临床上表现为痴呆、步态不稳及尿失禁三联征。无头痛、呕吐及视盘水肿等症。腰穿脑脊液压力不高。神经影像学检查有脑室扩大的证据。

(九)亚急性海绵状脑病

亚急性海绵状脑病急性或亚急性起病,迅速出现智能损害,伴肌阵挛,脑电图在慢波背景上出现特征性三相波。

九、治疗

由于本病病因未明,至今尚无有效的治疗方法。目前仍以对症治疗为主。

(一)神经递质药物治疗

1.拟胆碱能药物

拟胆碱能药物主要通过抑制AChE活性,阻止ACh降解,提高胆碱能神经元功能。有3种途径加强胆碱能效应:ACh前体药物、胆碱酯酶抑制剂(acetylcholinesterase inhibitor,AChEI)及胆碱能受体激动剂。

(1)补充ACh前体:包括胆碱及卵磷脂。动物实验表明,胆碱和卵磷脂能增加脑内ACh生成,但在阿尔茨海默病患者身上未得到证实。

(2)胆碱酯酶抑制剂(AChEI)为最常用和最有效的药物。通过抑制乙酰胆碱酯酶而抑制乙酰胆碱降解,增加突触间隙乙酰胆碱浓度。第一代AChEI他克林,由于肝脏毒性和胃肠道反应而导致临床应用受限。第二代AChEI有盐酸多奈哌齐、重酒石酸卡巴拉丁、石杉碱甲、毒扁豆碱、加兰他敏、美曲磷脂等,具有选择性好、作用时间长等优点,是目前治疗阿尔茨海默病的首选药物。

(3)胆碱能受体(烟碱受体或毒蕈碱受体)激动剂:以往研究过的非选择性胆碱能受体激动剂包括毛果芸香碱及槟榔碱等因缺乏疗效或兴奋外周 M 受体而产生不良反应,现已弃用。选择性作用于 M_1 受体的新药正处于临床试验中。

2.N-甲基-D-天冬氨酸(NMDA)受体拮抗剂

此型代表药物有盐酸美金刚,用于中重度阿尔茨海默病治疗。

(二)以 Aβ 为靶标治疗

未来治疗将以 Aβ 为靶点减少脑内 Aβ 聚集和沉积作为药物干预的目标,包括减少 Aβ 产生、加快清除、阻止其聚集,或对抗 Aβ 的毒性和抑制它所引起的免疫炎症反应与凋亡的方法都成为合理的阿尔茨海默病治疗策略。

此类药物目前尚处于研究阶段。α 分泌酶激动剂不是首选的分泌酶靶点。APPβ 位点 APP 内切酶(beta site amyloid precursor protein cleavage enzyme,BACE)1 和高度选择性 γ 分泌酶抑制剂可能是较好的靶途径。

(1)Aβ 免疫治疗:1999 年动物实验发现,Aβ42 主动免疫阿尔茨海默病小鼠模型能清除脑内斑块,并改善认知功能。Aβ 免疫治疗的可能机制是抗体 FC 段受体介导小胶质细胞吞噬 Aβ 斑块、抗体介导的淀粉样蛋白纤维解聚和外周 Aβ 沉积学说。2001 年轻中度阿尔茨海默病患者 Aβ42 主动免疫Ⅰ期临床试验显示人体较好的耐受性。Ⅱ期临床试验结果提示,Aβ42 主动免疫后患者血清和脑脊液中出现抗 Aβ 抗体。ⅡA 期临床试验部分受试者出现血-脑屏障损伤及中枢神经系统非细菌性炎症。炎症的出现可能与脑血管淀粉样变有关。为了减少不良反应,可采取其他措施将潜在的危险性降到最低,如降低免疫剂量、诱发较为温和的免疫反应、降低免疫原的可能毒性、表位疫苗诱发特异性体液免疫反应,或是使用特异性被动免疫而不激发细胞免疫反应。通过设计由免疫原诱导的 T 细胞免疫反应,就不会直接对 Aβ 发生反应,因此不可能引起传统的 T 细胞介导的自身免疫反应。这种方法比单纯注射完整的 Aβ 片段会产生更多结构一致的 Aβ 抗体,并增强抗体反应。这一假设已经得到 APP 转基因鼠和其他种的动物实验的证实。将 Aβ 的第 16～33 位氨基酸进行部分突变后,也可以提高疫苗的安全性。通过选择性地激活针对 β 淀粉样蛋白的特异性体液免疫反应、改进免疫原等方法,避免免疫过程中所涉及的细胞免疫反应,可能是成功研制阿尔茨海默病疫苗的新方法。另外,人源化 Aβ 抗体的被动免疫治疗可以完全避免针对 Aβ 细胞反应。如有不良反应出现,可以停止给药,治疗药物会迅速从身体内被清除。虽然主动免疫能够改善阿尔茨海默病动物的精神症状,但那毕竟只是仅由淀粉样蛋白沉积引起行为学损伤的模型。Aβ42 免疫不能对神经元纤维缠结有任何影响。神经元纤维缠结与认知功能损伤密切相关。

(2)金属螯合剂的治疗:Aβ 积聚在一定程度上依赖于 Cu^{2+}/Zn^{2+} 的参与。活体内螯合这些金属离子可以阻止 Aβ 聚集和沉积。抗生素氯碘羟喹具有 Cu^{2+}/Zn^{2+} 螯合剂的功能,治疗 APP 转基因小鼠数月后 Aβ 沉积大大减少。相关药物已进入Ⅱ期临床试验。

(三)神经干细胞(nerve stem cell,NSC)移植

神经干细胞移植临床应用最关键的问题是如何在损伤部位定向诱导分化为胆碱能神经元。目前,体内外 NSC 的定向诱导分化尚未得到很好的解决,尚处于实验阶段。

(四)非胆碱能药物治疗

长期大剂量脑复康(吡拉西坦)、茴拉西坦或奥拉西坦能促进神经元 ATP 合成,延缓阿尔茨海默病病程进展,改善命名和记忆功能。银杏叶制剂可改善神经元代谢,减缓阿尔茨海默病进展。双氢麦角碱(喜德镇)为 3 种麦角碱双氢衍生物的等量混合物,有较强的 α 受体阻断作用,能改善神经元对葡萄糖的利用。可与多种生物胺受体结合,改善神经递质传递功能。1～2 mg,每天 3 次口服。长期使用非甾体抗炎药物能降低阿尔茨海默病的发病风险。选择性COX-2抑制剂提倡用于阿尔茨海默病治疗。辅酶 Q 和单胺氧化酶抑制剂司来吉兰能减轻神经元细胞膜脂质过氧化导致的线粒体 DNA 损伤。他汀类药物能够降低阿尔茨海默病的危险性。钙通道阻滞剂尼莫地平可通过调节阿尔茨海默病脑内钙稳态失调而改善学习和记忆功能。神经生长因子和脑源性神经营养因子能够改善学习、记忆功能和促进海马突触重建,减慢残存胆碱能神经元变性,现已成为阿尔茨海默病治疗候选药物之一。

(五)精神行为异常的治疗

一般选择安全系数高、不良反应少的新型抗神经疾病药物,剂量通常为成人的1/4左右。小剂量开始,缓慢加量。常用的抗神经疾病药物有奥氮平(5 mg)、维斯通(1 mg)或思瑞康(50～100 mg),每晚一次服用,视病情而增减剂量。阿尔茨海默病患者伴发抑郁时首先应加强心理治疗,必要时可考虑给予小剂量抗抑郁药。

十、预后

目前的治疗方法都不能有效遏制阿尔茨海默病进展。即使治疗病情仍会逐渐进展,通常病程为4～12年。患者多死于并发症,如肺部感染、压疮和深静脉血栓形成。加强护理对阿尔茨海默病患者的治疗尤为重要。

(刘　苗)

第七章

自主神经系统疾病的西医治疗

第一节　间脑病变的西医治疗

间脑由丘脑、丘脑底、下丘脑、膝状体及第三脑室周围结构所组成,是大脑皮质与各低级部位联系的重要结构。"间脑病变"一词,一般用于包括与间脑有关的自主神经功能障碍、精神症状和躯体方面的体重变化、水分潴留、体温调节、睡眠-觉醒节律、性功能、皮肤素质等异常和反复发作性的症状群,脑电图中可有特征性变化。

一、病因和病理

(一)病因

引起间脑病变最主要的原因为肿瘤,如颅咽管瘤、垂体瘤或丘脑肿瘤的压迫。其次是感染、损伤、中毒和血管疾病等。据文献报道160例的综合性统计中,肿瘤占52%,炎症(如脑膜炎、脑炎、结核、蛛网膜炎等)占20%,再次为血管病变、颅脑损伤等。少数病因不明。

(二)病理

间脑病变的症状与间脑破坏的程度不成比例。在动物实验中,破坏第三脑室的底部达1/4可不发生任何症状;破坏下丘脑后部达2/3则可引起恶病质而死亡。据对第一、二次世界大战中大量的脑损伤病例的观察,发现间脑损害患者而所谓间脑病变的症状并不多见。有人分析了2 000例脑损伤的间脑反应,认为"间脑病"的诊断应当小心。反之,某些患者有较严重的自主神经、心血管系统、水代谢、睡眠-觉醒系统的功能紊乱,但在死后的检查中并不一定有严重的间脑破坏和组织学改变,或仅见轻度脑萎缩等。

二、临床表现

间脑病变的临床表现极为复杂,基本可分为定位性症状和发作性症状两大方面。

(一)定位性症状

1.睡眠障碍

睡眠障碍是间脑病变的突出症状之一。下丘脑后部病变时,大部分患者有睡眠过多现象,即嗜睡,但少数患者失眠。当下丘脑后区大脑脚受累时,则表现为发作性嗜睡病和猝倒症等。常见的临床类型如下。

(1)发作性睡病:表现为发作性的不分场合的睡眠,持续数分钟至数小时,睡眠性质与正常人相似。这是间脑特别是下丘脑病变中最常见的一种表现形式。

(2)异常睡眠症:发作性睡眠过多,每次发作时可持续睡眠数天至数周,但睡眠发作期常可喊醒吃饭、小便等,饭后又睡,其睡眠状态与正常相同。

(3)发作性嗜睡-强食症:患者不可控制地出现发作性睡眠,每次睡眠持续数小时至数天,醒后暴饮暴食,食量数倍于常量,且极易饥饿。患者多数肥胖,但无明显内分泌异常。数月至数年反复发作1次,发作间并无异常。起病多在10~20岁,男性较多,至成年后可自愈。

2.体温调节障碍

下丘脑病变产生的体温变化,可表现如下特征。

(1)低热:一般维持于37.3~37.8 ℃,很少达39 ℃以上。如连续测量几天体温,有时可发现体温的曲线是多变性的,这种24小时体温曲线,有助于了解温度调节障碍。

(2)体温过低:下丘脑的前部和邻近的隔区与身体的散热可能有关,主要通过皮肤血管扩张和排汗(副交感神经)调节,而下丘脑的后侧部则可能与保热和产热有关,主要通过肌肉的紧张和皮肤血管收缩(交感神经)造成。故当下丘脑前部或灰结节区病变时,散热发生故障,这时很容易使温度过高;而下丘脑后侧部病变时产热机制减弱或消失,常可引起体温过低。

(3)高热:下丘脑视前区两侧急性病变常有体温很快升高,甚至死亡后仍然有很高体温。神经外科手术或急性颅脑损伤影响该区域时,往往在12小时内出现高热,但肢体是冰冷的,躯干温暖,有些患者甚至心率及呼吸保持正常。高热时服解热剂无效,体表冷敷及给氯丙嗪降温反应良好。但是下丘脑占位性病变,可因破坏区域极广而没有体温的明显变化;反之,亦可因下丘脑肿瘤选择性地破坏而引起体温持久升高,脑桥中脑血管性病变也可出现高热。

3.尿崩症

下丘脑的病变损害视上核、室旁核或视上核-垂体束,均常发生血管升压素分泌过少,可引起尿崩症。各种年龄均可得病,但以10~20岁为多,男性稍多于女性。起病可骤可缓。主要症状有多尿(失水)、口渴、多饮。每昼夜排尿总量常在5~6 L,多至10 L余,尿比重低(<1.006),但不含糖。每天饮水也多,总量与尿量相接近,如限制喝水,尿量往往仍多而引起失水。患者有头痛、疲乏、肌肉疼痛、体温降低、心动过速、体重减轻。久病者常因烦渴多饮,日夜不宁,发生失眠、焦虑、烦躁等神经情绪症状。若下丘脑前部核群功能亢进,或双侧视交叉上核损害,偶尔亦发生少饮及乏尿症。

4.善饥症

下丘脑病变引起过分饥饿较烦渴症状为少见。善饥症发现在额叶双侧病变,包括大脑皮质弥散性疾病及双侧前额叶切除后。轻度善饥症状见于激素治疗及少数精神分裂症患者。这些患者对食欲估计不能。在强食症中,表现过分饥饿,伴周期性发作性睡眠过度等症状,常归因于下丘脑病变。双额叶病变时,偶亦发生善饥,表现贪食,吃不可食的东西,同时有视觉辨别功能丧失、攻击行为及性活动增加等症状。

5.性功能和激素代谢障碍性功能异常

表现为性欲减退,儿童病例有发育迟缓或早熟,青春期后女性则月经周期改变或闭经,男性则精子形成障碍甚至阳痿。Bauer分析60例下丘脑病变,有24例发育早熟,19例为性功能减退。此种障碍之出现常用下丘脑脊髓纤维及下丘脑垂体纤维通过神经体液的调节紊乱来解释。若下丘脑的乳头体,灰结节部附近患有肿瘤,则来自结节漏斗核的下丘脑垂体纤维受阻,能影响腺垂体的促性腺激素的释放,使内分泌发生异常。下丘脑的脊髓纤维可调节脊髓各中枢活动,改变性功能。成人脑底部肿瘤,刺激下丘脑前方或腹内侧区时,偶亦发生性欲过旺者。

闭经-溢乳综合征的主要机制是催乳素分泌过多,高催乳素血症抑制下丘脑促性腺释放激素的分泌。常由肿瘤(垂体肿瘤等)、下丘脑与垂体功能障碍或服用多巴胺受体阻滞剂(硫代二苯胺、氟哌啶醇)等各种因素所致。间脑病时激素代谢的改变以17-酮类固醇类最明显。因17-酮类固醇类是许多肾上腺皮质激素和性激素的中间代谢产物,正常人每昼夜排出量为10~20 mg,某些患者可增高到20~40 mg。17-羟皮质固醇的测定同样也可有很大的波动性,排出量可以增高达14 mg。

6.脂肪代谢障碍

肥胖是由于下丘脑后方病变累及腹内侧核或结节附近所致,常伴有性器官发育不良症,称肥胖性生殖不能性营养不良综合征。继发性者常为下丘脑部肿瘤或垂体腺瘤压迫下丘脑所致,其次为下丘脑部炎症。原发性者多为男性儿童,起病往往颇早,有肥胖和第二性征发育不良,但无垂体功能障碍。肥胖为逐渐进展性,后期表现极其明显,脂肪分布以面部、颈及躯干最著,其次为肢体的近端。皮肤细软,手指细尖,常伴有骨骼过长现象。

消瘦在婴儿多见,往往因下丘脑肿瘤或其他病变引起,如肿瘤破坏双侧视交叉上核、下丘脑外侧区或前方,均可发生厌食症,吞咽不能,体重减轻。在成人有轻度体重下降,乏力,但极端恶病质常提示有垂体损害。垂体性恶病质(Simmond综合征)的特征为体重减轻,厌食,皮肤萎缩,毛发脱落,肌肉软弱,怕冷,心跳缓慢,基础代谢率降低等。本征亦发生于急性垂体病变,例如头颅外伤、肿瘤、垂体切除术后。垂体性恶病质反映腺垂体促甲状腺素、促肾上腺皮质激素及促性腺激素的损失。近年来研究,下丘脑还能分泌多种释放因子(主要是由蛋白质或多肽组成)调节腺垂体各种内分泌激素的分泌功能,因此单纯下丘脑损伤时,可以出现许多代谢过程的紊乱。

7.糖、蛋白代谢及血液其他成分的改变

下丘脑受损时,血糖往往升高或降低。当下丘脑受急性损伤或刺激时,可产生高血糖,但血清及小便中酮体往往阴性。在动物实验中,损伤下丘脑之前方近视交叉处或破坏室旁核时,能引起低血糖及增加胰岛素敏感性。蛋白质代谢障碍表现为血浆蛋白中清蛋白减低,球蛋白增高,因而 A/G 系数常常低于正常。用电泳法观察,发现球蛋白中以 α_2 球蛋白的上升比较明显,β部分减低。间脑疾病时血中钠含量一般都处于较低水平,血溴测定常增高。其次也可以发生真性红细胞增多症,在无感染情况下也可出现中性粒细胞的增多。

8.胃十二指肠溃疡和出血

在人及动物的急性下丘脑病变中,可伴有胃十二指肠溃疡及出血。但下丘脑的前方及下行至延髓中的自主神经纤维,在其径路上的任何部位,有急性刺激性病变时,均可引起胃和十二指肠黏膜出血和溃疡形成。产生黏膜病变的原理有两种意见,一种认为由于交感神经血管收缩纤维的麻痹,可发生血管扩张,而导致黏膜出血;另一种认为是迷走神经活动过度的结果,使胃肠道肌肉发生收缩,引起局部缺血与溃疡形成。

消化性溃疡常发生于副交感神经过度紧张的人。颅内手术后并发胃十二指肠溃疡的发生率不高。根据颅内病变(脑瘤、血管病变)352 例尸检病例报道,有上消化道出血及溃疡的占12.5%,内科病例(循环、呼吸系统病变等)非颅内病变的 1 580 例,伴上消化道出血及溃疡的占6%,显然以颅内病变合并上消化道出血的比率为高。上海市仁济医院神经科 298 例脑出血、鞍旁及鞍内肿瘤病例的统计,有上消化道出血的仅占 6%,发病率似较偏低。

9.情绪改变

动物实验中见到多数双侧性下丘脑病损的动物,都有较为重要的不正常行为。研究指出,下丘脑的情绪反应不仅决定于丘脑与皮质关系上,当皮质完整时,在刺激乳头体、破坏下丘脑的后腹外核及视前核有病变时均可引起。主要的精神症状包括兴奋、病理性哭笑、定向力障碍、幻觉及激怒等。

10.自主神经功能症状

下丘脑前部及灰结节区为副交感神经调节,下丘脑后侧部为交感神经调节。下丘脑病变时自主神经是极不稳定的,心血管方面的症状常是波动性的,血压大多偏低,或有位置性低血压,但较少有血压增高现象。一般下丘脑后方及腹内核病变或有刺激现象时,有血压升高、心率加快、呼吸加快,胃肠蠕动和分泌抑制,瞳孔扩大;下丘脑前方或灰结节区刺激性病变,则血压降低、心率减慢、胃肠蠕动及分泌增加、瞳孔缩小。但新近研究指出,在视上核及室旁核或视前区类似神经垂体,有较高浓度的血管升压素及催产素,说明下丘脑前方也可引起高血压。若整个下丘脑有病变则血压的改变更为复杂、不稳。伴有心率、脉搏减慢,有时出现冠状动脉的供血不足,呼吸浅而慢,两侧瞳孔大小不对称,偶可引起排尿障碍,常有心脏、胃肠、膀胱区不适感,因结肠功能紊乱,偶有大便溏薄,便秘与腹泻交替出现的情况。

(二)发作性症状

常以间脑癫痫为主要表现。所谓间脑性癫痫发作,实为下丘脑疾病所引起的阵发性自主神经系统功能紊乱综合征。

1.发作前症状

发作前患者多先有情绪波动,食欲改变(增高或低下),头痛,打哈欠,恐惧不安,和心前区不适。

2.发作时症状

发作时面色潮红或苍白、流涎、流泪、多汗、战栗、血压骤然升高、瞳孔散大或缩小、眼球突出、体温上升或下降、脉速、呼吸变慢、尿意感及各种内脏不适感,间或有意识障碍和精神改变等。

3.发作后症状

发作后全身无力、嗜睡或伴有呃逆。每次发作持续数分钟到数小时。有的则突然出现昏迷,甚至心脏停搏而猝死。

总之,每个患者的发作有固定症状和刻板的顺序,而各个患者之间则很少相同。

三、检查

(一)脑脊液检查

除占位病变有压力增高及炎性病变,有白细胞增多外,一般均属正常。

(二)X线头颅正侧位摄片检查

偶有鞍上钙化点,蝶鞍扩大,或后床突破坏情况,必要时行血管造影及CT脑扫描。

(三)脑电图检查

脑电图中能见到14 Hz的单向正相棘波或弥散性异常,阵发性发放的、左右交替的高波幅放电有助于诊断。

四、诊断

下丘脑病变的病因较多,临床症状表现不一,诊断较难,必须注意详细询问病史,并结合神经系统检查及辅助检查,细致分析考虑。时常发现下丘脑病理的改变很严重,而临床症状却不明显,亦有下丘脑病理改变不明显,而临床症状却很严重。必须指出,在亚急性或慢性的病变中,自主神经系统具有较强的代偿作用。因此不要忽略详细的自主神经系统检查,如出汗试验、皮肤划痕试验、皮肤温度测定、眼心反射、直立和卧倒试验及药物肾上腺素试验等,以测定自主神经的功能状况。脑电图的特征性改变有助于确定诊断。

五、治疗

(一)病因治疗

首先要分别肿瘤或炎症。肿瘤引起者应根据手术指征进行开颅切除或深度 X 线治疗。若为炎症,应先鉴别炎症性质为细菌性或病毒性,然后选用适当的抗生素、激素及中药等治疗。若系损伤和血管性病变所致,则应根据具体情况,采用手术、止血或一般支持治疗。非炎症性的慢性退行性的下丘脑病变,一般以对症治疗、健脑和锻炼身体为主。

(二)特殊治疗

(1)下丘脑病变,若以嗜睡现象为主者,则选用中枢兴奋药物口服,如苯丙胺、哌甲酯,甲氯芬酯等。

(2)尿崩症采用血管升压素替代治疗。神经垂体制剂常用者有下列三种:①垂体加压素以鞣酸盐油剂的作用时间为最长,肌内注射每次 0.5～1 mL,可维持 7～10 天;②神经垂体粉剂。可由鼻道给药,成人每次 30～40 mg,作用时间 6～8 小时,颇为方便。③氢氯噻嗪。若对此类药物有抗药、过敏或不能耐受注射者,可以本品代替。

(3)病变引起腺垂体功能减退者,可补偿周围内分泌腺(肾上腺、甲状腺、性腺)分泌不足,用合并激素疗法。例如甲状腺制剂合并可的松适量,口服,丙酸睾酮 25 mg,每周 1～3 次肌内注射,高蛋白饮食。若有电解质紊乱可考虑合用去氧皮质酮或甘草。

(4)间脑性癫痫发作,可采用苯妥英钠、地西泮或氯氮䓬等口服治疗。精神症状较明显的患者可应用氯丙嗪口服。但如有垂体功能低下的病例须注意出现危象。

(5)颅内压增高用脱水剂,如氨苯蝶啶 50 mg,3 次/天,口服;氢氯噻嗪 25 mg,3 次/天,口服;20%甘露醇 250 mL,静脉滴注等。

(三)对症治疗

(1)血压偶有升高,心跳快,可给适量降压剂,必要时口服适量普萘洛尔。

(2)发热者可用中枢退热药物(阿司匹林、氯丙嗪)、苯巴比妥、地西泮、甲丙氨酯等或物理降温。

(3)合并胃及十二指肠出血,可应用适量止血剂,如酚磺乙胺及氨甲苯酸等。

(4)神经症状明显者,应采取综合疗法,首先要增强体质锻炼,如广播操、太极拳及气功等,建立正常生活制度,配合适当的休息,适量服用吡拉西坦康或健脑合剂等。

(5)对失眠者晚间用适量催眠剂,白天也可用适当镇静剂,头痛严重者也可用镇痛剂。

(刘玉洁)

第二节　血管迷走性晕厥的西医治疗

晕厥是指突然发作的短暂的意识丧失,同时伴有肌张力的降低或消失,持续几秒至几分钟自行恢复,其实质是脑血流量的暂时减少。晕厥可由心血管疾病、神经系统疾病及代谢性疾病等引起,但临床根据病史、体格检查、辅助检查还有许多患者不能找到原因。血管迷走性晕厥(VS)是多发于青少年时期不明原因晕厥中最常见的病因,据统计,有 40% 以上的晕厥属于此类。

血管迷走性晕厥是指各种刺激通过迷走神经介导反射,导致内脏和肌肉小血管扩张及心动过缓,表现为动脉低血压伴有短暂的意识丧失,能自行恢复,而无神经定位体征的一种综合征。

一、发病机制

虽然 Lewis 提出血管迷走性晕厥这一诊断已近 70 年,但至今人们对其病因及发病机制尚未完全阐明。目前多数学者认为,其基本病理生理机制是由于自主神经系统的代偿性反射受到抑制,而不能对长时间的直立体位保持心血管的代偿反应。正常人直立时,由于重力的作用,血液聚集在肢体较低的部位,头部和胸部的血液减少,静脉回流减少,使心室充盈及位于心室内的压力感受器失去负荷,向脑干中枢传入冲动减少,反射性地引起交感神经兴奋性增加和副交感神经活动减弱。通常表现为心率加快,轻微减低收缩压和增加舒张压。而血管迷走性晕厥的患者对长时间的直立体位不能维持代偿性的心血管反应。有研究报道,血管迷走性晕厥患者循环血液中儿茶酚胺水平和心脏肾上腺素能神经的张力持续增加,导致心室相对排空的高收缩状态,进而过度刺激左心室下后壁的机械感受器,使向脑干发出的迷走冲动突然增加,诱发与正常人相反的反射性心动过缓和外周血管扩张,导致严重的低血压和心动过缓,引起脑灌注不足、脑低氧和晕厥。

另外,人们研究还发现,神经内分泌调节也参与了血管迷走性晕厥的发病机制,包括肾素-血管紧张素-醛固酮系统、儿茶酚胺、5-羟色胺、内啡肽以及一氧化氮等,但其确切机制还不清楚。

二、临床表现

血管迷走性晕厥多见于学龄期儿童,女孩多于男孩,通常表现为立位或坐位起立时突然发生晕厥,起病前可有短暂的头晕、注意力不集中、面色苍白、视、听觉下降,恶心、呕吐、大汗、站立不稳等先兆症状,严重者可有 10～20 秒的先兆。如能警觉此先兆而及时躺下,可缓解或消失。初时心跳常加快,血压尚可维持,以后心跳减慢,血压渐下降,收缩压较舒张压下降明显,故脉压缩小,当收缩压下降至 10.7 kPa(80 mmHg)时,可出现意识丧失数秒或数分钟,少数患者可伴有尿失禁,醒后可有乏力、头昏等不适,严重者醒后可有遗忘、精神恍惚、头痛等症状,持续 1～2 天症状消失。发作时查体可见血压下降、心跳缓慢、瞳孔扩大等体征。发作间期常无阳性体征。有研究发现,血管迷走性晕厥可诱发张力性阵挛样运动,可被误诊为癫痫。高温、通风不良、劳累及各种慢性疾病可诱发本病。

三、辅助检查

长期以来,明确神经介导的血管迷走性晕厥的诊断一直是间接、费时而且昂贵的,并且常常没有明确的结果。直立倾斜试验是近年来发展起来的一种新型检查方法,对血管迷走性晕厥的诊断起到决定性的作用。其阳性反应为试验中患者由卧位改为倾斜位后发生晕厥并伴血压明显下降或心率下降。

直立倾斜试验对血管迷走性晕厥的诊断机制尚未完全明确。正常人在直立倾斜位时,由于回心血量减少,心室充盈不足,有效搏出量减少,动脉窦和主动脉弓压力感受器传入血管运动中枢的抑制性冲动减弱,交感神经张力增高,引起心率加快,使血压维持在正常水平。血管迷走性晕厥的患者,此种自主神经代偿性反射受到抑制,不能维持正常的心率和血压,加上直立倾斜位时心室容量减少,交感神经张力增加,特别是在伴有异丙肾上腺素的正性肌力作用时,使充盈不足的心室收缩明显增强,此时,刺激左心室后壁的感受器,激活迷走神经传入纤维,冲动传入中枢,引起缩血管中枢抑制,而舒血管中枢兴奋,导致心动过缓和/或血压降低,使脑血流量减少,引起晕厥。有人认为抑制性反射引起的心动过缓是由于迷走神经介导的,而阻力血管扩张和容量血管收缩引起的低血压是交感神经受到抑制的结果。此外,Fish认为血管迷走性晕厥的机制是激活 Bezold-Jarisch 反射所致。

直立倾斜试验的方法尚无一致标准,归纳起来有以下 3 种常用方法。

(一)基础倾斜试验

试验前 3 天停用一切影响自主神经功能的药物,试验前 12 小时禁食。患者仰卧 5 分钟,记录动脉血压、心率及 Ⅱ 导心电图,然后站立于倾斜板床(倾斜角度 60°)上,直至出现阳性反应或完成 45 分钟全程。在试验过程中,从试验开始即刻及每 5 分钟测量血压、心率及 Ⅱ 导联心电图 1 次,若患者有不适症状,可随时监测。对于阳性反应患者立即终止试验,并置患者于仰卧位,直至阳性反应消失,并准备好急救药物。

(二)多阶段异丙肾上腺素倾斜试验

实验前的准备及监测指标与基础倾斜试验相同。实验分 3 个阶段进行,每阶段先平卧 5 分钟,进行药物注射(异丙肾上腺素),待药物作用稳定后,再倾斜到 60°,持续 10 分钟或直至出现阳性反应。上一阶段若为阴性,则依次递增异丙肾上腺素的浓度,其顺序为 $0.02\sim0.04$ $\mu g/(kg \cdot min)$、$0.05\sim0.06$ $\mu g/(kg \cdot min)$ 及 $0.07\sim0.10$ $\mu g/(kg \cdot min)$。

(三)单阶段异丙肾上腺素倾斜试验

实验方法与多阶段异丙肾上腺素倾斜试验相同,但仅从第三阶段开始。直立倾斜试验阳性结果的判断标准如下。

患者在倾斜过程中出现晕厥或晕厥先兆(头晕并经常伴有以下一种或一种以上症状:视、听觉下降,恶心、呕吐、大汗、站立不稳等)的同时伴有以下情况之一者:①舒张压<6.7 kPa(50 mmHg)和/或收缩压<10.7 kPa(80 mmHg)或平均压下降 25% 以上。②窦性心动过缓(4~6 岁者心率<75 次/分;6~8 岁者心率<65 次/分;8 岁以上者心率<60 次/分)或窦性停搏>3 秒。③一过性二度或二度以上房室传导阻滞。④交界性心律。

四、诊断及鉴别诊断

(一)诊断

对于反复晕厥发作的患者,经过详细地询问病史,了解发作时的症状与体征,再通过必要的辅助检查如心电图、脑电图、生化检查和直立倾斜试验等手段不难诊断。

(二)鉴别诊断

发生反复晕厥者要与以下疾病进行鉴别。

1.心源性晕厥

该病是由心脏疾病引起的心排血量突然降低或排血暂停,导致脑缺血所引起。多见于严重的主动脉瓣或肺动脉瓣狭窄、心房黏液瘤、急性心肌梗死、严重的心律失常、Q-T间期延长综合征等疾病。通过仔细询问病史、体格检查、心电图改变等易于鉴别。

2.过度换气综合征

过度焦虑和癔症发作可引起过度换气,导致二氧化碳减少及肾上腺素释放、呼吸性碱中毒,脑血管阻力增加,脑血流量减少。发作之初,有胸前区压迫感、气闷、头晕、四肢麻木、发冷、手足抽搐、神志模糊等。症状可持续10~15分钟,发作与体位无关,血压稍降,心率增快,不伴有面色苍白,亦不因躺下而缓解。当患者安静后发作即终止,并可因过度换气而诱发。

3.低血糖症晕厥

本病常有饥饿史或使用降糖药的病史,主要表现为乏力、出汗、饥饿感,进而出现晕厥和神志不清,晕厥发作缓慢,发作时血压和心率多无改变,可无意识障碍,化验血糖降低,静脉注射葡萄糖迅速缓解症状。

4.癫痫

对于表现为惊厥样晕厥发作的血管迷走性晕厥患者要注意与癫痫鉴别,通过做脑电图、直立倾斜试验的检查不难鉴别。

5.直立调节障碍

该病患者表现为由卧位直立瞬间或直立时间稍长可有出现头晕、眼花、胸闷不适等症状,严重者可有恶心、呕吐,甚至晕倒,不需治疗能迅速清醒,恢复正常。可通过直立试验、直立倾斜试验等加以鉴别。

6.癔症性晕厥

该病发作前有明显的精神因素,且在人群之前。发作时神志清楚,有屏气或过度换气,四肢挣扎乱动,双目紧闭,面色潮红。脉搏、血压均正常,无病理性神经体征,发作持续数分钟至数小时不等,发作后情绪不稳,有晕倒,亦缓慢进行,不会受伤,常有类似发作史,易于血管迷走性晕厥鉴别。

五、治疗

血管迷走性晕厥的治疗有多种方法,要因人而异。

(一)一般治疗

医务人员要耐心细致地告诉患者和家属要正确认识本病的性质,并要求患者避免可能诱发血管迷走性晕厥的因素(如过热的环境和脱水等),告诉患者在有发作先兆时要立即坐下或躺倒,对于只有一次或少数几次发病的患者可进行观察治疗。

(二)药物治疗

对于反复发作且发作前无任何先兆症状和症状严重的患者可选用下列药物治疗:①β受体阻滞剂如美托洛尔已用于预防并认为有效,因为其负性变力作用可阻缓突然的机械受体的激活,剂量1~4 mg/(kg·d),分2次口服。②丙吡胺因其具有负性变力作用和抗迷走作用而常常有效,剂量一般3~6 mg/(kg·d),分4次口服。③东莨菪碱氢溴酸东莨菪碱剂量为0.006 mg/(kg·次)

口服。

(三)特殊治疗

对于心脏抑制型、混合型表现的患者,可考虑心脏起搏治疗。

(刘玉洁)

第三节 面偏侧萎缩症的西医治疗

面偏侧萎缩症为一种单侧面部组织的营养障碍性疾病,其临床特征是一侧面部各种组织慢性进行性萎缩。

一、病因

本症的原因尚未明了。由于部分病例伴有包括 Horner 综合征在内的颈交感神经障碍的症状,一般认为和自主神经系统的中枢性或周围性损害有关。其他学说牵涉到局部或全身性感染、损伤、三叉神经炎、结缔组织病、遗传变性等。起病多在儿童、少年期,一般在 10～20 岁,但无绝对年限。女性患者较多。

二、病理

面部病变部位的皮下脂肪和结缔组织最先受累,然后牵涉皮肤、皮下组织、毛发和脂腺,最重者侵犯软骨和骨骼。受损部位的肌肉因所含的结缔组织与脂肪消失而缩小,但肌纤维并不受累,且保存其收缩能力。面部以外的皮肤和皮下组织、舌部、软腭、声带、内脏等也偶被涉及。同侧颈交感神经可有小圆细胞浸润。部分病例伴有大脑半球的萎缩,可能是同侧、对侧或双侧的。个别并伴发偏身萎缩症。

三、临床表现

起病隐袭。萎缩过程可以在面部任何部位开始,以眶上部、颧部较为多见。起始点常呈条状,略与中线平行,皮肤皱缩,毛发脱落,称为"刀痕"。病变缓慢地发展到半个面部,偶然波及头盖部、颈部、肩部、对侧面部,甚至身体其他部分,病区皮肤萎缩、皱褶,常伴脱发,色素沉着,毛细血管扩张,汗分泌增加或减少,唾液分泌减少,颧骨、额骨等下陷,与健区皮肤界限分明。部分病例并呈现瞳孔变化、虹膜色素减少、眼球内陷或突出,眼球炎症、继发性青光眼、面部疼痛或轻度病侧感觉减退、面肌抽搐,以及内分泌障碍等。面偏侧萎缩症者,常伴有身体某部位的皮肤硬化。仅少数伴有临床癫痫发作或偏头痛,但约半数的脑电图记录有阵发性活动。

四、病程

发展的速度不定。大多数病例在进行数年至十余年后趋向缓解,但伴发的癫痫可能继续。

五、诊断

本症形态特殊,当患者出现典型的单侧面部萎缩,而肌力量不受影响时,不难诊断。仅在最初期可能和局限性硬皮病混淆。头面部并非后者的好发部位,本症的"刀痕"式分布也可帮助鉴别。

六、治疗

目前的治疗尚限于对症处理。有人用氢溴酸樟柳碱 5 mg 与生理盐水 10 mL 混合,做面部穴位注射,对轻症可获一定疗效。还可采取针灸、理疗、推拿等。有癫痫、偏头痛、三叉神经痛、眼部炎症者应给相应治疗。

(刘玉洁)

第四节　自发性多汗症的西医治疗

正常人在生理情况下排汗过多,可见于运动、高温环境、情绪激动以及进食辛辣食物时。另一类可为自发性,也可为炎热季节加重,这种出汗多常为对称性,且以头颈部、手掌、足底等处为明显。

一、病因

自发性多汗症病因多数不明。临床常见到下列因素。

(一)局限性及全身性多汗症

常发生于神经系统的某些器质性疾病,如丘脑、内囊、纹状体或脑干等处的损害时,可见偏身多汗。某些偏头痛、脑炎后遗症亦可见之。此外,小脑、延髓、脊髓、神经节、神经干的损伤、炎症及交感神经系统的疾病,均可引起局部或全身多汗。头部一侧多汗,常由于炎症、肿瘤或动脉瘤等刺激一侧颈交感神经节所引起。神经官能症患者因大脑皮质兴奋与抑制过程的平衡失调,亦可表现自主神经系统不稳定性,而有全身或一侧性过多出汗。

(二)先天性多汗症

往往局限于腋部、手掌、足趾等处,皮肤经常处于湿冷状态,可能与遗传因素有关。见于一些遗传性综合征,如 Spanlang-Tappeiner 综合征、Riley-Day 综合征等。

(三)其他疾病

多种内科疾病皆有促使全身汗液分泌过多的情况,例如结核病、伤寒等传染病、甲状腺功能亢进、糖尿病、肢端肥大病、肥胖症及铅、砷的慢性中毒等。

二、临床表现

多数病例表现为阵发性、局限性多汗,亦有泛发性、全身性,或偏侧性及两侧对称性。汗液分泌量不定,常在皮肤表面结成汗珠。气候炎热、剧烈运动或情感激动时加剧。按多汗的形式可分为有以下几种。

(一)全身性多汗

全身性多汗表现周身易出汗,外界或内在因素刺激时加剧,患者皮肤因汗液多,容易发生擦破、汗疹及毛囊炎等并发症。见于甲状腺功能亢进、脑炎后遗症、下丘脑损害后等。

(二)局限性多汗

局限性多汗好发于头、颈、腋及肢体的远端,尤以掌、跖部最易发生,通常对称地发生于两侧,有的仅发生于一侧或身体某一小片部位。有些患者的手部及足底经常淌流冷汗,尤其在情绪紧张时,汗珠不停渗流。有些患者手足部皮肤除湿冷以外,又呈苍白色或青紫色,偶尔发生水疱及湿疹样皮炎。有些患者仅有过多的足汗,汗液分解放出臭味,有时起泡或脱屑、角化层增厚。腋部、阴部也容易多汗,可同时发生臭汗症。多汗患者的帽子及枕头,可以经常被汗水中的油脂所污染。截瘫患者在病变水平以上常有出汗过多,颈交感神经刺激产生局部头面部多汗。

(三)偏身多汗

偏身多汗表现为身体一侧多汗,除临床常遇到卒中后遗偏瘫患者有偏瘫侧肢体多汗外,常无明显神经体征。自主神经系统检查,可见多汗侧皮温偏低,皮肤划痕试验可呈阳性。

(四)耳颞综合征

一侧脸的颞部发红,伴局限性多汗症。多汗常发生于进食酸、辛辣食物刺激味觉后,引起反射性出汗,某些病例尚伴流泪。这些刺激味觉后所致的出汗,同样见于颈交感神经丛、耳大和舌神经支配范围。颈交感性味觉性出汗常见于胸出口部位病变手术后。上肢交感神经切除无论是神经节或节前切除后数周或数年,约1/3患者发生味觉性出汗。

三、诊断

根据临床病史,症状及客观检查,诊断并不困难。

四、治疗

以去除病因为主。有时根据患者情况,可以应用下列方法。

(一)药物治疗

特别四肢远端或颈部为主者,可用3%～5%甲醛溶液局部擦拭,或用0.5%醋酸铝溶液浸泡,1次/日,每次15～20分钟。全身性多汗者可口服抗胆碱能药物,如阿托品或颠茄合剂、溴丙胺太林等以抑制全身多汗症。对情绪紧张的患者,可给氯丙嗪、地西泮、氨氮䓬等。有人采用20%～25%氯化铝液酊(3次/周)或5%～10%硫酸锌等收敛剂局部外搽,亦有暂时效果。足部多汗患者,应该每天洗脚及换袜,必要时擦干皮肤后用25%氯化铝溶液,疗效较好。

(二)物理疗法

可应用自来水离子透入法,2～3次/周,以后每月1～2次维持,可获得疗效。有人曾提出对严重的掌、跖多汗症,可试用深部X线照射局部皮肤,1 Gy/次,1～2次/周,总量8～10 Gy。

(三)手术疗法

对经过综合内科治疗而无效的局部性顽固性多汗症,且产生工作及生活上妨碍者,可考虑交感神经切除术。术前均应先做普鲁卡因交感神经节封闭,以测试疗效。封闭后未见效果者,一般不宜手术。

（刘玉洁）

第五节 红斑性肢痛症的西医治疗

红斑性肢痛症为一少见的阵发性血管扩张性疾病。其特征为肢端皮肤温度升高,皮肤潮红、肿胀,产生剧烈灼热痛,尤以足底、足趾为著,环境温度增高时,则灼痛加剧。

一、病因

本症原因未明。多见于青年男女,是一种原发性血管疾病。可能是由于中枢神经、自主神经紊乱,使末梢血管运动功能失调,肢端小动脉极度扩张,造成局部血流障碍,局部充血。当血管内张力增加,压迫或刺激邻近的神经末梢时,则发生临床症状。应用5-羟色胺拮抗剂治疗本病获得良效,因而认为本症可能是一种末梢性5-羟色胺被激活的疾病。有人认为本症是前列腺素代谢障碍性疾病,其皮肤潮红、灼热及阿司匹林治疗有效,皆可能与之有关。营养不良与严寒气候均是主要的诱因。毛细血管血流研究显示这些微小血管对温度的反应增强,形成毛细血管内压力增加和明显扩张。

二、临床表现

主要的症状多见于肢端,尤以双足最为常见。表现为足底、足趾的红、热、肿、痛。疼痛为阵发性,非常剧烈,如烧灼、针刺,夜晚发作次数较多,在发作之间仍有持续性钝痛。温热、行动、肢端下垂或长时站立,皆可引起或加剧发作。晚间入寝时,常因足温暖而发生剧痛,双足露在被外可减轻疼痛。若用冷水浸足、休息或将患肢抬高时,灼痛可减轻或缓解。

由于皮内小动脉及毛细血管显著的扩张,肢端的皮肤发红及充血,轻压可使红色暂时消失。患部皮肤温度增高,有灼热感,有轻微指压性水肿。皮肤感觉灵敏,患者不愿穿袜或戴手套。患处多汗。屡次发作后,可发生肢端皮肤与指甲变厚或破溃,偶见皮肤坏死,但一般无感觉及运动障碍。

三、诊断

注意肢端阵发性的红、肿、热、痛四大症状,其次病史中有受热时疼痛加剧,局部冷敷后可减轻疼痛的表现,则大多数病例的诊断并不困难。

四、鉴别诊断

应与闭塞性脉管炎、红细胞增多症、糖尿病性周围神经炎、轻度蜂窝织炎等相鉴别,鉴别的要点在于动脉阻塞或周围神经炎时,受累的足部是冷的。雷诺病是功能性血管间歇性痉挛性疾病,通常有苍白或发绀的阶段,受累时的指、趾呈寒冷、麻木或感觉减退。此外,脊髓结核、亚急性脊髓联合变性、脊髓空洞症等,可发现肢端感觉异常。但它们除轻度苍白外,发作时无客观征象,各病种有感觉障碍等其他特点。

五、治疗

应注意营养,发作时将患肢抬高及施行冷敷可使症状暂时减轻。患者应穿着透气的鞋子,不要受热,避免任何足以引起血管扩张的局部刺激。

(1)对症止痛,阿司匹林小剂量口服,每次 0.3 g,1～2 次/天,可使症状显著减轻,或去痛片、可卡因、肾上腺素及其他止痛药物等均可服用,达到暂时止痛。近年来应用 5-羟色胺拮抗剂,如美西麦角,每次 2 mg,3 次/天,或苯噻啶,每次 0.5 mg,1～3 次/天服用,常可获完全缓解。

(2)B 族维生素药物应用,也有人主张短期肾上腺皮质激素冲击治疗。

(3)患肢用 1％利多卡因和 0.25％丁卡因混合液 10 mL,另加生理盐水 10 mL 稀释后做踝上部环状封闭及穴位注射,严重者或将其液体做骶部硬膜外局部封闭治疗,亦有一定的效果。必要时施行交感神经阻滞术。

六、预后

本病常很顽固,往往屡次复发与缓解,经好多年而不能治愈;但也有良性类型,对治疗的反应良好。至晚期皮肤指甲变厚,甚至有溃疡形成,但决不至伴有任何致命或丧失肢体的并发症。

(刘玉洁)

第六节　肢端血管痉挛症的西医治疗

肢端血管痉挛症是一种少见的肢端小动脉痉挛或功能性闭塞引起的局部(指趾)缺血征象。

常因暴露于寒冷中或情绪激动而诱发,症状表现为肢端皮肤阵发性对称性苍白、发绀和潮红并伴疼痛。分为原发性和继发性两种,前者称雷诺病,后者称雷诺综合征,它继发于各种系统疾病,如血栓闭塞性脉管炎、闭塞性动脉硬化、硬皮病、遗传性冷指病及冻疮等。

一、病因

本症由肢端小动脉痉挛所致,引起肢端小动脉痉挛的原因可归纳如下。

(一)神经机制

中枢及周围交感神经功能紊乱。研究发现肢端小动脉壁上肾上腺素受体的密度和敏感性增加,β-突触前受体和病理生理作用,血管壁上神经末梢的反应性增高,以上均提示周围交感神经功能亢进,对正常冷刺激反应过度。一只手震动引起另一只手血管收缩,这现象可被远端周围神经阻滞而控制;身体受冷而肢端不冷可诱发肢端血管痉挛,这现象提示中枢交感性血管收缩机制的作用。

(二)血管壁和血细胞的相互作用

正常的微循环血流有赖于正常的血细胞成分、血浆成分及完整的(未受损伤)内膜。激活的血小板聚集可以阻塞血流,同时释放出血管收缩物质如血栓素 A_2、5-羟色胺(5-HT),这些物质可进一步促使血小板聚集。研究发现 RD 患者血浆纤维蛋白原增加、球蛋白增高、血黏度增高、血流变慢、血小板聚集性增高、强直的红细胞和激活的白细胞以及纤维蛋白降解降低。RD 的血管壁因素不清,但已知损伤的内膜产生血管收缩物质和血管扩张物质均受到影响,RD患者血浆中前列环素(PG12)增加、血管收缩物质增高、一氧化氮减少以及 VWF 增高。以上血液及内膜的异常改变是疾病的结果,亦是进一步引起疾病的原因。

(三)炎症及免疫反应

严重的 RS 患者常伴有免疫性疾病或炎症性疾病,如结缔组织病、硬皮病、系统性红斑狼疮、结节性多动脉炎、皮肌炎、肌炎、类风湿关节炎、混合型结缔组织病、药物性血管炎、血栓栓塞性脉管炎或闭塞性动脉硬化症,因此推测 RS 可能存在免疫或炎症基础。

二、病理及病理生理

疾病早期指趾动脉壁中无病理改变。随着病程进展,动脉壁营养紊乱,动脉内膜增生,中层纤维化,小动脉管腔变小,血流减少;少数患者由于血栓形成及机化,管腔闭塞,局部组织营养障碍。严重者可发生指趾端溃疡,偶有坏死。

根据指动脉病变状况可分为梗阻型和痉挛型,梗阻型有明显的掌指动脉梗阻,多由免疫性疾病和动脉粥样硬化伴随的慢性动脉炎所致。由于存在严重的动脉梗阻,因此对寒冷的正常血管收缩反应就足以引起症状发作。痉挛型无明显指动脉梗阻,低温刺激才引起发作。

三、临床表现

临床特征为间歇性肢端血管痉挛伴疼痛及感觉障碍,寒冷或情绪激动是主要诱因,每次发作可分为三个阶段。

(一)局部缺血期(苍白期)

指趾、鼻尖或外耳突然变白、僵冷、肢端温度降低、出冷汗、皮肤变白常伴有麻木和疼痛感,为小动脉和毛细血管收缩所致,每次发作持续时间为数分钟至数小时不等。

(二)缺氧期

即缺血期,此时皮温仍低、疼痛、皮色呈青紫或蜡状,持续数小时或数天,然后消退或转入充血期。

(三)充血期

动脉充血,皮温上升,皮色潮红,继之恢复正常。有些患者可以无苍白期或苍白期直接转入充血期,也可在苍白青紫后即恢复正常。少数病例多次发作后,指动脉闭塞,双侧指尖出现缺血、水泡、溃疡形成,甚至指尖坏疽。

四、实验室检查

(一)激发试验

(1)冷水试验:将指趾浸于 4 ℃左右的冷水中 1 分钟,可诱发上述典型发作。

(2)握拳试验:两手握拳1.5 分钟后,松开手指,也可出现上述变化。

(3)将手浸泡在 10～13 ℃水中,全身暴露于寒冷的环境中更易激发发作。

(二)指动脉压力测定

用光电容积描记法测定指动脉压力,如指动脉压力低于肱动脉压力且大于 5.3 kPa(40 mmHg),则为梗阻。

（三）指温与指动脉压关系测定

正常时，随着温度降低只有轻度指动脉压下降；痉挛型，当温度减低到触发温度时指动脉压突然下降；梗阻型，指动脉压也随着温度下降而逐渐降低，在常温时指动脉压也明显低于正常。

（四）指温恢复时间测定

用光电容积描记法测定，浸冰水 20 秒后，指温恢复正常的平均时间为 5～10 分钟，而本症患者常延长至 20 分钟以上。

（五）指动脉造影和低温（浸冰水后）

指动脉造影除能明确诊断外，还能鉴别肢端动脉是否存在器质性改变。

五、诊断及鉴别诊断

主要根据临床表现为间歇性指趾局部麻痛、皮温降低、皮肤苍白及感觉障碍；寒冷或情绪激动诱发；冷水试验阳性可以确诊。但应与雷诺综合征区别。

六、治疗

（一）一般治疗

避免或减少肢体暴露于寒冷中，保持肢端温暖，冬天戴手套，避免指趾外伤和溃疡。

（二）药物治疗

常用药物有：盐酸妥拉苏林 25 mg，每天 3 次。双氢麦角碱 1 mg，每天 1～3 次。利血平 0.25 mg，每天 2～4 次口服。氯丙嗪 25～50 mg，每天 3～4 次。上述药物效果均尚不肯定。

（三）手术治疗

交感神经切除和掌指动脉周围微交感神经切除均可选用。

（刘玉洁）

第七节　进行性脂肪营养不良的西医治疗

进行性脂肪营养不良是一罕见的脂肪组织代谢障碍性疾病。主要临床表现为进行性的皮下脂肪组织消失或消瘦，起病于脸部，继之影响颈、肩、臂及躯干。常对称分布，进展缓慢。多数于 5～10 岁前后起病，女性较为常见。

一、病因

病因尚不明，且无家族因素。大多数认为自主神经之节后交感神经障碍，或可能与自主神经中枢下丘脑的病变有关，因下丘脑对促性腺激素、促甲状腺激素及其他内分泌腺均有调节作用，并与节后交感神经纤维及皮下脂肪细胞在解剖联系上极为密切。起病前可有急性发热病史，内分泌缺陷，如甲状腺功能亢进症、垂体功能不足、间脑炎。而损伤、精神因素、月经初期及妊娠可为诱因。

二、临床表现

起病及进展均缓慢，常开始于儿童期。首先发现面部脂肪组织消失或消瘦，面部表现为两侧颊部及颞部凹入,眼眶深陷,皮肤松弛,失去正常弹性,以后发展到颈、肩、臂、胸或腹部,常呈对称性。有些病例脂肪组织的进行性消失仅局限于面部,或半侧面部、半侧躯体。有时可合并局限的脂肪组织增生、肥大。尤其臀部、髋部仍有丰富的脂肪沉着,表现特殊肥胖。但手、足部常不受影响。

可并发其他病变,如自主神经系统功能的异常,表现为血管性头痛、神经过敏、出汗异常、皮温异常、心动过速、腹痛、呕吐、精神及性格改变等。本病也可并发有其他障碍,如糖尿病、高脂血症、肝脾大、肾脏病变等。个别病例合并内分泌功能障碍,如生殖器发育不全、甲状腺功能异常、女性月经异常及多尿症。基础代谢除少数病例外都正常。多数病例在1~2年内病情进展较快,经2~6年后进展自行停止,保持原状不变,少数达10年而后静止。肌肉、骨质、毛发、乳腺及汗腺均正常。无肌力障碍,多数体力不受影响。活组织检查显示皮下脂肪组织消失。也有部分患者血脂低于正常。

三、诊断

依据脂肪组织消失而肌肉、纤维、皮、骨质正常,即可诊断。

四、鉴别诊断

(一)面偏侧萎缩症

表现为一侧面部进行性萎缩,皮肤、皮下组织及骨质全部受累。

(二)局限型肌营养不良(面-肩-肱型)

面肌消瘦伴肌力软弱,而皮下脂肪仍有保留。

五、治疗

目前尚无特殊治疗。若用纯胰岛素针剂直接注入萎缩区,有些患者常逐渐引起局部脂肪组织增长,恢复正常形态。另外,甲状腺、卵巢及垂体激素、紫外线、甲状腺切除术等均曾尝试治疗,已发现无大价值。有些患者在适当注意休息和营养,并做按摩和体疗后可重新获得失去的脂肪。一般强壮剂、各种维生素均可试用。如病变比较局限或由于职业上的需要,可以进行局部脂肪埋植或注射填充剂等整形手术。

(刘玉洁)

第八节 神经源性直立性低血压的西医治疗

神经源性直立性低血压是一组原因未明的周围交感神经或中枢神经系统变性病变,直立性晕厥为其最突出表现。

一、诊断

直立性低血压是直立耐受不良的主要原因之一,临床表现主要由器官低血流灌注引起,脑血流灌注不足表现(头晕、眩晕、视物模糊、眼前发黑、无力、恶心、站立不稳、步态不稳、面色苍白、出冷汗、意识水平下降或丧失等)最为突出和常见,可合并肌肉灌注不足表现(枕、颈、肩、臂部疼痛或不适)、心脏灌注不足表现(心绞痛)、脊髓灌注不足表现(跛行或跌跤)、肾脏灌注不足表现(少尿)等,虚弱、嗜睡和疲倦亦为其常见表现症状通常在患者从平卧位改为站立位后 30~60 秒内出现,部分患者可在站立后 15 秒内出现或迟至 30 分钟后出现。一般持续短暂时间后消失,亦可迅速发展为晕厥。一般在晨间较为严重,体位突然改变、过多摄入食物、高环境温度、洗热水澡、用力排便或排尿、饮酒、服用扩血管药物等常可诱发或加重直立性低血压。

有关诊断直立性低血压的标准尚未完全统一,目前采用较多的直立性低血压的诊断标准是:患者从平卧位改为站立位后,动脉收缩压下降 2.7 kPa(20 mmHg)以上,或舒张压下降 1.3 kPa(10 mmHg)以上,且伴有脑血流灌注不足的表现。

如果症状提示直立性低血压,但初步检查不能确诊,应在患者早晨离床站立时或进食后测量。一次测量直立时血压没有明显下降并不足以排除直立性低血压。

临床上对诊断直立性低血压最有帮助的检查是倾斜试验,患者平卧于电动试验床,双足固定,待一定时间心血管功能稳定后,升高床头 45°~60°或直立,适时测量患者的心率和血压,可以比较准确地反映患者对体位改变的代偿功能。

直立耐受不良指站立时出现脑血流灌注不足或自主神经过度活动表现(心悸、震颤、恶心、晕厥等),转为卧位后相应症状减轻或消失,血管迷走性晕厥、体位性心动过速综合征、直立性低血压等均以直立耐受不良为主要表现,因此诊断神经源性直立性低血压首先应与血管迷走性晕厥和体位性心动过速综合征等鉴别。与神经源性直立性低血压比较,体位性心动过速综合征交感神经过度活动表现(震颤、焦虑、恶心、出汗、肢端血管收缩等)突出,卧位变直立位时心率明显增加,而血压下降不明显。

神经源性直立性低血压尚需与继发性直立性低血压相鉴别,神经源性直立性低血压常见于中年男性,起病隐匿,早期患者症状较轻,直立相当时间后才出现症状,且较轻微;直立时不伴明显心率增加和血浆去甲肾上腺素的改变;随着病情发展,症状逐渐加重以致不能连续站立 1~2 小时;严重者于直立位时立即出现晕厥,需长期卧床直立性低血压亦可继发于糖尿病性自主神经病变、血容量不足等。继发性直立性低血压除有相应原发疾病表现外,头晕、晕厥等脑供血不足症状出现较急,伴有直立时心率明显加快,随着原发疾病的好转,脑供血不足等症状亦随着好转。一种或多种继发性直立性低血压的因素可同时存在于神经源性直立性低血压患者,使低血压症状加重。

二、病理生理

在人体全身静脉容纳大约 70% 的血容量,15% 的血容量在心肺,10% 的血容量在全身动脉,而毛细血管只有 5% 的血容量。因此,体内绝大部分血容量是在低压系统内,包括全身静脉、肺循环等。当人体从卧位变直立时,由于重力的效应及循环调节作用,500~700 mL(7~10 mL/kg)的血液快速转移至盆部和双下肢。血液的重新分布通常在 2~3 分钟内完成。由于静脉回流减少,导致心室充盈减少,可使心排血量下降约 20%,每搏输出量下降 20%~50%,导致动脉血压的下降。

正常情况下,动脉血压的急剧改变会启动体内心血管系统的代偿机制,可分别刺激心肺的容量感受器及位于主动脉弓与颈动脉窦的压力感受器,冲动经迷走神经及舌咽神经传至延髓的血压调节中枢,经中枢整合后,提高交感神经的兴奋性并降低副交感神经的兴奋性,致效应器部位的去甲肾上腺素及肾上腺素水平提高,引起静脉及小血管收缩,心率加快,心脏收缩力提高以及肾脏水钠潴留,同时激活肾上腺素-血管紧张素-醛固酮系统。当这些代偿机制健全时,一般直立后收缩压有轻度下降 $0.7 \sim 1.3$ kPa($5 \sim 10$ mmHg),而舒张压有轻微提高 $0.4 \sim 0.7$ kPa($3 \sim 5$ mmHg),心率加快可达 $5 \sim 20$ 次/分。下肢的骨骼肌与单向静脉瓣的共同作用,亦阻止血液反流,驱使血液回流至心脏。下肢骨骼肌收缩可产生 12.0 kPa(90 mmHg)的驱动力,在站立或运动时都是保证血液回流的重要因素。

以上代偿机制的任一环节出现功能紊乱,都可以导致直立后血压明显下降。根据引起直立性低血压的不同病理生理机制,直立性低血压可分为以下类型:①慢性、进行性、不可逆的直立性低血压,通常是中枢或外周神经系统的进行性、退化性的病变引起,这一类直立性低血压的病理主要是血管中枢的进行性、不可逆的损害,或者是部分或全部交感神经反应的损害,此型直立性低血压最常见的原因是自主神经功能紊乱或衰竭。因此,在站立时,外周血管的收缩能力明显减弱。②急性、一过性、可逆性的直立性低血压,通常是短暂的外源性因素作用,如低血容量、麻醉、外科手术、制动或药物影响等。在直立性低血压中,此类患者占大多数。此类型直立性低血压患者,尽管交感神经系统未受损害,但有功能上的失调,如下肢静脉 α 肾上腺素能受体功能下降,而 β 肾上腺素能受体的功能却正常,导致被动性血管扩张。

由交感神经节后神经元病变引起者,副交感神经系统相对完整,中枢神经系统亦不受影响,临床表现性为单纯自主神经功能衰竭(pure autonomic failure,FAF),其特点为直立时头昏、头晕、晕厥、视物模糊、全身无力、发音含糊及共济失调。患者卧位时血压正常,但站立时则收缩压及舒张压较快地下降达 $3.0 \sim 5.0$ kPa($20 \sim 40$ mmHg)或更多。在昏厥发作时,除早期患者偶有心率代偿性增快外,一般发作时无心率的变化,也无苍白、出汗和恶心等先兆表现。可伴有无汗、阳痿、大小便障碍。血浆去甲肾上腺素水平在患者平卧时低于正常,站立时升高不明显,注射去甲肾上腺素存在失神经支配高敏现象。

由胸段脊髓侧角细胞变性引起者,病变常波及基底核、橄榄、脑桥和小脑。其自主神经功能障碍表现与由交感神经节后神经元病变引起者无差别,但随时间推移,常有帕金森综合征、小脑症状和锥体束征等出现,此时称为多系统萎缩(MSA)。该病变患者安静时血浆去甲肾上腺素水平正常,但站立时不升高,对注射去甲肾上腺素的敏感性反应正常。

三、治疗

直立性低血压的治疗目的并非一定要使血压恢复正常,而是要减轻因血流灌注不足而出现的症状。因此,原则上只有在有症状时才有必要治疗。继发性直立性低血压通过积极病因治疗多可自行恢复。原发性直立性低血压因无明确病因,治疗以对症支持等综合治疗为主,而疾病以后的发展进程则由其存在的基础疾病来决定。通过教育让患者了解认识疾病及其治疗措施对争取患者配合,达到治疗效果最大化有重要作用。

(一)病因治疗

认识和去除可加重原发性直立性低血压症状的因素是首要步骤。引起继发性直立性低血压的原因均可合并存在于原发性直立性低血压,因此对明确诊断的原发性直立性低血压患者,亦应注意搜寻和祛除这些可加重直立性低血压的因素。

物理治疗是直立性低血压的基础治疗,维持或恢复血容量、使用拟交感性药物促血管收缩为一线治疗措施,血管升压素类似物、重组促红细胞生成素、咖啡因等为一线治疗措施的补充,α 肾上腺素受体阻滞剂、β肾上腺素受体阻滞剂、生长抑素及其类似物、双羟苯丝氨酸、双氢麦角碱、多巴胺拮抗剂(甲氧氯普胺、多潘立酮)、乙酰胆碱酯酶抑制剂(溴吡斯的明)等对直立性低血压可能有效,临床研究结果尚未一致。

(二)物理治疗

物理治疗的目标是提高循环血容量和防止静脉淤血。提高患者对体位改变的耐受性。常见措施有以下几种。

(1)改善饮食习惯,应少食多餐。患者进餐后2小时以内避免进行过度活动,进餐后最好坐或躺一会儿,尤其是在早餐后(因更易诱发直立性低血压)。避免浓茶,戒酒。

(2)加强肢体活动或锻炼。在床上进行双下肢锻炼,可防止下肢肌肉失适应性。当患者坐立或双下肢垂于床边时,应间歇运动双下肢。

(3)促进静脉回流。站立时,间歇踮脚尖或双下肢交替负重,通过肌肉收缩,可促进静脉回流。采用高至腰部的下肢弹力袜,尤其在下肢静脉曲张患者,以利静脉回流。站立时使用,平卧后则取下。鼓励患者进行深而慢的呼吸运动,避免过度用力,因可增加胸腔压力而影响静脉回流。

(4)从卧位到坐位和立位时缓慢变换体位使其有一个适应时间,减轻相应的症状。

(5)夜间睡眠时,抬高上身(15°～30°)睡眠可激活肾素-血管紧张素-醛固酮系统,减少夜尿,保持血容量,并降低夜间高血压。

(6)保持病室温度,不宜过高。避免直接日晒及洗热水澡或睡眠时用电热毯等。

(二)增加血容量

适度增加血容量有助于缓解症状,但有时可促发卧位高血压,除有充血性心力衰竭外,均不应限制钠盐的摄入,此类患者在低钠饮食时,体内保留钠的能力不足,若无禁忌,高盐饮食(每天12～14 g)和增加饮水量(每天2～5 L)有一定效果。

口服肾上腺皮质激素-α氟氢可的松可增加水钠潴留,有一定治疗效果。开始每天0.1～0.3 mg口服,之后可根据血压调整剂量,每天剂量可达1.0 mg,最佳有效作用为用药后1～2周。有卧位高血压、心肾功能不全者慎用。

吲哚美辛每天75～150 mg,分3次口服可抑制肾上腺髓质前列腺素(PGA_2和PGE_2)合成,减少血液在外周血管的积聚。使用时注意保护胃黏膜。

(三)促血管收缩

米多君亦名甲氧胺福林,为α受体激动剂,每次口服10 mg,每天3次可增加站立时的收缩压,明显改善起立时头昏、头晕、晕厥等症状,是目前治疗直立性低血压效果最好的药物,不良反应有立毛反应、尿潴留和卧位时高血压等。

口服盐酸麻黄碱,每次25 mg,每天3～4次;或服用苯异丙胺,每次10～20 mg,每天2～3次,有一定效果。服用单胺氧化酶抑制剂如异烟肼、呋喃唑酮后可促使交感神经末梢释放去甲肾上腺素,并抑制其重吸收,常使血压增高,严重病例亦可同时应用酪胺治疗,但治疗期间,每天早晚测量血压。L-DOPS为去甲肾上腺素的前体,每次口服100 mg,每天3次可提高平均动脉压、舒张压及局部血流量,但忌用于有高热的患者。

对合并低血浆去甲肾上腺素的重症患者,可用肾上腺素口服,剂量从15 mg,1天3次开始,逐渐增加剂量到30～45 mg,1天3次。剂量大时常见不良反应有失眠、食欲降低、肢体震颤、快速心律失常等。

(四)其他治疗

对伴有贫血的患者,使用重组促红细胞生成素 50 U/kg,每周 3 次,连用 6～10 周,可明显改善起立时头昏、头晕、晕厥等症状和贫血。血管升压素类似物去氨加胍素乙酸盐 5～40 μg 经鼻喷雾或 100～800 μg 口服可防止夜尿、体重丧失和减轻夜间直立性低血压下降。咖啡因通过阻滞血管扩张性腺苷受体减轻直立性低血压患者的餐后低血压,用量为每天 100～250 mg,口服。

卧位高血压常伴随原发性直立性低血压患者,给治疗带来困难。大多数直立性低血压患者耐受连续的卧位高血压而无不幸效应,高血压性终末器官损害亦不常见。少量饮酒或用短作用降压药物可以降低卧位高血压。

盐酸哌甲酯(利他林)10～20 mg,早晨及中午各服 1 次,可提高大脑兴奋性。复方左旋多巴可改善锥体外系症状,开始剂量为每次 125 mg,每天 2 次,逐渐增加到每次 250 mg,每天 3～4 次,随时根据患者的反应调整剂量。

(刘玉洁)

第九节　家族性自主神经功能失调的西医治疗

家族性自主神经功能失调以神经功能障碍、特别是自主神经失调为特征的一种先天性疾病,于 1949 年由 Riley-Day 等首先报道,因此又被称为 Riley-Day 综合征,主要发病在犹太家族或其他种族的小儿的一种少见的常染色体隐性遗传病。

一、病因和机制

本病的确切病因不明。属于常染色体隐性遗传,具有家族性,其发病可能与儿茶酚胺代谢异常有关,由于多巴胺-β-羟化酶活力降低,使多巴胺转变为去甲肾上腺素过程发生障碍。新近研究指出,患儿尿中的去甲肾上腺素、肾上腺素代谢产物香草酰扁桃酸(VMA)降低,高香草酸(HVA)大量增多,这可能由于体内儿茶酚胺代谢异常,去甲肾上腺素及其衍生物形成障碍;另一些认为由于周围交感神经装置的缺陷。此外,副交感神经有去神经现象,在患儿表现无泪液,静脉内注射醋甲胆碱反应降低。病理变化主要表现丘脑背内侧核、颈髓与胸髓侧灰质细胞、背根神经节及交感神经节的异常改变,脑干网状结构变性,蝶腭神经节、睫状神经节的神经细胞异常;此外,脊髓脊柱、脊根、脊丘束等有脱髓鞘改变,少数发现脊髓交感神经节的色素变性。

二、临床表现

本病为一种少见的家族性疾病,几乎全部发生于北欧之犹太人,男女均可罹患,出生后即有自主神经系统功能障碍。

(一)血压不稳定

情感刺激可诱发血压显著升高,易发生直立性低血压,血压经常突然变动。

（二）消化系统症状

出生后不会吸奶,年龄大些可有吞咽困难、食物反流、周期性呕吐、发作性腹痛。

（三）神经精神方面

说话晚,构音障碍,情绪不稳,感情呆滞,运动性共济失调,反射消失,有时有神经病性关节病,脊柱后凸,Romberg 征阳性。

（四）泪液缺乏

反射性泪液减少,50％患者有角膜溃疡,角膜知觉消失。

（五）呼吸道症状

3/4 病例有呼吸道反复感染和肺炎(可为大叶性或散在性),单侧或双侧,皆由于咽部吸入感染所致。

（六）舌表现

缺乏味蕾和蕈状乳头,流涎。

（七）体温调节异常

常有原因不明发热、出汗。

（八）皮肤

皮疹及皮色异常。

（九）躯体

发育缓慢,身材矮小,体重较轻,常合并脊柱侧弯和足外翻。

（十）对交感及副交感药物反应异常

如注射组胺后常无疼痛及皮肤潮红。对醋甲胆碱和去甲肾上腺素过度反应,前者滴于球结膜后可引起瞳孔缩小。

（十一）实验室检查

尿中高香草酸和香草扁桃酸比例升高,尿中 VMA 和 HMPG(3-甲氧基-4 羟基苯乙二醇)减少,尿中和脑脊液中 HVA 增加,血清中多巴胺-B-羟化酶活性降低。

三、诊断

根据上述植物性神经功能紊乱的症状及体征,结合实验室检查可诊断。脑电图、骨关节X线检查等可能有助诊断。

四、鉴别诊断

（一）急性自主神经病

急性起病,临床表现为视力模糊,瞳孔对光及调节反射异常,出汗少,无泪液,直立性低血压,尿潴留等。多数病例在数月或数周后自行恢复。2.5％醋甲胆碱滴液常引起瞳孔缩小,而皮内注射组胺后反应正常。

（二）Sjögren 综合征

主要特征为泪、唾液分泌明显减少,表现为干燥性角膜炎,口腔干燥,黏膜干裂,腮腺肿大,伴有类风湿关节炎,以及皮肤干燥无汗、胃酸缺乏、肝脾大等。

五、治疗

无有效的治疗方法。主要为对症处理和预防感染,可行缝睑术,但应注意麻醉有高度危险。

六、预后

总体预后较差。因肺炎、呕吐发作、脱水、癫痫,或小儿尿毒症、肺水肿等,多在儿童期死亡;若早期诊断,及时预防并发症及处理,不少患者可以生存至成年期。

（刘玉洁）

第八章

周围神经疾病的西医治疗

第一节　三叉神经痛的西医治疗

一、概述

三叉神经痛是指原因未明的三叉神经分布范围内的突发性、短暂性、反复性及刻板性的剧烈的疼痛。

三叉神经痛常见于中年女性。该病的发病率为(5.7～8.1)/10.0万。患病率45.1/10.0万。

二、病因及发病机制

三叉神经痛的病因及发病机制目前还不清楚。

(一)周围病变学说

有的学者根据手术、尸体解剖或磁共振血管成像检查的资料,发现很多三叉神经痛的患者在三叉神经入脑桥的地方有异常的血管网压迫,刺激三叉神经根,从而产生疼痛。

(二)中枢性学说

根据患者的发作具有癫痫发作的特点,学者认为患者的病变是在中枢神经系统,是与面部疼痛有关的丘脑-皮质-三叉神经脊束核的刺激性病变所致。

(三)短路学说

三叉神经进入脑桥有一段无髓鞘区,由于受血管压迫等因素的作用,可以造成无髓鞘的神经纤维紧密的结合,在这些神经纤维之间形成假性"突触",相邻神经纤维之间的传入、传出冲动之间发生"短路"(传入、传出的冲动由于"短路",而都可以成为传入的信号)冲动的叠加,容易达到神经元的痛阈,诱发疼痛。

三、病理

有关三叉神经痛的病理报道很少。有的研究发现,患者的三叉神经节细胞有变性,轴突有增生,其髓鞘有节段性的脱失等。

四、临床表现

(一)发病情况

常见于 50 岁左右的女性患者,男女患者的比例为 1:3。

(二)疼痛部位

三叉神经一侧的下颌支疼痛最为常见,其次是上颌支、眼支。有部分患者可以累及两支(多为下颌支和上颌支)甚至三支(有的学者提出,如果疼痛区域在三叉神经第一支,尤其是单独影响三叉神经第一支的,诊断三叉神经痛要特别慎重!)。

(三)疼痛特点

疼痛具有突发性、短暂性、反复性及刻板性的特点。发作前没有先兆,突然发作,发作常常持续数秒,很少超过 2 分钟,每次发作的疼痛性质及部位固定,疼痛的程度剧烈,患者难以忍受,疼痛的性质常常为电击样、刀割样。

(四)伴随症状

疼痛发作时可伴有面部潮红、流泪、结膜充血。

(五)疼痛的扳机点

患者疼痛的发作常常可以由触摸、刺激(如说话、咀嚼、洗脸、刷牙)以下部位诱发:口角、面颊、鼻翼。

(六)诱发因素

因吞咽动作能诱发疼痛,所以可摄取流食。与舌咽神经痛不同,因睡眠中吞咽动作不能诱发疼痛,故睡眠中不出现疼痛发作。温暖时不易疼痛发作,故入浴可预防疼痛发作,也有的患者愿在洗浴中进食。

(七)体征

神经系统检查没有异常的神经系统体征(除刺激"扳机点"诱发疼痛)。

五、诊断

三叉神经痛的诊断根据患者的临床表现,尤其是其发作特点,诊断并不困难。原发性三叉神经痛要与继发性三叉神经痛区别(表 8-1)。继发性三叉神经痛有以下特点:①疼痛的程度常常不如原发性三叉神经痛剧烈,尤其是在起病的初期。②疼痛往往为持续性隐痛、阵痛,阵发性加剧。③有神经系统的阳性体征(尤其是角膜反射的改变、同侧面部的感觉障碍及三叉神经运动支的功能障碍)。常见的继发性三叉神经痛的病因有鼻咽癌颅内转移、听神经瘤、胆脂瘤及多发性硬化等。

表 8-1　原发性三叉神经痛与继发性三叉神经痛的鉴别

鉴别要点	原发性三叉神经痛	继发性三叉神经痛
病因	不明	鼻咽癌颅内转移、听神经瘤、胆脂瘤等
疼痛程度	剧烈	较轻,常为钝痛
疼痛的范围	局限	常累及整个半侧面部
疼痛的持续时间	短暂	持续性痛
扳机点	有	没有
神经系统体征	无	有

六、鉴别诊断

三叉神经痛还应与以下几种疾病鉴别。

(一)颞下颌关节综合征

常常为一侧面部的疼痛,以颞下颌关节处为甚,颞下颌关节活动可以诱发、加重疼痛。患者张口受限,颞下颌关节有压痛。

(二)牙痛

很多三叉神经痛的患者被误诊为牙痛,有的甚至拔了多颗牙。牙痛常常为持续性,进食冷、热食品可以诱发、加重疼痛。

(三)舌咽神经痛

该病的发作特点及疼痛的性质与三叉神经痛极其相似,但是疼痛的部位有很大的不同。舌咽神经痛的疼痛部位在舌后部及咽部,说话、吞咽及刺激咽部可以诱发疼痛,所以,常有睡眠中疼痛发作。

(四)颞动脉炎

常常见于老年男性,疼痛为一侧颞部的持续性跳痛、胀痛,常常伴有低热、乏力、精神差等全身症状。查体可见患侧颞动脉僵硬,呈"竹筷"样改变。经激素治疗症状可以缓解、消失。

(五)偏头痛

此病的发病率远较三叉神经痛的发病率高:常常见于青年女性,疼痛发作前常常有前驱症状,主要表现为乏力、注意力不集中、精神差等。约65%的患者有先兆症状,主要有视觉的先兆,表现为闪光、暗点、视野的改变等。疼痛表现为一侧头部的跳痛,发作以后,疼痛的程度渐进加重,持续数小时到72小时。发作时患者常常有自主神经功能障碍的表现。

七、治疗

(一)药物治疗

目前,三叉神经痛还没有有效的治疗方法。药物治疗控制疼痛的程度及发作的频率仍为首选的治疗方法。药物治疗的原则为个体化原则,从小剂量开始用药,尽量单一用药并适时注意药物的不良反应。常用的药物有以下几种。

1.卡马西平

由于卡马西平的半衰期为12～35小时,故理论上可以每天只服2次。常常从小剂量开始:0.10 g,2次/天,3～5天后根据患者症状控制的程度来决定加量。每次加0.10 g(早、晚各0.05 g),直到疼痛控制为止。卡马西平每天的用量不要超过1.20 g。

卡马西平常见的不良反应有:头昏、共济运动障碍,尤其是女性发生率更高。长期用药要注意检测血常规及肝功能的变化。此外,卡马西平可以引起过敏,导致剥脱性坏死性皮炎,所以,用药的初期一定要观察有无皮疹。孕妇忌用。

卡马西平是目前报道的治疗三叉神经痛的有效率最高的药物,其有效率据国内外的报道可70%～80%。

2.苯妥英钠

苯妥英钠也可以作为治疗三叉神经痛的药物,但是有效率远较卡马西平低。根据国内外文献报道,其有效率为20%～64%。剂量为0.10 g,口服,3次/天。效果不佳时可增加剂量,通常每天增加 0.05 g。最大剂量不超过 0.60 g。

苯妥英钠的常见不良反应有头昏、共济运动障碍、肝功能损害及牙龈增生等。

3.托吡酯(妥泰)

托吡酯为一种多重机制的新型抗癫痫药物。近年来,国内外有文献报道,在用以上两种经典的治疗三叉神经痛的药物治疗无效时,可以选用该药。通常可以从 50 mg,2 次/天开始,3～5 天症状控制不明显可以加量,每天加 25 mg,观察 3～5 天,直到症状控制为止。每天的最大剂量不要超过 250～300 mg。

托吡酯的不良反应极少。常见的不良反应有头昏、食欲下降及体重减轻。国内外还有报道,有的患者用药以后出现出汗障碍。

4.氯硝西泮(氯硝安定)

通常作为备选用的药物。4～6 mg/d。常见的不良反应为头昏、嗜睡、共济运动障碍,尤其在用药的前几天。

5.氯甲酰氮䓬

300 mg/d,分 3 次餐前 30 分钟口服,无效时可增加到 600 mg。该药不良反应发生率高,常见的不良反应有困倦、蹒跚、药疹和粒细胞减少等。有时可见肝功能损害。应用该药治疗应每 2 个月进行 1 次血液检查。

6.中(成)药

如野木瓜片(七叶莲),3 片,4 次/天。根据临床观察,该药单独使用治疗三叉神经痛的有效率不高,但是可以作为以上药物治疗的辅助治疗药物。此外,还有痛宁片,4 片,3 次/天。

7.常用的方剂

(1)麻黄附子细辛汤加味:麻黄、川芎、附子各 20～30 g,细辛、荆芥、蔓荆子、菊花、桃仁、石膏、白芷各 12 g,全虫 10 g。

(2)面痛化解汤:珍珠母 30 g,丹参 15 g,川芎、当归、赤芍、秦艽、钩藤各 12 g,僵蚕、白芷各 10 g,红花、羌活各 9 g,防风 6 g,甘草 5 g,细辛 3 g。

(二)非药物治疗

三叉神经痛的"标准(经典)"治疗为药物治疗,但有以下情况时可以考虑非药物治疗:①经应用各种药物正规的治疗(足量、足疗程)无效;②患者不能耐受药物的不良反应;③患者坚决要求不用药物治疗。非药物治疗的方法有很多,主要原理是破坏三叉神经的传导。常用的方法有以下几种。

1.神经阻滞(封闭)治疗

该方法是用一些药物(如无水乙醇、甘油、酚等),选择地注入三叉神经的某一支或三叉神经半月神经节内。现在由于影像技术的发展,在放射诱导下,可以较准确地将药物注射到三叉神经半月节,达到治疗的作用。由于甘油注射维持时间较长,故目前多采用甘油半月神经节治疗。神经阻滞(封闭)治疗的方法,患者面部的感觉通常能保留,没有明显的并发症。但是复发率较高,尤其是 1 年以后。

2.手术治疗

(1)周围支切除术:通常只适用于三叉神经第一支疼痛的患者。

(2)显微的三叉神经血管减压术:这是目前正在被大家接受的一种手术治疗方法。该方法具有创伤小、安全、并发症少(尤其是对触觉及运动功能的保留)及有效率高的特点。

(3)三叉神经感觉神经根切断：该方法止痛疗效确切。

(4)三叉神经脊束切断术：目前射线(X刀、伽马刀等)治疗在三叉神经痛的治疗中以其微创、安全、疗效好越来越受到大家的重视。

3.经皮穿刺微球囊压迫(percutaneous microballoon compression,PMC)治疗

自Mullan等1983年首次报道使用经皮穿刺微球囊压迫治疗三叉神经痛的技术以来，至今已有大量学者报道他们采用该手段所取得的临床结果。一般认为，PMC方法与当代使用的微血管减压手术及射频热凝神经根切断术在成功率、并发症及复发率方面都有明显的可比性。其优点是操作简单、安全性高，尤其对于高龄或伴有严重疾病不能耐受较大手术者更是首选方法。其简要的方法：丙芬诱导气管内插管全身麻醉。在整个治疗过程中监测血压和心率。患者取仰卧位，使用14号穿刺针进行穿刺，皮肤进入点为口角外侧2.0 cm及上方0.5 cm。在荧光屏指引下调正方向直至进入卵圆孔。应避免穿透卵圆孔。撤除针芯，放入带细不锈钢针芯的4号Fogarty Catheter直至其尖端超过穿刺针尖12～14 cm。去除针芯，在侧位X线下用Omnipaque造影剂充盈球囊直至凸向颅后窝。参考周围的骨性标志(斜坡、蝶鞍、岩骨)检查和判断球囊的形状及位置；必要时排空球囊并重新调整导管位置，直至获得乳头凸向颅后窝的理想的梨形出现。球囊充盈容量为0.4～1.0 mL，压迫神经节3分钟后，排空球囊，撤除导管，手压穿刺点5分钟。该法具有疗效确切、方法简单及不良反应少等优点。

（王建忠）

第二节　舌咽神经痛的西医治疗

舌咽神经痛是一种出现于舌咽神经分布区的阵发性剧烈疼痛，疼痛的性质与三叉神经痛相似。本病远较三叉神经痛少见，为1∶(70～85)。

一、病因及发病机制

原发性舌咽神经痛的病因，迄今不明。可能为舌咽及迷走神经的脱髓鞘性病变引起舌咽神经的传入冲动与迷走神经之间发生"短路"所致。以致轻微的触觉刺激即可通过短路传入中枢，中枢传出的脉冲也可通过短路再传入中枢，这些脉冲达到一定总和时，即可激发上神经节及岩神经节、神经根而产生剧烈疼痛。近年来神经血管减压术的开展，发现舌咽神经痛患者椎动脉或小脑后下动脉压迫于舌咽及迷走神经上，解除压迫后症状缓解，这些患者的舌咽神经痛可能与血管压迫有关。造成舌咽神经根部受压的原因可能有多种情况，除血管因素外，还与脑桥小脑脚周围的慢性炎症刺激，致蛛网膜炎性改变逐渐增厚，使血管与神经根相互紧靠，促成神经受压的过程。因为神经根部受增厚蛛网膜的粘连，动脉血管也受其粘连发生异位而固定于神经根部敏感区，致使神经受压而缺乏缓冲余地，引起神经的脱髓鞘改变。

继发性原因可能由脑桥小脑脚或咽喉部肿瘤，颈部外伤，茎突过长、茎突舌骨韧带骨化等压迫刺激舌咽神经而诱发。

二、临床表现

舌咽神经痛多于中年起病,男女发病率无明显区别,左侧发病高于右侧,偶有双侧发病者。表现为发作性一侧咽部、扁桃体区及舌根部针刺样剧痛,突然开始,持续数秒至数十秒,发作期短,但疼痛难忍,可反射到同侧舌面或外耳深部,伴有唾液分泌增多。说话、反复吞咽、舌部运动、触摸患侧咽壁、扁桃体、舌根及下颌角均可引起发作。2%丁卡因麻醉咽部,可暂时减轻或止住疼痛。按疼痛的部位一般可分为两型。

(一)口咽型

疼痛区始于咽侧壁、扁桃体、软腭及舌后1/3,而后放射到耳区,此型最为多见。

(二)耳型

疼痛区始于外耳、外耳道及乳突,或介于下颌角与乳突之间,很少放射到咽侧,此型少见。疼痛程度轻重不一,有如电击、刀割、针刺,发作短暂,间歇期由数分钟到数月不等,少数甚至长达2~3年。一般发作期越来越短,痛的时间也越来越长。严重时可放射到头顶和枕背部。个别患者发生昏厥,可能由于颈动脉窦神经过敏引起心脏停搏所致。

神经系统检查无阳性体征。

三、诊断

根据疼痛发作的性质和特点不难做出本病的临床诊断。有时为了进一步明确诊断,可刺激扁桃体窝的"扳机点",能否诱发疼痛;或用1%丁卡因喷雾咽后壁、扁桃体窝等处,如能遏止发作,则可以证实诊断。如果经喷雾上述药物后,舌咽处的疼痛虽然消失,但耳痛却仍然保留,则可封闭颈静静脉孔,若能收效,说明不仅为舌咽神经痛,而且有迷走神经的耳后支参与。

临床表现呈持续性疼痛或有神经系统阳性体征的患者,应当考虑为继发性舌咽神经痛,需要进一步检查明确病因。

四、鉴别诊断

临床上应与三叉神经痛、喉上神经痛、蝶腭神经痛及继发性舌咽神经痛相鉴别。

(一)三叉神经痛

两者的疼痛性质与发作情况完全相似,部位也与其毗邻,三叉神经第三支疼痛时易与舌咽神经痛相混淆。二者的鉴别点为三叉神经痛位于三叉神经分布区、疼痛较浅表,"扳机点"在睑、唇或鼻翼;说话、洗脸、刮胡须可诱发疼痛发作。舌咽神经痛位于舌咽神经分布区,疼痛较深在,"扳机点"多在咽后壁、扁桃体窝、舌根;咀嚼、吞咽等动作常诱发疼痛发作。

(二)喉上神经痛

喉深部、舌根及喉上区间歇性疼痛,可放射到耳区和牙龈,说话和吞咽动作可以诱发,在舌骨大角间有压痛点。用1%丁卡因涂抹梨状窝区及舌骨大角处,或用2%普鲁卡因神经封闭,均能完全抑制疼痛等特点可与舌咽神经痛相鉴别。

(三)蝶腭神经痛

此病的临床表现主要是在鼻根、眼眶周围、牙齿、颜面下部及颞部阵发性剧烈疼痛,其性质似刀割、烧灼及针刺样,并向颌、枕及耳部等放射。每天发作数次至数十次,每次持续数分钟至数小时不等。疼痛发作时多伴有流泪、流涕、畏光、眩晕和鼻塞等,有时伴有舌前1/3味觉减退。疼痛发作无明显诱因,也无"扳机点"。用1‰丁卡因麻醉中鼻甲后上蝶腭神经节处,5分钟后疼痛即可消失为本病特点。

(四)继发性舌咽神经痛

颅底、鼻咽部及脑桥小脑脚肿物或炎症等病变均可引起继发性舌咽神经痛,但多呈持续性痛伴有其他颅神经障碍及神经系统局灶体征。X线颅底拍片,头颅CT扫描及MRI等影像学检查有助于寻找病因。

五、治疗

(一)药物治疗

卡马西平为最常用的药物,苯妥英钠也常用来治疗舌咽神经痛,其他的镇静止痛药物(安定、曲马朵)及传统中药对该病也有一定的疗效。有研究发现NMDA受体在舌咽神经痛的发病机制中起一定作用,所以NMDA受体阻滞剂可有效地减轻疼痛,如氯胺酮。也有学者报道加巴喷丁可升高中枢神经系统5-HT水平,抑制痛觉,同时参与NMDA受体的调制,在神经病理性疼痛中发挥作用。这些药物为舌咽神经痛的药物治疗开辟了一个新领域。

(二)封闭疗法

维生素B_{12}和地塞米松等周围神经封闭偶有良效。有人用95%酒精或5%酚甘油于颈静脉孔处行舌咽神经封闭。但舌咽神经与颈内动脉、静脉、迷走神经、副神经等相邻,封闭时易损伤周围神经血管,故应慎用。

(三)手术治疗

对发作频繁或疼痛剧烈者,若保守治疗无效可考虑手术治疗。常用的手术方式有以下几种。

1.微血管减压术(MVD)

国内外学者行血管减压术治疗本病收到了良好的效果,因此有学者认为采用神经血管减压术是最佳治疗方案。可保留神经功能,避免了神经切断术所致的病侧咽部干燥、感觉消失和复发的弊端。

2.经颅外入路舌咽神经切断术

术后复发率较高,建议对不能耐受开颅的患者可试用这种方法。

3.经颅舌咽神经切断术

如术中探查没有明显的血管压迫神经,则可选用舌咽神经切断术。

4.经皮穿刺射频热凝术

在CT引导下可大大减少其并发症的发生。另外舌咽神经传入纤维在脑桥处加入了三叉神经的下支,开颅在此毁损可阻止舌咽神经痛的传导通路。

六、预后

舌咽神经痛如不给予治疗,一般不会自然好转,疼痛发作次数频繁,持续时间越来越少,严重影响患者的生活及工作。

(杨 林)

第三节　前庭蜗神经疾病的西医治疗

前庭蜗神经疾病包括蜗神经疾病和前庭神经疾病,两者通常一起讨论。

一、蜗神经疾病

(一)病因

各种急、慢性迷路炎,药物中毒(如链霉素、新霉素、庆大霉素等),颞骨,内耳外伤,噪声,听神经炎,脑膜炎,蛛网膜炎,脑桥小脑脚肿瘤,脑桥病变,动脉硬化症,神经衰弱,遗传因素和全身性疾病(贫血和高血压等)等。

(二)临床表现

最常见的症状是耳鸣、听觉过敏和耳聋(听力减退或丧失)。根据耳鸣和耳聋的特点可鉴别传导性和神经性。低音调耳鸣(轰轰、嗡嗡似雷声、飞机声)通常是传导器的病变。高音调耳鸣(吱吱声、蝉鸣声、鸟叫声)常为感音器的病变。神经性耳聋听力障碍的共同特点是以高音频率为主,气导大于骨导,Weber试验偏向健侧。

(三)治疗

首先是病因治疗。其他对症治疗包括应用B族维生素、扩张血管药物及能量合剂等。还可行针灸治疗,严重者的听力障碍应佩戴助听器。

二、前庭神经疾病

前庭神经的功能是调节机体平衡和对各种加速度的反应。当前庭功能受到异常刺激和功能障碍时,可出现一系列的症状和体征。

(一)病因

迷路炎、内耳眩晕病、迷路动脉血液供应障碍及药物中毒;脑桥小脑脚肿瘤和脑桥小脑脚蛛网膜炎;听神经炎和前庭神经元炎;各种原因所致的脑干病变;心血管系统的病变等。

(二)临床表现

1.眩晕

患者感觉自身或外界物体旋转或晃动(或称为运动幻觉)常伴有眼球震颤和共济失调,以及迷走神经的刺激症状如面色苍白、恶心和呕吐、出汗及血压脉搏的变化,严重时可出现晕厥。

2.眼球震颤

通常为自发性眼球震颤,由快相和慢相组成,快相代表眼球震颤的方向。前庭周围性眼球震颤多为水平性,而且伴有明显的眩晕,闭眼后症状并不能减轻。

3.自发性肢体偏斜

表现为站立不稳或向一侧倾倒。肢体偏斜的方向与前庭周围神经病变侧和眼球震颤的慢相是一致的。而前庭中枢性损害三者的方向是不定的。

(三)诊断和鉴别诊断

首先应确定病变是否位于前庭神经,前庭神经损害的部分患者通常伴有听力障碍。其次是根据眩晕的性质和伴发症状、自发性眼球震颤的特点、肢体倾倒的方向及各种前庭功能试验的结果鉴别是前庭周围性病变还是中枢性病变。最后结合以上临床特点和借助于各种辅助检测手段对病变进行进一步的定性诊断或病因诊断。

(四)治疗

1.病因治疗

根据不同的病因采取针对性的治疗,如肿瘤行手术切除;炎症进行抗感染;缺血性病变用扩张血管药物等。

2.对症治疗

(1)常规剂量的各种安定剂和镇静剂。

(2)常规剂量的抗组胺类药物,如盐酸苯海拉明、氯苯那敏、异丙嗪等。

(3)伴有严重呕吐的患者可肌内注射东莨菪碱 0.3 mg,或阿托品 0.5 mg。

(4)维生素、谷维素等。

(杨　林)

第四节　前庭神经元炎的西医治疗

前庭神经元炎也称为病毒性迷路炎、流行性神经迷路炎或急性迷路炎。常发生于上呼吸道感染后数天之内,临床特征为急性起病的眩晕、恶心、呕吐、眼球震颤和姿势不平衡。炎症仅限局于前庭系统,耳蜗和中枢神经系统均属正常,是一种不伴有听力障碍的眩晕病。

一、病因及发病机制

病因目前仍不明确,通常认为,前庭神经元炎患者发病前常有感染病史。Shimizu 等在57例前庭神经元炎患者中测定血清各种病毒抗体水平,26 例显示病毒抗体效价升高达 4 倍,故推断此病与病毒感染有直接关系。Chen 等研究认为前庭神经元炎主要影响前庭神经上部,其支配水平半规管和前垂直半规管,而后垂直半规管和球囊的功能受前庭神经下部支配而不受影响。Goebel 等以解剖标本作研究认为,前庭神经上部的骨道相对较长,其和小动脉通过相对狭窄的通道,使前庭神经上部更易受到侵袭和可能起迷路缺血性损害。

另外,也有报道认为,前庭神经遭受血管压迫或蛛网膜粘连,甚至可因内听道狭窄引起前庭神经缺氧变性而发病。Schuknecht 等认为,糖尿病可引起前庭神经元变性萎缩,导致眩晕反复发作。

二、病理生理

病理学研究显示,一些前庭神经元炎患者前庭神经切断后,可发现前庭神经有孤立或散在的退行性变和再生现象,神经纤维减少,节细胞空泡形成,神经内胶原沉积物增加。

三、临床表现

(1)本病多发生于中年人,两性发病率无明显差异。

（2）起病突然，病前有发热、上感或泌尿道感染病史，多为腮腺炎、麻疹及带状疱疹病毒引起。

（3）临床表现以眩晕最突出，头部转动时眩晕加剧，多于晚上睡醒时突然发作眩晕，数小时达到高峰，伴有恶心、呕吐，可持续数天或数周，多无耳鸣、耳聋，也有报道约 30％患者有耳蜗症状；严重者倾倒、恶心、呕吐、面色苍白。可以一家数人患病，也有集体发病呈小流行现象。该病一般可以自愈，可能为仅有一次的发作，或在过了 12 个月后有几次后续发作；每次后续发作都不太严重，持续时间较短。

（4）病初有明显的自发性眼震，多为水平性和旋转性，快相向健侧。

（5）前庭功能检查显示单侧或双侧反应减弱，部分患者痊愈后前庭功能恢复正常。

四、辅助检查

（1）眼震电图（ENG）可以客观记录一侧前庭功能丧失的情况，但 ENG 并非必要，因在急性期自发性眼震等客观体征有助于病变定位，患者也难于耐受检查。

（2）可行听力检查排除听力损害。

（3）头颅 MRI，特别要注意内听道检查以排除其他诊断的可能性，如脑桥小脑脚肿瘤，脑干出血或梗死。必要时行增强扫描。

五、诊断

根据感染后突然起病，剧烈眩晕，站立不稳，头部活动时加重，不伴耳鸣、耳聋。前庭功能检查显示单侧或双侧反应减弱，无耳蜗功能障碍；无其他神经系异常症状、体征；预后良好可诊断。

六、鉴别诊断

（一）内耳眩晕病

内耳眩晕病又称梅尼埃病，本病为一突然发作的非炎性迷路病变，具有眩晕、耳聋、耳鸣及眼震等临床特点，有时有患侧耳内闷胀感等症状。多为单耳发病，男女发病率无明显差异，患者多为青壮年，60 岁以上老人发病罕见，近年来也有儿童患者报道。眩晕有明显的发作期和间歇期。发作时患者常不敢睁眼、恶心、呕吐、面色苍白、出汗，甚至腹泻、血压多数偏低等一系列症状。本病病因学说甚多，如变态反应、内分泌障碍、维生素缺乏及精神神经因素等引起自主神经功能紊乱，因之使血管神经功能失调，毛细血管渗透性增加，导致膜迷路积水，蜗管及球囊膨大，刺激耳蜗及前庭感受器时，引起耳鸣、耳聋、眩晕等一系列临床症状。梅尼埃病的间歇期长短不一，从数月到数年，每次发作和程度也不一样。而听力随着发作次数的增加而逐渐减退，最后导致耳聋。

（二）位置性眩晕

眩晕发作常与特定的头位有关，无耳鸣、耳聋。中枢性位置性眩晕，常伴有特定头位的垂直性眼震，且常无潜伏期，反复试验可反复出现，呈相对无疲劳现象。外周性位置性眩晕，又称良性阵发性位置性眩晕，为常见的前庭末梢器官病变；也称为管石症或耳石症；多数患者发病并无明显诱因，而可能的诱因则多见于外伤；眼震常有一定的潜伏期，呈水平旋转型，多次检查可消失或逐渐减轻，属疲劳性。预后良好，能够自愈。

（三）颈源性眩晕

由颈部疾病所致的眩晕。其特征是既有颈部疾病的表现，又有前庭及耳蜗系统受累的表现，冷热试验此类患者一般均为正常。其病因可能为颈椎病、颈部外伤、枕大孔畸形、后颈部交感神经综合征。颈椎病是椎动脉颅外段血流受阻的主要原因。由于颈椎骨刺及退行性关节炎、椎间盘病变,使椎动脉受压,转颈时更易受压。若动脉本身已有粥样硬化,而对侧椎动脉无法代偿时即出现症状。眩晕与头颈转动有关,可伴有枕部头痛、猝倒、视觉闪光、视野缺失及上肢麻痛。颈椎核磁共振成像检查可以协助诊断。

(四)药物中毒性眩晕

以链霉素最常见。其他有新霉素、卡那霉素、庆大霉素、万古霉素、多黏菌素 B、奎宁、磺胺类等药物。有些药物性损害主要影响前庭部分,但多数对前庭与耳蜗均有影响。链霉素中毒引起的眩晕通常于疗程第四周出现,也有短至 4 天者。在行走、头部转动或转身时眩晕更为明显。于静止、头部不动时症状明显好转或消失。前庭功能检查多无自发性眼震,闭目难立征阳性。变温试验显示双侧前庭功能均减退或消失。如伴耳蜗损害,尚有双侧感音性耳聋。眩晕消失缓慢,需数月甚或 1～2 年,前庭功能更难恢复。

(五)脑桥小脑脚肿瘤

特别是听神经瘤,早期可出现轻度眩晕、耳鸣、耳聋。病变进一步发展可出现邻近颅神经受损的体征,如病侧角膜反射减退、面部麻木、复视、周围性面瘫、眼震、同侧肢体共济失调。至病程后期,还可出现颅内压增高症状。诊断依据单侧听力渐进性减退、耳鸣;听力检查为感音性耳聋;伴同侧前庭功能早期消失;邻近脑神经(第 V、Ⅶ、Ⅷ对)中有一支受累应怀疑为听神经瘤。头颅核磁共振成像检查可以协助诊断。

七、治疗

临床治疗原则是急性期的对症治疗、皮质激素治疗和尽早地前庭康复治疗。一项小规模的对照研究发现治疗前庭神经炎,皮质激素比安慰剂更有效。最近的一项临床研究比较了甲泼尼龙、阿昔洛韦和甲泼尼龙＋阿昔洛韦三种治疗方法的疗效,结果表明,甲泼尼龙可明显改善前庭神经炎的症状,抗病毒药物无效,两者联合无助于提高疗效。临床常用治疗方法如下。

(1)一般治疗:卧床休息,避免头、颈部活动和声光刺激。

(2)对症处理:对于前庭损害而产生的眩晕症状应给予镇静、安定剂,眩晕、呕吐剧烈者可肌内注射盐酸异丙嗪(12.5～25.0 mg)或地西泮(10～20 mg)每 4～6 小时 1 次。症状缓解不明显者,可酌情重复上述治疗。对长时间呕吐者,必要时行静脉补液和电解质以作补充和支持治疗。

(3)类固醇皮质激素治疗:可用地塞米松 10～15 mg/d,7～10 天;或服泼尼松 1 mg/(kg·d),顿服或分 2 次口服,连续 5 天,以后 7～10 天逐渐减量。注意补钾、补钙、保护胃黏膜。

(4)维生素 B_1 100 mg 治疗:肌内注射,每天 1 次,维生素 B_{12} 500 μg,肌内注射,每天 1 次。治疗 2 周后改为口服。

(5)前庭康复治疗:前庭神经炎的恢复往往需要数周的时间,患者越早开始前庭康复锻炼,功能恢复就越快、越完全。前庭康复锻炼的目的是加速前庭康复的进程,并改善最终的康复水平。前庭康复计划一般包括前庭-眼反射的眼动训练和前庭-脊髓反射的平衡训练。早期眼震存在,患者应尝试抑制各方向的凝视眼震。眼震消失后,开始头-眼协调练习。患者应尝试平衡练习和步态练习。症状好转后应加运动中的头动练习,开始慢,逐渐加快。前庭康复锻炼每天至少2 次,每次数分钟,只要患者能够耐受,应尽可能多进行锻炼,并少用抗晕药物。

（杨　林）

第五节　特发性面神经麻痹的西医治疗

一、概述

特发性面神经麻痹是指原因未明的、茎乳突孔内面神经非化脓性炎症引起的、急性发病的面神经麻痹。发病率为 20.0/10.0 万～42.5/10.0 万,患病率为 258/10 万。

二、病因与病理生理

病因未明。可能因受到风寒、病毒感染或自主神经功能障碍,局部血管痉挛致骨性面神经管内的面神经缺血、水肿、受压而发病。

三、诊断步骤

(一)病史采集要点

1.起病情况

急性起病,数小时至 3～4 天达到高峰。

2.主要临床表现

多数患者在洗漱时感到一侧面颊活动不灵活,口角漏水、面部㖞斜,部分患者病前有同侧耳后或乳突区疼痛。

3.既往病史

病前常有受凉或感冒、疲劳的病史。

(二)体格检查要点

(1)一般情况好。

(2)查体可见一侧周围性面瘫的表现:病侧额纹变浅或消失,不能皱额或蹙眉,眼裂变大,闭眼不全或不能,试闭目时眼球转向外上方,露出白色巩膜称贝耳现象;鼻唇沟变浅,口角下垂,示齿时口角歪向健侧,鼓腮漏气,吹口哨不能,食物常滞留于齿颊之间。

(3)鼓索神经近端病变,可有舌前 2/3 味觉减退或消失,唾液减少。

(4)镫骨肌神经病变,出现舌前 2/3 味觉减退或消失与听觉过敏。

(5)膝状神经节病变,除上述表现外还有乳突部疼痛,耳郭和外耳道感觉减退,外耳道或鼓膜出现疱疹,见于带状疱疹引起的膝神经节炎,称 Hunt 综合征。

(三)门诊资料分析

根据急性起病,典型的周围性面瘫症状和体征,可以做出诊断。但是必须排除中枢性面神经麻痹、耳源性面神经麻痹、脑桥病变、吉兰-巴雷综合征等。

(四)进一步检查项目

(1)如果疾病演变过程或体征不符合特发性面神经麻痹时,可行颅脑 CT/MRI、腰穿脑脊液检查,以利于鉴别诊断。

(2)病程中的电生理检查可对预后做出估计。

四、诊断

急性起病,出现一侧周围性面瘫的症状和体征可以诊断。

五、鉴别诊断

(一)中枢性面神经瘫

局限于下面部的表情肌瘫痪,而上面部的表情肌运动如闭目、皱眉等动作正常,且常伴有肢体瘫痪等症状,不难鉴别。

(二)吉兰-巴雷综合征

可有周围性面瘫,但多为双侧性,可以很快出现其他颅神经损害,有对称性四肢弛缓性瘫痪、感觉和自主神经功能障碍,脑脊液呈蛋白-细胞分离。

(三)耳源性面神经麻痹

多并发中耳炎、乳突炎、迷路炎等,有原发病的症状和体征,头颅或耳部 CT 或 X 线片有助于鉴别。

(四)颅后窝病变

如肿瘤、感染、血管性疾病等,起病相对较慢,有其他脑神经损害和原发病的表现,颅脑 MRI 对明确诊断有帮助。

(五)莱姆病

莱姆病是由蜱传播的螺旋体感染性疾病,可有面神经和其他脑神经损害,可单侧或双侧,伴有多系统损害表现,如皮肤红斑、血管炎、心肌炎、脾大等。

(六)其他

如结缔组织病、各种血管炎、多发性硬化、局灶性结核性脑膜炎等,可有面神经损害,伴有原发病的表现,要注意鉴别。

六、治疗对策

(一)治疗原则

减轻面神经水肿和压迫,改善局部循环,促进功能恢复。

(二)治疗方案

1.药物治疗

(1)类固醇皮质激素:起病早期 1～2 周应用,有助于减轻水肿。泼尼松 30～60 mg/d,连用 5～7 天后逐渐减量。地塞米松 10～15 mg/d,静脉滴注,1 周后改口服渐减量。

(2)神经营养药:维生素 B_{12}(每次 500 μg,隔天 1 次,肌内注射)、维生素 B_1(每次 100 mg,每天 1 次,肌内注射)、地巴唑(30 mg/d,口服)等可酌情选用。

(3)抗病毒治疗:对疑似病毒感染所致的面神经麻痹,应尽早使用阿昔洛韦(1～2 g/d),连用 10～14 天。

2.辅助疗法

(1)保护眼睛:采用消炎性眼药水或眼药膏点眼,带眼罩等预防暴露性角膜炎。

(2)物理治疗:如红外线照射、超短波透热等治疗。

(3)运动治疗:可采用增强肌力训练、自我按摩等治疗。

(4)针灸和低脉冲电疗:一般在发病 2 周后应用,以促进神经功能恢复。

3.手术治疗

病后半年或 1 年以上仍不能恢复者,可酌情施行面-舌下神经或面-副神经吻合术。

(三)治疗方案的选择

对于药物治疗和辅助疗法,可以数种联用,以期促进神经功能恢复,针灸和低脉冲电疗应在水肿消退后再行选用。恢复不佳者可考虑手术治疗。

七、病程观察及处理

治疗期间定期复诊,记录体征的变化,调整激素等药物的使用。鼓励患者自我按摩,配合治疗,早日康复。

八、预后评估

70％的患者在 1～2 个月可完全恢复,20％的患者基本恢复,10％的患者恢复不佳,再发者约占0.5％。少数患者可遗留有面肌痉挛、面肌联合运动、耳颞综合征和鳄泪综合征等后遗症状。

（杨　林）

第六节　多发脑神经损害的西医治疗

一、概述

多发脑神经损害是指单侧或双侧、同时或先后两条以上脑神经受损而出现功能障碍。解剖部位的关系和病变部位的不同组合成多发脑神经损害的综合征。

二、病因

病因是多种多样的,炎症性疾病、感染后免疫功能障碍、脱髓鞘疾病、肿瘤、中毒、外伤、代谢性疾病等均可引起多发脑神经损害。

三、诊断步骤

(一)病史采集要点

1.起病情况

不同的病因,起病的急缓是不同的,炎症、外伤或血管病起病急,肿瘤的起病较慢,渐进发展。

2.既往病史

注意有无感染、肿瘤、化学物接触、代谢性疾病等,以期发现病因。

(二)主要临床表现和体格检查要点

受损脑神经的不同组合形成不同的综合征,将分别描述。

1.福斯特-肯尼迪综合征

嗅、视神经受损。表现为病侧嗅觉丧失、视神经萎缩,对侧视盘水肿。多见于嗅沟脑膜瘤或额叶底部肿瘤。

2.海绵窦综合征

动眼、滑车、展神经和三叉神经眼支受损。表现为病侧眼球固定、眼睑下垂、瞳孔散大、直间接对光反射和调节反射消失,眼和额部麻木疼痛、角膜反射减弱或消失,眼睑和球结膜水肿及眼球突出。见于感染、海绵窦血栓形成、海绵窦肉芽肿、动静脉瘘或动脉瘤等。

3.眶上裂综合征

动眼、滑车、展神经和三叉神经眼支受损。表现为病侧眼球固定、上睑下垂、瞳孔散大、光反射和调节反射消失,眼裂以上皮肤感觉减退、角膜反射减弱或消失,眼球突出。见于眶上裂骨折、骨膜炎或邻近肿瘤等。

4.眶尖综合征

视、动眼、滑车、展神经和三叉神经眼支受损。表现为眶上裂综合征+视力障碍。见于眶尖骨折、炎症或肿瘤等。

5.岩骨尖综合征

三叉神经和展神经受损。表现为病侧眼球外展不能、复视,颜面部疼痛;见于乳突炎、中耳炎、肿瘤或外伤等。

6.脑桥小脑脚综合征

三叉、外展、面、听神经受损,病变大时可以累及脑干、小脑或后组脑神经。表现为病侧颜面部感觉减退、角膜反射减弱或消失,周围性面瘫,听力下降、眼震、眩晕和平衡障碍,小脑性共济失调。最多见于听神经瘤,还可见于炎症、血管瘤等。

7.Avellis 综合征

迷走神经和副神经受损。表现为声音嘶哑、吞咽困难、病侧咽反射消失,向对侧转颈无力、病侧耸肩无力;见于局部肿瘤、炎症、血管病或外伤等。

8.Jackson 综合征

迷走、副和舌下神经受损。表现为声音嘶哑、吞咽困难、病侧咽反射消失,向对侧转颈无力、病侧耸肩无力,病侧舌肌瘫痪、伸舌偏向病侧。见于局部肿瘤、炎症、血管病或外伤等。

9.Tapia 综合征

迷走和舌下神经(结状神经节以下的末梢)受损。表现为声音嘶哑,病侧舌肌瘫痪、伸舌偏向病侧。多见于局部外伤。

10.颈静脉孔综合征

舌咽、迷走和副神经受损。表现为病侧声带和咽部肌肉麻痹出现声嘶、吞咽困难、咽反射消失,向对侧转颈无力、病侧耸肩无力。见于局部肿瘤、炎症等。

11.枕髁-颈静脉综合征

舌咽、迷走、副和舌下神经受损。表现为病侧 Vernet 综合征+舌肌瘫痪和萎缩。见于颅底枪弹伤、局部炎症、肿瘤等。

12.腮腺后间隙综合征

舌咽、迷走、副和舌下神经受损。表现同 Collet-Sicard 综合征,可有同侧 Horner 征。见于局部肿瘤、炎症、外伤等。

(三)门诊资料分析

详细的病史询问和认真的体检,有助于明确病变范围和可能的原因。

(四)进一步检查项目

局部 X 线摄片、颅脑 CT/MRI 检查,必要时脑脊液检查,有助于了解病变部位、范围、性质和病因。

四、诊断

根据临床症状和体征,明确受损的脑神经范围,结合病史和相应的检查以做出诊断,并尽量进行病因诊断。

五、治疗

针对病因治疗:感染要抗感染治疗,肿瘤、外伤或血管瘤可以选择手术治疗,脱髓鞘性疾病可予糖皮质激素治疗,代谢性疾病要重视原发病的治疗。

六、预后评估

不同的病因可以有不同的预后。

(杨　林)

第七节　坐骨神经痛的西医治疗

坐骨神经痛是一种主要表现为沿坐骨神经走行及其分布区,即臀部、大小腿后外侧和足外侧部的阵发性或持续性的疼痛。一般多为单侧。男性多见,尤以成年人为多。坐骨神经痛为周围神经系统常见疾病之一,可由很多原因引起。一般可分为原发性坐骨神经痛和继发性坐骨神经痛两种。原发性坐骨神经痛即坐骨神经炎,临床较少见。继发性坐骨神经痛多见,可由脊椎病变、椎管内病变、盆腔内病变、骨和关节疾病、糖尿病及臀部药物注射的位置不当等引起。本病常可影响或严重影响工作和学习。

一、病因分类

依病因分为原发性坐骨神经痛和继发坐骨神经痛性两类。

(一)原发性坐骨神经痛

临床上较少见,常由口腔牙齿、扁桃体和鼻窦感染经血行侵及坐骨神经。寒冷、潮湿常为诱发因素。

(二)继发性坐骨神经痛

多系在其通路过程中由于邻近组织病变影响所致。依其病变的部位又分为根性、干性和丛性坐骨神经痛。

1.根性坐骨神经痛

病变主要在椎管内,如腰椎间盘突出、椎管内肿瘤和脊椎本身的疾病,如脊椎骨关节病、损伤、骨结核、骨肿瘤和蛛网膜炎等均可影响或压迫神经根引起坐骨神经痛。

2.干性坐骨神经痛

病变在椎管外,其病因为腰骶神经丛及神经干邻近的病变,如骶髂关节炎、髋关节炎、髂内淋巴转移癌、盆腔附件炎、腰大肌脓肿等。

3.丛性坐骨神经痛

由腰骶神经丛邻近组织病变引起,如骶髂关节炎、骨盆外伤、髂腰肌和梨状肌损伤或炎症、盆腔器官疾病、子宫附件炎、肿瘤、妊娠子宫压迫、慢性前列腺炎及糖尿病等。

二、诊断

(一)症状

1.疼痛

主要为沿臀部、大腿后面向腘窝部、小腿外侧直至踝部、足底部的放射痛。多呈持续性、阵发性加剧。活动时加重,休息时减轻。为了减轻疼痛,患者常采取特殊体位,站立时身体略向健侧倾斜,用健侧下肢持重,病侧下肢在髋、膝关节处微屈,造成脊椎侧凸,凸向健侧。坐位时将全身重量依靠于健侧坐骨粗隆,患肢屈曲。卧位时向健侧卧,并将患肢屈曲。行走时患肢髋关节处轻度外展外旋,膝关节处稍屈曲,足尖足掌着地而足跟不敢着地。变动体位时,往往不能及时自如地活动。

2.麻木

患肢足背外侧和小腿外侧可能有轻微感觉减退。

3.肢体无力

主要表现在大腿的伸髋、小腿的屈曲,以及足的外翻动作。

(二)体征

1.压迫痛

可能在以下 5 个区域内找到敏感的压痛点:①脊椎旁点——第 4、5 腰椎棘突旁 3 cm 处。②臀中点——坐骨结节与股骨大粗隆之间。③腘窝点——腘窝横线上 2～3 cm 处。④腓肠肌点——位于小腿后面中央。⑤踝点——外踝后方。

2.牵引痛

牵拉坐骨神经可产生疼痛。通常用直腿抬高试验,即在整个下肢伸直状态下向上抬高患肢,若患者抬高不过 70°角,则为阳性。

3.反射

跟腱反射减低或消失。膝腱反射正常。

(三)病因诊断

根据坐骨神经痛的特有症状及体征,诊断并不困难。但病因诊断则不易。以下为几种较常见的疾病。

1.腰脊神经根炎

其疼痛常波及股神经,或双下肢。可由腰部外伤、病灶感染、结核病、风湿病及病毒感染引起。

2.腰椎间盘突出

起病突然。常有明显外伤史。疼痛剧烈,卧床后可减轻。相应的椎间隙和椎旁可有压痛、腰椎曲度改变、腰肌痉挛、Lasegue 征强阳性。X 线片可显示椎间隙变窄。

3.硬膜外恶性肿瘤

疼痛剧烈。往往可找到原发病。X线片可能发现骨质破坏。

4.马尾蜘蛛膜炎

疼痛较轻,进展缓慢。可依靠脊髓碘油造影确诊。

5.马尾良性肿瘤

疼痛剧烈,范围广泛。夜间疼痛加剧。脑脊液有改变。部分患者可出现视盘水肿等颅内压增高的表现。

6.盆腔炎

疼痛较轻;有妇科体征;化验血液白细胞增多,血沉加速。

7.妊娠时往往可因盆腔充血或胎儿压迫引起坐骨神经痛

疼痛较轻,体征可能阙如,休息后减轻,分娩后疼痛消失。

8.潮湿或受凉引起坐骨神经痛

体征局限,一般无牵引痛。

9.臀部注射引起坐骨神经痛

疼痛出现在注射后不久,症状可轻可重。检查注射部位可发现错误。

(四)不典型的原发性坐骨神经痛和所有继发性坐骨神经痛

对不典型的原发性坐骨神经痛和所有继发性坐骨神经痛,均应做X线检查,包括腰骶椎、骨盆、骶髂关节、髋关节。需要时,也应详细检查腹腔和盆腔,必要时也可作腰椎穿刺和奎肯施泰特试验。如怀疑蛛网膜下腔梗阻,可作椎管碘油造影。

三、鉴别诊断

(1)类风湿关节炎、结核、肿瘤、脊柱畸形等引起的症状性坐骨神经痛可根据病史、血沉、X线检查或腰穿查脑脊液等与坐骨神经痛作鉴别。

(2)髋关节或骶髂关节疾病,此两者跟腱反射正常,无感觉改变,髋关节或骶髂关节活动时疼痛明显,Patrick征阳性。根据病史及检查即可与坐骨神经痛作鉴别。必要时可予X线摄片以明确诊断。

四、并发症

本病病程久者,可并发脊柱侧弯、跛行及患肢肌肉萎缩。

五、治疗

(一)病因治疗

(1)腰椎间盘突出是坐骨神经痛最常见的病因。一般可先进行牵引或推拿治疗,若无效或大块椎间盘突出,产生脊髓或神经根较严重压迫者,则应及时行椎间盘摘除术。

(2)马尾圆锥肿瘤、腹后部或盆腔肿瘤等,应及时手术摘除。

(3)妊娠合并坐骨神经痛,休息后疼痛减轻,不必采取特殊治疗。

(4)邻近组织炎症所致者,可根据不同情况采用抗感染或抗结核治疗。

(二)对症治疗

(1)急性发作期应卧床休息,绝对睡硬板床。

（2）止痛药：可选用索米痛片、阿司匹林、保泰松、抗炎松、吲哚美辛等。

（3）维生素 B_1：100 mg，每天 1～2 次，肌内注射。维生素 B_{12} 100～250 mg，每天 1 次，肌内注射。

（4）封闭疗法：1%～2%普鲁卡因，或利多卡因行坐骨神经封闭，可获一定疗效。若在上述溶液中加入醋酸可的松 25 mg，可增强疗效。

（5）肾上腺皮质激素：可以减轻炎症反应，在炎症急性期、创伤、蛛网膜粘连等情况下可以使用。一般用泼尼松 5～10 mg，每天3 次；或醋酸可的松 25 mg，肌内注射，每天 1 次。

（6）理疗：短波透热疗法、离子透入法等，有助于止痛。

（三）其他治疗

针灸、电针、针刀、射频消融、推拿，已被证实有较好的疗效。

（刘玉洁）

第八节　POEMS 综合征的西医治疗

POEMS 综合征又称 Crow-ukase 综合征。本病为多系统受累的疾病，临床上以多发性神经炎、脏器肿大、内分泌病、M 蛋白、皮肤损害为主要表现，这五大临床表现的每一个外文字头，组合成缩写词，命名为 POEMS 综合征。因 Crow 于 1956 年首先报道骨髓瘤伴发该综合征的临床表现，Fukase 于 1968 年将其作为一个综合征提出来，故又称为 Crow-Fukase 综合征。

一、病因及病理

不完全清楚，目前多认为与浆细胞瘤、自身免疫有关。浆细胞瘤分泌毒性蛋白，对周围神经及垂体和垂体-下丘脑结构产生免疫损害，从而导致周围神经损害、内分泌和皮肤的改变。自身免疫异常，导致浆细胞产生异常免疫球蛋白，从而损害多系统，形成 POEMS 综合征。

二、临床表现

青壮年男性多见，男女比例为 2∶1，起病或急或缓，从发病到典型临床表现出现的时间不一，数月至数年不等，首发临床表现不一，有时不典型，病程的不同时期表现复杂多变，病情进行性加重，主要临床表现可归纳如下。

（一）慢性进行性多发性神经病

见于所有患者，大多为首发症状，表现为从远端开始的肢体对称性逐渐加重的感觉、运动障碍，感觉障碍表现为向心性发展的"手套-袜套"状感觉减退，肌无力下肢较上肢为重，很快出现肌萎缩，腱反射减弱，后期消失，脑神经主要表现为视盘水肿，其支配的肌肉很少瘫痪，自主神经功能障碍主要表现为多汗，个别人在疾病的后期可出现括约肌功能障碍。

（二）脏器肿大

主要表现为肝脾大，一般为轻中度肿大，质地中等硬度，胰腺肿大亦十分常见，个别人可出现心脏扩大，一部分患者可出现全身淋巴结肿大。在病后期小部分患者可出现肝硬化，门脉高压，一般不出现脾功能亢进。

(三)皮肤改变

大部分病例在病后 30 天左右即可出现明显的皮肤发黑,暴露部位明显,乳晕呈黑色,皮肤增厚、粗糙、多毛。也可出现红斑、皮疹、硬皮病样改变。皮肤改变有时可作为首发症状就诊。

(四)内分泌紊乱

明显的改变为雄性激素降低,而雌激素减低不明显,有的患者轻微升高,血泌乳素升高,从而出现男性乳房发育,阳痿,男性女性化,女性乳房增大、溢乳、闭经。胰岛素分泌不足,可导致血糖升高,其中合并糖尿病的人数占总人数的 28%。甲状腺功能低下,T_3、T_4 降低,约占全部患者的 24%。

(五)血中 M 蛋白阳性

多为 IgG,其次为 IgA,国外报道可见于一半以上的患者,国内报道不足 50%。

(六)水肿

疾病的早期即可出现水肿,中期明显加重,最初眼睑及双下肢出现水肿,腹水、胸腔积液、心包积液几乎见于全部中期患者,积液量中等,有时是患者首次就诊的原因。有的患者出现腹水的同时可出现腹痛。

(七)其他

本病可引起广泛的血管病变,包括大、中、小动脉血管及微血管、静脉等,主要表现为闭塞性血管病,多发生在脑血管、腹腔的静脉,心血管偶可受累,表现为脑梗死、腹腔的静脉血栓形成及心绞痛等。疾病的中后期可出现低热、盗汗、体重下降、消瘦、杵状指等。

三、辅助检查

(一)血常规

血常规示贫血,血沉增快。

(二)尿液检查

可有本周氏蛋白。

(三)血清学检查

血清蛋白电泳可呈现 M 蛋白,但增高不明显。

(四)脑脊液检查

脑脊液压力增高,蛋白轻、中度升高,细胞数正常,个别人可有轻微增加。

(五)内分泌检查

血 T_3、T_4 降低,血雄性激素降低,血泌乳素升高,胰岛素降低等。

(六)骨体检查

可见浆细胞增生,或可出现骨髓瘤表现。

(七)肌电图

显示神经源性损害、周围神经传导速度减慢,神经活检为轴索变性及节段性脱髓鞘,间质可见淋巴细胞和浆细胞浸润。

(八)X 线检查

可见骨硬化、溶骨病灶,骨硬化常见,主要累及盆骨、肋骨、股骨、颅骨等。

四、诊断

本病表现复杂,诊断主要依靠症状,Nakaniski 提出 7 个方面的诊断标准。

（1）慢性进行性多发性神经病。

（2）皮肤改变。

（3）全身水肿。

（4）内分泌紊乱。

（5）脏器肿大。

（6）M 蛋白。

（7）视盘水肿、脑脊液蛋白升高。

（8）其他可有低热、多汗。

因慢性多发性神经病见于所有患者并且 M 蛋白是该病的主要原因，所以这两项为必备条件，具备这两项后，如再加上其他一项临床表现即可确诊。

五、鉴别诊断

（一）吉兰-巴雷综合征

该病以肢体对称性的运动障碍，从下肢开始，脑脊液有蛋白-细胞分离现象，但不具内脏肿大、M 蛋白、皮肤改变等多系统的改变。

（二）肝硬化

肝硬化主要表现为肝脾大、腹水、食管静脉曲张等门脉高压表现，可有脾功能亢进，虽可并发周围神经损害，但无 M 蛋白、骨髓瘤或髓外浆细胞瘤、皮肤等多系统表现。

（三）结缔组织病

结缔组织病表现为多脏器多系统损害，可有低热、血沉快、皮肤改变、肌炎等，但同时出现周围神经病变及脏器肿大、水肿者不常见，也不出现 M 蛋白。

六、治疗

本病无特效治疗方法，治疗的远期效果很不理想，病情反复加重。常用的治疗手段如下。

（一）免疫抑制剂

（1）泼尼松 30～80 mg，每天或隔天 1 次口服，病情缓解后减量，改为维持量维持。

（2）环磷酰胺 100～200 mg，每天 1 次。

（3）硫唑嘌呤 100～200 mg，每天 1 次。

泼尼松效果差时，联合环磷酰胺或硫唑嘌呤，如联合使用效果仍差，可加服或改服他莫昔芬，1 次 10～20 mg，1 天 3 次，可提高疗效。

（二）神经营养药物

针对末梢神经炎可使用 B 族维生素口服，维生素 B_1 30 mg，每天 3 次，维生素 B_{12} 500 μg，每天 3 次，也可使用神经生长因子，适量肌内注射。

（三）对症治疗

血糖升高的，可使用胰岛素，根据血糖水平及反应效果适量皮下注射。甲状腺功能低下者，口服甲状腺素片，根据 T_3、T_4 水平调整用量。水肿者，适量使用利尿剂，胸腔积液及腹水多时，穿刺抽水，改善症状。对重危患者，可应用血浆置换法，除去 M 蛋白。

（四）化学治疗（简称化疗）

对有浆细胞瘤或骨髓瘤的患者，进行有效的化疗，可迅速缓解症状。

七、预后

本病经免疫抑制剂治疗,多数患者症状可暂时缓解,但停药即复发,即使维持用药,病情亦反复加重。有报道 5 年生存率 60%,个别患者可存活 10 年以上,对药物反应好的生存期长,说明生存期与药物的反应有关。

(刘玉洁)

第九节　吉兰-巴雷综合征的西医治疗

吉兰-巴雷综合征(Guillain-Barrésyndrome,GBS)是一种由多种因素诱发,通过免疫介导而引起的自身免疫性脱髓鞘性周围神经病,原称格林-巴利综合征。1916 年,Guillain、Barré、Strohl 报道了 2 例急性瘫痪的士兵,表现运动障碍、腱反射消失、肌肉压痛、感觉异常,无客观感觉障碍,并首次提出该病会出现脑脊液蛋白-细胞分离现象,经病理检查发现与 1859 年 Landry 报道的"急性上升性瘫痪"的病理改变非常相似。因此,被称为吉兰-巴雷综合征。

该病在世界各地均有发病,其发病率在多数国家是0.4/10 万~2.0/10 万。1984 年,我国 21 省农村 24 万人口调查中,GBS 的年发病率为 0.8/10 万。1993 年,北京郊区两县 98 万人口采用设立监测点进行前瞻性监测,其年发病率为 1.4/10 万。多数学者报道 GBS 发病无季节倾向,但我国河北省石家庄地区多发生于夏、秋季,并有数年 1 次流行趋势,或出现丛集发病。

一、病因

(一)感染因素

流行病学资料提示发病前的前驱非特异性感染,是促发 GBS 的重要因素。如 Hutwitz (1983)报道 1034 例 GBS,约有 70%的患者在发病前 8 周内有前驱感染因素,其中呼吸道感染占 58%,胃肠道感染占 22%,二者同时感染占 10%。前驱感染的主要病原体有:①空肠弯曲菌 (Campylobacter jejuni,CJ)。Rhodes(1982)首先注意到 GBS 与 CJ 感染有关。Hughes(1997)提出 CJ 感染常与急性运动轴索性神经病有关。在我国和日本,42%~76%的 GBS 患者血清中 CJ 特异性抗体增高。CJ 是革兰阴性微需氧弯曲菌,是引起人类腹泻的常见致病菌之一,感染潜伏期为 24~72 小时,腹泻开始为水样便,以后出现脓血便,高峰期为 24~48 小时,约 1 周恢复。GBS 患者常在腹泻停止后发病。②巨细胞病毒(cytomegalovirus,CMV)是欧洲和北美洲地区 GBS 的主要前驱感染病原体。研究证明 CMV 感染与严重感觉型 GBS 有关,发病症状严重,常出现呼吸肌麻痹,脑神经及感觉神经受累多见。③其他病毒。如E-B 病毒(Epstein-Barr virus, EBV)、肺炎支原体(Mycoplasma pneumonia,MP)、乙型肝炎病毒(HBV)、带状疱疹病毒 (varicella zoster virus,VZV)、单纯疱疹病毒(human herpes virus,HHV)、麻疹病毒、流行性感冒病毒、腮腺炎病毒、柯萨奇病毒、甲型肝炎病毒等。新近研究又发现屡有流感嗜血杆菌、幽门螺杆菌等感染与 GBS 发病有关。还有人类免疫缺陷病毒(human immunodeficiency virus,HIV)与 GBS 的关系也越来越受到关注。但是,研究发现人群中经历过相同病原体前驱感染,仅有少数人发生 GBS,又如流行病学调查发现,许多人即使感染了 CJ 也不患 GBS,提示感染因素不是唯一的病因,可能还与存在遗传易感性个体差异有关。

(二)遗传因素

目前认为 GBS 的发生是具有某种易感基因的人群感染后引起的自身免疫性疾病。国外学者报道 GBS 与人类白细胞抗原(HLA)基因分型(如 HLA-DR3、DR2、DQBI、B35)相关联;李春岩等对 31 例 AIDS、33 例急性运动轴索型神经病(AMAN)患者易感性与人白细胞抗原(HLA)-A、B 基因分型关系的研究,发现 HLA-A33 与 AIDP 易患性相关联;HLA-B15、B35 与 AMAN 易患性相关联;郭力等发现 HLA-DR16 和 DQ5 与 GBS 易患性相关,而且不同 GBS 亚型 HLA 等位基因分布不同。还发现在 GBS 患者携带 $TNF2$ 等位基因频率、$TNF1/2$ 和 $TNF2/2$ 的基因频率都显著高于健康对照组,说明携带 TNF2 等位基因的个体较不携带者发生 GBS 的危险性增加,编码 $TAFa$ 基因位于人类 6 号染色体短臂上(6p21 区),HLA-Ⅲ类基因区内,因 TAFa 基因多个位点具有多态性,转录起始位点为上游第 308 位(-308 位点),故提示 $TAFa$ 基因启动子-308G-A 的多态性与 GBS 的遗传易感性相关。所以,患者遗传素质可能决定个体对 GBS 的易感性。

(三)其他因素

有报道患者发病前有疫苗接种史、外伤史、手术史等,还有人报道因其他疾病用免疫抑制剂治疗发生 GBS;也有患有其他自身免疫性疾病者合并 GBS 的报道。

二、发病机制

目前主要针对其自身免疫机制进行了较深入研究。

(一)分子模拟学说

如果感染的微生物或寄生虫等生物性因子的某些抗原成分的结构与宿主自身组织的表位相似或相同,便可通过交叉反应启动自身免疫性疾病的发生,这种机制在免疫学称为"分子模拟"。该学说是目前解释 GBS 与感染因子之间关系的主要理论依据。机体感染细菌或病毒后,由于它们与机体神经组织有相同的表位,针对感染原的免疫应答的同时,发生错误的免疫识别,通过抗原抗体交叉反应导致自身神经组织的免疫损伤,则引起 GBS 的发生。如空肠弯曲菌(CJ)的菌体外膜上脂多糖(LPS)结构与人类周围神经神经节苷脂的结构相似,当易患宿主感染空肠弯曲菌后,产生保护性免疫反应消除感染的同时,也发生错误的免疫识别,激活了免疫细胞产生抗神经结苷脂自身抗体,攻击有共同表位的周围神经组织,导致周围神经纤维髓鞘脱失,干扰神经传导,而形成 GBS 的临床表现。又如研究发现,乙型肝炎表面抗原(HBsAg)分子的氨基酸序列中有一段多肽与人类及某些实验动物的周围神经髓鞘碱性蛋白分子的氨基酸序列中某段多肽完全相同,以此段多肽来免疫动物,可引起实验动物的周围神经病;某些个体感染了 HBV,HBsAg 分子中的某段多肽,刺激机体免疫系统产生细胞免疫及体液免疫应答,以攻击、排斥此段多肽;因人的周围神经髓鞘碱性蛋白分子中有与此段多肽完全相同的多肽段,于是机体发生错误的免疫识别,也启动攻击周围神经髓鞘碱性蛋白分子中的此段多肽的自身免疫,导致周围神经髓鞘脱失而发生 GBS。

(二)实验性自身免疫性神经炎(experimental autoimmune neuritis,EAN)动物模型研究

通过注射、口服或吸入抗原致敏,以及免疫细胞被动转移诱发等造成 EAN。如用牛 P2 蛋白免疫 Lewis 大鼠可诱发典型 EAN。其病理表现为周围神经、神经根节段性脱髓鞘及炎症反应,在神经根的周围可见到单核细胞及巨噬细胞浸润,自主神经受累,严重者可累及轴索。把 EAN

大鼠抗原特异性细胞被动转移给健康 Lewis 大鼠,经 4～5 天潜伏期后可发生 EAN。EAN 与 GBS 两者的临床表现及病理改变相似。均提示 GBS 是一种主要以细胞免疫为介导的疾病。但研究发现,将 P2 抗体(EAN 动物的血清)直接注射到健康动物的周围神经亦可引起神经传导阻滞及脱髓鞘,提示体液因子也参与免疫病理过程。

(三)细胞因子与 GBS 发病的研究

细胞因子在 GBS 发病中起至关重要的作用。①干扰素-γ(IFN-γ)是主要由 Th₁ 细胞分泌的一种多效性细胞因子,能显著增加抗原呈递细胞表达等作用,与神经脱髓鞘有关。因病毒感染,伴随产生的干扰素-γ,引起血管内皮细胞、巨噬细胞、施万细胞的 MHC-Ⅱ型抗原表达。活化的巨噬细胞可直接吞噬或通过分泌炎症介质引起髓鞘脱失,是致病的关键性因子。②肿瘤坏死因子-α(TNF-α)是由巨噬细胞和抗原激活的 T 细胞分泌,是引起炎症、自身免疫性组织损伤及选择性损害周围神经髓鞘的介质。GBS 患者急性期血清 TNF-α 质量浓度增高,且增高的程度与病变的严重程度相关,当患者康复时血清 TNF-α 质量浓度亦恢复正常。③白细胞介素-2(IL-2)是由活化的 T 细胞分泌,能刺激 T 细胞增殖分化,激活 T 细胞合成更多的 IL-2 及 IFN-γ、TNF-α 等细胞因子,促发炎症反应。④白细胞介素-12(IL-12)是由活化的单核/巨噬细胞、B 细胞等产生,IL-12 诱导 CD4⁺ T 细胞分化为 Th1 细胞并使其增殖、合成 IFN-γ、TNF-α、IL-2 等,使促炎细胞因子合成增加;同时 IL-12 抑制 CD4⁺ T 细胞分化为 Th2 细胞而合成 IL-4、IL-10,使 IL-4、IL-10 免疫下调因子合成减少。IL-12 在 GBS 中的致病作用可能是使IFN-γ、TNF-α、IL-2 等炎细胞因子合成增加,使IL-4、IL-10 免疫下调因子合成减少,最终促使神经脱髓鞘、轴索变性而发病。⑤白细胞介素-6(IL-6)是由 T 细胞或非 T 细胞产生的一种多功能的细胞因子。IL-6 的一个主要的生物学功能是促使 B 细胞增殖、分化并产生抗体。IL-6 对正常状态的 B 细胞无增殖活性,但可促进病毒感染的 B 细胞增殖,促进抗体产生。IL-6 在 GBS 发病中通过激发 B 细胞产生致病的抗体而发病。⑥白细胞介素-18(IL-18)主要由单核巨噬细胞产生,启动免疫级联反应,使各种炎症细胞、细胞因子及其炎症介质释放,进入周围神经组织中引起一系列免疫病理反应,导致髓鞘脱失。总之,这一类细胞因子(TNF-α、IFN-γ、IL-2、IL-6、IL-12、IL-18 等)是促炎因子,与 GBS 发病及病情加重有关。

另一类细胞因子对 GBS 具有调节免疫、减轻炎症性损害、终止免疫病理反应、促进髓鞘修复等作用。①白细胞介素-4(IL-4)是由 Th2 分泌的一种 B 细胞生长因子和免疫调节剂,可下调 Th1 细胞的活性,在疾病的发展中起免疫调节作用,可抑制 GBS 的发生。②白细胞介素-10(IL-10)是由 Th2 分泌,能抑制Th1 细胞、单核/巨噬细胞合成 TNF-a、TNF-γ、IL-2 等致炎因子,是一种免疫抑制因子,有助于脱髓鞘的修复,则 GBS 患者症状减轻。③白细胞介素-13(IL-13)是由活化的 Th2 细胞分泌的,具有免疫抑制和免疫调节作用,能抑制单核巨噬细胞产生多种致炎因子和趋化因子,从而具有显著抗炎作用。④干扰素-β(IFN-β)是由成纤维细胞产生,具有抗病毒、抗细胞增殖和免疫调节作用,能减轻组织损伤,有利于疾病的恢复。故细胞因子 IL-4、IL-10、IL-13、TGF-β 等是抑炎细胞因子,与 GBS 临床症状缓解有关。

总之,细胞因子在 GBS 的发病过程中起至关重要的作用,促炎症细胞因子如 TNF-α、IFN-γ、IL-2、IL-6、IL-12、IL-18 等与 GBS 发病及病情加重有关,对 GBS 的发病起促进作用;抑炎症细胞因子IL-4、IL-10、IL-13、TGF-β 等可下调炎症反应,有利于机体的恢复。促炎症细胞因子和抑炎症细胞因子两者在人体内的平衡情况影响着 GBS 的发生、发展和转归。

目前研究较公认的 GBS 发生是因某些易感基因的人群感染(如空肠弯曲菌)后,经过一段潜伏期,机体产生抗抗原成分(抗空肠弯曲菌)的抗体后发生交叉反应,抗体作用于靶位导致神经组织脱髓鞘和功能改变而致病。李海峰报道 IgM 型 CM1 抗体与 CJ 近期感染有关,CJ 感染后可通过 CM1 样结构发生交叉反应导致神经组织结构和功能的改变。李松岩报道 CM1IgG 抗体与 AMAN 及 AIDP 均相关。该抗体的产生机制可能为病原菌 CJ 及其脂多糖具有与人类神经节苷脂类似的结构,因而针对细菌的免疫反应产生了自身抗体,抗体攻击神经组织髓鞘,致使髓鞘破坏而引起发病。研究发现,在髓鞘裂解处及神经膜上有 IgG、IgM 和 C_3 的沉积物,而血清中补体减少。补体 C_3 降低提示补体参与免疫过程,该抗原抗体反应同时在补体参与及细胞因子的协同作用下发生 GBS。

综上所述,GBS 的发病,感染为始动因素,细胞免疫介导、细胞因子网络之间的调节紊乱和体液免疫等共同参与导致免疫功能障碍,促使周围神经髓鞘脱失而发生自身免疫性疾病。

三、临床表现

半数以上的患者在发病前数天或数周曾有感染史,以上呼吸道及胃肠道感染较为常见,或有其他病毒感染性疾病发生,或有疫苗接种史、手术史等。多以急性或亚急性起病。一年四季均可发病,但以夏秋季(6~10 月约占 75.4％)为多发;男女均可发病,男女之比 1.4:1;任何年龄均可发病,但以 30 岁以下者最多。国内报道儿童和青少年为 GBS 发病的两个高峰。

(一)症状与体征

1.运动障碍

首发症状常为双下肢无力,从远端开始逐渐向上发展,四肢呈对称性弛缓性瘫痪,下肢重于上肢,近端重于远端,亦有远端重于近端者。轻者尚可行走,重者四肢完全性瘫痪,肌张力低,腱反射减弱或消失,部分患者有轻度肌萎缩。长期卧床可出现失用性肌萎缩。GBS 患者呈单相病程,发病 4 周后肌力开始恢复,一般无复发-缓解。急性重症患者对称性肢体无力,在数天内从下肢上升至躯干、上肢或累及支配肋间及膈肌的神经,导致呼吸肌麻痹,称为 Landry 上升性麻痹,表现除四肢弛缓性瘫痪外,有呼吸困难、说话声音低、咳嗽无力、缺氧、发绀,严重者可因完全性呼吸肌麻痹,而丧失自主呼吸。

2.脑神经损害

舌咽-迷走神经受损较为常见,表现吞咽困难、饮水呛咳、构音障碍、咽反射减弱或消失等;其次是面神经受损,表现为周围性面瘫;动眼神经亦可受累,表现眼球运动受限;三叉神经受累,表现为张口困难及面部感觉减退。总的来说,单发脑神经受损较少,多与脊神经同时受累。

3.感觉障碍

发病后多有肢体感觉异常,如麻木、蚁行感、烧灼感、针刺感及不适感等。客观感觉障碍不明显,或有轻微的手套样、袜套样四肢末端感觉障碍,少数人有位置觉障碍及感觉性共济失调。常有 Lasègue 征阳性及腓肠肌压痛。

4.自主神经障碍

皮肤潮红或苍白,多汗,四肢末梢发凉,血压升高或降低,心动过速或过缓,尿潴留或尿失禁等。

5.其他

少数患者有精神症状,或有头疼、呕吐、视盘水肿,或一过性下肢病理征,或有脑膜刺激征等。

(二)GBS 变异型

1.急性运动轴索型神经病

免疫损伤主要的靶位是脊髓前根和运动神经纤维的轴索,导致轴索损伤,或免疫复合物结合导致轴索功能阻滞,病变多集中于周围神经近段或末梢,髓鞘相对完整无损,无明显的炎症细胞浸润,多伴有血清抗神经节苷脂 GM1、GM1b、GD1a 或 Ga1Nac-CD1a 抗体滴度增高。

AMAN 的病因及发病机制不清,目前认为与 CJ 感染有关。据报道 GBS 发病前 CJ 感染率美国为 4%、英国为 26%、日本为 41%、中国为 51%或 66%。病变以侵犯神经远端为主,临床表现主要为肢体瘫痪,无感觉障碍症状,病情严重者发病后迅速出现四肢瘫痪,伴有呼吸肌受累。早期出现肌萎缩者,预后相对不好。年轻患者神经功能恢复较好。本型流行病学特点是儿童多见,夏秋季多见,农村多见。

2.急性运动感觉性轴索型神经病

也称暴发轴索型 GBS。免疫损伤主要的靶位在轴索,但同时波及脊髓前根和背根,以及运动和感觉纤维。临床表现病情大多严重,恢复缓慢,预后较差。患者常有血清抗 GM1、GM1b 或 GD1a 抗体滴度增高。此型不常见,占 GBS 的 10%以下。

3.Miller-Fisher 综合征(MFS)

简称 Fisher 综合征。此型约占 5%,以急性或亚急性发病。临床表现以眼肌麻痹、共济失调和腱反射消失三联征为特点,无肢体瘫,若伴有肢体肌力减低也极轻微。部分电生理显示受累神经同时存在髓鞘脱失、炎症细胞浸润和轴索传导阻滞,患者常有血清抗 GQ1b 抗体滴度增高。MFS 呈单相性病程,病后2~3 周或数月内大多数患者可自愈。

4.复发型急性炎性脱髓鞘性多发性神经根神经病(AIDP)

复发型急性炎性脱髓鞘性多发性神经根神经病是 AIDP 患者数周致数年后再次复发,5%~9%的 AIDP 患者有 1 次以上的复发。复发后治疗仍有效。但恢复不如第一次完全,有少数复发患者呈慢性波动性进展病程,变成慢性型 GBS。

5.纯感觉型 Guillain-Barré 综合征

纯感觉型 Guillain-Barré 综合征表现为四肢对称性感觉障碍和疼痛,感觉性共济失调,伴有肢体无力,电生理检查符合脱髓鞘性周围神经病,病后 5~14 个月肌无力恢复良好。

6.多数脑神经型 Guillain-Barré 综合征

多数脑神经型 Guillain-Barré 综合征是 GBS 伴多数运动性脑神经受累。

7.全自主神经功能不全型 Guillain-Barré 综合征

全自主神经功能不全型 Guillain-Barré 综合征是以急性或亚急性发作的单纯全自主神经系统功能失调综合征,病前有感染史。表现为全身无汗、口干、皮肤干燥、便秘、排尿困难、直立性低血压、阳痿等,无感觉障碍和瘫痪。病程呈单相性,预后良好。

(三)常与多种疾病伴发

1.心血管功能紊乱

GBS 患者可伴有心律失常,心电图 ST 段改变;血压升高或降低;并发心肌炎、心源性休克等。经追踪观察,随神经功能恢复心电图变化也随之好转。学者们认为是交感神经脱髓鞘或交感神经节的病损所致;还有学者认为是血管活性物质儿茶酚胺和肾上腺素升高所致。因心功能障碍可致心脏骤停,故对重症 GBS 患者要心功能监护。

2.甲状腺功能亢进症

甲状腺功能亢进症与 GBS 两者是伴发还是继发尚不清楚,两者均与自身免疫功能失调有关,故伴发可能性大。

3.流行性出血热

有报道流行性出血热与 GBS 伴发。GBS 是感染后激发免疫反应致周围神经脱髓鞘病;流行性出血热是由汉坦病毒感染的自然疫源性疾病,尚未见 GBS 感染该病毒的报道,有待进一步观察研究。

4.其他

临床报道还有 GBS 与钩端螺旋体病、伤寒、支原体肺炎、流行性腮腺炎、白血病、神经性肌强直、低血钾、多发性肌炎等伴发,都有待临床观察研究。

(四)临床分型

《中华神经精神科杂志》编委会于 1993 年 10 月召开 GBS 研讨会,会议以 Asbury AK(1990)发表的标准,结合国情制定我国 GBS 临床分型标准(表 8-2)。

表 8-2 GBS 临床分型

分型	诊断标准
轻型	四肢肌力 3 度以上,可独立行走
中型	四肢肌力 3 度以下,不能独立行走
重型	第Ⅸ、Ⅹ对脑神经和其他脑神经麻痹。不能吞咽,同时四肢无力到瘫痪,活动时有轻度呼吸困难,但不需要气管切开行人工呼吸
极重型	在数小时至 2 天,发展到四肢瘫痪,吞咽不能,呼吸机麻痹,必须立即气管切开行人工呼吸,伴有严重心血管功能障碍或暴发型并入此型
再发型	数月(4~6 个月)至 10 多年可有多次再发,轻重如上述症状,应加倍注意,往往比首发重,可由轻型直到极重型症状
慢性型或慢性炎症脱髓鞘多发性神经病	由两月至数月乃至数年缓慢起病,经久不愈,脑神经受损少,四肢肌肉萎缩明显,脑脊液蛋白含量持续增高
变异型	纯运动型 GBS;感觉型 GBS;多脑神经型 GBS;纯自主神经功能不全型 GBS;其他还有 Fisher 综合征、少数 GBS 伴一过性锥体束征和伴小脑共济失调等

四、辅助检查

(一)脑脊液检查

1.蛋白细胞分离

病初期蛋白含量与细胞数均无明显变化,1 周后蛋白含量开始增高,病后 4~6 周达高峰,最高可达 10 g/L,一般为 1~5 g/L。蛋白含量高低与病情不呈平行关系。在疾病过程中,细胞数多为正常,有少数可轻度增高,表现蛋白-细胞分离现象。

2.免疫球蛋白含量升高

脑脊液中 IgG、IgM、IgA 含量明显升高,可出现寡克隆 IgG 带,阳性率在 70% 以上。

(二)血液检查

1.血常规

白细胞多数正常,部分患者中等多核白细胞增多,或核左移。

2.外周血

T 细胞亚群异常,急性期患者抑制 T 细胞(Ts)减少,辅助 T 细胞(Th)与 Ts 之比(Th/Ts)升高。

3.血清免疫球蛋白含量升高

血清中 IgG、Ig M、IgA 等含量均明显升高。

(三)电生理检查

1.肌电图检查

约有 80%的患者神经传导速度减慢,运动神经传导速度减慢更明显,常有神经传导潜伏期延长,F 波的传导速度减慢。当临床症状消失后,神经传导速度仍可减慢,可持续几个月或更长时间。此项检查可预测患者的预后情况。

2.心电图检查

多数患者的心电图正常,部分患者出现 ST 段降低、T 波低平、窦性心动过速,以及心肌劳损、传导阻滞、心房颤动等表现。

五、诊断

根据如下表现,典型病例诊断并不困难:①儿童与青少年多发;②病前多有上呼吸道或胃肠道感染或疫苗接种史;③急性或亚急性起病;④表现双下肢或四肢无力,对称性弛缓性瘫痪,腱反射减弱或消失;⑤可有脑神经受损;⑥多有感觉异常;⑦脑脊液有蛋白-细胞分离现象等。

中华神经精神科杂志编委会于 1993 年 10 月召开 GBS 研讨会,会议以 Asbury AK(1990)发表的标准,结合国情制定我国 GBS 诊断标准(表 8-3)。

表 8-3　GBS 的基本诊断标准

(1)进行性肢体力弱,基本对称,少数也可不对称,轻则下肢无力,重则四肢瘫,包括躯体瘫痪、延髓性麻痹、面肌以至眼外肌麻痹,最严重的是呼吸机麻痹

(2)腱反射减弱或消失,尤其是远端常消失

(3)起病迅速,病情呈进行性加重,常在数天至一两周达高峰,到第 4 周停止发展,稳定,进入恢复期

(4)感觉障碍主诉较多,客观检查相对较轻,可呈手套样、袜子样感觉异常或无明显感觉障碍,少数有感觉过敏,神经干压痛

(5)脑神经受损以舌咽神经、迷走神经、面神经多见,其他脑神经也可受损,但视神经、听神经几乎不受累

(6)可合并自主神经功能障碍,如心动过速、高血压、低血压、血管运动障碍、出汗多,可有一时性排尿困难等

(7)病前 1~3 周约半数有呼吸道、肠道感染,不明原因发热、水痘、带状疱疹、腮腺炎、支原体、疟疾等,或淋雨受凉、疲劳、创伤、手术等

(8)发病后 2~4 周进入恢复期,也可迁延至数月才开始恢复

(9)脑脊液检查,白细胞数常少于 $10×10^6/L$,1~2 周蛋白含量增高,呈蛋白-细胞分离现象,如细胞数超过 $10×10^6/L$,以多核为主,则需排除其他疾病。细胞学分类以淋巴细胞、单核细胞为主,并可出现大量吞噬细胞

(10)电生理检查,病后可出现神经传导速度明显减慢,F 反应近端神经干传导速度减慢

六、鉴别诊断

(一)多发性周围神经病

(1)缓慢起病。

(2)感觉神经、运动神经、自主神经同时受累,远端重于近端。

(3)无呼吸肌麻痹。

(4)无神经根刺激征。

(5)脑脊液正常。

(6)多能查到病因,如代谢障碍、营养缺乏、药物中毒,或有重金属及化学药品接触史等。

(二)低钾型周期麻痹

(1)急性起病,四肢瘫痪,近端重、远端轻,下肢重、上肢轻。

(2)有反复发作史或家族史,病前常有过饱、过劳、饮酒史。

(3)无脑神经损害,无感觉障碍。

(4)脑脊液正常。

(5)发作时可有血清钾低。

(6)心电图出现 Q-T 间期延长,ST 段下移,T 波低平或倒置,可出现宽大的U波或 T 波、U 波融合等低钾样改变。

(7)补钾后症状迅速改善。

(三)全身型重症肌无力

(1)四肢无力,晨轻夕重,活动后加重,休息后症状减轻。

(2)无感觉障碍。

(3)常有眼外肌受累,表现上眼睑下垂、复视等。

(4)新斯的明试验或疲劳试验阳性。

(5)肌电图重复刺激波幅减低。

(6)脑脊液正常。

(四)急性脊髓炎

(1)先驱症状发热。

(2)急性起病,数小时或数天达高峰。

(3)脊髓横断性损害,有明显的节段性感觉平面,有传导束性感觉障碍,脊髓休克期后应出上单位瘫。

(4)括约肌症状明显。

(5)脑脊液多正常,或有轻度的细胞数和蛋白含量增多。

(五)急性脊髓灰质炎

患者常未服或未正规服用脊髓灰质炎疫苗。①起病时常有发热;②急性肢体弛缓性瘫痪,多为节段性,瘫痪肢体多明显不对称;③无感觉障碍,肌萎缩出现较早;④脑脊液蛋白含量和细胞数均增多;⑤肌电图呈失神经支配现象,运动神经传导速度可正常,或有波幅减低。

(六)多发性肌炎

(1)常有发热、皮疹、全身不适等症状。

(2)全身肌肉广泛受累,以近端多见,表现酸疼无力。

(3)无感觉障碍。

(4)血常规白细胞计数增高、血沉快。

(5)血清肌酸激酶、醛缩酶和谷丙氨酸氨基转移酶明显增高。

(6)肌电图示肌源性改变。

171

(7)病理活检示肌纤维溶解断裂,炎细胞浸润,毛细血管内皮细胞增厚。

(七)血卟啉病

(1)急性发作性弛缓性瘫痪。

(2)急性腹痛伴有恶心、呕吐。

(3)有光感性皮肤损害。

(4)尿呈琥珀色,暴露在日光下呈深黄色。

(八)肉毒中毒

(1)有进食物史,如吃家制豆腐乳、豆瓣酱后发病,且与同食者一起发病。

(2)有眼肌麻痹、吞咽困难、呼吸肌麻痹、心动过缓等。

(3)肢体瘫痪轻。

(4)感觉无异常。

(5)脑脊液正常。

(九)脊髓肿瘤

(1)起病缓慢。

(2)常有单侧神经根痛,后期可双侧持续痛。

(3)早期一般来说病侧肢体无力,后期双侧受损或出现脊髓横断性损害。

(4)腰椎穿刺椎管梗阻。

(5)脊髓MRI检查可显示占位性病变。

七、治疗

(一)一般治疗

由于GBS病因及发病机制不清,目前尚无特效治疗,但GBS的病程自限,如能精心护理及给予恰当的支持治疗,一般预后良好。急性期患者需要及时住院观察病情变化,GBS最严重和危险的情况是发生呼吸肌麻痹,所以要严密监控患者的自主呼吸;新入院患者病情尚未得到有效控制,尤其需要观察有无呼吸肌麻痹的早期症状,如通过询问患者呼吸是否费力,有无胸闷、气短,能否吞咽及咳嗽等;观察患者的精神状态、面色改变等可了解其呼吸情况。同时:①加强口腔护理,常拍背,有痰要及时吸痰,或体位引流,清除口腔内分泌物,保持呼吸道畅通,预防呼吸道感染。②对重症患者应进行心肺功能监测,发现病情变化及时处置,如呼吸肌麻痹则及时抢救,尽早使用呼吸器,是减少病死率的关键。③有吞咽困难者应尽早鼻饲,防止食物流入气管内而窒息或引起肺部感染。④瘫痪肢体要保持功能位,适当进行康复训练,防止肌肉萎缩,促进瘫痪肢体的功能恢复。⑤定时翻身,受压部位要经常给予按摩,改善局部的血液循环,预防压疮。

(二)呼吸肌麻痹抢救

呼吸肌麻痹表现:①患者说话声音低,咳嗽无力;②呼吸困难或矛盾呼吸(当肋间肌麻痹时吸气时腹部下陷)。

1.呼吸肌麻痹的处理

当患者有轻度呼吸肌麻痹时,首先是口腔护理,及时清除口腔内分泌物,湿化呼吸道,用蒸汽吸入或超声雾化,2~4次/天。每次20分钟,可降低痰液黏稠度,有利痰液的排出。对重症GBS患者要床边监护,每2小时测量呼吸量,当潮气量<1 000 mL时或患者连续读数字不超过4时,说明换气功能不好,患者已血氧不足、二氧化碳潴留,需及时插管行人工呼吸。

2.应用人工呼吸机的指标

(1)患者呼吸浅、频率快、烦躁不安等呼吸困难,四肢末梢轻度发绀有缺氧。

(2)检测二氧化碳分压达 8.0 kPa(60 mmHg)以上。

(3)氧分压低于 6.5 kPa(50 mmHg)或动脉 pH 在 7.3 及以下时,均提示有缺氧和二氧化碳潴留,要尽快使用人工辅助呼吸纠正乏氧。

3.停用人工呼吸机的指征

(1)患者神经系统症状改善,呼吸功能恢复正常。

(2)平静呼吸时矛盾呼吸基本消失。

(3)肺通气功能维持正常生理需要。

(4)肺部炎症基本控制。

(5)血气分析正常。

(6)间断停用呼吸器无缺氧现象。

(7)已达 24 小时以上的正常自主呼吸。

4.气管切开插管的指征

(1)GBS 患者发生呼吸肌麻痹。

(2)或伴有舌咽神经、迷走神经受累。

(3)或伴有肺部感染,患者咳嗽无力,呼吸道分泌物排出有困难时,应及时行气管切开,保持呼吸道畅通。气管切开后要严格执行气管切开护理规范。

5.拔管指征

(1)患者有正常的咳嗽反射。

(2)口腔内痰液能自行咳出。

(3)深吸气时无矛盾呼吸。

(4)肺部炎症已控制。

(5)吞咽功能已恢复。

(6)血气分析正常。

(三)静脉注射免疫球蛋白(intravenousimmunoglobulin,IVIG)

1.免疫球蛋白治疗 GBS 的机制

(1)通过 IgG 的 Fc 段封闭靶细胞 Fc 受体,阻断抗原刺激和自身免疫反应。

(2)通过 IgG 的 Fab 段结合抗原,防止产生自身抗体,或与免疫复合物中抗原结合,更易被巨噬细胞清除。

(3)中和循环中的抗体,可影响 T、B 细胞的分化及成熟,抑制白细胞免疫反应及炎症细胞因子的产生等。

2.临床应用指征

(1)急性进展期不超过 2 周,且独立行走不足 5 m 的 GBS 患者。

(2)使用其他疗法后,病情仍继续恶化者。

(3)对已用 IVIG 治疗,病情仍继续加重者或 GBS 复发者。

(4)病程超过 4 周,可能为慢性炎性脱髓鞘性多发性神经病者。

3.推荐用量

人免疫球蛋白制剂 400 mg/(kg·d),开始速度要慢,40 mL/h,以后逐渐增加至 100 mL/h,

静脉滴注,5天为1个疗程。该治疗见效快,不需要复杂设备,用药安全,故已推荐为重型 GBS 患者的一线用药。

4.不良反应

有发热、头痛、肌痛、恶心、呕吐、皮疹及短暂性肝功能异常等,经减慢滴速或停药即可消失。偶见如变态反应、溶血、肾衰竭等。不良反应发生率在1%～15%,通常低于5%。

5.禁忌证

免疫球蛋白过敏、高球蛋白血症、先天性 IgA 缺乏患者。

(四)血浆置换(plasma exchange,PE)

血浆置换疗法可清除患者血中的有害物质,特别是髓鞘毒性抗体及致敏的淋巴细胞、抗原-免疫球蛋白的免疫复合物、补体等,从而减轻和避免神经髓鞘的损害,改善和缓解临床症状,并缩短患者从恢复到独立行走的时间,缩短患者使用呼吸机辅助呼吸的时间,能明显降低重症的病死率。每次交换血浆量按 40～50 mL/kg 体重计算或 1～1.5 倍血浆容量计算,血容量恢复主要依靠 5%人血清蛋白。从患者静脉抽血后分离血细胞和血浆,弃掉血浆,将洗涤过的血细胞与 5%人血清蛋白重新输回患者体内。轻度、中度和重度患者每周应分别做 2 次、4 次和 6 次。不良反应有血容量减少、心律失常、心肌梗死、血栓、出血、感染及局部血肿等。血浆置换疗法的缺点是价格昂贵及费时等。

禁忌证:严重感染、心律失常、心功能不全和凝血功能异常者。

(五)糖皮质激素

目前糖皮质激素对GBS的治疗作用及疗效意见尚不一致,有的学者认为急性期应用糖皮质激素治疗无效,不能缩短病程和改善预后,甚至推迟疾病的康复和增加复发率。也有报道称应用甲泼尼龙治疗轻、中型 GBS 效果较好,减轻脱髓鞘程度,改善神经传导功能;重型 GBS 患者肺部感染率较高,还有合并应激性上消化道出血者,不主张应用。临床诊疗指南:规范的临床试验未能证实糖皮质激素治疗 GBS 的疗效,应用甲泼尼龙冲击治疗 GBS 也没有发现优于安慰剂对照组。因此,AIDP 患者不宜首先推荐应用大剂量糖皮质激素治疗。

糖皮质激素不良反应:①大剂量甲泼尼龙冲击治疗能升高血压,平均动脉压增高 1.7～3.6 kPa(12～27 mmHg)。②静脉滴注速度过快可出现心律失常。③有精神症状,如语言增多、欣快等。④其他有上消化道出血、血糖升高、面部潮红、踝部水肿等。

(六)神经营养剂

神经营养药可促进周围损害的神经修复和再生;促进神经功能的恢复。常用有 B 族维生素、辅酶 A、ATP、细胞色素 C、肌苷、胞磷胆碱等。

(七)对症治疗

1.呼吸道感染

重型 GBS 患者易合并呼吸道感染,如有呼吸道感染者,除加强护理及时清除呼吸道分泌物外,还要应用有效足量的抗生素控制呼吸道炎症。

2.心律失常

重型 GBS 患者出现心律失常,多由机械通气、肺炎、酸碱平衡失调、电解质紊乱、自主神经功能障碍等引起。首先明确引起心律失常的病因,再给予相应的处理。

3.尿潴留、便秘

尿潴留可缓慢加压按摩下腹部排尿。预防便秘应鼓励患者多进食新鲜蔬菜、水果,多饮水,每天早晚按摩腹部,促进肠蠕动以防便秘。

　　4.心理护理

　　因突然发病,进展又快,四肢瘫,或不能讲话,患者会很紧张、恐惧、焦虑、悲观,心理负担很大,医务人员要鼓励开导患者,树立信心和勇气,消除不良情绪,配合治疗。

　　(八)康复治疗

　　GBS是周围神经脱髓鞘疾病,肌肉出现失神经支配,肌肉萎缩,所以对四肢瘫痪的患者要尽早开始康复治疗,可明显改善神经功能。对肌力在Ⅲ级以上者,鼓励患者要进行主动运动锻炼。肌力在0～Ⅱ级者,支具固定,保持肢体关节功能位,同时做被动运动训练和按摩,其作用是保持和增加关节活动度,防止关节挛缩变形、肌肉萎缩及足下垂,改善局部血液循环,有利于瘫痪肢体的恢复。另外,还要进行日常生活能力的训练,复合动作训练及作业(即职业)训练等。康复治疗的效果与疾病的严重程度、病程、坚持训练等有关。从患者就诊开始,早期治疗的同时就要注意早期康复治疗。康复治疗不是一朝一夕之事,要鼓励患者持之以恒、循序渐进地坚持功能练习。

(刘玉洁)

第十节　慢性炎性脱髓鞘性多发性神经病的西医治疗

　　慢性炎性脱髓鞘性多发性神经病(chronic inflammatory demyelinating polyneuropathy,CIDP)是一种慢性病程进展的,临床表现与GBS相似的自身免疫性周围神经脱髓鞘疾病。CIDP发病率较GBS低。

一、病因及发病机制

　　本病发病机制未明,与GBS相似而不相同。CIDP体内可发现β-微管蛋白抗体和髓鞘结合糖蛋白抗体,却未发现与GBS发病密切相关的针对空肠弯曲菌及巨细胞病毒等感染因子免疫反应的证据。

二、病理

　　炎症反应不如GBS明显,周围神经的供血血管周围可见单核细胞浸润,神经纤维水肿,有节段性髓鞘脱失和髓鞘重新形成的存在。施万细胞再生呈"洋葱头样"改变,轴索损伤也常见。

三、临床表现

　　起病隐匿,男女发病率相似,各年龄组均可发病。病前少见前驱感染,起病缓慢,并逐步进展达2个月以上。少数患者呈亚急性起病。临床表现主要为对称性肢体远端或近端无力,大多自远端向近端发展,近端受累较重。一般不累及延髓肌致吞咽困难,呼吸困难更为少见。感觉障碍常见的主诉有麻木、刺痛、紧束、烧灼或疼痛感,客观检查可见感觉丧失,不能识别物体,不能完成协调动作,肢体远端重。查体示四肢肌力减退,肌张力低,伴或不伴肌萎缩,四肢腱反射减低或消失,四肢末梢性感觉减退或消失,腓肠肌可有压痛,Kernig征可阳性。

四、辅助检查

(一)CSF 检查

与 GBS 相似,可见蛋白-细胞分离,蛋白含量波动于 0.75～2 g/L,病情严重程度与 CSF 蛋白含量呈正相关。少数 CIDP 患者蛋白含量正常,少数患者可出现寡克隆 IgG 区带。

(二)电生理检查

早期行 EMG 检查有神经传导速度减慢,F 波潜伏期延长,提示脱髓鞘病变,发病数月后30%患者可有动作电位波幅减低提示轴索变性。

(三)腓肠神经活检

可见反复节段性脱髓鞘与再生形成的"洋葱头样"提示 CIDP。

五、诊断及鉴别诊断

(一)诊断

根据中华医学会神经病学分会的意见,CIDP 的诊断必需条件如下。

1.临床检查

(1)一个以上肢体的周围性进行性或多发性运动、感觉功能障碍,进展期超过 2 个月。

(2)四肢腱反射减弱或消失。

2.电生理检查 NCV

显示近端神经节段性脱髓鞘,必须具备以下 4 条中的 3 条。

(1)2 条或多条运动神经传导速度减慢。

(2)1 条或多条运动神经部分性传导阻滞或短暂离散,如腓神经、尺神经或正中神经等。

(3)2 条或多条运动神经远端潜伏期延长。

(4)2 条或多条运动神经刺激 10～15 次后 F 波消失或最短 P 波潜伏期延长。

3.病理学检查

神经活检示脱髓鞘与髓鞘再生并存。

4.CSF 检查

(1)若 HIV 阴性,细胞数<10×10⁶/L;若 HIV 阳性,50×10⁶/L。

(2)性病筛查实验(venereal disease research laboratories,VDRL)阴性。

(二)鉴别诊断

应注意与以下疾病鉴别:①多灶性运动神经病是以运动神经末端受累为主的进行性周围神经病,临床表现为慢性非对称性肢体远端无力,以上肢为主,感觉正常。②进行性脊肌萎缩也为缓慢进展病程,但运动障碍不对称分布,有肌束震颤,无感觉障碍。神经电生理示 NCV 正常,EMG 可见纤颤波及巨大电位;③遗传性运动感觉性神经元病一般有遗传家族史,常合并有手足残缺,色素性视网膜炎等,确诊需依靠神经活检。④代谢性周围神经病有原发病的症状和体征。

六、治疗

许多免疫治疗方法都可以用于 CIDP,并可获得较好疗效。

(一)类固醇皮质激素

绝大多数 CIDP 患者对激素疗效肯定。临床应用泼尼松 100 mg/d,连用 2～4 周,再逐渐减量,大多数患者 2 个月内出现肌力改善.地塞米松 40 mg/d,静脉滴注,连续 4 天。然后 20 mg/d,共 12 天,再10 mg/d,又12 天。共 28 天为 1 个疗程,治疗 6 个疗程后症状可见缓解。

(二)血浆交换(PE)和静脉注射免疫球蛋白(IVIG)

PE 每周行 2~3 次,约 3 周起效,短期疗效好。半数以上患者大剂量 IVIG 治疗有效,一般用 IVIG 0.4 g/(kg·d),连续 5 天。或 1.0 g/(kg·d),连用 2 天,可重复使用。IVIG 和 PE 短期疗效相近,与大剂量激素合用疗效更好。

(三)免疫抑制剂

以上治疗无效可试用免疫抑制剂如环磷酰胺、硫唑嘌呤、环孢素 A 等,可能有效。

(刘玉洁)

第十一节　多发性周围神经病的西医治疗

一、概述

多发性周围神经病旧称末梢性神经炎,是肢体远端的多发性神经损害,主要表现为四肢末端对称性的感觉、运动和自主神经障碍。

二、病因

引起周围神经病的病因很多。

(一)感染性

病毒、细菌、螺旋体感染等。

(二)营养缺乏和代谢障碍

各种营养缺乏,如慢性酒精中毒、B 族维生素缺乏、营养不良等;各种代谢障碍,如糖尿病、肝病、尿毒症、淀粉样变性、血卟啉病等。

(三)毒物

如工业毒物、重金属中毒、药物等。

(四)感染后或变态反应

血清注射或疫苗接种后。

(五)结缔组织疾病

如系统性红斑狼疮、结节性多动脉炎、巨细胞性动脉炎、硬皮病、类风湿关节炎等。

(六)癌性

如淋巴瘤、肺癌、多发性骨髓瘤等。

三、病理

周围神经炎的主要病理过程是轴突变性和节段性髓鞘脱失。轴突变性可原发于轴突或细胞体的损害,并可引起继发的髓鞘崩解;恢复缓慢,常需数月至 1 年或更久。节段性髓鞘脱失可见于急性感染性多发性神经炎、白喉、铅中毒等,其原发损害神经膜细胞使髓鞘呈节段性破坏。恢复迅速,使原先裸露的轴突恢复功能。

四、诊断步骤

(一)病史采集要点

1.起病情况

根据病因的不同,病程可有急性、亚急性、慢性、复发性等,可发生于任何年龄。多数患者呈数周至数月的进展病程,进展时由肢体远端向近端发展,缓解时由近端向远端发展。

2.主要临床表现

大致相同,出现肢体远端对称性的感觉、运动和自主神经功能障碍。

3.既往病史

注意询问是否有可能致病的病因,如感染、营养缺乏、代谢性疾病、化学物质接触史、肿瘤病史、家族史等。

(二)体格检查要点

一般情况尚可,可能有原发病的体征,如发热、多汗、消瘦等。高级神经活动无异常。

1.感觉障碍

四肢远端对称性深浅感觉障碍。肢体远端有感觉异常,如刺痛、蚁走感、灼热感、触痛等。检查可发现四肢末梢有手套-袜套型的深浅感觉障碍,病变区皮肤可有触痛。

2.运动障碍

四肢远端对称性下运动神经元性瘫痪。肢体远端对称性无力,其程度可从轻瘫至全瘫,可有垂腕、垂足的表现。受累肢体肌张力减低,病程久可出现肌萎缩。上肢以骨间肌、蚓状肌、大小鱼际肌为明显,下肢以胫前肌、腓骨肌为明显。

3.反射异常

上下肢的腱反射常见减低或消失。

4.自主神经功能障碍

自主神经功能障碍呈对称性异常,肢体末梢的皮肤菲薄、干燥、变冷、苍白或发绀,少汗或多汗,指(趾)甲粗糙、松脆等。

(三)门诊资料分析

从症状和体征即末梢型感觉障碍、下运动神经源性瘫痪和自主神经功能障碍等临床特点,可诊断为多发性周围神经病。

根据详细的病史询问,了解相关的病因、病程、特殊症状等,以利于综合判断。

1.药物性

呋喃类(如呋喃妥因)和异烟肼最常见,均为感觉-运动型。呋喃类可引起感觉、运动和自主神经联合受损,疼痛明显。大剂量或长期服用异烟肼干扰了维生素 B_6 代谢而致病,常见双下肢远端感觉异常或减退,浅感觉可达胸部,深感觉以震动觉改变最常见,合用维生素 B_6(剂量为异烟肼的 1/10)可以预防。

2.中毒性

如群体发病应考虑重金属或化学品中毒,需检测血、尿、头发、指甲等的重金属含量。

3.糖尿病性

表现为感觉、运动、自主神经或混合型,以混合型最常见,通常感觉障碍较重,早期出现主观感觉异常,损害主要累及小感觉神经纤维,以疼痛为主,夜间尤甚;累及大感觉纤维可引起感觉性共济失调,可发生无痛性溃疡和神经源性骨关节病。某些病例以自主神经损害为主,部分患者出现近端肌肉非对称性肌萎缩。

4.尿毒症性

该类型约占透析患者的半数,典型症状与远端性轴索病相同,大多数为感觉-运动型,初期多表现感觉障碍,下肢较上肢出现早且严重,夜间发生感觉异常及疼痛加重,透析后可好转。

5.其他

某些疾病如动脉硬化、肢端动脉痉挛症、系统性红斑狼疮、结节性多动脉炎、硬皮病、风湿病等,可致神经营养血管闭塞,为感觉-运动性表现,有时早期可有主观感觉异常。代谢性疾病如血卟啉病、巨球蛋白血症也影响周围神经,多为感觉-运动性,血卟啉病以运动损害为主,双侧对称性近端为重的四肢瘫痪。$1/3\sim1/2$ 伴有末梢型感觉障碍。

(四)进一步检查项目

1.神经传导速度和肌电图

如果仅有轻度轴突变性,传导速度尚可正常;当有严重轴突变性及继发性髓鞘脱失时传导速度变慢,肌电图呈去神经性改变;节段性髓鞘脱失而轴突变性不显著时,传导速度变慢,肌电图可正常。

2.血生化检查

根据病情,可检测血糖水平、维生素 B_{12} 水平、尿素氮、肌酐、甲状腺功能、肝功能等。

3.免疫学检查

对疑有免疫疾病者,可做免疫球蛋白、类风湿因子、抗核抗体、抗磷脂抗体等检测。

4.可疑中毒者

对可疑中毒者,可根据病史做相关毒物或重金属、药物的血液浓度检测。

5.脑脊液检查

大多数无异常发现,少数患者可见脑脊液蛋白增高。

6.神经活检

对不能明确诊断或疑为遗传性的患者,可行腓神经活检。

五、诊断

根据患者临床表现的特点,即以四肢远端为主的对称性下运动神经源性瘫痪、末梢型感觉障碍和自主神经功能障碍,可以临床诊断。注意临床工作时要认真询问病史,掌握不同病因所致的多发性周围神经病的特殊临床表现,有助于病因的诊断。肌电生理检查和神经肌肉活检对诊断很有帮助;神经传导速度测定,有助于亚临床型的早期诊断,并可区别轴索变性和节段性脱髓鞘改变。

六、鉴别诊断

(一)亚急性联合变性

早期表现类似于多发性周围神经病,随着病情进展逐渐出现双下肢软弱无力、步态不稳,双手动作笨拙;肌张力增高、腱反射亢进、锥体束征阳性和感觉性共济失调是其与多发性周围神经病的主要鉴别点。

(二)周期性瘫痪

周期性瘫痪为周期性发作的短时期的肢体近端弛缓性瘫痪,无感觉障碍,发作时血清钾低于3.5 mmol/L,心电图呈低钾改变,补钾后症状改善,不难鉴别。

(三)脊髓灰质炎

肌力降低常为不对称性,多数仅累及一侧下肢的一至数个肌群,呈节段性分布,无感觉障碍,肌萎缩出现早;肌电图可明了损害部位。

七、治疗

(一)治疗原则

去除病因,积极治疗原发病,改善周围神经的营养代谢,对症处理。

(二)治疗方法

1.去除病因

根据不同的病因采取针对性强的措施,以消除或阻止其病理性损害。重金属和化学品中毒应立即脱离中毒环境,避免继续接触有关毒物;急性中毒可大量补液,促使利尿、排汗和通便等,加速排出毒物。重金属如铅、汞、锑、砷中毒,可用二巯丙醇(BAL)、依地酸钙钠等结合剂;如砷中毒可用二巯丙醇3 mg/kg肌内注射,每4~6小时1次,2~3天后改为每天2次,连用10天;铅中毒用二巯丁二酸钠1 g/d,加入5%葡萄糖液500 mL静脉滴注,5~7天为1个疗程,可重复2~3个疗程;或用依地酸钙钠1 g,稀释后静脉滴注,3~4天为1个疗程,停用2~4天后重复应用,一般用3~4个疗程。

对各种疾病所致的多发性周围神经病,要积极治疗原发病。如糖尿病控制好血糖;尿毒症行血液透析或肾移植;黏液水肿用甲状腺素;结缔组织疾病、SLE、硬皮病、类风湿关节病、血清注射或疫苗接种后、感染后神经病,可应用类固醇皮质激素治疗;麻风病用砜类药;肿瘤行手术切除,也可使多发性神经病缓解。

2.改善神经的营养代谢

营养缺乏和代谢障碍可能是病因,或在其发病机制中起重要作用,在治疗中必须予以重视并纠正。应用大剂量B族维生素有利于神经损伤的修复和再生,地巴唑、加兰他敏也有促进神经功能恢复的作用,还可使用神经生长因子、神经节苷脂等。

3.对症处理

急性期应卧床休息,疼痛可用止痛剂、卡马西平、苯妥英钠等;恢复期可用针灸、理疗和康复治疗,以促进肢体功能恢复;重症患者护理时要定期翻身,保持肢体功能位,防止挛缩和畸形。

(刘玉洁)

第十二节　多灶性运动神经病的西医治疗

多灶性运动神经病(multifocal motor neuropathy,MMN)为仅累及运动神经的脱髓鞘性神经病,是一种免疫介导的、以肢体远端为主的、非对称性的、慢性进展的、以运动障碍为主要表现的慢性多发性单神经病,电生理特点为持续性、节段性、非对称性运动神经传导阻滞,免疫球蛋白及环磷酰胺治疗有效。

一、病因及病理

一般认为本病为自身免疫性疾病,20%~84%的患者,血中有抗神经节苷脂抗体(GM₁),并且抗体的滴度与临床表现平行,病情进展与复发时升高,使用免疫抑制剂后,随该抗体的下降病情即好转。神经节苷脂抗体,选择性地破坏运动神经的体磷脂,导致运动神经的脱髓鞘改变,继之以施万细胞的再生,使病变部的周围神经呈"洋葱球"样改变,无炎症细胞浸润及水肿,严重的伴轴突变性。病变呈灶性分布,可发生于脊神经根,多条周围神经干,同一神经干上多个部位,有的有脊髓前角神经元的脱失和尼氏小体的溶解,甚至有皮质脊髓束的损坏。

二、临床表现

本病多见于20~50岁的男性,儿童及老年人亦可见到,男女比例为4:1。大多数慢性起病,病情缓慢进展,中间可有不同时段的"缓解",在缓解期病情相对稳定,病程可达几年或几十年,少数人也可急性或亚急性起病,病情进展较快,但很快又进入慢性病程。临床表现以运动障碍为主,主要临床特点如下。

(一)运动障碍

呈进行性缓慢加重的肌肉无力,并且无力的肌肉,大多数伴有肌束颤动和肌肉痉挛,晚期出现肌萎缩。肌无力多从上肢远端开始,逐渐累及下肢,肌无力分布与周围神经干或其分支的支配范围一致,正中神经、桡神经、尺神经支配的肌肉最易受累;脑神经支配的肌肉及呼吸肌一般不受累。

(二)腱反射

受累的肌肉腱反射减弱,一部分正常,个别甚至亢进,无锥体束征。

(三)感觉障碍不明显

受损的神经干分布区可出现一过性疼痛或感觉异常,客观检查无感觉减退。

三、辅助检查

(一)血清学检查

血清肌酸磷酸激酶轻度增高,20%~84%的患者抗 GM₁ 抗体阳性。

(二)脑脊液检查

一般正常,极少数患者蛋白有轻微的一过性升高。

(三)神经电生理检查

运动神经传导速度测定表现为:节段性、非对称性、持续性的传导阻滞,复合肌肉动作电位,近端较远端波幅及面积下降50%以上,时限增加<30%,感觉神经传导速度正常。

(四)神经活检

病变段神经脱髓鞘复髓鞘、"洋葱球"样形成,神经膜细胞增殖,无炎症细胞浸润。

(五)MRI检查

可发现传导阻滞段的周围神经呈灶性肿大。

四、诊断

主要根据临床特点(典型的肌无力特征、感觉大致正常)及典型的神经电生理特征(节段性、非对称性、持续性的传导阻滞等)作出诊断,抗 GM$_1$ 抗体滴度升高,神经活检的特征性改变有助于确定诊断。

五、鉴别诊断

(一)慢性炎性脱髓鞘性多发性神经病

本病有客观的持久的感觉障碍,肌无力的同时不伴有肌束震颤及肌肉痉挛,腱反射减弱或消失,脑脊液蛋白明显升高,可持续 12 周,免疫激素治疗效果良好。血中无抗 GM$_1$ 抗体。

(二)运动神经元病

该病影响脊髓前角运动细胞和锥体束,临床表现为肌无力及肌萎缩,可累及脑神经,无感觉障碍,腱反射亢进,锥体束征阳性。而 MMN 无锥体束征,病灶与周围神经支配区一致,血中可出现抗 GM$_1$ 抗体,运动神经传导阻滞特点可供鉴别。

六、治疗

(一)静脉注射免疫球蛋白

用量 0.4 g/(kg·d)(具体用法见 GBS 的治疗),连用 5 天为 1 个疗程,用药数小时至 7 天即开始见效,90%的患者肌力在用药 2 周内明显提高,运动神经传导速度明显好转,疗效可维持3~6 周,症状即复发,因此,需要根据病情复发的规律,定期维持治疗。免疫球蛋白不能使抗 GM$_1$ 抗体滴度降低。

(二)环磷酰胺

可先给大剂量治疗,而后以 1~3 mg/(kg·d)的剂量维持治疗,85%的患者症状改善,血清抗 GM$_1$ 抗体滴度下降。

以上两种方法同时使用,可减少静脉免疫球蛋白的用量,减少复发,但明显萎缩的肌肉对治疗反应差。因部分患者经上述治疗后,原有症状好转的同时仍有新病灶的产生,所以目前认为上述治疗只是改善症状,不能阻止新病灶的产生,病情仍处于缓慢进展状态。

(三)糖皮质激素及血浆置换

基本无效,糖皮质激素甚至可加重病情。

七、预后

本病为缓慢进行性病程,病程可达几十年,94%的患者始终能够保持工作能力。

（刘玉洁）

第九章

脑血管疾病的西医治疗

第一节　壳核出血的西医治疗

一、概述

壳核出血是最常见的脑出血,约占全部脑出血的 60%。

壳核是豆状核的一部分,豆状核是基底节的主要核团,与尾状核共同组成纹状体,是锥体外系的重要组成成分。豆状核位于内囊外侧,与内囊前肢、膝部及后肢相邻。豆状核分为内侧的苍白球和外侧的壳核两部分,内侧的苍白球血管稀少,很少出血。

壳核的血管来自大脑中动脉的深穿支——豆纹动脉的外侧组,易发生破裂出血,故又被称为"出血动脉"。

二、病因

(一)高血压

高血压是壳核出血的最常见的和主要的病因,约占全部脑出血病因的 60%。一般认为长期高血压使脑内动脉形成微动脉瘤或在脑动脉硬化造成血管壁损伤等基础上,血压突然升高,引起血管破裂、出血。

(二)脑动脉硬化

脑动脉硬化包括大、中脑动脉的粥样硬化,小动脉的弥漫性硬化和微动脉的玻璃样变性。高血压与动脉硬化在发展过程中相互影响、相互促进,形成恶性循环。

(三)颅内动脉瘤

颅内动脉瘤从形态上一般分为两种,一种为囊状,多为先天性动脉瘤;另一种为梭形,多由动脉粥样硬化引起。位于脑实质内的这两种动脉瘤在血压突然升高时破裂,形成脑出血。

(四)脑血管畸形

脑血管畸形中,引起壳核出血的主要有两型:动静脉畸形和海绵状血管瘤,以前者多见。

(五)烟雾病

烟雾病又称脑底异常血管网症。好发年龄为 5～10 岁和 30～40 岁两个年龄段。患者 16 岁以前多表现为脑梗死,成人期多表现为脑出血,常位于侧脑室附近,是脑室出血的常见原因。

(六)脑淀粉样血管病

脑淀粉样血管病是老年人非高血压性脑出血的常见原因。约占脑出血病因的 8%,出血部位多位于脑叶。

(七)其他原因

壳核出血的其他少见原因还包括血液病、梗死性出血、抗凝或溶栓治疗、脑动脉炎、结缔组织疾病和脑肿瘤等。

三、病理

壳核直接或通过苍白球间接与内囊相邻,所以壳核出血多压迫内囊或破坏内囊。壳核出血也可破入脑室,常在尾状核丘脑沟处破入脑室,也可经侧脑室体部外侧壁或三角部破入。

四、临床表现

(一)一般症状

壳核出血时,头痛、呕吐很常见,为颅内压增高及血液破入脑室后刺激脑膜所致。血液直接或间接进入蛛网膜下腔时可出现脑膜刺激征。出血量大时,患者可出现意识障碍,优势半球壳核出血可出现各种不同程度的失语。

(二)"三偏"征

壳核出血常出现典型的"三偏"征,即病灶对侧偏身瘫痪、偏身感觉障碍及对侧同向性偏盲。

这是由于壳核出血破坏或压迫内囊后肢而造成的。有时壳核出血也可只表现为"二偏",这是内囊后肢受到不完全损害所致。

(三)临床分型

壳核出血临床上可简单地分为前型、后型和混合型。①前型壳核出血临床症状较轻,除头痛、呕吐外,常有共同偏视及对侧中枢性面、舌瘫,肢体瘫痪轻或无。优势侧前型壳核出血因为破坏了壳核前部、累及了内囊前肢和尾状核头部常可出现失语。②后型壳核出血常出现典型的"三偏"征,共同偏视,可有构音障碍,失语少见。③混合型壳核出血临床症状较重,除兼有上述两型的症状外,常出现意识障碍。

各型壳核出血破入脑室后,可出现脑膜刺激征。

五、实验室检查及特殊检查

头部 CT 是诊断壳核出血的最好方法,表现为壳核部位高密度影(图 9-1)。可根据头部 CT 确定壳核出血的量、扩展方向、是否破入脑室及分型。

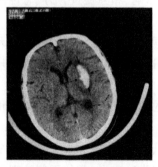

图 9-1 壳核出血

六、诊断

高血压患者,突然出现头痛、呕吐,典型的"三偏"征,应考虑壳核出血的可能,检查头部CT即可确诊。

七、治疗

壳核出血量小于30 mL时,应内科保守治疗。出血量在30～50 mL,经内科治疗后症状逐渐加重,出现意识障碍或脑疝时,应考虑手术治疗。出血量超过50 mL时,应手术治疗。

八、预后

壳核出血的预后除年龄及并发症外,主要取决于出血量的大小。

九、预防

积极预防和治疗高血压病、动脉硬化。

(吴艳梅)

第二节　尾状核出血的西医治疗

一、概述

尾状核属于基底神经节的一个核团,与豆状核共同构成纹状体。尾状核形如蝌蚪,头端膨大为尾状核头,位于额叶内,向内侧突出于侧脑室前角,构成侧脑室前角的外侧壁。尾状核中间部较窄,称为尾状核体,位于顶叶内,为侧脑室底部外侧的一部分。尾状核后端逐渐细小,称为尾状核尾,沿侧脑室下角走行,进入颞叶,终于杏仁核。尾状核头长约3 cm,体长约3 cm,尾长4～5 cm,头部宽1.5～2.0 cm,尾部宽仅数毫米。尾状核与侧脑室、内囊、额叶、顶叶及颞叶相邻。尾状核的头部由大脑前动脉的返回动脉和中央短动脉供血,体部由大脑中动脉的前外侧中动脉供血,尾部主要由脉络膜前动脉和脉络膜后动脉供血。

CT问世前,尾状核出血只是在死后尸检时发现少数几例,而且生前多诊断为蛛网膜下腔出血或其他部位的脑出血。CT应用于临床后,尾状核出血才被逐渐重视起来。白求恩医大资料统计尾状核出血约占同期脑出血的7%。

二、病因

尾状核出血的原因与一般脑出血一样,多为高血压病所致,约占62%。此外,动脉硬化、动脉瘤、脑血管畸形及血液病等也是尾状核出血的原因。但张海鸥报告14例尾状核头部出血,其中只有5例有高血压病史,可能说明尾状核出血的原因相对复杂一些。

三、病理

尾状核出血绝大部分发生在尾状核的头部,极少发生在尾状核体部,目前尚未见尾状核尾部出血的报道。白求恩医大收治的 50 例尾状核出血资料中,尾状核头部出血 48 例,占 96%,尾状核体部出血 2 例,占 4%。因尾状核与侧脑室紧密相邻,出血后极易破入脑室,本组资料中,有34 例破入脑室,占 68%。如血液阻塞中脑导水管或第四脑室时,可出现脑室扩张。血肿向前发展可波及额叶,向上发展可波及顶叶,向下发展可波及颞叶,向外发展可波及内囊和壳核,向后发展可波及丘脑。

四、临床表现

尾状核出血好发于 50 岁以上,有高血压病史的患者。多在动态下发病。起病突然,出现头痛、呕吐。根据血肿发展方向的不同,可出现下列不同症状。

(一)局限性尾状核出血

尾状核出血量比较小时,可局限在尾状核,临床上除头痛、呕吐外,可出现锥体外系症状,多表现为对侧肢体肌张力降低、多动。一部分患者也可表现出肢体肌张力增高,呈齿轮样肌张力增高。局限性尾状核出血并不多见。

(二)尾状核出血破入脑室

尾状核紧邻侧脑室,出血后极易破入脑室,约占尾状核出血的 68%。临床上除头痛、呕吐外,出现脑膜刺激征。当出血量较大时,脑室积血较多或血块阻塞中脑导水管或第四脑室出口,引起急性梗阻性脑积水时,可出现意识障碍,严重时可出现四肢肌张力增高,双侧病理反射阳性等脑干受压症状。由于影响了后联合及导水管附近的动眼神经核团,一些患者可出现瞳孔及眼位改变。

(三)尾状核出血向外扩展压迫内囊

尾状核头部紧邻内囊前肢和内囊膝部,出血量较大时,可累及内囊,多表现为中枢性面舌瘫及上肢轻瘫,也可累及下肢,严重时也可出现“三偏”征,即对侧偏瘫、偏身感觉障碍、偏盲。部分患者可出现共同偏视。

(四)尾状核出血波及额叶、顶叶及颞叶

尾状核出血波及额叶、顶叶、颞叶临床上少见。波及额叶时可出现运动性失语、共同偏视、精神症状及肢体瘫痪。波及顶叶时可出现失用、皮质型感觉障碍。波及颞叶时可出现感觉性失语及精神症状。

五、实验室检查及特殊检查

(一)头部 CT

尾状核出血 96% 发生在尾状核头部,所以 CT 片上多在侧脑室前角外侧尾状核头部处见高密度影(图 9-2)。

大部分尾状核出血破入脑室,可见同侧侧脑室或双侧侧脑室内高密度影。有时出血量较大,可充满双侧侧脑室,称之为“脑室铸型”。血液也可进入第三脑室和第四脑室,如果血块阻塞中脑导水管或第四脑室出口处,形成急性梗阻性脑积水,则可见侧脑室、第三脑室和第四脑室扩张。尾状核出血可压迫内囊前肢、膝部和后肢,也可侵入额叶、顶叶及颞叶,CT 上可见高密度影波及上述部位。

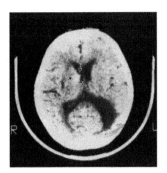

图 9-2　尾状核头部出血

(二)脑脊液检查

腰穿不应作为尾状核出血的常规检查方法,且腰穿为血性脑脊液时,并不能确定为尾状核出血。半数以上尾状核出血的患者腰穿时颅内压增高,脑脊液为血性。

六、诊断

尾状核出血的诊断依靠患者高血压病史,动态发病、突然头痛、呕吐,有脑膜刺激征,定位体征较轻,头部 CT 在尾状核头部或体部发现高密度影。后者是诊断尾状核出血的最可靠方法。

七、鉴别诊断

与内科疾病引起的意识障碍或精神症状相鉴别时,主要鉴别的方法是头部 CT。

(1)尾状核出血以头痛、呕吐及脑膜刺激征为主要表现时,需与蛛网膜下腔出血相鉴别。

(2)尾状核出血以偏瘫为主要表现时,需与壳核出血相鉴别。

(3)尾状核出血以各脑叶症状为主要表现时,需与各脑叶出血相鉴别。

虽然一些临床症状和体征有一定鉴别意义,但 CT 仍是最好和最可靠的鉴别方法。

八、治疗

尾状核出血的治疗与一般脑出血的治疗大致相同。

因为大部分尾状核出血破入脑室、进入蛛网膜下腔,所以患者头痛、呕吐的症状较其他脑实质出血突出。血液进入脑室后,刺激脉络丛过量分泌脑脊液,有时凝血块还可阻塞脑脊液流通,形成急性梗阻性脑积水,这两种情况都可引起颅内压增高。因此,尾状核出血破入脑室的患者,脱水药的剂量可稍大,并同时应用止痛和镇静药物,减轻患者的痛苦。

尾状核出血破入脑室形成铸型或阻塞中脑导水管、第四脑室形成急性梗阻性脑积水者,并因此出现意识障碍时,应根据情况考虑作侧脑室引流,或在引流的同时作腰穿放脑脊液。如脑室内血液凝固,引流不畅时,可向脑室内注射尿激酶,促进凝血块溶解。这些措施可引流出部分血液和脑脊液,减轻脑室内压力,缓解其对下丘脑和脑干的压迫。有时还可解除中脑导水管及第四脑室处的梗阻,恢复脑脊液的正常循环,减轻脑室扩张,促进脑室内血液的吸收。

少数尾状核出血量较大,扩展至脑叶或壳核,引起中线结构移位并出现意识障碍,条件允许时,可考虑手术清除血肿。

九、预后

尾状核出血患者,多数出血量不大,肢体瘫痪较轻,所以尾状核出血患者的死亡率及致残率均明显低于其他部位脑出血,预后较好。

十、预防

主要是预防和治疗高血压病及动脉硬化。

(吴艳梅)

第三节　带状核出血的西医治疗

一、概述

带状核又称屏状核,是基底核区的一个神经核团,呈带状,位于壳核的外侧,两者之间有外囊相隔。带状核的外侧为最外囊。带状核的功能目前还不清楚,可能是纹状体的一部分。带状核出血过去多被称为外囊出血,因其发生率较低,又无特征性临床症状,在 CT 问世前罕有报道,CT 问世后国内外陆续有少量报道。

二、病因

带状核出血的病因与一般脑出血相同,主要是高血压病所致。

三、病理

带状核出血量较大时,可向内扩展,破坏壳核并累及内囊。也可向外扩展,破入外侧裂进入蛛网膜下腔或影响颞叶及顶叶。

四、临床表现

(1)发病年龄多在 50 岁以上,有高血压病史,动态发病。

(2)带状核出血的患者主要表现为头痛、呕吐,部分患者可有脑膜刺激征。多数患者仅有头痛、呕吐而无其他症状和体征。

(3)带状核出血量较大时,累及内囊,可出现肢体轻瘫及痛觉减退。个别患者表现为一过性肢体轻瘫,类似 TIA 发作。

(4)带状核出血的患者很少有意识障碍。

五、诊断

带状核出血临床并无特征性症状,有高血压病史,突然出现头痛、呕吐,头部 CT 发现带状核处有高密度影即可确诊。

六、鉴别诊断

主要是与其他引起头痛、呕吐的疾病相鉴别,头部 CT 是最好的方法。

七、治疗

与一般脑出血的治疗相同。因其位置表浅,血肿量超过 30 mL 时,应考虑手术治疗。

八、预后

因带状核远离中线及重要的脑组织结构,本身又无重要的功能,所以带状核出血一般预后较其他部位脑出血要好。

九、预防

积极治疗高血压病和动脉硬化。

(徐 帝)

第四节 脑干出血的西医治疗

一、概述

脑干包括中脑、脑桥和延髓。脑干是脑神经核集中的地方,也是除嗅觉和视觉外所有感觉和运动传导束通过的地方,脑干网状结构也在脑干内,它是维持清醒状态的重要结构。当脑干受到损伤时,可出现脑神经麻痹、肢体瘫痪、感觉障碍和意识障碍等。

脑干出血是指非外伤性的中脑、脑桥和延髓出血。脑干出血约占全部脑出血的 10%,其中脑桥出血最多见,中脑和延髓出血则较少。据统计,1984—1999 年《中风与神经疾病杂志》共报道脑干出血 274 例,其中脑桥出血 217 例(79%),中脑出血 48 例(18%),延髓出血 9 例(3%)。

脑干的主要结构有以下三部分。

(一)中脑

(1)神经核:动眼神经核、滑车神经核、红核、黑质及位于上丘内的双眼垂直注视中枢等。

(2)传导束:皮质脊髓束、皮质延髓束、内侧纵束、脊髓丘脑束等。

(3)网状结构。

(4)供应动脉:旁中央动脉(来自后交通动脉、基底动脉及大脑后动脉)、短旋动脉(来自脚间丛、大脑后动脉及小脑上动脉)、长旋动脉(来自大脑后动脉)共三组。

(二)脑桥

(1)神经核:面神经核、展神经核、前庭蜗神经核、三叉神经核及旁外展核(脑桥双眼侧视运动中枢)等。

(2)传导束:皮质脊髓束、皮质延髓束、脊髓丘脑束、内侧纵束等。

(3)网状结构。

(4)供应动脉：来自基底动脉的分支旁中央动脉、短旋动脉及长旋动脉，共三组。

(三)延髓

(1)神经核：疑核、迷走背神经核、三叉神经脊束核、舌下神经核、薄束核及楔束核等。

(2)传导束：皮质脊髓束、脊髓丘脑束等。

(3)网状结构。

(4)供应动脉：延髓的动脉来自脊前动脉、脊后动脉、椎动脉和小脑后下动脉，也可分为旁中央动脉、短旋动脉、长旋动脉三组。

二、病因

(一)高血压病

高血压病是脑干出血的主要原因。有学者统计《中风与神经疾病杂志》1984－1999年报道的脑干出血274例中，高血压病占81.8％。

(二)血管畸形

一般认为，延髓出血多为血管畸形所致。动脉瘤、动脉炎及血液病等也可是脑干出血的原因，但均少见。

三、病理

(一)中脑

1.出血动脉

其主要为位于大脑脚内侧的动眼动脉起始部动脉破裂出血。

2.出血部位

多位于中脑腹侧尾端靠近中线的部位，也可位于被盖部。

3.血肿扩展

其包括以下几种：①向背侧破入大脑导水管。②向上破入丘脑和第三脑室。③向腹侧破入脚间池。④向下波及脑桥。⑤向对侧扩展。

4.血肿大小

有学者统计48例中脑出血，血肿量最小0.29 mL，血肿量最大10 mL。

(二)脑桥

1.出血动脉

供应脑桥的动脉中，旁中央动脉最易破裂出血，原因是旁中央动脉自基底动脉发出后，其管腔突然变细，且血流方向与基底动脉相反，使血管壁易受损害而形成微动脉瘤，而且血管内的压力也最易受基底动脉血压的影响，在血压突然升高时破裂出血。因此，有人也把旁中央动脉称为脑桥的出血动脉。

2.出血部位

按血肿所在位置分为被盖部、基底部和被盖基底部（血肿同时累及被盖部和基底部），以基底部和被盖基底部多见。

3.血肿扩展

脑桥出血可向上波及中脑甚至丘脑，但很少向下侵及延髓。脑桥出血经常破入第四脑室，但很少破入蛛网膜下腔。

4.血肿大小

有学者统计 214 例脑桥出血,血肿量最小 0.16 mL,最大 17.80 mL。国外有学者报告被盖基底部出血可达 20 mL,累及中脑者可达 40 mL。但出血量多在 10 mL 以下,以 2～5 mL 多见。

(三)延髓

延髓出血临床非常少见,病理资料也很少。血肿多位于延髓的腹侧,有时可波及脑桥下部,但很少破入第四脑室。血肿大小为直径 1～2 cm。

四、临床表现

(一)中脑出血

1.轻症中脑出血

中脑出血量较小时,表现出中脑局限性损害的症状,意识障碍轻,预后好。

(1)Weber 综合征:一侧中脑腹侧出血时,可损害同侧的动眼神经和大脑脚,出现同侧动眼神经麻痹及对侧肢体瘫痪。

(2)垂直注视麻痹:当中脑出血累及上丘时,可以出现双眼上下视不能或受限。

(3)不完全性动眼神经麻痹或核性眼肌麻痹:当出血量很小时,血肿没有波及大脑脚和上丘,所以临床上可无肢体瘫痪和垂直注视麻痹。

(4)嗜睡:因为中脑出血多累及中脑被盖部的网状结构,所以多数中脑出血的患者出现嗜睡。

2.重症中脑出血

中脑出血量较大时,出现昏迷、去脑强直,很快死亡。

(1)昏迷:大量出血破坏了中脑网状结构,患者发病后很快出现昏迷。

(2)瞳孔:双侧瞳孔中度散大,是由双侧缩瞳核损害所致,也可表现出瞳孔不等大。

(3)四肢瘫或去脑强直:双侧大脑脚损害可出现四肢瘫,中脑破坏严重时可出现去脑强直。

(二)脑桥出血

脑桥出血临床并不少见,约占全部脑出血的 10%。过去曾经认为昏迷、针尖样瞳孔、高热及四肢瘫是典型脑桥出血的表现,但近年来随着 CT 的普及和 MRI 的临床应用,发现上述临床表现仅是少部分重症脑桥出血的症状,大部分脑桥出血的出血量不大,并没有上述的典型表现,而仅表现出脑桥局部损害的一些症状,如交叉瘫和脑桥的一些综合征。临床上发现,如果脑桥出血的血量大于 5 mL 时,患者的病情多较重,出现上述所谓的"典型症状";而出血量低于 5 mL 时,则仅出现脑桥局部损害的症状,所以,我们把出血量 5 mL 以上的脑桥出血又称为重症脑桥出血,把出血量 5 mL 以下的脑桥出血又称为轻症脑桥出血,现分述如下。

1.重症脑桥出血

(1)昏迷:由于大量出血破坏了位于脑桥被盖部的脑干网状结构,患者发病后很快出现昏迷,且多为深昏迷。出现深昏迷者,预后不良,多数死亡。

(2)瞳孔缩小:重症脑桥出血患者的瞳孔常极度缩小,呈针尖样,是脑桥内下行的交感神经纤维损伤所致。

(3)高热:由于损伤了联系下丘脑体温调节中枢的交感神经纤维,临床上出现高热,有时可达到 40 ℃。早期出现高热者,预后不良。

(4)四肢瘫痪:重症脑桥出血多出现四肢瘫痪,双侧病理反射。少数患者可出现去脑强直,预后不良。

(5)其他:部分患者可出现上消化道出血,呕吐咖啡样物、黑便。累及脑桥呼吸中枢时,出现中枢性呼吸衰竭。

2.轻症脑桥出血

(1)头痛、头晕,恶心、呕吐。

(2)意识障碍轻或无,或为一过性,多为嗜睡,少数患者可有昏睡。

(3)交叉性症状:即同侧的脑神经麻痹(同侧的面神经麻痹、展神经麻痹或同侧的面部感觉障碍)伴对侧肢体瘫痪、感觉障碍。

(4)出血量很小时,也可只表现为单一的脑神经麻痹或单纯肢体瘫痪。

(5)偶有患者表现为同侧的中枢性面、舌瘫和肢体瘫,是由于血肿位于脑桥上部腹侧,损伤了皮质脊髓束的同时,损伤了还没交叉到对侧的皮质脑干束。此时需与大脑半球出血相鉴别。

(6)眼部症状:共同偏视(凝视瘫痪肢体)、霍纳征、眼震。

(7)脑桥综合征。①一个半综合征:表现为双眼做水平运动时,出血侧眼球不能内收和外展(一个),对侧眼球不能内收、但能外展(半个),并伴水平眼震。血肿位于一侧脑桥下部被盖部,损害了同侧的内侧纵束和旁外展核所致。②内侧纵束综合征:又称为前核间性眼肌麻痹,表现为双眼做水平运动时,出血侧眼球不能内收,同时对侧眼球外展时出现水平眼震,是由出血侧内侧纵束损伤所致。③共济失调-轻偏瘫综合征:由于出血侧额桥束和部分锥体束受损害,表现为对侧肢体轻偏瘫伴共济失调。④脑桥外侧综合征:表现为同侧的面神经与展神经麻痹,对侧的肢体瘫痪。血肿位于脑桥腹外侧,影响了同侧的展神经核与面神经核或其神经根,同时损害了锥体束。⑤脑桥内侧综合征:表现为双眼向病灶对侧凝视,对侧肢体瘫痪。血肿影响了旁外展核及锥体束。

(三)延髓出血

延髓出血临床非常少见,国内文献报道不足20例。发病年龄较轻,平均年龄39岁。病因中以血管畸形多见。

延髓出血多以眩晕、呕吐、头痛起病,伴有眼震、吞咽困难、交叉性感觉障碍、偏瘫或四肢瘫。

部分患者也可表现出Wallenberg综合征:①眩晕、呕吐、眼震。②声音嘶哑、吞咽困难。③患侧共济失调。④患侧霍纳征。⑤患侧面部和对侧肢体痛觉减退。

延髓出血量较大时,患者发病后即刻昏迷,很快死亡。

五、检查

(一)CT检查

头部CT是诊断脑干出血最常用的方法,分辨率好的CT能发现绝大部分的脑干出血。当出血量很小或出血时间长时,尤其是延髓出血时,CT可漏诊。

(二)MRI检查

MRI不作为脑干出血的常规检查,只有当出血量很小或出血时间较长时,尤其临床疑为延髓出血,CT不能确定诊断时,MRI可明确诊断。

六、诊断

高血压患者,突然出现头痛、呕吐,有脑干损害的症状,应考虑脑干出血的可能,检查头部CT或MRI即可确诊。

七、治疗

脑干出血因脑干细小而结构复杂,又有呼吸、循环中枢存在,故手术难度极大,虽有脑干出血手术治疗成功的报道,但国内开展不多。所以,脑干出血仍以内科保守治疗为主,与其他脑出血相同。

八、预后

脑干出血与其他脑出血相比,死亡率高,预后差。

九、预防

同其他脑出血。

（徐　帝）

第五节　脑叶出血的西医治疗

一、概述

脑叶出血即皮质下白质出血,是一种自 CT 问世以来才被人们逐渐重视和重新认识的一种脑出血。过去一直认为脑叶出血的发病率较低,国内报道为 3.8%,国外报道为 5%～10%。CT 应用于临床后,发现脑叶出血并不少见,有人报道其发病率占所有脑出血的 15%～34%,仅次于壳核出血。

二、病因

(一)高血压动脉硬化

高血压动脉硬化仍是脑叶出血的主要原因。白求恩医大报告 88 例脑叶出血,其中 50% 的患者有高血压病史,而且年龄在 45 岁以上。英勇报告 32 例脑叶出血,58% 的患者有高血压病史。高血压性脑叶出血的患者,年龄一般偏大,多在 50 岁以上,顶叶出血较多。

(二)脑血管畸形

脑血管畸形是非高血压性脑叶出血的主要原因,占所有脑叶出血的 8%～20%。吉林大学第一医院神经科报道的 88 例脑叶出血中,经脑血管造影及病理证实的脑血管畸形 17 例,占 20.5%。有关学者报道的 27 例脑叶出血中,脑血管畸形者占 27.6%。脑血管畸形包括动静脉畸形、海绵样血管畸形、静脉瘤、静脉曲张和毛细血管扩等,而以动静脉畸形最多见。脑血管畸形致脑叶出血者,青年人多见,好发部位依次为顶叶、额叶、颞叶,枕叶少见。

(三)脑淀粉样血管病

脑淀粉样血管病也是引起脑叶出血的一个原因,约占脑叶出血的 10%。它是以淀粉样物质沉积在大脑中、小动脉的内膜和外膜为特征,受累动脉常位于大脑实质的表浅部分,尤其是顶叶及枕叶。目前,脑淀粉样血管病被认为是除高血压动脉硬化以外,最易引起老年人发生脑叶出血的原因。脑淀粉样血管病引起的脑出血多发生在60岁以上的老年人。遇有血压正常、伴有痴呆的老年脑出血患者,应注意脑淀粉样血管病的可能,但确诊需病理证实。

(四)脑肿瘤

脑肿瘤可引起脑叶出血,尤以脑转移瘤多见,占脑叶出血的4%～14%。因脑转移瘤多位于皮质及皮质下,血供丰富,且脑转移瘤生长快,容易造成坏死、出血。

(五)血液病

各种血液病均可引起脑出血,且以脑叶出血多见,约占所有脑叶出血的5%。部位以额叶多见。血液病中以早幼粒细胞性白血病及急性粒细胞性白血病多见。

(六)其他原因

烟雾病、肝硬化及滥用药物(苯丙胺、麻黄碱类)也可引起脑叶出血。

三、病理

(一)部位分布

脑叶出血中,顶叶出血最常见,其次为颞叶出血。白求恩医大报告88例脑叶出血中,顶叶占28%、颞叶占15.7%、枕叶占9%、额叶占5.6%,跨叶出血占40.4%(颞、顶叶为主)。

(二)病理变化

脑叶出血以局限性损害为主,很少累及内囊和中线结构。但因脑叶出血位于皮质下白质,位置表浅,所以容易破入蛛网膜下腔。

脑叶出血因病因不同而有不同的病理所见。高血压性脑叶出血,可见粟粒样动脉瘤的病理特征;脑血管畸形者,可发现各种类型脑血管畸形的病理特点;脑淀粉样血管病者,可在光镜下见到淀粉样物质沉积于血管壁的中膜和外膜,并可见弹力层断裂等现象。

四、临床表现

(一)脑叶出血的临床特点

部分脑叶出血的患者年龄在45岁以下,一些患者没有高血压病史。癫痫的发生率较高。

(1)占全部脑叶出血的15%～20%,可表现为大发作或局限性发作。

(2)约25%的脑叶出血患者主要表现为头痛、呕吐、脑膜刺激征及血性脑脊液,而无肢体瘫痪及感觉障碍。仔细检查时,有些患者可有偏盲或象限盲、轻度的语言障碍及精神症状。少部分患者仅有头痛、呕吐而无其他症状和体征,容易误诊。

(3)约63%的脑叶出血患者出现偏瘫和感觉障碍。可表现为单纯的中枢性面瘫和中枢性舌下瘫,而没有明显的肢体瘫痪;有的患者表现为单肢的瘫痪;有的患者仅有瘫痪而无感觉障碍;有的患者只有感觉障碍而没有肢体瘫痪。

(4)10%的患者发病后即有意识障碍,主要表现为昏迷,可通过压眶等检查来确定是否有肢体瘫痪。

(二)顶叶出血的临床特点

(1)顶叶出血可以出现各种感觉障碍,除一般的深浅感觉障碍外,有明显的复合感觉障碍,如两点辨别觉、图形觉、实体觉及定位觉等感觉障碍。上述症状是中央后回受损害所致。

(2)顶叶出血可以出现对侧肢体瘫痪或单瘫,多较轻,且下肢多重于上肢。是由于血肿或水肿波及中央前回而产生。

（3）顶叶出血可有体象障碍，表现为偏瘫不识症，患者对自己的偏瘫全然否认，甚至否认是自己的肢体。可出现幻肢现象，认为自己的手脚丢失，或认为自己的肢体多了一两个。身体左右定向障碍。手指失认症，患者分不清自己的拇指、示指中指及小指，且可出现手指使用混乱。

（4）顶叶出血的患者还可出现结构失用症，患者对物体的排列、建筑、绘画、图案等涉及空间的关系不能进行排列组合，不能理解彼此正常的排列关系。如患者画一所房子时，把门或窗户画在房子外边。

（5）少数顶叶出血的患者可出现偏盲或对侧下 1/4 象限盲，这是由于出血损害了顶叶内通过的视觉纤维。

（三）颞叶出血的临床特点

1.失语

优势半球颞叶出血时，常有感觉性失语。病情严重者，与外界完全不能沟通，患者烦躁、冲动，偶有被误诊为神经疾病而送到神经疾病院者。这是由于血肿损伤了颞叶的感觉性语言中枢。优势侧颞叶出血向上扩展累及额叶运动性语言中枢时，也可出现运动性失语。一些颞叶出血患者可有混合性失语。

2.精神症状

因为人类的情绪和心理活动与颞叶有密切的联系，所以，颞叶出血时可以出现精神症状，如兴奋、失礼、烦躁，甚至自杀。一部分患者可出现颞叶癫痫。

视野缺失在颞叶出血时较为常见，但多被失语及精神症状所掩盖。视野缺失以上 1/4 象限盲多见，偏盲也较常见。

颞叶出血很少有肢体瘫痪，当血肿波及额叶中央前回时，可出现肢体瘫痪，多较轻微，以面及上肢为主。

（四）额叶出血的临床特点

额叶与人类高级精神活动密切相关，因此，额叶出血时常可见到精神症状和行为异常，如摸索、强握现象，表情呆板，反应迟钝和答非所问。

额叶出血的患者可有凝视麻痹，表现为双眼向病灶侧注视。额叶出血引起的凝视麻痹一般持续的时间较短，多为数小时至 3 天。

额叶出血患者出现瘫痪较多，以上肢瘫痪较重，而下肢及面部瘫痪较轻，有时，仅有下肢瘫痪。如血肿向后扩展波及顶叶的中央后回，可出现感觉障碍。

一部分额叶出血的患者可出现运动性失语。

（五）枕叶出血的临床特点

枕叶出血的患者均有视野缺失，多为偏盲。象限盲也很常见，多为下 1/4 象限盲。枕叶出血引起的中枢性偏盲为完全性，左右视野改变一致，与颞叶、顶叶引起的偏盲不同，后两者为不完全性偏盲。少数枕叶出血的患者有视觉失认及视幻觉。

单纯枕叶出血的患者不出现肢体瘫痪和感觉障碍。

五、检查

（一）头部 CT 检查

头部 CT 是诊断脑叶出血的首选方法。脑叶出血位于皮质下，在 CT 上呈圆形或椭圆形高密度影，边缘清楚，少数呈不规则形。可破入蛛网膜下腔和脑室内。一般无明显中线结构移位(图 9-3)。

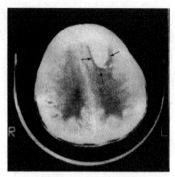

图 9-3　额叶出血

（二）脑脊液检查

因为脑叶出血位置表浅，破入蛛网膜下腔的机会多，再加上破入脑室者，约60％的患者脑脊液呈血性，约50％的患者颅内压增高。但腰穿不应作为脑叶出血的常规检查。

（三）脑血管造影

50岁以下，非高血压性脑叶出血的患者，有条件时应作脑血管造影，如发现脑血管畸形或动脉瘤时，可考虑手术治疗。

六、诊断

突然发生头痛、呕吐、脑膜刺激征，伴有神经系统定位体征，头部CT可见脑叶内有高密度影时，可确诊为脑叶出血。如无CT时，可参照下列诊断指标。

（1）突然头痛、呕吐、项强的患者，伴有下列情况之一者，首先考虑脑叶出血：①感觉或命名性失语，伴有或不伴有偏瘫。②运动性失语或混合性失语，不伴偏瘫。③单纯偏盲或偏盲伴失语，不伴偏瘫。

（2）突然头痛、呕吐、项强的患者，伴有下列情况之一者，考虑脑叶出血可能性大：①癫痫，有偏侧体征但不甚明显。②偏盲，伴有偏瘫，但没有偏身感觉障碍。③运动性失语，有偏瘫但无共同偏视。④混合性失语，有偏瘫但无偏身感觉障碍。

最后确诊仍需头部CT证实。

七、鉴别诊断

（一）与蛛网膜下腔出血想鉴别

起病后无肢体瘫痪及感觉障碍的脑叶出血，需与蛛网膜下腔出血相鉴别。视野缺失在除额叶出血外的其他脑叶出血中非常多见，在枕叶出血时表现为偏盲，在颞叶出血时表现为上1/4象限盲，在顶叶出血时表现为下1/4象限盲。蛛网膜下腔出血的患者很少出现视野缺失。失语症也常见于脑叶出血，额叶出血时可有运动性失语，脑叶出血时可有感觉性失语或命名性失语，跨叶出血时可出现混合性失语。蛛网膜下腔出血时几乎无失语症。

（二）与壳核出血和丘脑出血相鉴别

起病后有偏瘫和感觉障碍的脑叶出血，需与壳核出血和丘脑出血相鉴别。壳核出血和丘脑出血均可破坏或压迫内囊后肢，临床上出现偏身运动障碍、偏身感觉障碍及对侧同向性偏盲，称为"三偏"征，或出现偏身运动障碍及偏身感觉障碍的"二偏"征，是由于传导运动、感觉及视觉的纤维在内囊后肢非常集中、靠近的结果。而脑叶出血位于皮质下白质,这里各种传导束比较分散,所以,这个部位的出血几乎不可能使全部传导束受损,因此临床上常单独出现运动障碍,甚至单瘫,或单独出现感觉障碍,或单独出现视野缺失。壳核出血及丘脑出血时出现凝视麻痹,发生率远较脑叶出血多,且丘脑出血时有特殊的眼位异常,如上视不能,内斜视和内下斜视。

八、治疗

脑叶出血如疑为动脉瘤破裂所致者,有人主张用止血药,常用者为 6-氨基己酸(EACA),每天12~24 g,溶于生理盐水或 5%~10%葡萄糖液体 500 mL 中,静脉点滴 7~10 天后改为口服,一般用 3 周以上。主要目的是防止再出血。

脑叶出血因位置表浅,手术相对容易,损伤较小,故出血量大于 30 mL 时,可考虑手术治疗,清除血肿,尤其是非优势半球脑叶出血。如脑血管造影发现动脉瘤应争取做动脉瘤切除术或动脉瘤栓塞术。

其他治疗同一般脑出血。

九、预后

脑叶出血因出血量一般较小,位置远离中线,脑干受压少或轻等原因,一般预后较好,死亡率为11%~32%,明显低于脑桥出血(95%)和壳核出血(37%)。

十、预防

同一般脑出血。

(徐　帝)

第六节　脑室出血的西医治疗

一、概述

脑室出血分为原发性脑室出血和继发性脑室出血两种。继发性脑室出血是指脑实质出血破入脑室系统,原发性脑室出血是指脉络丛血管破裂出血和距脑室管膜 1.5 cm 内脑组织出血破入脑室(不包括丘脑出血及尾状核出血)。本节仅讨论原发性脑室出血。

CT 问世前,脑室出血临床很难确诊,因此一直认为脑室出血很少见。CT 应用于临床后,脑室出血的诊断率明显提高。目前的临床资料证实,脑室出血占全部脑出血的 3%~5%。

二、病因

脑室出血的病因有 Moyamoya 病、高血压病、室管膜下腔隙性脑梗死、脉络丛血管畸形、肿瘤、脑室内动脉瘤、各种血液病等。某医院报道 40 例脑室出血,其中 Moyamoya 病 22 例,高血压病 12 例,血管畸形 1 例,其余 5 例未查明原因。

三、发病机制

(一)梗死性出血

脑室周围的动脉是终末动脉,又细又长,而且脑室旁又有很多分水岭区,如脉络膜前、后动脉间的分水岭区和大脑前、中、后动脉深穿支间的分水岭区,这些地方容易产生缺血,并出现梗死性出血,尤其是Moyamoya病及高血压动脉硬化血管狭窄或闭塞时更易发生。

(二)畸形血管或 Moyamoya 病血管破裂出血

这两种疾病在脑室壁上可见到管壁菲薄、管腔增大的异常血管,这些血管容易破裂出血。

(三)粟粒状动脉瘤破裂出血

高血压病及 Moyamoya 病时可见到粟粒状动脉瘤,位于脑室壁的粟粒状动脉瘤破裂时产生脑室出血。

四、病理

脑室出血可见于各脑室,可从一个脑室进入其他脑室,出血量不大时,血液可局限于一或两个脑室内;出血量大时,血液可充满整个脑室系统,形成脑室铸型;如果血块阻碍脑脊液流通时,产生急性梗阻性脑积水,脑室扩张。后两种情况均可挤压和损伤下丘脑和脑干,并产生脑疝。

五、临床表现

过去曾认为脑室出血临床症状重,多数昏迷、高热、四肢瘫或去脑强直、瞳孔缩小,预后不良。其实,这种传统意义上的脑室出血仅是脑室出血的一部分,是重型脑室出血。近年来,经大量临床与 CT 观察发现,55%的脑室出血患者的出血量小,临床症状轻,预后好,为轻型脑室出血,现分述如下。

(一)轻型脑室出血

患者突然头痛、恶心、呕吐,意识清楚或有轻度一过性意识障碍,颈强直,克氏征阳性。一般无偏侧体征。腰穿为均匀血性脑脊液,临床酷似蛛网膜下腔出血。

(二)重型脑室出血

脑室出血量很大,形成脑室铸型或出现急性梗阻性脑积水时,患者在突然头痛、呕吐后,很快出现昏迷,或以昏迷起病。瞳孔极度缩小,常被描述为"针尖样瞳孔"。两眼分离斜视或眼球浮动。四肢弛缓性瘫痪,可有去脑强直,也可表现为四肢肌张力增高。双侧病理反射阳性。部分患者出现大汗、面色潮红,呼吸深,鼾声明显。严重者可出现中枢性高热,有应激性溃疡时可呕吐咖啡样物。

六、检查

(一)CT 检查

CT 检查是诊断脑室出血的最可靠方法。脑室出血 CT 表现为脑室内高密度影。出血量少时,局限在脑室局部。侧脑室出血时,有时由于血液重力关系,血液可沉积在侧脑室后角和侧脑室三角部,在此处形成带有水平面的高密度影。出血量大时,可在脑室内形成铸型。如出现急性梗阻脑积水时,可见脑室对称性扩张。

(二)血管造影

疑有 Moyamoya 病或血管畸形时,应做磁共振血管成像或 CT 血管成像。但数字减影血管造影仍是最可靠的血管造影方法。

(三)脑脊液检查

脑室出血的患者腰穿可发现压力增高,均匀一致的血性脑脊液。但因为不能与继发性脑室出血、蛛网膜下腔出血鉴别,脑脊液检查不能作为脑室出血的诊断依据。

七、诊断

突然头痛、呕吐,查体有脑膜刺激征的患者,应考虑有脑室出血的可能,CT 检查发现脑室内有高密度影并排除继发性脑室出血即可诊断。

八、鉴别诊断

需与临床上同样表现为头痛、呕吐、脑膜刺激征的继发性脑室出血和蛛网膜下腔出血相鉴别,作 CT 检查可明确诊断。

九、治疗

(一)内科治疗

中等量以下脑室出血可采取内科治疗,给予甘露醇和甘油脱水降颅内压。脑室出血患者头痛一般多较重,高颅内压明显,脱水剂的用量可适当增加。另外,可应用镇痛及镇静药物。疑有动脉瘤破裂出血时,可应用止血药,如 6-氨基己酸等。

(二)外科治疗

脑室出血量较大形成脑室铸型或出现急性梗阻性脑积水时,应进行手术治疗。手术治疗包括脑室引流术和开颅脑室内血肿清除术,前者应用较多,并可同时做脑室清洗和脑脊液置换。

十、预后

轻型脑室出血预后好,重型脑室出血如能早期进行脑室引流术治疗也可取得满意的疗效。

(徐 帝)

第七节　小脑出血的西医治疗

一、概述

小脑出血的发病率约占全部脑出血的 10%。小脑出血发病突然,症状不典型,常累及脑干和/或阻塞第四脑室,易出现枕大孔疝导致死亡。临床医师应对本病有充分认识,及时利用 CT 等检查手段,以提高诊治水平。

二、病因

小脑出血的病因仍以高血压动脉硬化为主,统计国内报告的 438 例小脑出血中,有高血压病者286例,占65.29%,合并糖尿病者占11.6%。年龄较长者以高血压动脉硬化为主,儿童及青少年以脑血管畸形多见,其他少见的病因有血管瘤、血液病等。

三、病理

小脑出血的部位:70%～80%位于半球,20%～30%位于蚓部。小脑半球出血一般均位于齿状核处,外观见出血侧半球肿胀,切面见蚓部向对侧移位。血肿可穿破第四脑室顶流入第四脑室,血量较多时可经导水管流入第三脑室及侧脑室,致导水管及脑室扩张积血,严重时可使导水管的直径扩张至0.8 cm,全部脑室扩张。血液也可穿破皮质进入蛛网膜下腔。有的血肿虽未穿破脑室,但出血肿胀的小脑可挤压第四脑室使其变窄,影响脑脊液循环,也可挤压脑干、特别是脑桥的被盖部,有时小脑中脚也可被出血破坏。小脑半球出血时,有的可出现小脑上疝,致中脑顶盖部受压变形。小脑出血使颅后窝压力明显增高,易出现枕大孔疝引起死亡。

四、临床特征

文献报告本病的发病年龄为9～83岁,平均60.2岁,以60岁以上为多,统计328例小脑出血患者,60岁以上者198例(60.3%)。大部分患者有高血压病史。大约75%的患者于活动或精神紧张时发病,个别患者也可在睡眠中发病。发病突然,常出现头痛、头晕、眩晕、频繁呕吐、眼震及肢体共济失调,40%的患者有不同程度意识障碍。其临床症状大致可分为3组。

(一)小脑症状

患者可出现眩晕(54%)、眼震(33%)、肌张力降低(51%)、共济失调(40%)及言语障碍。意识清楚者可以查出上述体征,特别是蚓部或前庭小脑纤维受损者眼震明显,眼震多为水平性,偶见垂直性。半球出血者同侧肢体肌张力降低,出现共济失调;蚓部出血出现躯干性共济失调。病情严重发病后很快昏迷者,上述症状及体征常被脑干受损等继发症状所掩盖,难以查出,故易被误诊。

(二)脑干受损症状

小脑位于脑桥、延髓的背部,出血肿胀的小脑挤压脑干使之移位,或血肿破坏小脑脚侵及脑干,或血肿破入第四脑室,使第四脑室、导水管扩张积血、其周围灰质受压水肿和/或血液由破坏的室管膜直接渗入脑干均可出现脑干症状,常见的症状如下。

1.瞳孔缩小

据文献报道可见于11%～30%的患者。

2.眼位异常

可出现共同偏视、眼球浮动或中央固定。

3.脑神经麻痹

最常见的是周围性面瘫(23.7%～36.8%),面瘫程度一般不重,少数患者可见外直肌力弱。

4.其他

如病理反射(+)等。

(三)高颅内压及脑膜刺激征

头痛、呕吐及脑膜刺激征都是小脑出血常见的症状。小脑出血时呕吐较一般颅内出血更为严重,往往为频繁呕吐,其原因除高颅内压外,更重要的是脑干受侵特别是第四脑室底受累,因此频繁呕吐是小脑出血时较重要的症状。小脑出血时高颅内压症状明显的原因除出血占位外,血液破入脑室扩张积血或凝血块或肿胀的小脑阻塞脑脊液循环引起梗阻性脑积水进一步使颅内压增高,极易发生枕大孔疝引起死亡。曾有意识尚清的小脑出血患者,在门诊送往 CT 室检查过程中即发生枕大孔疝死亡。因此,疑诊为小脑出血的患者,即使意识清楚,也应警惕有发生枕大孔疝的可能。

由于小脑出血的出血量不同、是否穿破脑室、有无脑干受压等情况不同,临床症状轻重不等,大致可分为四型。

1.重型

出血量多,血肿穿破脑室,很快昏迷,脉搏减慢,眼球浮动或分离斜视等脑干受压症状,预后不良,常于短期内死亡。

2.轻型

出血量少,未破入脑室,血肿可被吸收,多治愈。

3.假瘤型

起病较缓慢,头痛、呕吐,有明显小脑体征,颅内压增高,适于手术治疗。

4.脑膜型

主要出现项强及脑膜刺激征,预后较好。

五、辅助检查

(一)CT 检查

自 CT 应用于临床以后,小脑出血才得以在生前明确诊断,因此 CT 检查是本病的首选检查项目。它不仅可以确定出血部位、范围、出血量,并可确定有无穿破脑室及脑室内积血情况,对诊断和治疗均十分必要。统计文献报告的 328 例小脑出血,出血量为 15～54 mL,以 8～21 mL 多见,>15 mL 者占36.9%;约 25%显示第四脑室受压,有的可见环池及四叠体池消失。此外,尚可观察第三脑室与侧脑室是否有积血或扩大。有时小脑出血量很少,颅后窝伪影较多,必要时可行颅后窝薄扫以助诊断。

(二)其他检查

疑为脑血管畸形、血管瘤等病因引起的小脑出血,应做 MRI、磁共振血管成像或数字减影血管造影等检查以明确病因。

六、诊断

由于小脑出血缺乏特异性症状,因此凡是突然眩晕、头痛(特别是后枕部疼痛)、频繁呕吐、瞳孔缩小、肢体共济失调、意识障碍迅速加重者,应高度怀疑小脑出血,立即护送进行头部 CT 检查以明确诊断。

七、鉴别诊断

在未做头部 CT 以前,要注意与蛛网膜下腔出血、脑干出血或梗死、椎-基底动脉供血不足、大脑半球出血相鉴别,要仔细查体,注意有无眼震、瞳孔大小及眼位、肢体肌张力及共济运动情况。某些患者还可出现强迫头位,对疑似患者可依据 CT 结果以资鉴别。

八、治疗

(一)内科治疗

适用于出血量<15 mL、意识清楚、临床及 CT 所见无脑干受压症状、血肿未破入脑室系统者。可用脱水降颅内压及脑保护治疗,与一般脑出血相同,但应密切观察病情,一旦症状加重,应复查头部 CT,以进一步了解血肿及其周围水肿变化情况,以决定是否需要手术治疗。

(二)手术治疗

血肿≥15 mL 或血肿直径>3 cm 者,可考虑手术治疗;出血量≥20 mL、有脑干受压征或血肿破入脑室系统并出现梗阻性脑积水者,应紧急手术清除血肿,否则可能随时发生脑疝死亡;如小脑出血由血管畸形或血管瘤破裂所致,可手术治疗。

九、预后

由于目前诊断和治疗及时,小脑出血的死亡率已降至 10%～20%,存活者多数恢复良好,生活可自理,甚至恢复工作。

(徐　帝)

第八节　丘脑出血的西医治疗

一、概述

丘脑出血是由于高血压动脉硬化等原因所致的丘脑膝状动脉或丘脑穿通动脉破裂出血。约占全部脑出血的 24%。

1936 年 Lhi mitt 首次报告丘脑出血。其后,Fisher 于 1959 年对丘脑出血的临床及病理进行了较系统的研究,提出了丘脑出血的 3 个临床特点:①感觉障碍重于运动障碍。②眼球运动障碍,尤其是垂直注视麻痹。③主侧丘脑出血可引起失语。

1970 年以来,CT 应用于临床后,提高了丘脑出血的诊断率,并且能够确定血肿的部位、大小、血肿量、扩展方向及是否穿破脑室等,使我们对丘脑出血有了更深的认识。

丘脑是一对卵圆形的灰质团块,每个长约 38 mm,宽约 14 mm,斜卧于中脑前端。中间有一 Y 形内髓板,把丘脑大致分成内、外二大核群,内侧核群与网状结构及边缘系统有重要关系,外侧核群与身体的各种感觉及语言功能密切相关。丘脑膝状动脉位于丘脑外侧,丘脑穿通动脉位于丘脑内侧。

二、病因

丘脑出血的病因与一般脑出血相同,主要为高血压动脉硬化。

三、病理

丘脑出血量不大时，可仅局限于丘脑内或主要在丘脑。丘脑内侧出血为丘脑穿通动脉破裂所致，多向内扩展破入脑室，可形成第三脑室和第四脑室铸型，也可逆流入双侧侧脑室。丘脑外侧出血是丘脑膝状动脉破裂所致，常向外发展破坏内囊甚至苍白球和壳核，也常于侧脑室三角部和体部处破入侧脑室。丘脑出血也可向下发展，挤压和破坏下丘脑，甚至延及中脑，严重时可形成中心疝。

四、临床表现

(一)头痛、呕吐、脑膜刺激征

同其他脑出血一样，丘脑出血后的高颅内压及血液破入脑室，使临床上出现头痛、呕吐、脑膜刺激征。

(二)眼部症状

约31%的患者出现双眼上视不能。约15%的患者出现双眼内下斜视，有人描述为盯视自己的鼻尖，曾被认为是丘脑出血的特征性症状。上述临床症状是丘脑出血向后、向下发展影响了后联合区和中脑上丘所致。8%的患者可出现出血侧的霍纳征，即睑裂变窄、瞳孔缩小及同侧面部少汗，是由于交感神经中枢受影响所致。13%的患者可出现共同偏视，是由于影响了在内囊中行走的额叶侧视中枢的下行纤维所致。

(三)意识障碍

43%的患者出现不同程度的意识障碍。丘脑本身为网状结构中非特异性上行激活系统的最上端，因此丘脑出血时常常影响网状结构的功能，产生各种意识障碍。这是丘脑出血比壳核出血及脑叶出血等更易出现意识障碍的原因。

(四)精神症状

13%的患者可出现精神症状，表现为定向力、计算力、记忆力减退，还可有情感障碍，表现为淡漠、无欲或欣快。多见于丘脑内侧出血破坏了丘脑与边缘系统及额叶皮质之间的相互联系，扰乱了边缘系统及大脑皮质的正常精神活动所致。丘脑出血所致的精神症状一般持续2～3周。

(五)语言障碍

丘脑出血的患者可出现语言障碍，包括构音障碍和失语。两侧丘脑出血均可出现构音障碍，而失语仅见于优势侧丘脑出血。表现为音量减小，严重者近似耳语，语言流量减少，无自发性语言，运动性失语，常伴有听觉及阅读理解障碍。丘脑性失语属于皮质下失语，多数学者认为与丘脑腹外侧核的损害有关。1968年Bell对50例帕金森病患者进行丘脑腹外侧核低温冷冻治疗，观察到34例患者出现构音障碍，17例患者出现语音减低，10例患者出现失语。丘脑腹外侧核有大量纤维投射到Broca区，据认为对皮质语言中枢起着特殊的"唤起"作用。也有人认为丘脑腹前核或丘脑枕核在丘脑性失语中起重要作用。语言障碍多见于丘脑外侧出血，多于3周内恢复或明显减轻。

(六)运动障碍

丘脑出血出现肢体瘫及中枢性面舌瘫是由于血肿压迫和破坏内囊所致。约24%的患者肢体瘫痪表现为下肢瘫痪重于上肢，上肢瘫痪近端重于远端。国外学者把这种现象称之为丘脑性不全瘫,国内崔得华称之为丘脑性分离性瘫痪,是丘脑出血的特有症状,被认为与内囊内的纤维排列顺序有关。

有报道丘脑出血时可出现感觉性共济失调和不自主运动,但临床上很少见到。

(七)感觉障碍

丘脑是感觉的中继站,约72%的患者出现感觉减退或消失,且恢复较慢。丘脑损害时,感觉障碍的特点是上肢重于下肢,肢体远端重于近端,深感觉重于浅感觉。但在丘脑出血时这种现象并不十分明显。丘脑出血时感觉障碍一是破坏了丘脑腹后外侧核和内侧核,二是影响了内囊后肢中的感觉传导纤维。

丘脑出血时可出现丘脑痛,是病灶对侧肢体的深在或表浅性的疼痛,性质难以形容,可为撕裂性、牵扯性、烧灼性,也可为酸胀感。疼痛呈发作性,难以忍受,常伴有情绪及性格改变,一般止痛药无效,抗癫痫药如苯妥英钠和卡马西平常可收到明显效果。现在认为丘脑痛的发病机制与癫痫相似,多见于丘脑的血管病,常在发病后半年至一年才出现,丘脑出血急性期并不多见。我们对35例丘脑出血的患者进行了3年的随访观察,其中10例患者出现了丘脑痛,约占28.5%。2例病后即出现丘脑痛,2例病后1年出现,3例病后2年时出现,3例病后2年半时才出现。

(八)尿失禁

很多意识清醒的丘脑出血患者出现尿失禁,多见于出血损伤丘脑内侧部的患者,一般可持续2~3周。丘脑的背内侧核被认为是内脏感觉冲动的整合中枢,它把整合后的复合感觉冲动传到前额区。丘脑出血时损害了背内侧核的整合功能,导致内脏感觉减退,使额叶排尿中枢对膀胱控制减弱而出现尿失禁。

(九)其他症状

丘脑出血时,患者可出现睡眠障碍,表现为睡眠周期的紊乱、昼夜颠倒,部分患者有睡眠减少,可能与网状结构受影响有关。

有报道丘脑出血时可出现丘脑手,表现为掌指关节屈曲,指间关节过度伸直,伴有手的徐动。有人认为是手的深感觉障碍所致,也有人认为是肌张力异常引起的。

(十)丘脑出血的临床分型

丘脑出血在临床上并没有一个广为接受的分型,为了便于了解病变部位与症状的关系,可简单分为三型。

1.内侧型

血肿局限在丘脑内侧或以内侧为主。临床主要表现为精神症状、尿失禁、睡眠障碍,而感觉障碍、运动障碍、语言障碍均较轻或无。

2.外侧型

血肿局限在丘脑外侧或以外侧为主。临床上以偏瘫、偏侧感觉障碍为主,伴有偏盲时,可为典型的"三偏"征,常伴有语言障碍。

3.混合型

血肿破坏整个丘脑,可表现上述两型的症状。上述三型破入脑室时,可出现脑膜刺激征。

五、检查

头部CT是诊断丘脑出血的最佳方法,可直观地显示血肿的位置,大小及扩展情况(图9-4)。

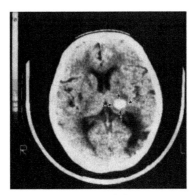

图 9-4 丘脑出血

六、诊断

有高血压病史,突然出现头痛、呕吐,并有下列症状之一者:双眼上视受限、双眼内下斜视、霍纳征、丘脑性分离性瘫痪,应考虑有丘脑出血的可能。头部 CT 发现有高密度影即可确诊。

七、治疗

丘脑出血因其位置较深,手术损伤大,术后常有严重的后遗症,临床上多主张保守治疗。

当出现以下两种情况时,可考虑手术治疗:血肿量超过 10 mL,临床症状进行性加重或出现脑疝时,可考虑做血肿清除术,一般认为以施行血肿部分清除术为好,尽量少做血肿完全清除术;丘脑出血破入脑室引起急性梗阻性脑积水时,可考虑施行脑室引流术。

八、预后

(一)急性期预后

头部 CT 扫描有下列情况者预后较差:血肿直径大于 3.5 cm 或血肿量超过 13 mL,伴发急性梗阻性脑积水,中线结构向对侧移位超过 3 mm,环池、四叠体池受压消失或缩小。

(二)恢复期预后

内侧型丘脑出血预后较好,出现的精神症状,睡眠障碍及尿失禁多在一个月内消失,少数患者可不遗留任何症状。

外侧型丘脑出血预后较差,出现的感觉障碍持续时间较长,部分患者不能恢复,少部分患者还可出现丘脑痛;外侧型出血波及内囊而引起的肢体瘫痪也可持续很长时间,多数患者难以完全恢复。

九、预防

积极预防和治疗高血压病及动脉硬化。

(徐 帝)

第九节　蛛网膜下腔出血的西医治疗

蛛网膜下腔出血(subarachnoid hemorrhage,SAH)是指脑表面或脑底部的血管自发破裂,血液流入蛛网膜下腔,伴或不伴颅内其他部位出血的一种急性脑血管疾病。本病可分为原发性、继发性和外伤性。原发性 SAH 是指脑表面或脑底部的血管破裂出血,血液直接或基本直接流入蛛网膜下腔所致,称特发性蛛网膜下腔出血或自发性蛛网膜下腔出血(idiopathic subarachnoid hemorrhage,ISAH),约占急性脑血管疾病的15%左右,是神经科常见急症之一;继发性 SAH 则为脑实质内、脑室、硬脑膜外或硬脑膜下的血管破裂出血,血液穿破脑组织进入脑室或蛛网膜下腔者;外伤引起的概称外伤性 SAH,常伴发于脑挫裂伤。SAH 临床表现为急骤起病的剧烈头痛、呕吐、精神或意识障碍、脑膜刺激征和血性脑脊液。SAH 的年发病率世界各国各不相同,中国约为 5/10 万,美国为 6/10 万~16/10 万,德国约为 10/10 万,芬兰约为 25/10 万,日本约为 25/10 万。

一、病因

SAH 的病因很多,以动脉瘤为最常见,包括先天性动脉瘤、高血压动脉硬化性动脉瘤、夹层动脉瘤和感染性动脉瘤等,其他如脑血管畸形、脑底异常血管网、结缔组织病、脑血管炎等。约75%~85%的非外伤性 SAH 患者为颅内动脉瘤破裂出血,其中,先天性动脉瘤发病多见于中青年;高血压动脉硬化性动脉瘤为梭形动脉瘤,约占13%,多见于老年人。脑血管畸形占第2位,以动静脉畸形最常见,约占15%,常见于青壮年。其他如烟雾病、感染性动脉瘤、颅内肿瘤、结缔组织病、垂体卒中、脑血管炎、血液病及凝血障碍性疾病、妊娠并发症等均可引起 SAH。近年发现约15%的 ISAH 患者病因不清,即使 DSA 检查也未能发现 SAH 的病因。

(一)动脉瘤

近年来,对先天性动脉瘤与分子遗传学的多个研究支持 I 型胶原蛋白 α_2 链基因(COLIA$_2$)和弹力蛋白基因(FLN)是先天性动脉瘤最大的候补基因。颅内动脉瘤好发于 Willis 环及其主要分支的血管分叉处,其中位于前循环颈内动脉系统者约占85%,位于后循环基底动脉系统者约占15%。对此类动脉瘤的研究证实,血管壁的最大压力来自沿血流方向上的血管分叉处的尖部。随着年龄增长,在血压增高、动脉瘤增大,更由于血流涡流冲击和各种危险因素的综合因素作用下,出血的可能性也随之增大。颅内动脉瘤体积的大小与有无蛛网膜下腔出血相关,直径<3 mm 的动脉瘤,SAH 的风险小;直径>5~7 mm 的动脉瘤,SAH 的风险高。对于未破裂的动脉瘤,每年发生动脉瘤破裂出血的危险性介于1%~2%之间。曾经破裂过的动脉瘤有更高的再出血率。

(二)脑血管畸形

脑血管畸形以动静脉畸形最常见,且90%以上位于小脑幕上。脑血管畸形是胚胎发育异常形成的畸形血管团,血管壁薄,在有危险因素的条件下易诱发出血。

(三)高血压动脉硬化性动脉瘤

长期高血压动脉粥样硬化导致脑血管弯曲多,侧支循环多,管径粗细不均,且脑内动脉缺乏外弹力层,在血压增高、血流涡流冲击等因素影响下,管壁薄弱的部分逐渐向外膨胀形成囊状动脉瘤,极易破裂出血。

(四)其他病因

动脉炎或颅内炎症可引起血管破裂出血,肿瘤可直接侵袭血管导致出血。脑底异常血管网形成后可并发动脉瘤,一旦破裂出血可导致反复发生的脑实质内出血或 SAH。

二、发病机制

蛛网膜下腔出血后,血液流入蛛网膜下腔淤积在血管破裂相应的脑沟和脑池中,并可下流至脊髓蛛网膜下腔,甚至逆流至第四脑室和侧脑室,引起一系列变化,主要包括:①颅内容积增加。血液流入蛛网膜下腔使颅内容积增加,引起颅内压增高,血液流入量大者可诱发脑疝。②化学性脑膜炎。血液流入蛛网膜下腔后直接刺激血管,使白细胞崩解释放各种炎症介质。③血管活性物质释放。血液流入蛛网膜下腔后,血细胞破坏产生各种血管活性物质(氧合血红蛋白、5-羟色胺、血栓烷 A_2、肾上腺素、去甲肾上腺素)刺激血管和脑膜,使脑血管发生痉挛和蛛网膜颗粒粘连。④脑积水。血液流入蛛网膜下腔在颅底或逆流入脑室发生凝固,造成脑脊液回流受阻引起急性阻塞性脑积水和颅内压增高;部分红细胞随脑脊液流入蛛网膜颗粒并溶解,使其阻塞,引起脑脊液吸收减慢,最后产生交通性脑积水。⑤下丘脑功能紊乱。血液及其代谢产物直接刺激下丘脑引起神经内分泌紊乱,引起发热、血糖含量增高、应激性溃疡、肺水肿等。⑥脑-心综合征。急性高颅压或血液直接刺激下丘脑、脑干,导致自主神经功能亢进,引起急性心肌缺血、心律失常等。

三、病理

肉眼可见脑表面呈紫红色,覆盖有薄层血凝块;脑底部的脑池、脑桥小脑三角及小脑延髓池等处可见更明显的血块沉积,甚至可将颅底的血管、神经埋没。血液可穿破脑底面进入第三脑室和侧脑室。脑底大量积血或脑室内积血可影响脑脊液循环出现脑积水,约5%的患者,由于部分红细胞随脑脊液流入蛛网膜颗粒并使其堵塞,引起脑脊液吸收减慢而产生交通性脑积水。蛛网膜及软膜增厚、色素沉着,脑与神经、血管间发生粘连。脑脊液呈血性。血液在蛛网膜下腔的分布,以出血量和范围分为弥散型和局限型。前者出血量较多,穹隆面与基底面蛛网膜下腔均有血液沉积;后者血液则仅存于脑底池。40%～60%的脑标本并发脑内出血。出血的次数越多,并发脑内出血的比例越大。并发脑内出血的发生率第 1 次约39.6%,第 2 次约55%,第 3 次达100%。出血部位随动脉瘤的部位而定。动脉瘤好发于 Willis 环的血管上,尤其是动脉分叉处,可单发或多发。

四、临床表现

SAH 发生于任何年龄,发病高峰多在 30～60 岁;50 岁后,ISAH 的危险性有随年龄的增加而升高的趋势。男女在不同的年龄段发病不同,10 岁前男性的发病率较高,男女比为 4:1;40～50 岁时,男女发病相等;70～80 岁时,男女发病率之比高达 1:10。临床主要表现为剧烈头痛、脑膜刺激征阳性、血性脑脊液。在严重病例中,患者可出现意识障碍,从嗜睡至昏迷不等。

(一)症状与体征

1.先兆及诱因

先兆通常是不典型头痛或颈部僵硬,部分患者有病侧眼眶痛、轻微头痛、动眼神经麻痹等表现,主要由少量出血造成;70％的患者存在上述症状数天或数周后出现严重出血,但绝大部分患者起病急骤,无明显先兆。常见诱因有过量饮酒、情绪激动、精神紧张、剧烈活动、用力状态等,这些诱因均能增加 ISAH 的风险性。

2.一般表现

出血量大者,当日体温即可升高,可能与下丘脑受影响有关;多数患者于 2～3 天后体温升高,多属于吸收热;SAH 后患者血压增高,1～2 周病情趋于稳定后逐渐恢复病前血压。

3.神经系统表现

绝大部分患者有突发持续性剧烈头痛。头痛位于前额、枕部或全头,可扩散至颈部、腰背部;常伴有恶心、呕吐。呕吐可反复出现,系由颅内压急骤升高和血液直接刺激呕吐中枢所致。如呕吐物为咖啡色样胃内容物则提示上消化道出血,预后不良。头痛部位各异,轻重不等,部分患者类似眼肌麻痹型偏头痛。有48％～81％的患者可出现不同程度的意识障碍,轻者嗜睡,重者昏迷,多逐渐加深。意识障碍的程度、持续时间及意识恢复的可能性均与出血量、出血部位及有无再出血有关。

部分患者以精神症状为首发或主要的临床症状,常表现为兴奋、躁动不安、定向障碍,甚至谵妄和错乱;少数可出现迟钝、淡漠、抗拒等。精神症状可由大脑前动脉或前交通动脉附近的动脉瘤破裂引起,大多在病后 1～5 天出现,但多数在数周内自行恢复。癫痫发作较少见,多发生在出血时或出血后的急性期,国外发生率为6％～26.1％,国内资料为 10％～18.3％。在一项 SAH 的大宗病例报道中,大约有 15％的动脉瘤性 SAH 表现为癫痫。癫痫可为局限性抽搐或全身强直-阵挛性发作,多见于脑血管畸形引起者,出血部位多在天幕上,多由于血液刺激大脑皮质所致,患者有反复发作倾向。部分患者由于血液流入脊髓蛛网膜下腔可出现神经根刺激症状,如腰背痛。

4.神经系统体征

(1)脑膜刺激征:为 SAH 的特征性体征,包括头痛、颈强直、Kernig 征和 Brudzinski 征阳性。常于起病后数小时至 6 天内出现,持续 3～4 周。颈强直发生率最高(6％～100％)。另外,应当注意临床上有少数患者可无脑膜刺激征,如老年患者,可能因蛛网膜下腔扩大等老年性改变和痛觉不敏感等因素,往往使脑膜刺激征不明显,但意识障碍仍可较明显,老年人的意识障碍可达 90％。

(2)脑神经损害:以第Ⅱ、Ⅲ对脑神经最常见,其次为第Ⅴ、Ⅵ、Ⅶ、Ⅷ对脑神经,主要由于未破裂的动脉瘤压迫或破裂后的渗血、颅内压增高等直接或间接损害引起。少数患者有一过性肢体单瘫、偏瘫、失语,早期出现者多因出血破入脑实质和脑水肿所致;晚期多由于迟发性脑血管痉挛引起。

(3)眼症状:SAH 的患者中,17％有玻璃体膜下出血,7％～35％有视盘水肿。视网膜下出血及玻璃体下出血是诊断 SAH 有特征性的体征。

(4)局灶性神经功能缺失:如有局灶性神经功能缺失有助于判断病变部位,如突发头痛伴眼睑下垂者,应考虑载瘤动脉可能是后交通动脉或小脑上动脉。

(二)SAH 并发症

1.再出血

在脑血管疾病中,最易发生再出血的疾病是 SAH,国内文献报道再出血率为 24％左右。再出血临床表现严重,病死率远远高于第 1 次出血,一般发生在第 1 次出血后 10～14 天,2 周内再发生率占再发病例的 54%～80%。近期再出血病死率为 41%～46%,甚至更高。再发出血多因动脉瘤破裂所致,通常在病情稳定的情况下,突然头痛加剧、呕吐、癫痫发作,并迅速陷入深昏迷,瞳孔散大,对光反射消失,呼吸困难甚至停止。神经定位体征加重或脑膜刺激征明显加重。

2.脑血管痉挛

脑血管痉挛(CVS)是 SAH 发生后出现的迟发性大、小动脉的痉挛狭窄,以后者更多见。典型的血管痉挛发生在出血后 3～5 天,于 5～10 天达高峰,2～3 周逐渐缓解。在大多数研究中,血管痉挛发生率在 25%～30%。早期可逆性 CVS 多在蛛网膜下腔出血后30 分钟内发生,表现为短暂的意识障碍和神经功能缺失。70% 的 CVS 在蛛网膜下腔出血后 1～2 周内发生,尽管及时干预治疗,但仍有约 50% 有症状的 CVS 患者将会进一步发展为脑梗死。因此,CVS 的治疗关键在预防。血管痉挛发作的临床表现通常是头痛加重或意识状态下降,除发热和脑膜刺激征外,也可表现局灶性的神经功能损害体征,但不常见。尽管导致血管痉挛的许多潜在危险因素已经确定,但 CT 扫描所见的蛛网膜下腔出血的数量和部位是最主要的危险因素。基底池内有厚层血块的患者比仅有少量出血的患者更容易发展为血管痉挛。虽然国内外均有大量的临床观察和实验数据,但是 CVS 的机制仍不确定。蛛网膜下腔出血本身或其降解产物中的一种或多种成分可能是导致 CVS 的原因。

CVS 的检查常选择经颅多普勒超声(TCD)和数字减影血管造影(DSA)检查。TCD 有助于血管痉挛的诊断。TCD 血液流速峰值>200 cm/s 和/或平均流速>120 cm/s 时能很好地与血管造影显示的严重血管痉挛相符。值得提出的是,TCD 只能测定颅内血管系统中特定深度的血管段。测得数值的准确性在一定程度上依赖于超声检查者的经验。动脉插管血管造影诊断CVS 较 TCD 更为敏感。CVS 患者行血管造影的价值不仅用于诊断,更重要的目的是血管内治疗。动脉插管血管造影为有创检查,价格较昂贵。

3.脑积水

大约 25% 的动脉瘤性蛛网膜下腔出血患者由于出血量大、速度快,血液大量涌入第三脑室、第四脑室并凝固,使第四脑室的外侧孔和正中孔受阻,可引起急性梗阻性脑积水,导致颅内压急剧升高,甚至出现脑疝而死亡。急性脑积水常发生于起病数小时至 2 周内,多数患者在 1～2 天内意识障碍呈进行性加重,神经症状迅速恶化,生命体征不稳定,瞳孔散大。颅脑 CT 检查可发现阻塞上方的脑室明显扩大等脑室系统有梗阻表现,此类患者应迅速进行脑室引流术。慢性脑积水是 SAH 后 3 周至 1 年内发生的脑积水,原因可能为蛛网膜下腔出血刺激脑膜,引起无菌性炎症反应形成粘连,阻塞蛛网膜下腔及蛛网膜绒毛而影响脑脊液的吸收与回流,以脑脊液吸收障碍为主,病理切片可见蛛网膜增厚纤维变性,室管膜破坏及脑室周围脱髓鞘改变。Johnston 认为脑脊液的吸收与蛛网膜下腔和上矢状窦的压力差以及蛛网膜绒毛颗粒的阻力有关。当脑外伤后颅内压增高时,上矢状窦的压力随之升高,使蛛网膜下腔和上矢状窦的压力差变小,从而使蛛网膜绒毛微小管系统受压甚至关闭,直接影响脑脊液的吸收。由于脑脊液的积蓄造成脑室内静水压升高,致使脑室进行性扩大。因此,慢性脑积水的初期,患者的颅内压是高于正常的,及至脑室扩大到一定程度之后,由于加大了吸收面,才渐使颅内压下降至正常范围,故临床上称之为正常颅压脑积水。但由于脑脊液的静水压已超过脑室壁所能承受的压力,使脑室不断继续扩大、脑萎缩加重而致进行性痴呆。

4.自主神经及内脏功能障碍

自主神经及内脏功能障碍常因下丘脑受出血、脑血管痉挛和颅内压增高的损伤所致,临床可并发心肌缺血或心肌梗死、急性肺水肿、应激性溃疡。这些并发症被认为是由于交感神经过度活跃或迷走神经张力过高所致。

5.低钠血症

尤其是重症 SAH 常影响下丘脑功能,而导致有关水盐代谢激素的分泌异常。目前,关于低钠血症发生的病因有两种机制,即血管升压素分泌异常综合征(syndrome of inappropriate antidiuretic hormone,SIADH)和脑性耗盐综合征(cerebral salt-wasting syndrome,CSWS)。

SIADH 理论是 1957 年由 Bartter 等提出的,该理论认为,低钠血症产生的原因是由于各种创伤性刺激作用于下丘脑,引起血管升压素(ADH)分泌过多,或血管升压素渗透性调节异常,丧失了低渗对 ADH 分泌的抑制作用,而出现持续性 ADH 分泌。肾脏远曲小管和集合管重吸收水分的作用增强,引起水潴留、血钠被稀释及细胞外液增加等一系列病理生理变化。同时,促肾上腺皮质激素(ACTH)相对分泌不足,血浆 ACTH 降低,醛固酮分泌减少,肾小管排钾保钠功能下降,尿钠排出增多。细胞外液增加和尿、钠丢失的后果是血浆渗透压下降和稀释性低血钠,尿渗透压高于血渗透压,低钠而无脱水,中心静脉压增高的一种综合征。若进一步发展,将导致水分从细胞外向细胞内转移、细胞水肿及代谢功能异常。当血钠<120 mmol/L时,可出现恶心、呕吐、头痛;当血钠<110 mmol/L 时可发生嗜睡、躁动、谵语、肌张力低下、腱反射减弱或消失甚至昏迷。

但 20 世纪 70 年代末以来,越来越多的学者发现,发生低钠血症时,患者多伴有尿量增多和尿钠排泄量增多,而血中 ADH 并无明显增加。这使得脑性耗盐综合征的概念逐渐被接受。SAH 时,CSWS 的发生可能与脑钠肽(BNP)的作用有关。下丘脑受损时可释放出 BNP,脑血管痉挛也可使 BNP 升高。BNP 的生物效应类似心房钠尿肽(ANP),有较强的利钠和利尿反应。CSWS 时可出现厌食、恶心、呕吐、无力、直立性低血压、皮肤无弹性、眼球内陷、心率增快等表现。诊断依据:细胞外液减少,负钠平衡,水摄入与排出率<1,肺动脉楔压<1.1 kPa(8 mmHg),中央静脉压<0.8 kPa(6 mmHg),体重减轻。Ogawasara 提出每天对 CSWS 患者定时测体重和中央静脉压是诊断 CSWS 和鉴别 SIADH 最简单和实用的方法。

五、辅助检查

(一)脑脊液检查

目前,脑脊液(CSF)检查尚不能被 CT 检查所完全取代。由于腰椎穿刺(LP)有诱发再出血和脑疝的风险,在无条件行 CT 检查和病情允许的情况下,或颅脑 CT 所见可疑时才可考虑谨慎施行 LP 检查。均匀一致的血性脑脊液是诊断 SAH 的金标准,脑脊液压力增高,蛋白含量增高,糖和氯化物水平正常。起初脑脊液中红、白细胞比例与外周血基本一致(700∶1),12 小时后脑脊液开始变黄,2~3 天后因出现无菌性炎症反应,白细胞计数可增加,初为中性粒细胞,后为单核细胞和淋巴细胞。LP 阳性结果与穿刺损伤出血的鉴别很重要。通常是通过连续观察试管内红细胞计数逐渐减少的三管试验来证实,但采用脑脊液离心检查上清液黄变及匿血反应是更灵敏的诊断方法。脑脊液细胞学检查可见巨噬细胞内吞噬红细胞及碎片,有助于鉴别。

(二)颅脑 CT 检查

CT 检查是诊断蛛网膜下腔出血的首选常规检查方法。急性期颅脑 CT 检查快速、敏感,不但可早期确诊,还可判定出血部位、出血量、血液分布范围及动态观察病情进展和有无再出血迹象。急性期 CT 表现为脑池、脑沟及蛛网膜下腔呈高密度改变,尤以脑池局部积血有定位价值,但确定出血动脉及病变性质仍需借助于数字减影血管造影(DSA)检查。发病距 CT 检查的时间越短,显示蛛网膜下腔出血病灶部位的积血越清楚。Adams 观察发病当日 CT 检查显示阳性率为 95%,1 天后降至 90%,5 天后降至 80%,7 天后降至 50%。CT 显示蛛网膜下腔高密度出血征象,多见于大脑外侧裂池、前纵裂池、后纵裂池、鞍上池、和环池等。CT 增强扫描可能显示大的动脉瘤和血管畸形。须注意 CT 阴性并不能绝对排除 SAH。

部分学者依据 CT 扫描并结合动脉瘤好发部位推测动脉瘤的发生部位,如蛛网膜下腔出血以鞍上池为中心呈不对称向外扩展,提示颈内动脉瘤;外侧裂池基底部积血提示大脑中动脉瘤;前纵裂池基底部积血提示前交通动脉瘤;出血以脚间池为中心向前纵裂池和后纵裂池基底部扩散,提示基底动脉瘤。CT 显示弥漫性出血或局限于前部的出血发生再出血的风险较大,应尽早行 DSA 检查确定动脉瘤部位并早期手术。MRA 作为初筛工具具有无创、无风险的特点,但敏感性不如 DSA 检查高。

(三)数字减影血管造影

确诊 SAH 后应尽早行数字减影血管造影(DSA)检查,以确定动脉瘤的部位、大小、形状、数量、侧支循环和脑血管痉挛等情况,并可协助除外其他病因如动静脉畸形、烟雾病和炎性血管瘤等。大且不规则、分成小腔(为责任动脉瘤典型的特点)的动脉瘤可能是出血的动脉瘤。如发病之初脑血管造影未发现病灶,应在发病 1 个月后复查脑血管造影,可能会有新发现。DSA 可显示 80% 的动脉瘤及几乎 100% 的血管畸形,而且对发现继发性脑血管痉挛有帮助。脑动脉瘤大多数在 2~3 周内再次破裂出血,尤以病后 6~8 天为高峰,因此对动脉瘤应早检查、早期手术治疗,如在发病后 2~3 天内,脑水肿尚未达到高峰时进行手术则手术并发症少。

(四)MRI 检查

MRI 对蛛网膜下腔出血的敏感性不及 CT。急性期 MRI 检查还可能诱发再出血。但 MRI 可检出脑干隐匿性血管畸形;对直径 3~5 mm 的动脉瘤检出率可达 84%~100%,而由于空间分辨率较差,不能清晰显示动脉瘤颈和载瘤动脉,仍需行 DSA 检查。

(五)其他检查

心电图可显示 T 波倒置、QT 间期延长、出现高大 U 波等异常;血常规、凝血功能和肝功能检查可排除凝血功能异常方面的出血原因。

六、诊断

根据以下临床特点,诊断 SAH 一般并不困难,如突然起病,主要症状为剧烈头痛,伴呕吐;可有不同程度的意识障碍和精神症状,脑膜刺激征明显,少数伴有脑神经及轻偏瘫等局灶症状;辅助检查 LP 为血性脑脊液,脑 CT 所显示的出血部位有助于判断动脉瘤。

临床分级:一般采用 Hunt-Hess 分级法(表 9-1)或世界神经外科联盟(WFNS)分级(表 9-2)。前者主要用于动脉瘤引起 SAH 的手术适应证及预后判断的参考,Ⅰ~Ⅲ级应尽早行 DSA,积极术前准备,争取尽早手术;对Ⅳ~Ⅴ级先行血块清除术,待症状改善后再行动脉瘤手术。后者根据格拉斯哥昏迷评分和有无运动障碍进行分级,即Ⅰ级的 SAH 患者很少发生局灶性神经功能缺损;GCS≤12 分(Ⅳ~Ⅴ级)的患者,不论是否存在局灶神经功能缺损,并不影响其预后判断;对于 GCS 13~14 分(Ⅱ~Ⅲ级)的患者,局灶神经功能缺损是判断预后的补充条件。

表 9-1　Hunt-Hess **分级法**(1968 年)

分级	标准
0	未破裂动脉瘤
Ⅰ	无症状或轻微头痛
Ⅱ	中-重度头痛、脑膜刺激征、脑神经麻痹
Ⅲ	嗜睡、意识混浊、轻度局灶性神经体征
Ⅳ	昏迷、中或重度偏瘫,有早期去大脑强直或自主神经功能紊乱
Ⅴ	深昏迷、去大脑强直,濒死状态

注:凡有高血压、糖尿病、高度动脉粥样硬化、慢性肺部疾病等全身性疾病,或 DSA 呈现高度脑血管痉挛的病例,则向恶化阶段提高 1 级

表 9-2　WFNS 的 SAH **分级**(1988 年)

分级	GCS	运动障碍
Ⅰ	15	无
Ⅱ	14～13	无
Ⅲ	14～13	有局灶性体征
Ⅳ	12～7	有或无
Ⅴ	6～3	有或无

注:GCS(Glasgow Coma Scale)格拉斯哥昏迷评分

七、鉴别诊断

(一)脑出血

脑出血深昏迷时与 SAH 不易鉴别,但脑出血多有局灶性神经功能缺失体征,如偏瘫、失语等,患者多有高血压病史。仔细的神经系统检查及脑 CT 检查有助于鉴别诊断。

(二)颅内感染

颅内感染发病较 SAH 缓慢。各类脑膜炎起病初均先有高热,脑脊液呈炎性改变而有别于 SAH。进一步脑影像学检查,脑沟、脑池无高密度增高影改变。脑炎临床表现为发热、精神症状、抽搐和意识障碍,且脑脊液多正常或只有轻度白细胞数增高,只有脑膜出血时才表现为血性脑脊液;脑 CT 检查有助于鉴别诊断。

(三)瘤卒中

依靠详细病史(如有慢性头痛、恶心、呕吐等)、体征和脑 CT 检查可以鉴别。

八、治疗

(一)治疗原则

(1)控制继续出血,预防及解除血管痉挛,去除病因,防治再出血,尽早采取措施预防、控制各种并发症。

(2)掌握时机尽早行 DSA 检查,如发现动脉瘤及动静脉畸形,应尽早行血管介入、手术治疗。

(二)一般处理

绝对卧床护理 4～6 周,避免情绪激动和用力排便,防治剧烈咳嗽,烦躁不安时适当应用止咳

剂、镇静剂;稳定血压,控制癫痫发作。对于血性脑脊液伴脑室扩大者,必要时可行脑室穿刺和体外引流,但应掌握引流速度要缓慢。发病后应密切观察 GCS 评分,注意心电图变化,动态观察局灶性神经体征变化和进行脑功能监测。

(三)防止再出血

二次出血是本病的常见现象,故积极进行药物干预对防治再出血十分必要。蛛网膜下腔出血急性期脑脊液纤维素溶解系统活性增高,第 2 周开始下降,第 3 周后恢复正常。因此,选用抗纤维蛋白溶解药物抑制纤溶酶原的形成,具有防治再出血的作用。

1.6-氨基己酸

6-氨基己酸为纤维蛋白溶解抑制剂,可阻止动脉瘤破裂处凝血块的溶解,又可预防再破裂和缓解脑血管痉挛。每次 8~12 g 加入 10％葡萄糖盐水 500 mL 中静脉滴注,每天 2 次。

2.氨甲苯酸

氨甲苯酸又称抗血纤溶芳酸,能抑制纤溶酶原的激活因子,每次200~400 mg,溶于葡萄糖注射液或 0.9％氯化钠注射液 20 mL 中缓慢静脉注射,每天 2 次。

3.氨甲环酸

氨甲环酸为氨甲苯酸的衍化物,抗血纤维蛋白溶酶的效价强于前两种药物,每次 250~500 mg加入 5％葡萄糖注射液 250~500 mL 中静脉滴注,每天 1~2 次。

但近年的一些研究显示抗纤溶药虽有一定的防止再出血作用,但同时增加了缺血事件的发生,因此不推荐常规使用此类药物,除非凝血障碍所致出血时可考虑应用。

(四)降颅压治疗

蛛网膜下腔出血可引起颅内压升高、脑水肿,严重者可出现脑疝,应积极进行脱水降颅压治疗,主要选用 20％甘露醇静脉滴注,每次 125~250 mL,2~4 次/天;呋塞米入小壶,每次 20~80 mg,2~4 次/天;清蛋白 10~20 g/d,静脉滴注。药物治疗效果不佳或疑有早期脑疝时,可考虑脑室引流或颞肌下减压术。

(五)防治脑血管痉挛及迟发性缺血性神经功能缺损

目前认为脑血管痉挛引起迟发性缺血性神经功能缺损(delayed ischemic neurologic deficit, DIND)是动脉瘤性 SAH 最常见的死亡和致残原因。钙通道拮抗剂可选择性作用于脑血管平滑肌,减轻脑血管痉挛和 DIND。常用尼莫地平,每天 10 mg(50 mL),以每小时2.5~5.0 mL速度泵入或缓慢静脉滴注,5~14 天为 1 个疗程;也可选择尼莫地平,每次 40 mg,每天 3 次,口服。国外报道高血压-高血容量-血液稀释(hypertension-hypervolemia-hemodilution,3H)疗法可使大约70％的患者临床症状得到改善。有数个报道认为与以往相比,"3H"疗法能够明显改善患者预后。增加循环血容量,提高平均动脉压(MAP),降低血细胞比容(HCT)至 30％~50％,被认为能够使脑灌注达到最优化。3H 疗法必须排除已存在脑梗死、高颅压,并已夹闭动脉瘤后才能应用。

(六)防治急性脑积水

急性脑积水常发生于病后 1 周内,发生率为 9％~27％。急性阻塞性脑积水患者脑 CT 显示脑室急速进行性扩大,意识障碍加重,有效的疗法是行脑室穿刺引流和冲洗。但应注意防止脑脊液引流过度,维持颅内压在 2.0~4.0 kPa(15~30 mmHg),因过度引流会突然发生再出血。长期脑室引流要注意继发感染(脑炎、脑膜炎),感染率为5％~10％。同时常规应用抗生素防治感染。

(七)低钠血症的治疗

SIADH 的治疗原则主要是纠正低血钠和防止体液容量过多。可限制液体摄入量,1 天 <1 000 mL,使体内水分处于负平衡以减少体液过多与尿钠丢失。注意应用利尿剂和高渗盐水,纠正低血钠与低渗血症。当血浆渗透压恢复,可给予 5% 葡萄糖注射液维持,也可用抑制 ADH 药物,地美环素 1~2 g/d,口服。

CSWS 的治疗主要是维持正常水盐平衡,给予补液治疗。可静脉或口服等渗或高渗盐液,根据低钠血症的严重程度和患者耐受程度单独或联合应用。高渗盐液补液速度以每小时 0.7 mmol/L,24 小时<20 mmol/L为宜。如果纠正低钠血症速度过快可导致脑桥脱髓鞘病,应予特别注意。

(八)外科治疗

经造影证实有动脉瘤或动静脉畸形者,应争取手术或介入治疗,根除病因防止再出血。

1.显微外科

夹闭颅内破裂的动脉瘤是消除病变并防止再出血的最好方法,而且动脉瘤被夹闭,继发性血管痉挛就能得到积极有效的治疗。一般认为 Hunt-Hess 分级 Ⅰ～Ⅱ级的患者应在发病后 48～72 小时内早期手术。应用现代技术,早期手术已经不再难以克服。一些神经血管中心富有经验的医师已经建议给低评分的患者早期手术,只要患者的血流动力学稳定,颅内压得以控制即可。对于神经状况分级很差和/或伴有其他内科情况,手术应该延期。对于病情不太稳定、不能承受早期手术的患者,可选择血管内治疗。

2.血管内治疗

选择适合的患者行血管内放置 Guglielmi 可脱式弹簧圈(Guglielmi detachable coils, GDCs),已经被证实是一种安全的治疗手段。近年来,一般认为治疗指征为手术风险大或手术治疗困难的动脉瘤。

九、预后与预防

(一)预后

临床常采用 Hunt 和 Kosnik(1974)修改的 Botterell 的分级方案,对预后判断有帮助。Ⅰ～Ⅱ级患者预后佳,Ⅳ～Ⅴ级患者预后差,Ⅲ级患者介于两者之间。

首次蛛网膜下腔出血的病死率为 10%～25%。病死率随着再出血递增。再出血和脑血管痉挛是导致死亡和致残的主要原因。蛛网膜下腔出血的预后与病因、年龄、动脉瘤的部位、瘤体大小、出血量、有无并发症、手术时机选择及处置是否及时、得当有关。

(二)预防

蛛网膜下腔出血病情常较危重,病死率较高,尽管不能从根本上达到预防目的,但对已知的病因应及早积极对因治疗,如控制血压、戒烟、限酒,以及尽量避免剧烈运动、情绪激动、过劳、用力排便、剧烈咳嗽等;对于长期便秘的个体应采取辨证论治思路长期用药(如麻仁润肠丸、芪蓉润肠口服液、香砂枳术丸、越鞠保和丸等);情志因素常为本病的诱发因素,对于已经存在脑动脉瘤、动脉血管夹层或烟雾病的患者,保持情绪稳定至关重要。

不少尸检材料证实,患者生前曾患动脉瘤但未曾破裂出血,说明存在危险因素并不一定完全会出血,预防动脉瘤破裂有着非常重要的意义。应当强调的是,蛛网膜下腔出血常在首次出血后

2 周再次发生出血且常常危及生命,故对已出血患者积极采取有效措施进行整体调节并及时给予恰当的对症治疗,对预防再次出血至关重要。

(徐　帝)

第十节　急性缺血性脑血管病的西医治疗

脑血管病是一种常见病,其致残率和病死率很高,居人口死亡原因中的前 3 位。各种原因的脑血管疾病在急性发作之前为一慢性发展过程,一旦急性发作即威胁人的生命。急性脑血管病包括急性出血性脑血管病和急性缺血性脑血管病两大类,其中急性缺血性脑血管病占 75%～90%。本节主要叙述急性缺血性脑血管病。

一、病理生理

脑的功能和代谢的维持依赖于足够的供氧。正常人脑只占全身体重的 2%,却接受心排血量 15% 的血液,占全身耗氧量的 20%,足见脑对供血和供氧的需求量之大。正常体温下,脑的能量消耗为 33.6 J/(100 g·min)(1 cal≈4.2 J)。如果完全阻断脑血流,脑内储存的能量只有 84 J/100 g,仅能维持正常功能 3 分钟。为了节省能量消耗,脑皮质即停止活动,即便如此,能量将在 5 分钟内耗尽。在麻醉条件下脑的氧耗量稍低,但也只能维持功能 10 分钟。脑由 4 条动脉供血,即两侧颈动脉和两侧椎动脉,这 4 条动脉进入颅内后组成大脑动脉环(Willis 环),互相沟通组成丰富的侧支循环网。颈动脉供应全部脑灌注的 80%,两条椎动脉供应 20%。立即完全阻断脑血流后,意识将在 10 秒之内丧失。

为了维持脑的正常功能,必须保持稳定的血液供应。正常成年人在休息状态下脑血流量为每分钟每 100 g 脑 50～55 mL[50～55 mL/(100 g·min)]。脑的各个区域血流量并不均匀,脑白质的血流量为 25 mL/(100 g·min),而灰质的血流量为 75 mL/(100 g·min)。某一区域的血流量称为该区域的局部脑血流量(regional cerebral blood flow,rCBF)。全脑和局部脑血流量可以在一定的范围内波动,低于这一范围并持续一定时间将会引起不同的脑功能障碍,甚至发生梗死。

影响脑血流量稳定的因素有全身血压的变动、动脉血中的二氧化碳分压($PaCO_2$)和氧分压(PaO_2)、代谢状态和神经因素等。

(一)血压的影响

在一定范围内的血压波动不影响脑血流量的稳定,但超过这种特定范围,则脑血流量随全身血压的升降而增高或减少。这种在一定限度的血压波动时能将脑血流量调节在正常水平的生理功能称为脑血管的自动调节功能。当全身动脉压升高时,脑血管即发生收缩而使血管阻力增加;反之,当血压下降时脑血管即扩张,使血管阻力减小,最终结果是保持脑血流量稳定,这种脑血管舒缩调节脑血流量的现象称为裴立斯效应。脑血管自动调节功能有一定限度,其上限为 20.0～21.3 kPa(150～160 mmHg),下限为 8.0～9.3 kPa(60～70 mmHg)。当全身平均动脉压的变动超出此一限度,脑血管的舒缩能力超出极限,脑血流量即随血压的升降而增减。很多病理情况都可影响脑血管的自动调节功能的上限和下限,如慢性高血压症、脑血管痉挛、脑损伤、脑水肿、脑缺氧、麻醉和高碳酸血症等都可影响脑血流量的自动调节。有的病理情况下,平均动脉压只降低30％,也可引起脑血流量减少。

(二)$PaCO_2$ 的影响

$PaCO_2$ 增高可使血管扩张,脑血管阻力减小,脑血流量即增加,反之,脑血流量即减少。当 $PaCO_2$ 在 $3.3\sim8.0$ kPa($25\sim60$ mmHg)时,$PaCO_2$ 每变化 0.1 kPa(1 mmHg),脑血流量即变化 4％。当 $PaCO_2$ 超过或低于时即不再随之而发生变化。严重的 $PaCO_2$ 降低可导致脑缺血。

(三)代谢的调节

局部脑血流量受局部神经活动的影响。在局部神经活动兴奋时代谢率增加,其代谢需求和代谢产物积聚,改变了血管外环境,增加局部脑血流量。

(四)神经的调节

脑的大血管同时受交感神经和副交感神经支配,受刺激时,交感神经释放去甲肾上腺素,使血管收缩,而副交感神经兴奋时释放乙酰胆碱,使血管扩张。刺激交感神经虽可使血管收缩,但对脑血流量无明显影响,刺激副交感神经影响则更为微弱。

决定缺血后果有两个关键因素:一是缺血的程度,二是缺血持续时间。在脑血流量降低到18 mL/(100 g・min)以下,经过一定的时间即可发生不可逆转的脑梗死,脑血流量水平越低,脑梗死发生越快,在脑血流量为 12 mL/(100 g・min)时,仍可维持 2 小时以上不致发生梗死。在25 mL/(100 g・min)时,虽然神经功能不良,但仍可长时间不致发生梗死。在缺血性梗死中心的周边地带,由于邻近侧支循环的灌注,存在一个虽无神经功能但神经细胞仍然存活的缺血区,称为缺血半暗区,如果在一定的时限内提高此区的脑血流量,则有可能使神经功能恢复。

二、病因

脑缺血的病因可归纳为以下几类:①颅内、外动脉狭窄或闭塞。②脑动脉栓塞。③血流动力学因素。④血液学因素等。⑤脑血管痉挛。

(一)脑动脉狭窄或闭塞

脑由 4 条动脉供血,并在颅底形成 Willis 环,当动脉发生狭窄或闭塞,侧支循环不良,影响脑血流量,导致局部或全脑的脑血流量减少到发生脑缺血的临界水平,即 $18\sim20$ mL/(100 g・min)以下时,就会产生脑缺血症状。一般认为动脉内径狭窄超过其原有管径的 50％,相当于管腔面积缩窄 75％时,将会使血流量减少。认为此时才具有外科手术意义。

多条脑动脉狭窄或闭塞可使全脑血流量处于缺血的边缘状态,即脑血流量为31 mL/(100 g・min)时,此时如有全身性血压波动,即可引发脑缺血。造成脑动脉狭窄或闭塞的主要原因是动脉粥样硬化,而且绝大多数(93％)累及颅外段大动脉和颅内的中等动脉,其中以颈内动脉和椎动脉起始部受累的机会最多。

(二)脑动脉栓塞

动脉粥样硬化斑块除可造成动脉管腔狭窄以外,在斑块上的溃疡面上常附有血小板凝块、附壁血栓和胆固醇碎片。这些附着物被血流冲刷脱落后形成栓子,被血流带入颅内动脉,堵塞远侧动脉造成脑栓塞,使供血区缺血。最常见的栓子来源是颈内动脉起始部的动脉粥样硬化斑块,被认为是引起短暂性脑缺血发作最常见的原因。大多数(3/4)颈内动脉内的栓子随血液的主流进入并堵塞大脑中动脉的分支,引起相应的临床症状。另一个常见原因是心源性栓子。多见于患有风湿性心脏瓣膜病、亚急性细菌性心内膜炎、先天性心脏病等患者。少见的栓子如脓毒性栓子、脂肪栓子、空气栓子等。

(三)血流动力学因素

短暂的低血压可引发脑缺血,如果已有脑血管的严重狭窄或多条脑动脉狭窄,使脑血流处于少血状态时,轻度的血压降低即可引发脑缺血。如心肌梗死、严重心律失常、休克、颈动脉窦过敏、直立性低血压、锁骨下动脉盗血综合征等。

(四)血液学因素

口服避孕药物、妊娠、产妇、手术后或血小板增多症引起的血液高凝状态;红细胞增多症、镰状细胞贫血、巨球蛋白血症引起的血黏稠度增高均可发生脑缺血。

(五)脑血管痉挛

蛛网膜下腔出血、开颅手术、脑血管造影等均可引起血管痉挛,造成脑缺血。

三、类型和临床表现

根据脑缺血后脑损害的程度,其临床表现可分为短暂性脑缺血发作(transient ischemic attack,TIA)、可逆性缺血性神经功能缺失(reversible ischemic neurological deficit,RIND)(又称可逆性脑缺血发作)、进行性卒中(progressive stroke,PS)和完全性卒中(complete stoke,CS)。

(一)短暂性脑缺血发作(TIA)

TIA 为缺血引起的短暂性神经功能缺失,在 24 小时内完全恢复。TIA 一般是突然发作,持续时间超过 10～15 分钟,有的可持续数小时,90% 的 TIA 持续时间不超过 6 小时。引起 TIA 的主要原因是动脉狭窄和微栓塞。

1.颈动脉系统 TIA

表现为颈动脉供血区神经功能缺失。患者突然发作一侧肢体无力或瘫痪、感觉障碍,可伴有失语和偏盲,有的发生一过性黑矇,表现为突然单眼失明,持续 2～3 分钟,很少超过 5 分钟,然后视力恢复。黑矇有时单独发生,有时伴有对侧肢体运动和感觉障碍。

2.椎-基底动脉系统 TIA

眩晕是最常见的症状,但当眩晕单独发生时,必须与其他原因引起的眩晕相鉴别。此外,可出现复视、同向偏盲、皮质性失明、构音困难、吞咽困难、共济失调、两侧交替出现的偏瘫和感觉障碍、面部麻木等。有的患者还可发生"跌倒发作",表现为没有任何先兆的突然跌倒,但无意识丧失,患者可很快自行站起来,是脑干短暂性缺血所致。跌倒发作也见于椎动脉型颈椎病患者,但后者常于特定头位时发作,转离该头位后,脑干恢复供血,症状消失。

(二)可逆性缺血性神经功能缺失(RIND)

RIND 又称为可逆性脑缺血发作,是一种局限性神经功能缺失,持续时间超过 24 小时,但在 3 周内完全恢复,神经系统检查可发现阳性局灶性神经缺失体征。RIND 患者可能有小范围的脑梗死存在。

(三)进行性卒中(PS)

脑缺血症状逐渐发展和加重,超过 6 小时才达到高峰,有的在 1～2 天才完成其发展过程,脑内有梗死灶存在。进行性卒中较多地发生于椎-基底动脉系统。

(四)完全性卒中(CS)

脑缺血症状发展迅速,在发病后数分钟至 1 小时内达到高峰,至迟不超过 6 小时。

区分 TIA 和 RIND 的时间界限为 24 小时,在此时限之前恢复者为 TIA,在此时限以后恢复者为RIND,在文献中大体趋于一致。但对PS和CS发展到高峰的时间界限则不一致,有人定为2小时,但更常用的时限为6小时。

四、检查和诊断分析

(一)脑血管造影

直接穿刺颈总动脉造影对颈总动脉分叉部显影清晰,简单易行,但直接穿刺有病变的动脉有危险性。穿刺处应距分叉部稍远,操作力求轻柔,以免造成栓子脱落。经股动脉插管选择性脑血管造影可进行4条脑动脉造影,是最常用的造影方法,但当股动脉和主动脉弓有狭窄时插管困难,颈总动脉或椎动脉起始处有病变时,插管也较困难并有一定危险性。经腋动脉选择性脑血管造影较少采用,腋动脉较少发生粥样硬化,且管径较粗并有较丰富的侧支循环,不像肱动脉那样容易造成上臂缺血,但穿刺时易伤及臂丛神经。经右侧腋动脉插管时不能显示左颈总动脉、左锁骨下动脉和左椎动脉,遇此情况不得不辅以其他途径的造影。经股动脉或腋动脉插管到主动脉弓,用高压注射大剂量造影剂,可显示从主动脉弓分出的所有脑动脉的全程,但清晰度不及选择性插管或直接穿刺造影。

脑血管造影可显示动脉的狭窄程度、粥样斑块和溃疡。如管径狭窄程度达到50%,表示管腔横截面积减少75%,管径狭窄程度达到75%,管腔面积已减少90%。如狭窄处呈现"细线征",则管腔面积已减少90%～99%。在造影片上溃疡的形态可表现如下:①动脉壁上有边缘锐利的下陷。②突出的斑块中有基底不规则的凹陷。③当造影剂流空后在不规则的基底中有造影剂残留。但有时相邻两个斑块中的凹陷可误认为是溃疡,也有时溃疡被血栓填满而被忽略。

脑动脉粥样硬化病变可发生于脑血管系统的多个部位,但最多见于从主动脉弓发出的头—臂动脉和脑动脉的起始部,在脑动脉中则多见于颈内动脉和椎动脉的起始部。有时在一条动脉上可发生多处病变,例如在颈内动脉起始部和虹吸部都有病变,称为串列病变。故为了全面了解病情,应进行尽可能充分的脑血管造影。脑血管造影目前仍然是诊断脑血管病变的最佳方法,但可能造成栓子脱落形成栓塞,这种危险虽然并不多见,但后果严重。

(二)超声检查

超声检查是一种非侵袭性检查方法。B型超声二维成像可观察管腔是否有狭窄、斑块和溃疡;波段脉冲多普勒超声探测可测定颈部动脉内的峰值频率和血流速度,可借以判断颈内动脉狭窄的程度。残余管腔越小其峰值频率越高,血流速度也越快。经颅多普勒超声(transcranial Dopplerultrasonography,TCD)可探测颅内动脉的狭窄,如颈内动脉颅内段、大脑中动脉、大脑前动脉和大脑后动脉主干的狭窄。

多普勒超声还可探测眶上动脉血流的方向,借以判断颈内动脉的狭窄程度或闭塞。眶上动脉和滑车上动脉是从颈内动脉的分支眼动脉分出的,正常时其血流方向是向上的,当颈内动脉狭窄或闭塞时,眶上动脉和滑车上动脉的血流可明显减低或消失。如眼动脉发出点近侧的颈内动脉闭塞时,颈外动脉的血可通过这两条动脉逆流入眼动脉,供应闭塞处远侧的颈内动脉,用方向性多普勒探测此两条动脉的血流方向,可判断颈内动脉的狭窄或闭塞。但这种方法假阴性很多,因此只能作为参考。

(三)磁共振血管造影

磁共振血管成像也是一种非侵袭性检查方法。可显示颅内外脑血管影像,根据"北美症状性颈动脉内膜切除试验研究"(North American symptomatic carotid end-arterectomy trial,NASCET)的分级标准,管腔狭窄 10%～69%者为轻度和中度狭窄,此时磁共振血管成像片上显示动脉管腔虽然缩小,但血流柱的连续性依然存在。管腔狭窄 70%～95%者为重度狭窄,血流柱的信号有局限性中断,称为"跳跃征"。管腔狭窄 95%～99%者为极度狭窄,在信号局限性中断以上,血流柱很纤细甚至不能显示,称为"纤细征"。目前在磁共振血管成像像中尚难可靠地区分极度狭窄和闭塞,磁共振血管成像的另一缺点是难以显示粥样硬化的溃疡。

文献报道磁共振血管成像在诊断颈总动脉分叉部重度狭窄(>70%)的可靠性为 85%～92%。与脑血管造影相比,磁共振血管成像对狭窄的严重性常估计过度,由于有这样的缺点,故最好与超声探测结合起来分析,这样与脑血管造影的符合率可大为提高。如果磁共振血管成像与超声探测的结果不相符,则应行脑血管造影。

(四)CT 血管成像

静脉注入 100～150 mL 含碘造影剂,然后用螺旋 CT 扫描和三维重建,可用以检查颈动脉的病变,与常规脑血管造影的诊断符合率可达 89%。其缺点是难以区分血管腔内的造影剂与血管壁的钙化,因而对狭窄程度的估计不够准确。

(五)眼球气体体积扫描法

眼球气体体积扫描法(oculopneumoplethysmography,OPE-Gee)是一种间接测量眼动脉收缩压的技术。眼动脉的收缩压反映颈内动脉远侧段的血压。当眼动脉发出点近侧的颈内动脉管径狭窄程度达到 75%时,其远侧颈内动脉血压即下降,而该侧的眼动脉压也随之下降。同时测量双侧的眼动脉压可以发现病侧颈内动脉的严重狭窄。如果两侧眼动脉压相差在 0.7 kPa (5 mmHg)以上,表示病侧眼动脉压已有下降。

(六)局部脑血流量测定

测定 rCBF 的方法有吸入法、静脉法和动脉内注入法,以颈内动脉注入法较为准确。将 2 mCi(1Ci＝3.7×10^{10}Bq)的^{133}氙(^{133}Xe)溶于 3～5 mL 生理盐水内,直接注入颈内动脉,然后用 16 个闪烁计数器探头放在注射侧的头部不同部位,每 5 分钟记录 1 次,根据测得的数据,就可计算出各部位的局部脑血流量。吸入法和静脉注入法因核素"污染"颅外组织而影响其准确性。

rCBF 检查可提供两方面的资料:①可确定脑的低灌注区的精确部位,有助于选择供应该区的动脉作为颅外-颅内动脉吻合术的受血动脉。②测定低灌注区的 rCBF 水平,可以估计该区的脑组织功能是否可以通过提高 rCBF 而得以改善。有助于选择可行血管重建术的患者和估计手术的效果。

五、治疗要领

治疗脑动脉闭塞性疾病的外科方法很多,包括球囊血管成形术、狭窄处补片管腔扩大术、动脉内膜切除术、头-臂动脉架桥术、颅外-颅内动脉吻合术、大网膜移植术及几种方法的联合等。现就其主要方法作简要介绍。

(一)头-臂动脉架桥术

头-臂动脉架桥术适合颈胸部大动脉的狭窄或闭塞引起的脑缺血。架桥的方式有多种,应根据动脉闭塞的不同部位来设计。常用式式包括颈总-颈内动脉架桥、锁骨下-颈内动脉架桥、主动脉-颈总动脉架桥、椎动脉-颈总动脉架桥、主动脉-颈内和锁骨下动脉架桥、主动脉-颈总和颈内动脉架桥、锁骨下-颈总动脉架桥、锁骨下-锁骨下动脉架桥等。架桥所用的材料为涤纶或聚四氟乙烯制成的人造血管,较小的动脉之间也可用大隐静脉架桥。

(二)颈动脉内膜切除术

动脉内膜切除术可切除粥样硬化斑块而扩大管腔,同时可消除产生栓子的来源,经多年的考验,证明是治疗脑缺血疾病有效的外科方法,其预防意义大于治疗意义。1986 年 Quest 估计,美国每年约进行 85 000 例颈动脉内膜切除术。但我国文献中关于颈动脉内膜切除术的资料很少,可能与对此病的认识不足与检查不够充分有关。颈部动脉内膜切除术适用于治疗颅外手术"可以达到"的病变,包括乳突-下颌线(从乳突尖端到下颌角的连线)以下的各条脑动脉,其中主要为颈总动脉分叉部。

1.适应证

手术对象的选择应结合血管病变和临床情况。血管病变:①症状性颈动脉粥样硬化性狭窄大于 70%。②对有卒中高危因素的患者,有症状者狭窄大于 50%,无症状者狭窄大于 60%的应积极行 CEA。③检查发现颈动脉分叉部粥样硬化斑不规则或有溃疡者。

临床情况:①有 TIA 发作,犹近期内多次发作者。②完全性卒中患者伴有轻度神经功能缺失者,为改善症状和防止再次卒中。③慢性脑缺血患者,为改善脑缺血和防止发生卒中。④患者有较重的颈动脉狭窄但无症状,因其他疾病须行胸、腹部大手术,为防止术中发生低血压引发脑缺血,术前可行预防性颈内动脉内膜切除术。⑤无症状性血管杂音患者,经检查证明颈内动脉管腔狭窄严重(>80%),而手术医师如能做到将手术死亡率+致残率保持在 3%以下,则应行内膜切除术。正常颈动脉管径为 5~6 mm,狭窄超过 50%时即可出现血管杂音,超过 85%或直径<1 mm时杂音消失。杂音突然消失提示管径极度狭窄。颈内动脉高度狭窄而又不产生症状,有赖于对侧颈动脉和椎动脉的侧支循环,该类患者虽无症状但卒中的危险性却很大。

2.多发性病变的处理原则

多发性病变指一条动脉有两处以上的病变,或两条以上的动脉上都有病变。多发性病变存在手术指征时,应遵循以下原则:①双侧颈动脉狭窄,仅一侧发生 TIA,不管该侧颈动脉狭窄程度如何,先行该侧手术。②双侧颈动脉狭窄,而 TIA 发作无定侧症状,一般归因于后循环供血不足;如一侧颈动脉狭窄>50%,先行该侧手术,以便通过 Willis 环增加椎-基底动脉的供血,如一侧手术后仍有 TIA 发作,再考虑对侧手术,两次手术至少间隔 4 周。③一侧颈动脉狭窄,对侧闭塞者,TIA 往往与狭窄侧有关,只做狭窄侧手术。④颈内动脉颅内、颅外段均狭窄,先处理近侧的病变,若术后症状持续存在,或颅内段狭窄严重,可考虑颅内-颅外架桥。⑤颈动脉、椎动脉均有狭窄,先处理颈动脉的病变,若术后无效,再考虑做椎动脉内膜切除术,或其他改善椎动脉供血的手术。⑥双侧颈动脉狭窄,先处理狭窄较重侧,视脑供血改善情况决定是否处理对侧。⑦两侧颈动脉狭窄程度相等时,先"非主侧",后"主侧"。"主侧"血流量大,可通过前交通动脉供应对侧。先做非优势半球侧,可增加优势半球的侧支供血,以便下次做优势半球侧时增加阻断血流的安全性。两侧手术应分期进行,相隔时间至少 1 周。⑧颈内动脉闭塞同时有颈外动脉狭窄,疏通颈外动脉后可通过眼动脉增加颈内动脉颅内段的供血。当颈外动脉狭窄超过 50%时,即有手术指征。

3.手术禁忌证

(1)脑梗死的急性期,因重建血流后可加重脑水肿,甚至发生脑内出血。

(2)慢性颈内动脉完全闭塞超过 2 周者,手术使血管再通的成功率和长期通畅率很低。

(3)严重全身性疾病不能耐受手术者,如心脏病、严重肺部疾病、糖尿病、肾脏病、感染、恶性肿瘤和估计手术后寿命不长者。

4.手术并发症及防治

(1)心血管并发症:颈动脉狭窄患者多为高龄患者,常合并有冠心病、高血压等心血管疾病。术前应严格筛选,术后严格监测血压、心电图,发现问题,及时处理。

(2)神经系统并发症:术后近期卒中的原因多见于术中术后的微小动脉粥样硬化斑块栓子栓塞、术中阻断颈动脉或术后颈动脉血栓形成而致脑缺血,最严重的为术后脑出血。因而术后应严密观察血压等生命征变化,如有神经症状发生,应立即进行 CT 扫描或脑血管造影,如果是脑内出血或颈动脉闭塞须立即进行手术处理。绝大多数(> 80%)神经系统并发症发生于手术后的 1~7 天,多因脑栓塞或脑缺血所致。如脑血管造影显示手术部位有阻塞或大的充盈缺损,需再次手术加以清除。如动脉基本正常,则多因脑栓塞所致,应给予抗凝治疗。

(3)切口部血肿:出血来源有软组织渗血及动脉切口缝合不严密漏血,大的血肿可压迫气管,须立即进行止血,紧急情况下可在床边打开切口以减压。

(4)脑神经损伤:手术入路中可能损伤喉上神经、舌下神经、迷走神经、喉返神经或面神经的下颌支,特别是当颈动脉分叉部较高位时,损伤交感神经链可发生霍纳综合征;手术前应熟悉解剖,手术中分离、电凝、牵拉时应注意避免损伤神经。

(5)补片破裂:多发生于术后 2~7 天,突然颈部肿胀、呼吸困难。破裂的补片多取自下肢踝前的大隐静脉,而取自大腿或腹股沟部的静脉补片则很少破裂。静脉补片不宜过宽,在未牵张状态下其宽度不要超过 4 mm。

(6)高灌注综合征:长期缺血使脑血管极度扩张,内膜切除后血流量突然增加而脑血管的自动调节功能尚未恢复,以致 rCBF 和血流速度急骤增高,可出现各种神经症状,少数发生脑内血肿,多见于颈动脉严重狭窄的患者,发生率约为 12%。对高度狭窄的患者应行术后 TCD 或 rCBF 监测,如发现高灌注状态,应适当降低血压。

(三)颅外颅内动脉吻合术

颅外颅内动脉吻合术(extracranial-intracranial arterialbypass,EIAB)的理论根据是,当颈内动脉或椎-基底动脉发生狭窄或闭塞而致脑的血流量减少时,运用颅外-颅内动脉吻合技术,使较少发生狭窄或闭塞的颅外动脉(颈外动脉系统)直接向脑内供血,使处于脑梗死灶周围的缺血半暗区和处于所谓艰难灌注区的脑组织得到额外的供血,从而可以改善神经功能,增强脑血管的储备能力,可以增强对再次发生脑栓塞的耐受力。

1.EIAB 的手术适应证

(1)血流动力学因素引起的脑缺血:颈动脉狭窄或闭塞患者,有 15% 的病变位于颅外手术不可到达的部位,即位于乳突尖端与下颌角的连线以上的部位,这样的病变不能行颈动脉内膜切除术,但可以造成脑的低灌注状态。此外,多发性动脉狭窄或闭塞也是低灌注状态的原因。低灌注状态经内科治疗无效者是 EIAB 的手术指征。

(2)颅底肿瘤累及颈内动脉,切除肿瘤时不得不牺牲动脉以求完全切除肿瘤者,可在术前或术中行动脉架桥术以免发生脑缺血。

(3)梭形或巨大动脉瘤不能夹闭,须行载瘤动脉结扎或动脉瘤孤立术者。

2.EIAB 的手术方式

常用的手术方式有颞浅动脉-大脑中动脉吻合术(STA-MCA)和脑膜中动脉-大脑中动脉吻合术(MMA-MCA)等。

(王建忠)

第十一节　脑底异常血管网病的西医治疗

脑底异常血管网病是颈内动脉虹吸部及大脑前、中动脉起始部进行性狭窄或闭塞及颅底软脑膜、穿通动脉形成细小密集的吻合血管网为特征的脑血管疾病。脑血管造影显示密集成堆的小血管影像,酷似吸烟时吐出的烟雾,故又称烟雾病,最初在日本报道。

一、病因及发病机制

本病病因不清,可能是一种先天性血管畸形某些患者有家族史,母子或同胞中有类似患病者;有些患者与其他先天性疾病并存;也可能是多种后天性炎症、外伤等因素引起,多数患者发病前有上呼吸道感染或扁桃腺炎、系统性红斑狼疮、钩端螺旋体感染史,我国学者报道的半数患者与钩端螺旋体感染有关。本病呈阶梯式进展,当某一支血管发生闭塞时,由于血流中断而出现临床事件,侧支循环形成代偿后又得以恢复,这种过程可反复发生。脑底异常血管网形成后可并发动脉瘤,一旦破裂出血可导致反复发生的脑实质内出血和/或蛛网膜下腔出血。

二、病理

脑底部和半球深部有许多畸形增生和扩张的血管网,管壁薄,偶见动脉瘤形成。在疾病各阶段均可见脑梗死、脑出血或蛛网膜下腔出血等病理改变。主要病理改变是受累动脉内膜明显增厚、内弹力纤维层高度迂曲断裂、中层萎缩变薄、外膜改变较少,通常无炎症性改变,偶见淋巴细胞浸润。

三、临床表现

(1)约半数患者在 10 岁以前发病,11～40 岁发病约占 40％,以儿童和青年多见。TIA、脑卒中、头痛、癫痫发作和智能减退等是本病常见的临床表现,并有年龄差异。

(2)儿童患者以缺血性脑卒中或 TIA 为主,常见偏瘫、偏身感觉障碍和/或偏盲,优势半球受损可有失语,非优势半球受损多有失用或忽视。两侧肢体可交替出现轻偏瘫或反复发作,单独出现的 TIA 可为急性脑梗死的先兆,部分患者有智能减退和抽搐发作;头痛也较常见,与脑底异常血管网的舒缩有关。约 10％的患者出现脑出血或 SAH,个别患者可有不自主运动。

(3)成年患者多见出血性卒中,SAH 多于脑出血;约 20％为缺血性脑卒中,部分患者表现为反复的晕厥发作。与囊状动脉瘤所致的 SAH 相比,本病患者神经系统局灶症状如偏瘫、偏身感觉障碍、视盘水肿等发生率较高;脑出血虽发病时较重,但大多数恢复较好,有复发倾向。

四、诊断

如果儿童和青壮年患者反复出现不明原因的 TIA、急性脑梗死、脑出血和蛛网膜下腔出血,又无高血压及动脉硬化证据时,应想到本病的可能。本病确诊依赖于以下辅助检查。

(1)数字减影血管造影时,常可发现一侧或双侧颈内动脉虹吸段、大脑中动脉及前动脉起始部狭窄或闭塞,脑底部及大脑半球深部的异常血管网,动脉间侧支循环吻合网及部分代偿性增粗的血管;在疾病的不同时期患儿的血管影像改变可不同。

(2)MRI可显示脑梗死、脑出血和蛛网膜下腔出血,磁共振血管成像可见狭窄或闭塞的血管部位和脑底的异常血管网,正常血管的流空现象消失等。

(3)CT可显示脑梗死、脑出血或蛛网膜下腔出血部位和病灶范围,脑梗死病灶多位于皮层和皮层下,特别是额、顶、颞叶和基底节区;脑出血多见于额叶,病灶形态多不规则。

(4)TCD、PET、单电子发射计算机断层成像术(SPECT)、体感诱发电位、局部脑血流测定等不能提供直接诊断证据。

(5)血沉、抗链"O"、黏蛋白、C反应蛋白、类风湿因子、抗核抗体、抗磷脂抗体浓度、钩体免疫试验、血小板黏附和聚集性试验等,对确定结缔组织病、钩端螺旋体感染等是必要的。

五、治疗

可依据患者的个体情况选择治疗方法。

(1)针对病因治疗。如与钩端螺旋体、梅毒螺旋体、结核和病毒感染有关,应针对病因治疗;合并结缔组织病者可给予皮质类固醇和其他免疫抑制剂治疗。

(2)TIA、脑梗死、脑出血或SAH可依据一般的治疗原则和方法。

(3)对原因不明者可试用血管扩张剂、钙通道阻滞剂、抗血小板聚集剂和中药(丹参、川芎、葛根)等治疗一般不用皮质类固醇。

(4)手术治疗。对发作频繁、颅内动脉狭窄或严重闭塞者,特别是儿童患者,可考虑旁路手术。如颞浅动脉与大脑中动脉皮层支、硬脑膜动脉的多血管吻合、颞肌移植或大网膜移植等,促进侧支循环的形成,改善脑供血。

六、预后

本病预后较好,死亡率为4.8%～9.8%。临床症状可反复发作,发作间期为数天至数年。儿童患者在一定时间内多呈进行性发展,但进展较缓慢,成年患者病情趋于稳定。

(王建忠)

第十二节　皮质下动脉硬化性脑病的西医治疗

皮质下动脉硬化性脑病(subcortical arteriosclerotic encephalopathy,SAE)又称宾斯旺格病(Binswanger disease,BD)。1894年,由Otto Binswanger首先报道8例,临床表现为进行性的智力减退,伴有偏瘫等神经局灶性缺失症状,尸检中发现颅内动脉高度粥样硬化、侧脑室明显增大及大脑白质明显萎缩,而大脑皮质萎缩相对较轻。为有别于当时广泛流行的梅毒引起的麻痹性痴呆,故命名为慢性进行性皮质下脑炎。此后,根据Alzheimer和Nissl等研究发现其病理的共同特征为较长的脑深部血管的动脉粥样硬化所致的大脑白质弥漫性脱髓鞘病变。1898年,Alzheimer又称这种病为Binswanger病(SD)。Olseswi又称做皮质下动脉硬化性脑病(SAE)。临床特点为伴有高血压的中老年人进行性智力减退和痴呆;病理特点为大脑白质脱髓鞘而弓状纤维不受累,以及明显的脑白质萎缩和动脉粥样硬化。Rosenbger(1979)、Babikian(1987)和

Fisher(1989)等先后报道生前颅脑 CT 扫描发现双侧白质低密度灶,尸检符合本病的病理特征,由此确定了影像学结合临床对本病生前诊断的可能,并随着影像技术的临床广泛应用,对本病的临床检出率明显提高。

一、病因与发病机制

(一)病因

(1)高血压:Fisher 曾总结 72 例病理证实的 BD 病例,68 例(94％)有高血压病史,90％以上合并腔隙性脑梗死。高血压尤其是慢性高血压引起脑内小动脉和深穿支动脉硬化,管壁增厚及透明变性,导致深部脑白质缺血性脱髓鞘改变,特别是脑室周围白质为动脉终末供血,血管纤细,很少或完全没有侧支循环,极易形成缺血软化、腔隙性脑梗死等病变。因此,高血压、腔隙性脑梗死是 SAE 非常重要的病因。

(2)全身性因素:心律失常、心肺功能不全和过度应用降压药等,均可造成脑白质特别是分水岭区缺血;心源性或血管源性栓子在血流动力学的作用下可随时进入脑内动脉的远端分支,造成深部白质的慢性缺血性改变。

(3)糖尿病、真性红细胞增多症、高脂血症、高球蛋白血症和脑肿瘤等也都能引起广泛的脑白质损害。

(二)发病机制

关于发病机制目前尚有争议。最初多数学者认为本病与高血压、小动脉硬化有关,管壁增厚及脂肪透明变性是其主要发病机制。SAE 的病变主要位于脑室周围白质,此区域由皮质长髓支及白质深穿支动脉供血,两者均为终末动脉,期间缺少吻合支,很少或完全没有侧支循环,故极易导致脑深部白质血液循环障碍,因缺血引起脑白质大片脱髓鞘致痴呆。后来有人提出,SAE 的病理在镜下观察可见皮质下白质广泛的髓鞘脱失,脑室周围、放射冠和半卵圆中心脱髓鞘,而皮质下的弓形纤维相对完好,如小动脉硬化引起供血不足,根据该区血管解剖学特点,脑室周围白质和弓形纤维均应受损。大脑静脉引流特点为大脑皮质及皮质下白质由浅静脉引流,则大部分白质除弓形纤维外都会受损。由此推测,白质脱髓鞘不是因动脉硬化供血不足引起的,而是静脉回流障碍引起的,这样也能解释临床有一部分患者没有动脉硬化却发生了 SAE 的原因。近来,又有不少报道,如心律失常、心肺功能不全、缺氧、低血压、过度应用降压药、糖尿病、真性红细胞增多症、高脂血症、高球蛋白血症及脑部深静脉回流障碍等都能引起广泛的脑白质脱髓鞘改变,故多数人认为本病为一综合征,是由于多种能引起脑白质脱髓鞘改变的因素综合作用的结果。

脑室周围白质、半卵圆中心集中了与学习、记忆功能有关的大量神经纤维,故在脑室周围白质、半卵圆中心及基底节区发生缺血时出现记忆改变、情感障碍及行为异常等认知功能障碍。

二、病理

肉眼观察:病变主要在脑室周围区域。①大脑白质显著萎缩、变薄,呈灰黄色、坚硬的颗粒状;②脑室扩大、脑积水;③高度脑动脉粥样硬化。

镜下观察:皮质下白质广泛髓鞘脱失,髓鞘染色透明化,而皮质下的弓形纤维相对完好,胼胝体变薄。白质的脱髓鞘可能有灶性融合,产生大片脑损害。或病变轻重不匀,轻者仅髓鞘水肿性变化及脱落(电镜可见髓鞘分解)。累及区域的少突胶质细胞减少及轴索减少,附近区域有星形细胞堆积。小的深穿支动脉壁变薄,内膜纤维增生,中膜透明素脂质变性,内弹力膜断裂,外膜纤维化,使血管管径变窄(血管完全闭塞少见),尤以额叶明显。电镜可见肥厚的血管壁有胶原纤维增加及基底膜样物质沉着,平滑肌细胞却减少。基底节区、丘脑、脑干及脑白质部位常见腔隙性脑梗死。

三、临床表现

SAE 患者临床表现复杂多样。大多数患者有高血压、糖尿病、心律失常、心功能不全等病史,多有一次或数次脑卒中发作史;病程呈慢性进行性或卒中样阶段性发展,通常 5~10 年;少数可急性发病,可有稳定期或暂时好转。发病年龄多在 55~75 岁,男女发病无差别。

(一)智力障碍

智力障碍是 SAE 最常见的症状,并是最常见的首发症状。

1.记忆障碍

记忆障碍表现近记忆力减退明显或缺失;熟练的技巧退化、失认及失用等。

2.认知功能障碍

反应迟钝,理解、判断力差等。

3.计算力障碍

计算数字或倒数数字明显减慢或不能。

4.定向力障碍

视空间功能差,外出迷路,不认家门。

5.情绪性格改变

情绪性格改变表现固执、自私、多疑和言语减少。

6.行为异常

行为异常表现为无欲,对周围环境失去兴趣,运动减少,穿错衣服,尿失禁,乃至生活完全不能自理。

(二)临床体征

大多数患者具有逐步发展累加的局灶性神经缺失体征。

1.假性延髓麻痹

假性延髓麻痹表现说话不清,吞咽困难,饮水呛咳,伴有强哭强笑。

2.锥体束损害

常有不同程度的偏瘫或四肢瘫,病理征阳性,掌颏反射阳性等。

3.锥体外系损害

四肢肌张力增高,动作缓慢,类似帕金森综合征样的临床表现,平衡障碍,步行不稳,共济失调。

有的患者亦可以腔隙性脑梗死综合征的一个类型为主要表现。

四、辅助检查

(一)血液检查

检查血常规、纤维蛋白原、血脂、球蛋白和血糖等,以明确是否存在糖尿病、红细胞增多症、高脂血症和高球蛋白血症等危险因素。

(二)脑电图

约有 60％的 SAE 患者有不同程度的 EEG 异常,主要表现为α波节律消失,α波慢化,局灶或弥漫性θ波、δ波增加。

(三)影像学检查

1.颅脑 CT 检查

(1)双侧对称性侧脑室周围弥漫性斑片状、无占位效应的较低密度影,其中一些不规则病灶可向邻近的白质扩展。

(2)放射冠和半卵圆中心内的低密度病灶与侧脑室周围的较低密度灶不连接。

(3)基底节、丘脑、脑桥及小脑可见多发性腔隙灶。

(4)脑室扩大、脑沟轻度增宽。

以往,Goto 将皮质下动脉硬化性脑病的 CT 表现分为 3 型:Ⅰ型病变局限于额角与额叶,尤其是额后部;Ⅱ型病变围绕侧脑室体、枕角及半卵圆中心后部信号,累及大部或全部白质,边缘参差不齐;Ⅲ型病变环绕侧脑室,弥漫于整个半球。Ⅲ型和部分Ⅱ型对本病的诊断有参考价值。

2.颅脑 MRI 检查

(1)侧脑室周围及半卵圆中心白质散在分布的异常信号(T_1加权像病灶呈低信号,T_2加权像病灶呈高信号),形状不规则、边界不清楚,但无占位效应。

(2)基底节区、脑桥可见腔隙性脑梗死灶,矢状位检查胼胝体内无异常信号。

(3)脑室系统及各个脑池明显扩大,脑沟增宽、加深,有脑萎缩的改变。

Kinkel 等将颅脑 MRI 脑室周围高信号(PVH)分为 5 型:0 型未见 PVH;Ⅰ型为小灶性病变,仅见于脑室的前区和后区,或脑室的中部;Ⅱ型侧脑室周围局灶非融合或融合的双侧病变;Ⅲ型脑室周围 T_2加权像高信号改变,呈月晕状,包绕侧脑室,且脑室面是光滑的;Ⅳ型弥漫白质高信号,累及大部或全部白质,边缘参差不齐。

五、诊断

(1)有高血压、动脉硬化及脑卒中发作史等。

(2)多数潜隐起病,缓慢进展加重,或呈阶梯式发展。

(3)痴呆是必须具备的条件,而且是心理学测验所证实存在以结构障碍为主的认知障碍。

(4)有积累出现的局灶性神经缺损体征。

(5)影像学检查符合 SAE 改变。

(6)排除阿尔茨海默病、无神经系统症状和体征的脑白质疏松症及其他多种类型的特异性白质脑病等。

六、鉴别诊断

(一)进行性多灶性白质脑病(PML)

PML 是乳头状瘤空泡病毒感染所致,与免疫功能障碍有关。病理可见脑白质多发性不对称的脱髓鞘病灶,镜下可见组织坏死、炎症细胞浸润、胶质增生和包涵体。表现痴呆和局灶性皮质功能障碍,急性或亚急性病程,3～6 个月死亡。多见于艾滋病、淋巴瘤、白血病或器官移植后服用免疫抑制剂的患者。

(二)阿尔茨海默病(AD)

AD 又称老年前期痴呆。老年起病隐匿、缓慢,进行性非阶梯性逐渐加重,出现记忆障碍、认知功能障碍、自知力丧失和人格障碍,神经系统阳性体征不明显。CT 扫描可见脑皮质明显萎缩及脑室扩张,无脑白质多发性脱髓鞘病灶。

(三)血管性痴呆(VaD)

VaD 是由于多发的较大动脉梗死或多灶梗死后影响了中枢之间的联系而致病,常可累及大脑皮质和皮质下组织,其发生痴呆与梗死灶的体积、部位和数目等有关,绝大多数患者为双侧 MCA 供血区的多发性梗死。MRI 扫描显示为多个大小不等、新旧不一的散在病灶,与本病 MRI 检查的表现(双侧脑室旁、白质内广泛片状病灶)不难鉴别。

(四)单纯脑白质疏松症(LA)

单纯脑白质疏松症(LA)与皮质下动脉硬化性脑病(SAE)患者都有记忆障碍,病因、发病机制均不十分清楚。SAE 所具有的三主症(高血压、脑卒中发作和慢性进行性痴呆),LA 不完全具备,轻型 LA 可能一个也不具备,两者是可以鉴别的。对于有疑问的患者应进一步观察,若随病情的发展,如出现 SAE 所具有的三主症则诊断明确。

(五)正常颅压脑积水(NPH)

NPH 可表现进行性步态异常、尿失禁和痴呆三联征,起病隐匿,病前有脑外伤、蛛网膜下腔出血或脑膜炎等病史,无脑卒中史,发病年龄较轻,腰椎穿刺颅内压正常,CT 可见双侧脑室对称性扩大,第三脑室、第四脑室及中脑导水管明显扩张,影像学上无脑梗死的证据。有时,在 CT 和 MRI 上可见扩大的前角周围有轻微的白质低密度影,很难与 SAE 区别;但 SAE 早期无尿失禁与步行障碍,且 NPH 双侧侧脑室扩大较明显、白质低密度较轻,一般不影响半卵圆心等,不难鉴别。

(六)多发性硬化(MS)

多发性硬化为常见的中枢神经系统自身免疫性脱髓鞘疾病。发病年龄多为 20～40 岁;临床症状和体征复杂多变,可确定中枢神经系统中有两个或两个以上的病灶;病程中有两次或两次以上缓解-复发的病史;多数患者可见寡克隆带阳性;诱发电位异常。根据患者发病年龄、起病及临床经过,两者不难鉴别。

(七)放射性脑病

放射性脑病主要发生在颅内肿瘤放疗后的患者,临床以脑胶质瘤接受大剂量照射(35 Gy 以上)的患者为多见,还可见于各种类型的颅内肿瘤接受 γ 刀或 X 刀治疗后的患者。分为照射后短时间内迅速发病的急性放射性脑病和远期放射性脑病两种类型。临床表现为头疼、恶心、呕吐、癫痫发作和不同程度的意识障碍。颅脑 CT 平扫见照射脑区大片低密度病灶,占位效应明显。主要鉴别点是患者因病进行颅脑放疗后发生脑白质脱髓鞘。

(八)弓形体脑病

弓形体脑病见于先天性弓形体病患儿,出生后表现为精神和智力发育迟滞,癫痫发作,可合并有视神经萎缩、眼外肌麻痹、眼球震颤和脑积水。腰椎穿刺检查脑脊液压力正常,细胞数和蛋白含量轻度增高,严重感染者可分离出病原体。颅脑 CT 见沿双侧侧脑室分布的散在钙化病灶,MRI 扫描见脑白质内多发的片状长 T_1、长 T_2 信号,可合并脑膜增厚和脑积水。血清学检查补体结合试验效价明显增高,间接荧光抗体试验阳性可明确诊断。

七、治疗

多数学者认为 SAE 与血压有关;还有观察认为,合理的降压治疗较未合理降压治疗的患者发生 SAE 的时间有显著性差异。本病的治疗原则是控制高血压、预防脑动脉硬化及脑卒中发作,治疗痴呆。

临床观察 SAE 患者多合并有高血压,经合理的降压治疗能延缓病情的进展。降压药物很多,根据患者的具体情况,正确选择药物,规范系统地治疗使血压降至正常范围[18.7/12.0 kPa (140/90 mmHg)以下],或达理想水平[16.0/10.7 kPa(120/80 mmHg)];抗血小板聚集药物是改善脑血液循环,预防和治疗腔隙性脑梗死的有效方法。

(一)二氢麦角碱类

二氢麦角碱类可消除血管痉挛和增加血流量,改善神经元功能。常用双氢麦角碱,每次 0.5~1 mg,每天3次,口服。

(二)钙离子通道阻滞剂

钙离子通道阻滞剂增加脑血流、防止钙超载及自由基损伤。二氢吡啶类,如尼莫地平,每次 25~50 mg,每天3次,饭后口服;二苯烷胺类,如氟桂利嗪,每次 5~10 mg,每天1次,口服。

(三)抗血小板聚集药

抗血小板聚集药常用阿司匹林,每次 75~150 mg,每天1次,口服。抑制血小板聚集,稳定血小板膜,改善脑循环,防止血栓形成;氯吡格雷推荐剂量每天 75 mg,口服,通过选择性抑制二磷酸腺苷(ADP)诱导血小板的聚集;噻氯匹定,每次 250 mg,每天1次,口服。

(四)神经细胞活化剂

神经细胞活化剂促进脑细胞对氨基酸磷脂及葡萄糖的利用,增强患者的反应性和兴奋性,增强记忆力。

1.吡咯烷酮类

吡咯烷酮类常用吡拉西坦,每次 0.8~1.2 g,每天3次,口服;或茴拉西坦,每次 0.2 g,每天3次,口服。可增加脑内三磷酸腺苷(ATP)的形成和转运,增加葡萄糖利用和蛋白质合成,促进大脑半球信息传递。

2.甲氯芬酯

甲氯芬酯可增加葡萄糖利用,兴奋中枢神经系统和改善学习记忆功能。每次 0.1~0.2 g,每天 3~4 次,口服。

3.阿米三嗪/萝巴新

阿米三嗪/萝巴新由萝巴新(为血管扩张剂)和阿米三嗪(呼吸兴奋剂,可升高动脉血氧分压)两种活性物质组成,能升高血氧饱和度,增加供氧改善脑代谢。每次1片,每天2次,口服。

4.其他

如脑蛋白水解物、胞磷胆碱、三磷腺苷(ATP)和辅酶 A 等。

(五)加强护理

对已有智力障碍、精神障碍和肢体活动不便者,要加强护理,以防止意外事故发生。

八、预后与预防

(一)预后

目前,有资料统计本病的自然病程为 1~10 年,平均生存期 5 年,少数可达 20 年。大部分患者在病程中有相对平稳期。预后与病变部位、范围有关,认知功能衰退的过程呈不可逆进程,进展速度不一。早期治疗预后较好,晚期治疗预后较差。如果发病后大部分时间卧床,缺乏与家人和社会交流,言语功能和认知功能均迅速减退者,预后较差。死亡原因主要为全身衰竭、肺部感染、心脏疾病或发生新的脑卒中。

(二)预防

目前,对 SAE 尚缺乏特效疗法,主要通过积极控制危险因素预防 SAE 的发生。

(1)多数学者认为,本病与高血压、糖尿病、心脏疾病、高脂血症及高纤维蛋白原血症等有关,因此,首先对危险人群进行控制,预防脑卒中发作,选用抗血小板凝集药及改善脑循环、增加脑血流量的药物。有学者发现,SAE 伴高血压患者,收缩压控制在 $18.0 \sim 20.0$ kPa($135 \sim 150$ mmHg)可改善认知功能恶化。

(2)高度颈动脉狭窄者可手术治疗,有助于降低皮质下动脉硬化性脑病的发生。

(3)戒烟、控制饮酒及合理饮食;适当进行体育锻炼,增强体质。

(4)早期治疗:对早期患者给予脑保护和脑代谢药物治疗,临床和体征均有一定改善;特别是在治疗的同时进行增加注意力和改善记忆力方面的康复训练,可使部分患者的认知功能维持相对较好的水平。

(王建忠)

第十三节　血栓形成性脑梗死的西医治疗

血栓形成性脑梗死主要是脑动脉主干或皮质支动脉粥样硬化导致血管增厚、管腔狭窄闭塞和血栓形成;还可见于动脉血管内膜炎症、先天性血管畸形、真性红细胞增多症及血液高凝状态、血流动力学异常等,均可致血栓形成,引起脑局部血流减少或供血中断,脑组织缺血、缺氧导致软化坏死,出现局灶性神经系统症状和体征,如偏瘫、偏身感觉障碍和偏盲等。大面积脑梗死还有颅内高压症状,严重者可发生昏迷和脑疝。约 90% 的血栓形成性脑梗死是在动脉粥样硬化的基础上发生的,因此称动脉粥样硬化性血栓形成性脑梗死。

脑梗死的发病率约为 110/10 万,占全部脑卒中的 60% ~ 80%;其中血栓形成性脑梗死占脑梗死的 60% ~ 80%。

一、病因

(一)动脉壁病变

血栓形成性脑梗死最常见的病因为动脉粥样硬化,常伴高血压,与动脉粥样硬化互为因果。其次为各种原因引起的动脉炎、血管异常(如夹层动脉瘤、先天性动脉瘤)等。

(二)血液成分异常

血液黏度增高,以及真性红细胞增多症、血小板增多症、高脂血症等,都可使血液黏度增高,血液淤滞,引起血栓形成。如果没有血管壁的病变为基础,不会发生血栓。

(三)血流动力学异常

在动脉粥样硬化的基础上,当血压下降、血流缓慢、脱水、严重心律失常及心功能不全时,可导致灌注压下降,有利于血栓形成。

二、发病机制

发病机制主要是动脉内膜深层的脂肪变性和胆固醇沉积,形成粥样硬化斑块及各种继发病变,使管腔狭窄甚至阻塞。病变逐渐发展,则内膜分裂,内膜下出血和形成内膜溃疡。内膜溃疡易发生血栓形成,使管腔进一步狭窄或闭塞。由于动脉粥样硬化好发于大动脉的分叉处及拐弯处,故脑血栓的好发部位为大脑中动脉、颈内动脉的虹吸部及起始部、椎动脉及基底动脉的中下段等。由于脑动脉有丰富的侧支循环,管腔狭窄需达到80％以上才会影响脑血流量。逐渐发生的动脉硬化斑块一般不会出现症状,当内膜损伤破裂形成溃疡后,血小板及纤维素等血中有形成分黏附、聚集、沉着形成血栓。当血压下降、血流缓慢、脱水等血液黏度增加,致供血减少或促进血栓形成的情况下,即出现急性缺血症状。

病理生理学研究发现,脑的耗氧量约为总耗氧量的20％,故脑组织缺血缺氧是以血栓形成性脑梗死为代表的缺血性脑血管疾病的核心发病机制。脑组织缺血缺氧将会引起神经细胞肿胀、变性、坏死、凋亡以及胶质细胞肿胀、增生等一系列继发反应。脑血流阻断1分钟后神经元活动停止,缺血缺氧4分钟即可造成神经元死亡。脑缺血的程度不同而神经元损伤的程度也不同。脑神经元损伤导致局部脑组织及其功能的损害。缺血性脑血管疾病的发病是多方面而且相当复杂的过程,脑缺血损害也是一个渐进的过程,神经功能障碍随缺血时间的延长而加重。目前的研究发现氧自由基的形成、钙离子超载、一氧化氮(NO)和一氧化氮合成酶的作用、兴奋性氨基酸毒性作用、炎症细胞因子损害、凋亡调控基因的激活、缺血半暗带功能障碍等方面参与了其发生机制。这些机制作用于多种生理、病理过程的不同环节,对脑功能演变和细胞凋亡给予调节,同时也受到多种基因的调节和制约,构成一种复杂的相互调节与制约的网络关系。

(一)氧自由基损伤

脑缺血时氧供应下降和ATP减少,导致过氧化氢、羟自由基以及起主要作用的过氧化物等氧自由基的过度产生和超氧化物歧化酶等清除自由基的动态平衡状态遭到破坏,攻击膜结构和DNA,破坏内皮细胞膜,使离子转运、生物能的产生和细胞器的功能发生一系列病理生理改变,导致神经细胞、胶质细胞和血管内皮细胞损伤,增加血-脑屏障通透性。自由基损伤可加重脑缺血后的神经细胞损伤。

(二)钙离子超载

研究认为,Ca^{2+}超载及其一系列有害代谢反应是导致神经细胞死亡的最后共同通路。细胞内Ca^{2+}超载有多种原因:①在蛋白激酶C等的作用下,兴奋性氨基酸(EAA)、内皮素和NO等物质释放增加,导致受体依赖性钙通道开放使大量Ca^{2+}内流。②细胞内Ca^{2+}浓度升高可激活磷脂酶、三磷酸酯醇等物质,使细胞内储存的Ca^{2+}释放,导致Ca^{2+}超载。③ATP合成减少,Na^+,K^+-ATP酶功能降低而不能维持正常的离子梯度,大量Na^+内流和K^+外流,细胞膜电位下降产生去极化,导致电压依赖性钙通道开放,大量Ca^{2+}内流。④自由基使细胞膜发生脂质过氧化反应,细胞膜通透性发生改变和离子运转,引起Ca^{2+}内流使神经细胞内Ca^{2+}浓度异常升高。⑤多巴胺、5-羟色胺和乙酰胆碱等水平升高,使Ca^{2+}内流和胞内Ca^{2+}释放。Ca^{2+}内流进一步干扰了线粒体氧化磷酸化过程,且大量激活钙依赖性酶类,如磷脂酶、核酸酶及蛋白酶,以及自由基形成、能量耗竭等一系列生化反应,最终导致细胞死亡。

(三)一氧化氮(NO)和一氧化氮合成酶的作用

有研究发现,NO作为生物体内重要的信使分子和效应分子,具有神经毒性和脑保护双重作用,即低浓度 NO 通过激活鸟苷酸环化酶使环鸟苷酸(cGMP)水平升高,扩张血管,抑制血小板聚集、白细胞-内皮细胞的聚集和黏附,阻断 NMDA 受体,减弱其介导的神经毒性作用起保护作用;而高浓度 NO 与超氧自由基作用形成过氧亚硝酸盐或者氧化产生亚硝酸阴离子,加强脂质过氧化,使 ATP 酶活性降低,细胞蛋白质损伤,且能使各种含铁硫的酶失活,从而阻断 DNA 复制及靶细胞内的能量合成和能量衰竭,亦可通过抑制线粒体呼吸功能实现其毒性作用而加重缺血脑组织的损害。

(四)兴奋性氨基酸毒性作用

兴奋性氨基酸(EAA)是广泛存在于哺乳动物中枢神经系统的正常兴奋性神经递质,参与传递兴奋性信息,同时又是一种神经毒素,以谷氨酸(Glu)和天冬氨酸(Asp)为代表。脑缺血使物质转化(尤其是氧和葡萄糖)发生障碍,使维持离子梯度所必需的能量衰竭和生成障碍。因为能量缺乏,膜电位消失,细胞外液中谷氨酸异常增高导致神经元、血管内皮细胞和神经胶质细胞持续去极化,并有谷氨酸从突触前神经末梢释放。胶质细胞和神经元对神经递质的再摄取一般均需耗能,神经末梢释放的谷氨酸发生转运和再摄取障碍,导致细胞间隙 EAA 异常堆积,产生神经毒性作用。EAA 毒性可以直接导致急性细胞死亡,也可通过其他途径导致细胞凋亡。

(五)炎症细胞因子损害

脑缺血后炎症级联反应是一种缺血区内各种细胞相互作用的动态过程,是造成脑缺血后的第 2 次损伤。在脑缺血后,由于缺氧及自由基增加等因素均可通过诱导相关转录因子合成,淋巴细胞、内皮细胞、多形核白细胞和巨噬细胞、小胶质细胞以及星形胶质细胞等一些具有免疫活性的细胞均能产生细胞因子,如肿瘤坏死因子(TNF-α)、血小板活化因子(PAF)、白细胞介素(IL)系列、转化生长因子(TGF)-β_1 等,细胞因子对白细胞又有趋化作用,诱导内皮细胞表达细胞间黏附分子(ICAM-1)、P-选择素等黏附分子,白细胞通过其毒性产物、巨噬细胞作用和免疫反应加重缺血性损伤。

(六)凋亡调控基因的激活

细胞凋亡是由体内外某种信号触发细胞内预存的死亡程序而导致的以细胞 DNA 早期降解为特征的主动性自杀过程。细胞凋亡在形态学和生化特征上表现为细胞皱缩,细胞核染色质浓缩,DNA 片段化,而细胞的膜结构和细胞器仍完整。脑缺血后,神经元生存的内外环境均发生变化,多种因素如过量的谷氨酸受体的激活、氧自由基释放和细胞内 Ca^{2+} 超载等,通过激活与调控凋亡相关基因、启动细胞死亡信号转导通路,最终导致细胞凋亡。缺血性脑损伤所致的细胞凋亡可分 3 个阶段:信号传递阶段、中央调控阶段和结构改变阶段。

(七)缺血半暗带功能障碍

缺血半暗带(IP)是无灌注的中心(坏死区)和正常组织间的移行区。IP 是不完全梗死,其组织结构存在,但有选择性神经元损伤。围绕脑梗死中心的缺血性脑组织的电活动中止,但保持正常的离子平衡和结构上的完整。假如再适当增加局部脑血流量,至少在急性阶段突触传递能完全恢复,即 IP 内缺血性脑组织的功能是可以恢复的。缺血半暗带是兴奋性细胞毒性、梗死周围去极化、炎症反应、细胞凋亡起作用的地方,使该区迅速发展成梗死灶。缺血半暗带的最初损害表现为功能障碍,有独特的代谢紊乱。主要表现在葡萄糖代谢和脑氧代谢这两方面:①当血流速度下降时,蛋白质合成抑制,启动无氧糖酵解、神经递质释放和能量代谢紊乱。②急性脑缺血缺氧时,神经元和神经胶质细胞由于能量缺乏、K^+ 释放和谷氨酸在细胞外积聚而去极化,缺血中心区的细胞只去极化而不复极;而缺血半暗带的细胞以能量消耗为代价可复极,如果细胞外的 K^+

231

和谷氨酸增加,这些细胞也只去极化,随着去极化细胞数量的增大,梗死灶范围也不断扩大。

尽管对缺血性脑血管疾病一直进行着研究,但对其病理生理机制尚不够深入,希望随着中西医结合对缺血性脑损伤治疗的研究进展,其发病机制也随之更深入地阐明,从而更好地为临床和理论研究服务。

三、病理

动脉闭塞6小时以内脑组织改变尚不明显,属可逆性,8～48小时缺血最重的中心部位发生软化,并出现脑组织肿胀、变软,灰白质界限不清。如病变范围扩大、脑组织高度肿胀时,可向对侧移位,甚至形成脑疝。镜下见组织结构不清,神经细胞及胶质细胞坏死,毛细血管轻度扩张,周围可见液体和红细胞渗出,此期为坏死期。动脉阻塞2～3天后,特别是7～14天,脑组织开始液化,脑组织水肿明显,病变区明显变软,神经细胞消失,吞噬细胞大量出现,星形胶质细胞增生,此期为软化期。3～4周后液化的坏死组织被吞噬和移走,胶质增生,小病灶形成胶质瘢痕,大病灶形成中风囊,此期称恢复期,可持续数月至1～2年。上述病理改变称白色梗死。少数梗死区,由于血管丰富,于再灌流时可继发出血,呈现出血性梗死或称红色梗死。

四、临床表现

(一)症状与体征

多在50岁以后发病,常伴有高血压;多在睡眠中发病,醒来才发现肢体偏瘫。部分患者先有头昏、头痛、眩晕、肢体麻木、无力等短暂性脑缺血发作的前驱症状,多数经数小时甚至1～2天症状达高峰,通常意识清楚,但大面积脑梗死或基底动脉闭塞可有意识障碍,甚至发生脑疝等危重症状。神经系统定位体征视脑血管闭塞的部位及梗死的范围而定。

(二)临床分型

有的根据病情程度分型,如完全性缺血性中风,系指起病6小时内病情即达高峰,一般较重,可有意识障碍。还有的根据病程进展分型,如进展型缺血性中风,则指局限性脑缺血逐渐进展,数天内呈阶梯式加重。

1.按病程和病情分型

(1)进展型:局限性脑缺血症状逐渐加重,呈阶梯式加重,可持续6小时至数天。

(2)缓慢进展型:在起病后1～2周症状仍逐渐加重,血栓逐渐发展,脑缺血和脑水肿的范围继续扩大,症状由轻变重,直到出现对侧偏瘫、意识障碍,甚至发生脑疝,类似颅内肿瘤,又称类脑瘤型。

(3)大块梗死型:又称爆发型,如颈内动脉或大脑中动脉主干等较大动脉的急性脑血栓形成,往往症状出现快,伴有明显脑水肿、颅内压增高,患者头痛、呕吐、病灶对侧偏瘫,常伴意识障碍,很快进入昏迷,有时发生脑疝,类似脑出血,又称类脑出血型。

(4)可逆性缺血性神经功能缺损(reversible ischemic neurologic deficit,RIND):此型患者症状、体征持续超过24小时,但在2～3周内完全恢复,不留后遗症。病灶多数发生于大脑半球半卵圆中心,可能由于该区尤其是非优势半球侧侧支循环迅速而充分地代偿,缺血尚未导致不可逆的神经细胞损害,也可能是一种较轻的梗死。

2.OCSP分型

OCSP分型即英国牛津郡社区脑卒中研究规划(Oxfordshire Community Stroke Project,

OCSP)的分型。

(1)完全前循环梗死(TACI):表现为三联征,即完全大脑中动脉(MCA)综合征的表现。①大脑高级神经活动障碍(意识障碍、失语、失算、空间定向力障碍等);②同向偏盲;③对侧3个部位(面、上肢和下肢)较严重的运动和/或感觉障碍。多为 MCA 近段主干,少数为颈内动脉虹吸段闭塞引起的大面积脑梗死。

(2)部分前循环梗死(PACI):有以上三联征中的两个,或只有高级神经活动障碍,或感觉运动缺损较 TACI 局限。提示是 MCA 远段主干、各级分支或 ACA 及分支闭塞引起的中、小梗死。

(3)后循环梗死(POCI):表现为各种不同程度的椎-基底动脉综合征——可表现为同侧脑神经瘫痪及对侧感觉运动障碍;双侧感觉运动障碍;双眼协同活动及小脑功能障碍,无长束征或视野缺损等。为椎-基底动脉及分支闭塞引起的大小不等的脑干、小脑梗死。

(4)腔隙性梗死(LACI):表现为腔隙综合征,如纯运动性偏瘫、纯感觉性脑卒中、共济失调性轻偏瘫、手笨拙-构音不良综合征等。大多是基底节或脑桥小穿支病变引起的小腔隙灶。

OCSP 分型方法简便,更加符合临床实际的需要,临床医师不必依赖影像或病理结果即可对急性脑梗死迅速分出亚型,并作出有针对性的处理。

(三)临床综合征

1.颈内动脉闭塞综合征

颈内动脉闭塞综合征指颈内动脉血栓形成,主干闭塞。病史中可有头痛、头晕、晕厥、半身感觉异常或轻偏瘫;病变对侧有偏瘫、偏身感觉障碍和偏盲;可有精神症状,严重时有意识障碍;病变侧有视力减退,有的还有视神经乳头萎缩;病灶侧有 Horner 综合征;病灶侧颈动脉搏动减弱或消失;优势半球受累可有失语,非优势半球受累可出现体象障碍。

2.大脑中动脉闭塞综合征

大脑中动脉闭塞综合征指大脑中动脉血栓形成,大脑中动脉主干闭塞,引起病灶对侧偏瘫、偏身感觉障碍和偏盲,优势半球受累还有失语。累及非优势半球可有失用、失认和体象障碍等顶叶症状。病灶广泛,可引起脑肿胀,甚至死亡。

(1)皮质支闭塞:引起病灶对侧偏瘫、偏身感觉障碍,面部及上肢重于下肢,优势半球病变有运动性失语,非优势半球病变有体象障碍。

(2)深穿支闭塞:出现对侧偏瘫和偏身感觉障碍,优势半球病变可出现运动性失语。

3.大脑前动脉闭塞综合征

大脑前动脉闭塞综合征指大脑前动脉血栓形成,大脑前动脉主干闭塞。在前交通动脉以前发生阻塞时,因为病损脑组织可通过对侧前交通动脉得到血供,故不出现临床症状;在前交通动脉分出之后阻塞时,可出现对侧中枢性偏瘫,以面瘫和下肢瘫为重,可伴轻微偏身感觉障碍;并可有排尿障碍(旁中央小叶受损);精神障碍(额极与胼胝体受损);强握及吸吮反射(额叶受损)等。

(1)皮质支闭塞:引起对侧下肢运动及感觉障碍;轻微共济运动障碍;排尿障碍和精神障碍。

(2)深穿支闭塞:引起对侧中枢性面、舌及上肢瘫。

4.大脑后动脉闭塞综合征

大脑后动脉闭塞综合征指大脑后动脉血栓形成。约70%的患者两条大脑后动脉来自基底动脉,并有后交通动脉与颈内动脉联系交通。有 20%～25%的人一条大脑后动脉来自基底动脉,另一条来自颈内动脉;其余的人中,两条大脑后动脉均来自颈内动脉。

大脑后动脉供应颞叶的后部和基底面、枕叶的内侧及基底面,并发出丘脑膝状体及丘脑穿动脉供应丘脑血液。

(1)主干闭塞:引起对侧同向性偏盲,上部视野受损较重,黄斑回避(黄斑视觉皮质代表区为大脑中、后动脉双重血液供应,故黄斑视力不受累)。

(2)中脑水平大脑后动脉起始处闭塞:可见垂直性凝视麻痹、动眼神经麻痹、眼球垂直性歪扭斜视。

(3)双侧大脑后动脉闭塞:有皮质盲、记忆障碍(累及颞叶)、不能识别熟悉面孔(面容失认症)、幻视和行为综合征。

(4)深穿支闭塞:丘脑穿动脉闭塞则引起红核丘脑综合征,病侧有小脑性共济失调,意向性震颤。舞蹈样不自主运动和对侧感觉障碍。丘脑膝状体动脉闭塞则引起丘脑综合征,病变对侧偏身感觉障碍(深感觉障碍较浅感觉障碍为重),病变对侧偏身自发性疼痛。轻偏瘫,共济失调和舞蹈-手足徐动症。

5.椎-基底动脉闭塞综合征

椎-基底动脉闭塞综合征指椎-基底动脉血栓形成。椎-基底动脉实为一连续的脑血管干并有着共同的神经支配,无论是结构、功能还是临床病症的表现,两侧互为影响,实难予以完全分开,故常总称为"椎-基底动脉系疾病"。

(1)基底动脉主干闭塞综合征:指基底动脉主干血栓形成。发病虽然不如脑桥出血那么急,但病情常迅速恶化,出现眩晕、呕吐、四肢瘫痪、共济失调、昏迷和高热等。大多数在短期内死亡。

(2)双侧脑桥正中动脉闭塞综合征:指双侧脑桥正中动脉血栓形成,为典型的闭锁综合征,表现为四肢瘫痪、假性延髓性麻痹、双侧周围性面瘫、双眼球外展麻痹、两侧的侧视中枢麻痹。但患者意识清楚,视力、听力和眼球垂直运动正常,所以,患者通过听觉、视觉和眼球上下运动表示意识和交流。

(3)基底动脉尖综合征:基底动脉尖分出两对动脉——小脑上动脉和大脑后动脉,分支供应中脑、丘脑、小脑上部、颞叶内侧及枕叶。血栓性闭塞多发生于基底动脉中部,栓塞性病变通常发生在基底动脉尖。栓塞性病变导致眼球运动及瞳孔异常,表现为单侧或双侧动眼神经部分或完全麻痹、眼球上视不能(上丘受累)、光反射迟钝而调节反射存在(顶盖前区病损)、一过性或持续性意识障碍(中脑或丘脑网状激活系统受累)、对侧偏盲或皮质盲(枕叶受累)、严重记忆障碍(颞叶内侧受累)。如果是中老年人突发意识障碍又较快恢复,有瞳孔改变、动眼神经麻痹、垂直注视障碍、无明显肢体瘫痪和感觉障碍应想到该综合征的可能。如果还有皮质盲或偏盲、严重记忆障碍更支持本综合征的诊断,需做头部 CT 或 MRI 检查,若发现有双侧丘脑、枕叶、颞叶和中脑病灶则可确诊。

(4)中脑穿动脉综合征:指中脑穿动脉血栓形成,亦称 Weber 综合征,病变位于大脑脚底,损害锥体束及动眼神经,引起病灶侧动眼神经麻痹和对侧中枢性偏瘫。中脑穿动脉闭塞还可引起 Benedikt 综合征,累及动眼神经髓内纤维及黑质,引起病灶侧动眼神经麻痹及对侧锥体外系症状。

(5)脑桥支闭塞综合征:指脑桥支血栓形成引起的 Millard-Gubler 综合征,病变位于脑桥的腹外侧部,累及展神经核和面神经核以及锥体束,引起病灶侧眼球外直肌麻痹、周围性面神经麻痹和对侧中枢性偏瘫。

(6)内听动脉闭塞综合征:指内听动脉血栓形成(内耳卒中)。内耳的内听动脉有两个分支,较大的耳蜗动脉供应耳蜗及前庭迷路下部;较小的耳蜗动脉供应前庭迷路上部,包括水平半规管及椭圆囊斑。由于口径较小的前庭动脉缺乏侧支循环,以致前庭迷路上部对缺血选择性敏感,故迷路缺血常出现严重眩晕、恶心呕吐。若耳蜗支同时受累则有耳鸣、耳聋。耳蜗支单独梗死则会突发耳聋。

(7)小脑后下动脉闭塞综合征:指小脑后下动脉血栓形成,也称 Wallenberg 综合征。表现为急性起病的头晕、眩晕、呕吐(前庭神经核受损)、交叉性感觉障碍,即病侧面部感觉减退、对侧肢体痛觉、温度觉障碍(病侧三叉神经脊束核及对侧交叉的脊髓丘脑束受损),同侧 Horner 综合征(下行交感神经纤维受损),同侧小脑性共济失调(绳状体或小脑受损),声音嘶哑、吞咽困难(疑核受损)。小脑后下动脉常有解剖变异,常见不典型临床表现。

五、辅助检查

(一)影像学检查

1.胸部 X 射线检查

胸部 X 射线检查了解心脏情况及肺部有无感染和癌肿等。

2.CT 检查

CT 检查不仅可确定梗死的部位及范围,而且可明确是单发还是多发。在缺血性脑梗死发病 12～24 小时内,CT 常没有明显的阳性表现。梗死灶最初表现为不规则的稍低密度区,病变与血管分布区一致。常累及基底节区,如为多发灶,亦可连成一片。病灶大、水肿明显时可有占位效应。在发病后 2～5 天,病灶边界清晰,呈楔形或扇形等。1～2 周,水肿消失,边界更清,密度更低。发病第 2 周,可出现梗死灶边界不清楚,边缘出现等密度或稍低密度,即模糊效应;在增强扫描后往往呈脑回样增强,有助于诊断。4～5 周,部分小病灶可消失,而大片状梗死灶密度进一步降低和囊变,后者 CT 值接近脑脊液。

在基底节和内囊等处的小梗死灶(一般在 15 mm 以内)称之为腔隙性脑梗死,病灶亦可发生在脑室旁深部白质、丘脑及脑干。

在 CT 排除脑出血并证实为脑梗死后,CT 血管成像(CTA)对探测颈动脉及其各主干分支的狭窄准确性较高。

3.MRI 检查

MRI 检查对病灶较 CT 敏感性、准确性更高的一种检测方法,其无辐射、无骨伪迹、更易早期发现小脑、脑干等部位的梗死灶,并于脑梗死后 6 小时左右便可检测到由于细胞毒性水肿造成 T_1 和 T_2 加权延长引起的 MRI 信号变化。近年除常规应用 SE 法的 T_1 和 T_2 加权以影像对比度原理诊断外,更需采用功能性磁共振成像,如弥散成像(DWI)和表观弥散系数(apparent diffusion coefficient,ADC)、液体衰减反转恢复序列(FLAIR)等进行水平位和冠状位检查,往往在脑缺血发生后 1～1.5 小时便可发现脑组织水含量增加引起的 MRI 信号变化,并随即可进一步行磁共振血管成像(MRA)、CT 血管成像(CTA)或数字减影血管造影(DSA)以了解梗死血管部位,为超早期施行动脉内介入溶栓治疗创造条件,有时还可发现血管畸形等非动脉硬化性血管病变。

(1)超早期:脑梗死临床发病后 1 小时内,DWI 便可描出高信号梗死灶,ADC 序列显示暗区。实际上 DWI 显示的高信号灶仅是血流低下引起的缺血灶。随着缺血的进一步进展,DWI 从高信号渐转为等信号或低信号,病灶范围渐增大;PWI、FLAIR 及 T_2WI 均显示高信号病灶区。值得注意的是,DWI 对超早期脑干缺血性病灶,在水平位不易发现,而往往在冠状位可清楚显示。

（2）急性期：血-脑屏障尚未明显破坏，缺血区有大量水分子聚集，T_1WI 和 T_2WI 明显延长，T_1WI 呈低信号，T_2WI 呈高信号。

（3）亚急性期及慢性期：由于正血红铁蛋白游离，T_1WI 呈边界清楚的低信号，T_2WI 和 FLAIR 均呈高信号；直至病灶区水肿消除，坏死组织逐渐产生，囊性区形成，乃至脑组织萎缩，FLAIR 呈低信号或低信号与高信号混杂区，中线结构移向病侧。

（二）脑脊液检查

脑梗死患者脑脊液检查一般正常，大块梗死型患者可有压力增高和蛋白含量增高；出血性梗死时可见红细胞。

（三）经颅多普勒超声

TCD 是诊断颅内动脉狭窄和闭塞的手段之一，对脑底动脉严重狭窄（＞65％）的检测有肯定的价值。局部脑血流速度改变与频谱图形异常是脑血管狭窄最基本的 TCD 改变。三维 B 超检查可协助发现颈内动脉粥样硬化斑块的大小和厚度，有没有管腔狭窄及严重程度。

（四）心电图检查

心电图检查进一步了解心脏情况。

（五）血液学检查

1.血常规、血沉、抗"O"和凝血功能检查

血常规、血沉、抗"O"和凝血功能检查了解有无感染征象、活动风湿和凝血功能情况。

2.血糖

血糖了解有无糖尿病。

3.血清脂质

血清脂质包括总胆固醇和甘油三酯（甘油三酯）有无增高。

4.脂蛋白

低密度脂蛋白胆固醇（LDL-C）由极低密度脂蛋白胆固醇（VLDL-C）转化而来。通常情况下，LDL-C 从血浆中清除，其所含胆固醇酯由脂肪酸水解，当体内 LDL-C 显著升高时，LDL-C 附着到动脉的内皮细胞与 LDL 受体结合，而易被巨噬细胞摄取，沉积在动脉内膜上形成动脉硬化。有一组报道正常人组LDL-C(2.051 ± 0.853)mmol/L，脑梗死患者组为(3.432 ± 1.042)mol/L。

5.载脂蛋白 B

载脂蛋白 B（ApoB）是血浆低密度脂蛋白（LDL）和极低密度脂蛋白（VLDL）的主要载脂蛋白，其含量能精确反映出 LDL 的水平，与动脉粥样硬化（AS）的发生关系密切。在 AS 的硬化斑块中，胆固醇并不是孤立地沉积于动脉壁上，而是以 LDL 整个颗粒形成沉积物；ApoB 能促进沉积物与氨基多糖结合成复合物，沉积于动脉内膜上，从而加速 AS 形成。对总胆固醇（TC）、LDL-C均正常的脑血栓形成患者，ApoB 仍然表现出较好的差别性。

ApoA-I 的主要生物学作用是激活卵磷脂胆固醇转移酶，此酶在血浆胆固醇（Ch）酯化和 HDL 成熟（即 HDL→HDL_2→HDL_3）过程中起着极为重要的作用。ApoA-I 与 HDL_2 可逆结合以完成 Ch 从外周组织转移到肝脏。因此，ApoA-I 显著下降时，可形成 AS。

6.血小板聚集功能

近些年来的研究提示血小板聚集功能亢进参与体内多种病理反应过程，尤其是对缺血性脑血管疾病的发生、发展和转归起重要作用。血小板最大聚集率（PMA）、解聚型出现率（PDC）和

双相曲线型出现率（PBC），发现缺血型脑血管疾病 PMA 显著高于对照组，PDC 明显低于对照组。

7.血栓烷 A_2 和前列环素

许多文献强调花生四烯酸（AA）的代谢产物在影响脑血液循环中起着重要作用，其中血栓烷 A_2（TXA_2）和前列环素（PGI_2）的平衡更引人注目。脑组织细胞和血小板等质膜有丰富的不饱和脂肪酸，脑缺氧时，磷脂酶 A_2 被激活，分解膜磷脂使 AA 释放增加。后者在环氧化酶的作用下血小板和血管内皮细胞分别生成 TXA_2 和 PGI_2。TXA_2 和 PGI_2 水平改变在缺血性脑血管疾病的发生上是原发还是继发的问题，目前还不清楚。TXA_2 大量产生，PGI_2 的生成受到抑制，使正常情况下 TXA_2 与 PGI_2 之间的动态平衡受到破坏。TXA_2 强烈的缩血管和促进血小板聚集作用因失去对抗而占优势，对于缺血性低灌流的发生起着重要作用。

8.血液流变学

缺血性脑血管疾病全血黏度、血浆比黏度、血细胞比容升高，血小板电泳和红细胞电泳时间延长。通过对脑血管疾病进行 133 例脑血流（CBF）测定，并将黏度相关的几个变量因素与 CBF 做了统计学处理，发现全部患者的 CBF 均低于正常，证实了血液黏度因素与 CBF 的关系。有学者把血液流变学各项异常作为脑梗死的危险因素之一。

红细胞表面带有负电荷，其所带电荷越少，电泳速度就越慢。有一组报道示脑梗死组红细胞电泳速度明显慢于正常对照组，说明急性脑梗死患者红细胞表面电荷减少，聚集性强，可能与动脉硬化性脑梗死的发病有关。

六、诊断

（1）血栓形成性脑梗死为中年以后发病。

（2）常伴有高血压。

（3）部分患者发病前有 TIA 史。

（4）常在安静休息时发病，醒后发现症状。

（5）症状、体征可归为某一动脉供血区的脑功能受损，如病灶对侧偏瘫、偏身感觉障碍和偏盲，优势半球病变还有语言功能障碍。

（6）多无明显头痛、呕吐和意识障碍。

（7）大面积脑梗死有颅内高压症状，头痛、呕吐或昏迷，严重时发生脑疝。

（8）脑脊液检查多属正常。

（9）发病 12～48 小时后 CT 出现低密度灶。

（10）MRI 检查可更早发现梗死灶。

七、鉴别诊断

（一）脑出血

血栓形成性脑梗死和脑出血均为中老年人多见的急性起病的脑血管疾病，必须进行 CT/MRI检查予以鉴别。

（二）脑栓塞

血栓形成性脑梗死和脑栓塞同属脑梗死范畴，且均为急性起病，后者多有心脏病病史，或有其他肢体栓塞史，心电图检查可发现心房颤动等，以供鉴别诊断。

(三)颅内占位性病变

少数颅内肿瘤、慢性硬膜下血肿和脑脓肿患者可以突然发病,表现局灶性神经功能缺失症状,而易与脑梗死相混淆。但颅内占位性病变常有颅内高压症状和逐渐加重的临床经过,颅脑CT对鉴别诊断有确切的价值。

(四)脑寄生虫病

脑寄生虫病如脑囊虫病、脑型血吸虫病,也可在癫痫发作后,急性起病偏瘫。寄生虫的有关免疫学检查和神经影像学检查可帮助鉴别。

八、治疗

《欧洲脑卒中组织(ESO)缺血性脑卒中和短暂性脑缺血发作处理指南》[欧洲脑卒中促进会(EUSI),2008年]推荐所有患急性缺血性脑血管疾病的患者都应在生病单元内接受以下治疗。

(一)溶栓治疗

理想的治疗方法是在缺血组织出现坏死之前,尽早清除栓子,早期使闭塞脑血管再开通和缺血区的供血重建,以减轻神经组织的损害,正因为如此,溶栓治疗脑梗死一直引起人们的广泛关注。国外早在1958年即有溶栓治疗脑梗死的报道,由于有脑出血等并发症,益处不大,溶栓疗法一度停止使用。近30多年来,由于溶栓治疗急性心肌梗死的患者取得了很大的成功,大大减少了心肌梗死的范围,病死率下降20%~50%。溶栓治疗脑梗死又受到了很大的鼓舞。再者,CT扫描能及时排除颅内出血,可在早期或超早期进行溶栓治疗,因而提高了疗效和减少脑出血等并发症。

1.病例选择

(1)临床诊断符合急性脑梗死。

(2)头颅CT扫描排除颅内出血和大面积脑梗死。

(3)治疗前收缩压不宜>24.0 kPa(180 mmHg),舒张压不宜>14.7 kPa(110 mmHg)。

(4)无出血素质或出血性疾病。

(5)年龄>18岁及<75~80岁。

(6)溶栓最佳时机为发病后6小时内,特别是在3小时内。

(7)获得患者家属的书面知情同意。

2.禁忌证

(1)病史和体检符合蛛网膜下腔出血。

(2)CT扫描有颅内出血、肿瘤、动静脉畸形或动脉瘤。

(3)两次降压治疗后血压仍>24.0/14.7 kPa(180/110 mmHg)。

(4)过去30天内有手术史或外伤史,3个月内有脑外伤史。

(5)病史有血液疾病、出血素质、凝血功能障碍或使用抗凝药物史,凝血酶原时间(PT)>15秒,部分凝血活酶时间(APTT)>40秒,国际标准化比值(INR)>1.4,血小板计数<$100×10^9$/L。

(6)脑卒中发病时有癫痫发作的患者。

3.治疗时间窗

前循环脑卒中的治疗时间窗一般认为在发病后6小时内(使用阿替普酶为3小时内),后循环闭塞时的治疗时间窗适当放宽到12小时。这一方面是因为脑干对缺血耐受性更强,另一方面是由于后循环闭塞后预后较差,更积极的治疗有可能挽救患者的生命。许多研究者尝试放宽治疗时限,有认为脑梗死 12～24 小时内早期溶栓治疗有可能对少部分患者有效。但美国脑卒中协会(ASA)和欧洲脑卒中促进会(EUSI)都赞同认真选择在缺血性脑卒中发作后 3 小时内早期恢复缺血脑的血流灌注,才可获得良好的转归。两个指南也讨论了超过治疗时间窗溶栓的效果,EUSI 的结论是目前仅能作为临床试验的组成部分。对于不能可靠地确定脑卒中发病时间的患者,包括睡眠觉醒时发现脑卒中发病的病例,两个指南均不推荐进行静脉溶栓治疗。

4.溶栓药物

(1)尿激酶(urokinase):是从健康人新鲜尿液中提取分离,然后再进行高度精制而得到的蛋白质,没有抗原性,不引起变态反应。其溶栓特点为不仅溶解血栓表面,而且深入栓子内部,但对陈旧性血栓则难起作用。尿激酶是非特异性溶栓药,与纤维蛋白的亲和力差,常易引起出血并发症。尿激酶的剂量和疗程目前尚无统一标准,剂量波动范围也大。

静脉滴注法:尿激酶每次 100 万～150 万 U 溶于 0.9％氯化钠注射液 500～1 000 mL,静脉滴注,仅用1 次。另外,还可每次尿激酶20 万～50 万 U 溶于 0.9％氯化钠注射液 500 mL 中静脉滴注,每天 1 次,可连用 7～10 天。

动脉滴注法:选择性动脉给药有两种途径。一是超选择性脑动脉注射法,即经股动脉或肘动脉穿刺后,先进行脑血管造影,明确血栓所在的部位,再将导管插至颈动脉或椎-基底动脉的分支,直接将药物注入血栓所在的动脉或直接注入血栓处,达到较准确的选择性溶栓作用。在注入溶栓药后,还可立即再进行血管造影了解溶栓的效果。二是采用颈动脉注射法,常规颈动脉穿刺后,将溶栓药注入发生血栓的颈动脉,起到溶栓的效果。动脉溶栓尿激酶的剂量一般是 10 万～30 万 U,有学者报道药物剂量还可适当加大。但急性脑梗死取得疗效的关键是掌握最佳的治疗时间窗,才会取得更好的效果,治疗时间窗比给药途径更重要。

(2)阿替普酶(rt-PA):rt-PA 是第一种获得美国食品药品监督管理局(FDA)批准的溶栓药,特异性作用于纤溶酶原,激活血块上的纤溶酶原,而对血循环中的纤溶酶原亲和力小。因纤溶酶赖氨酸结合部位已被纤维蛋白占据,血栓表面的 α_2-抗纤溶酶作用很弱,但血中的纤溶酶赖氨酸结合部位未被占据,故可被 α_2-抗纤溶酶很快灭活。因此,rt-PA 优点为局部溶栓,很少产生全身抗凝、纤溶状态,而且无抗原性。但 rt-PA 半衰期短(3～5 分钟),而且血循环中纤维蛋白原激活抑制物的活性高于 rt-PA,会有一定的血管再闭塞,故临床溶栓必须用大剂量连续静脉滴注。rt-PA治疗剂量是0.85～0.90 mg/kg,总剂量＜90 mg,10％的剂量先予静脉推注,其余 90％的剂量在 24 小时内静脉滴注。

美国(美国脑卒中学会、美国心脏病协会分会,2007)更新的《急性缺血性脑卒中早期治疗指南》指出,早期治疗的策略性选择,发病接诊的当时第一阶段医师能做的就是 3 件事:①评价患者。②诊断、判断缺血的亚型。③分诊、介入、外科或内科,0～3 小时的治疗只有一个就是静脉溶栓,而且推荐使用 rt-PA。

《中国脑血管病防治指南》(卫计委疾病控制司、中华医学会神经病学分会,2004 年)建议:①对经过严格选择的发病 3 小时内的急性缺血性脑卒中患者,应积极采用静脉溶栓治疗,首选阿替普酶(rt-PA),无条件采用 rt-PA 时,可用尿激酶替代。②发病 3～6 小时的急性缺血性脑卒中患者,可应用静脉尿激酶溶栓治疗,但选择患者应更严格。③对发病 6 小时以内的急性缺血性脑卒中患者,在有经验和有条件的单位,可以考虑进行动脉内溶栓治疗研究。④基底动脉血栓形成的溶栓治疗时间窗和适应证,可以适当放宽。⑤超过时间窗溶栓,不会提高治疗效果,且会增加再灌注损伤和出血并发症,不宜溶栓,恢复期患者应禁用溶栓治疗。

美国《急性缺血性脑卒中早期处理指南》（美国脑卒中学会、美国心脏病协会分会，2007）Ⅰ级建议：MCA梗死＜6小时的严重脑卒中患者，动脉溶栓治疗是可以选择的，或可选择静脉内滴注rt-PA；治疗要求患者处于一个有经验、能够立刻进行脑血管造影，且提供合格的介入治疗的脑卒中中心。鼓励相关机构界定遴选能进行动脉溶栓的个人标准。Ⅱ级建议：对于具有使用静脉溶栓禁忌证，诸如近期手术的患者，动脉溶栓是合理的。Ⅲ级建议：动脉溶栓的可获得性不应该一般地排除静脉内给rt-PA。

（二）降纤治疗

降纤治疗可以降解血栓蛋白质，增加纤溶系统的活性，抑制血栓形成或促进血栓溶解。此类药物亦应早期应用，最好是在发病后6小时内，但没有溶栓药物严格，特别适应于合并高纤维蛋白原血症者。目前，国内纤溶药物种类很多，现介绍下面几种。

1.巴曲酶

巴曲酶又名东菱克栓酶，能分解纤维蛋白原，抑制血栓形成，促进纤溶酶的生成，而纤溶酶是溶解血栓的重要物质。巴曲酶的剂量和用法：第1天10 BU，第3天和第5天各为5～10 BU稀释于100～250 mL 0.9％氯化钠注射液中，静脉滴注1小时以上。对治疗前纤维蛋白原在4 g/L以上和突发性耳聋（内耳卒中）的患者，首次剂量为15～20 BU，以后隔天5 BU，疗程1周，必要时可增至3周。

2.精纯溶栓酶

精纯溶栓酶又名注射用降纤酶，是以我国尖吻蝮蛇（又名五步蛇）的蛇毒为原料，经现代生物技术分离、纯化而精制的蛇毒制剂。本品为缬氨酸蛋白水解酶，能直接作用于血中的纤维蛋白α-链释放出肽A。此时生成的肽A血纤维蛋白体的纤维系统，诱发t-PA的释放，增加t-PA的活性，促进纤溶酶的生成，使已形成的血栓得以迅速溶解。本品不含出血毒素，因此很少引起出血并发症。剂量和用法：首次10 U稀释于100 mL 0.9％氯化钠注射液中缓慢静脉滴注，第2天10 U，第3天5～10 U。必要时可适当延长疗程，1次5～10 U，隔天静脉滴注1次。

3.降纤酶

降纤酶曾用名蝮蛇抗栓酶、精纯抗栓酶和去纤酶。取材于东北白眉蝮蛇蛇毒，是单一成分蛋白水解酶。剂量和用法：急性缺血性脑卒中，首次10 U加入0.9％氯化钠注射液100～250 mL中静脉滴注，以后每天或隔天1次，连用2周。

4.注射用纤溶酶

从蝮蛇蛇毒中提取纤溶酶并制成制剂，其原理是利用抗体最重要的生物学特性——抗体与抗原能特异性结合，即抗体分子只与其相应的抗原发生结合。纤溶酶单克隆抗体纯化技术，就是用纤溶酶抗体与纤溶酶进行特异性结合，从而达到分离纯化纤溶酶，同时去除蛇毒中的出血毒素和神经毒。剂量和用法：对急性脑梗死（发病后72小时内）第1～3天每次300 U加入5％葡萄糖注射液或0.9％氯化钠注射液250 mL中静脉滴注，第4～14天每次100～300 U。

5.安康乐得

安康乐得是马来西亚一种蝮蛇毒液的提纯物，是一种蛋白水解酶，能迅速有效地降低血纤维蛋白原，并可裂解纤维蛋白肽A，导致低纤维蛋白血症。剂量和用法：2～5 AU/kg，溶于250～500 mL 0.9％氯化钠注射液中，6～8小时静脉滴注完，每天1次，连用7天。

《中国脑血管病防治指南》建议：①脑梗死早期（特别是12小时以内）可选用降纤治疗，高纤维蛋白血症更应积极降纤治疗。②应严格掌握适应证和禁忌证。

(三)抗血小板聚集药治疗

抗血小板聚集药又称血小板功能抑制剂。随着对血栓性疾病发生机制认识的加深,发现血小板在血栓形成中起着重要的作用。近年来,抗血小板聚集药在预防和治疗脑梗死方面越来越引起人们的重视。

抗血小板聚集药主要包括血栓烷 A_2 抑制剂(阿司匹林)、ADP 受体拮抗剂(噻氯匹定、氯吡格雷)、磷酸二酯酶抑制剂(双嘧达莫)、糖蛋白(GP)Ⅱb/Ⅲa 受体拮抗剂和其他抗血小板药物。

1.阿司匹林

阿司匹林是一种强效的血小板聚集抑制剂。阿司匹林抗栓作用的机制,主要是基于对环氧化酶的不可逆性抑制,使血小板内花生四烯酸转化为血栓烷 A_2(TXA_2)受阻,因为 TXA_2 可使血小板聚集和血管平滑肌收缩。在脑梗死发生后,TXA_2 可增加脑血管阻力、促进脑水肿形成。小剂量阿司匹林,可以最大限度地抑制 TXA_2 和最低限度地影响前列环素(PGI_2),从而达到比较理想的效果。国际脑卒中实验协作组和 CAST 协作组两项非盲法随机干预研究表明,脑卒中发病后 48 小时内应用阿司匹林是安全有效的。

阿司匹林预防和治疗缺血性脑卒中效果的不恒定,可能与用药剂量有关。有些研究者认为每天给75～325 mg最为合适。有学者分别给患者口服阿司匹林每天 50 mg、100 mg、325 mg 和1 000 mg,进行比较,发现 50 mg/d 即可完全抑制 TXA_2 生成,出血时间从5.03分钟延长到6.96分钟,100 mg/d 出血时间7.78分钟,但 1 000 mg/d 反而缩减至 6.88 分钟。也有人观察到口服阿司匹林 45 mg/d,尿内 TXA_2 代谢产物能被抑制 95%,而尿内 PGI_2 代谢产物基本不受影响;每天 100 mg,则尿内 TXA_2 代谢产物完全被抑制,而尿内 PGI_2 代谢产物保持基线的 25%～40%;若用 1 000 mg/d,则上述两项代谢产物完全被抑制。根据以上实验结果和临床体会提示,阿司匹林每天 100～150 mg 最为合适,既能达到预防和治疗的目的,又能避免发生不良反应。

《中国脑血管病防治指南》建议:①多数无禁忌证的未溶栓患者,应在脑卒中后尽早(最好48 小时内)开始使用阿司匹林。②溶栓患者应在溶栓 24 小时后,使用阿司匹林,或阿司匹林与双嘧达莫缓释剂的复合制剂。③阿司匹林的推荐剂量为 150～300 mg/d,分2 次服用,2～4 周后改为预防剂量(50～150 mg/d)。

2.氯吡格雷

由于噻氯匹定有明显的不良反应,已基本被淘汰,被第 2 代 ADP 受体拮抗剂氯吡格雷所取代。氯吡格雷和噻氯匹定一样对 ADP 诱导的血小板聚集有较强的抑制作用,对花生四烯酸、胶原、凝血酶、肾上腺素和血小板活化因子诱导的血小板聚集也有一定的抑制作用。与阿司匹林不同的是,它们对 ADP 诱导的血小板第Ⅰ相和第Ⅱ相的聚集均有抑制作用,且有一定的解聚作用。它还可以与红细胞膜结合,降低红细胞在低渗溶液中的溶解倾向,改变红细胞的变形能力。

氯吡格雷和阿司匹林均可作为治疗缺血性脑卒中的一线药物,多项研究都说明氯吡格雷的效果优于阿司匹林。氯吡格雷与阿司匹林合用防治缺血性脑卒中,比单用效果更好。氯吡格雷可用于预防颈动脉粥样硬化高危患者急性缺血事件。有文献报道 23 例颈动脉狭窄患者,在颈动脉支架置入术前常规服用阿司匹林 100 mg/d,介入治疗前晚给予负荷剂量氯吡格雷 300 mg,术后服用氯吡格雷 75 mg/d,3 个月后经颈动脉彩超发现,新生血管内皮已完全覆盖支架,无血管闭塞和支架内再狭窄。

氯吡格雷的使用剂量为每次 50～75 mg,每天 1 次。它的不良反应与阿司匹林比较,发生胃肠道出血的风险明显降低,发生腹泻和皮疹的风险略有增加,但明显低于噻氯匹定。主要不良反应有头昏、头胀、恶心、腹泻,偶有出血倾向。氯吡格雷禁用于对本品过敏者及近期有活动性出血者。

3.双嘧达莫

双嘧达莫通过抑制磷酸二酯酶活性,阻止环腺苷酸(cAMP)的降解,提高血小板 cAMP 的水平,具有抗血小板黏附聚集的能力。双嘧达莫已作为预防和治疗冠心病、心绞痛的药物,而用于防治缺血性脑卒中的效果仍有争议。欧洲脑卒中预防研究(ESPS)大宗 RCT 研究认为双嘧达莫与阿司匹林联合防治缺血性脑卒中,疗效是单用阿司匹林或双嘧达莫的 2 倍,并不会导致更多的出血不良反应。

美国 FDA 最近批准了阿司匹林和双嘧达莫复方制剂用于预防脑卒中。这一复方制剂每片含阿司匹林 50 mg 和缓释双嘧达莫 400 mg。一项单中心大规模随机试验发现,与单用小剂量阿司匹林比较,这种复方制剂可使脑卒中发生率降低 22%,但这项资料的价值仍有争论。

双嘧达莫的不良反应轻而短暂,长期服用可有头痛、头晕、呕吐、腹泻、面红、皮疹和皮肤瘙痒等。

4.血小板糖蛋白(glycoprotein,GP)Ⅱb/Ⅲa受体拮抗剂

GPⅡb/Ⅲa受体拮抗剂是一种新型抗血小板药,其通过阻断 GPⅡb/Ⅲa受体与纤维蛋白原配体的特异性结合,有效抑制各种血小板激活剂诱导的血小板聚集,进而防止血栓形成。GPⅡb/Ⅲa受体是一种血小板膜蛋白,是血小板活化和聚集反应的最后通路。GPⅡb/Ⅲa受体拮抗剂能完全抑制血小板聚集反应,是作用最强的抗血小板药。

GPⅡb/Ⅲa受体拮抗剂分 3 类,即抗体类如阿昔单抗、肽类如依替巴肽和非肽类如替罗非班。这 3 种药物均获美国 FDA 批准应用。

该药还能抑制动脉粥样硬化斑块的其他成分,对预防动脉粥样硬化和修复受损血管壁起重要作用。GPⅡb/Ⅲa受体拮抗剂在缺血性脑卒中二级预防中的剂量、给药途径、时间、监护措施以及安全性等目前仍在探讨之中。

有报道对于阿替普酶(rt-PA)溶栓和球囊血管成形术机械溶栓无效的大血管闭塞和急性缺血性脑卒中患者,GPⅡb/Ⅲa受体拮抗剂能够提高治疗效果。阿昔单抗的抗原性虽已减低,但仍有部分患者可引起变态反应。

5.西洛他唑

西洛他唑可抑制磷酸二酯酶(PDE),特别是 PDEⅢ,提高 cAMP 水平,从而起到扩张血管和抗血小板聚集的作用,常用剂量为每次 50~100 mg,每天 2 次。

为了检测西洛他唑对颅内动脉狭窄进展的影响,Kwan 进行了一项多中心双盲随机与安慰剂对照研究,将 135 例大脑中动脉 M1 段或基底动脉狭窄有急性症状者随机分为两组,一组接受西洛他唑 200 mg/d 治疗,另一组给予安慰剂治疗,所有患者均口服阿司匹林 100 mg/d,在进入试验和 6 个月后分别做 MRA 和 TCD 对颅内动脉狭窄程度进行评价。主要转归指标为 MRA上有症状颅内动脉狭窄的进展,次要转归指标为临床事件和 TCD 的狭窄进展。西洛他唑组,45 例有症状颅内动脉狭窄者中有 3 例(6.7%)进展、11 例(24.4%)缓解;而安慰剂组 15 例(28.8%)进展、8 例(15.4%)缓解,两组差异有显著性意义。

有症状颅内动脉狭窄是一个动态变化的过程,西洛他唑有可能防止颅内动脉狭窄的进展。西洛他唑的不良反应可有皮疹、头晕、头痛、心悸、恶心、呕吐,偶有消化道出血、尿路出血等。

6.三氟柳

三氟柳的抗血栓形成作用是通过干扰血小板聚集的多种途径实现的,如不可逆性抑制环氧化酶(CoX)和阻断血栓素 A_2(TXA_2)的形成。三氟柳抑制内皮细胞 CoX 的作用极弱,不影响前列腺素合成。另外,三氟柳及其代谢产物 2-羟基-4-三氟甲基苯甲酸可抑制磷酸二酯酶,增加血小板和内皮细胞内 cAMP 的浓度,增强血小板的抗聚集效应,该药应用于人体时不会延长出血时间。

有研究将 2 113 例 TIA 或脑卒中患者随机分组,进行三氟柳(600 mg/d)或阿司匹林(325 mg/d)治疗,平均随访 30.1 个月,主要转归指标为非致死性缺血性脑卒中、非致死性心肌梗死和血管性疾病死亡的联合终点,结果两组联合终点发生率、各个终点事件发生率和存活率均无明显差异,三氟柳组出血性事件发生率明显低于阿司匹林组。

7.沙格雷酯(Sarpogrelate)

沙格雷酯是 5-HT$_2$ 受体阻滞剂,具有抑制由 5-HT 增强的血小板聚集作用和由 5-HT 引起的血管收缩的作用,增加被减少的侧支循环血流量,改善周围循环障碍等。口服沙格雷酯后 1～5 小时即有抑制血小板的聚集作用,可持续 4～6 小时。口服每次 100 mg,每天 3 次。不良反应较少,可有皮疹、恶心、呕吐和胃部灼热感等。

8.曲克芦丁

曲克芦丁能抑制血小板聚集,防止血栓形成,同时能对抗 5-HT、缓激肽引起的血管损伤,增加毛细血管抵抗力,降低毛细血管通透性等。每次 200 mg,每天 3 次,口服;或每次 400～600 mg 加入 5％葡萄糖注射液或 0.9％氯化钠注射液 250～500 mL 中静脉滴注,每天 1 次,可连用 15～30 天。不良反应较少,偶有恶心和便秘。

(四)扩血管治疗

扩张血管药目前仍然是广泛应用的药物,但脑梗死急性期不宜使用,因为脑梗死病灶后的血管处于血管麻痹状态,此时应用血管扩张药,能扩张正常血管,对病灶区的血管不但不能扩张,还要从病灶区盗血,称"偷漏现象"。因此,血管扩张药应在脑梗死发病 2 周后才应用。常用的扩张血管药有以下几种。

1.丁苯酞

丁苯酞每次 200 mg,每天 3 次,口服。偶见恶心,腹部不适,有严重出血倾向者忌用。

2.倍他司汀

倍他司汀每次 20 mg 加入 5％葡萄糖注射液 500 mL 中静脉滴注,每天 1 次,连用 10～15 天;或每次 8 mg,每天 3 次,口服。有些患者会出现恶心、呕吐和皮疹等不良反应。

3.盐酸法舒地尔注射液

盐酸法舒地尔注射液每次 60 mg(2 支)加入 5％葡萄糖注射液或 0.9％氯化钠注射液 250 mL 中静脉滴注,每天 1 次,连用 10～14 天。可有一过性颜面潮红、低血压和皮疹等不良反应。

4.丁咯地尔

丁咯地尔每次 200 mg 加入 5％葡萄糖注射液或 0.9％氯化钠注射液 250～500 mL 中,缓慢静脉滴注,每天 1 次,连用 10～14 天。可有头痛、头晕、肠胃道不适等不良反应。

5.银杏达莫注射液

银杏达莫注射液每次 20 mL 加入 5％葡萄糖注射液或 0.9％氯化钠注射液 500 mL 中静脉

滴注,每天 1 次,可连用14 天。偶有头痛、头晕、恶心等不良反应。

6.葛根素注射液

葛根素注射液每次 500 mg 加入 5%葡萄糖注射液或 0.9%氯化钠注射液 500 mL 中静脉滴注,每天 1 次,连用14 天。少数患者可出现皮肤瘙痒、头痛、头昏、皮疹等不良反应,停药后可自行消失。

7.灯盏花素注射液

灯盏花素注射液每次 20 mL(含灯盏花乙素 50 g)加入 5%葡萄糖注射液或 0.9%氯化钠注射液 250 mL 中静脉滴注,每天 1 次,连用 14 天。偶有头痛、头昏等不良反应。

(五)钙通道阻滞剂治疗

钙通道阻滞剂是继 β 受体阻滞剂之后,脑血管疾病治疗中最重要的进展之一。正常时细胞内钙离子浓度为 10^{-9} mol/L,细胞外钙离子浓度比细胞内高 10 000 倍。在病理情况下,钙离子迅速内流到细胞内,使原有的细胞内外钙离子平衡破坏,结果造成:①由于血管平滑肌细胞内钙离子增多,导致血管痉挛,加重缺血、缺氧。②由于大量钙离子激活 ATP 酶,使 ATP 酶加速消耗,结果细胞内能量不足,多种代谢无法维持。③由于大量钙离子破坏了细胞膜的稳定性,使许多有害物质释放出来。④由于神经细胞内钙离子陡增,可加速已经衰竭的细胞死亡。使用钙通道阻滞剂的目的在于阻止钙离子内流到细胞内,阻断上述病理过程。

钙通道阻滞剂改善脑缺血和解除脑血管痉挛的机制可能是:①解除缺血灶中的血管痉挛。②抑制肾上腺素能受体介导的血管收缩,增加脑组织葡萄糖利用率,继而增加脑血流量。③有梗死的半球内血液重新分布,缺血区脑血流量增加,高血流区血流量减少,对临界区脑组织有保护作用。几种常用的钙通道阻滞剂介绍如下。

1.尼莫地平

尼莫地平为选择性扩张脑血管作用最强的钙通道阻滞剂。口服,每次 40 mg,每天 3～4 次。注射液,每次24 mg,溶于 5%葡萄糖注射液 1 500 mL 中静脉滴注,开始注射时,1 mg/h,若患者能耐受,1 小时后增至2 mg/h,每天 1 次,连续用药 10 天,以后改用口服。德国 Bayer 药厂生产的尼莫同(Nimotop),每次口服30～60 mg,每天 3 次,可连用 1 个月。注射液开始 2 小时可按照0.5 mg/h 静脉滴注,如果耐受性良好,尤其血压无明显下降时,可增至 1 mg/h,连用 7～10 天后改为口服。该药规格为尼莫同注射液 50 mL 含尼莫地平 10 mg,一般每天静脉滴注 10 mg。不良反应比较轻微,口服时可有一过性消化道不适、头晕、嗜睡和皮肤瘙痒等。静脉给药可有血压下降(尤其是治疗前有高血压者)、头痛、头晕、皮肤潮红、多汗、心率减慢或心率加快等。

2.尼卡地平

尼卡地平对脑血管的扩张作用强于外周血管的作用。每次口服 20 mg,每天 3～4 次,连用1～2 个月。可有胃肠道不适、皮肤潮红等不良反应。

3.氟桂利嗪

氟桂利嗪每次 5～10 mg,睡前服。有嗜睡、乏力等不良反应。

4.桂利嗪

桂利嗪每次口服 25 mg,每天 3 次。有嗜睡、乏力等不良反应。

(六)防治脑水肿

大面积脑梗死、出血性梗死的患者多有脑水肿,应给予降低颅压处理,如床头抬高 30°角,避免有害刺激、解除疼痛、适当吸氧和恢复正常体温等基本处理;有条件行颅内压测定者,脑灌注压应保持在 9.3 kPa(70 mmHg)以上;避免使用低渗和含糖溶液,如脑水肿明显者应快速给予降颅压处理。

1.甘露醇

甘露醇对缩小脑梗死面积与减轻病残有一定的作用。甘露醇除降低颅内压外,还可降低血液黏度、增加红细胞变形性、减少红细胞聚集、减少脑血管阻力、增加灌注压、提高灌注量、改善脑的微循环。同时,还可提高心排血量。每次 125~250 mL 静脉滴注,6 小时 1 次,连用 7~10 天。甘露醇治疗脑水肿疗效快、效果好。不良反应:降颅压有反跳现象,可能引起心力衰竭、肾功能损害、电解质紊乱等。

2.复方甘油注射液

复方甘油注射液能选择性脱出脑组织中的水分,可减轻脑水肿;在体内参加三羧酸循环代谢后转换成能量,供给脑组织,增加脑血流量,改善脑循环,因而有利于脑缺血病灶的恢复。每天 500 mL 静脉滴注,每天2次,可连用 15~30 天。静脉滴注速度应控制在 2 mL/min,以免发生溶血反应。由于要控制静脉滴速,并不能用于急救。有大面积脑梗死的患者,有明显脑水肿甚至发生脑疝,一定要应用足量的甘露醇,或甘露醇与复方甘油同时或交替用药,这样可以维持恒定的降颅压作用和减少甘露醇的用量,从而减少甘露醇的不良反应。

3.七叶皂苷钠注射液

七叶皂苷钠注射液有抗渗出、消水肿、增加静脉张力、改善微循环和促进脑功能恢复的作用。每次 25 mg 加入 5%葡萄糖注射液或 0.9%氯化钠注射液 250~500 mL 中静脉滴注,每天 1 次,连用 10~14 天。

4.手术减压治疗

手术减压治疗主要适用于恶性大脑中动脉(MCA)梗死和小脑梗死。

(七)提高血氧和辅助循环

高压氧是有价值的辅助疗法,在脑梗死的急性期和恢复期都有治疗作用。最近研究提示,脑广泛缺血后,纠正脑的乳酸中毒或脑代谢产物积聚,可恢复神经功能。高压氧向脑缺血区域弥散,可使这些区域的细胞在恢复正常灌注前得以生存,从而减轻缺血缺氧后引起的病理改变,保护受损的脑组织。

(八)神经细胞活化剂

据一些药物实验研究报告,这类药物有一定的营养神经细胞和促进神经细胞活化的作用,但确切的效果,尚待进一步大宗临床验证和评价。

1.胞磷胆碱

胞磷胆碱参与体内卵磷脂的合成,有改善脑细胞代谢的作用和促进意识的恢复。每次 750 mg加入 5%葡萄糖注射液 250 mL 中静脉滴注,每天 1 次,连用 15~30 天。

2.三磷酸胞苷二钠

三磷酸胞苷二钠主要药效成分是三磷酸胞苷,该物质不仅能直接参与磷脂与核酸的合成,而且还间接参与磷脂与核酸合成过程中的能量代谢,有神经营养、调节物质代谢和抗血管硬化的作用。每次 60~120 mg 加入 5%葡萄糖注射液 250 mL 中静脉滴注,每天 1 次,可连用10~14 天。

3.小牛血去蛋白提取物

小牛血去蛋白提取物是一种小分子肽、核苷酸和寡糖类物质,不含蛋白质和致热原。其可促进细胞对氧和葡萄糖的摄取和利用,使葡萄糖的无氧代谢转向为有氧代谢,使能量物质生成增多,延长细胞生存时间,促进组织细胞代谢、功能恢复和组织修复。每次 1 200～1 600 mg 加入 5％葡萄糖注射液 500 mL 中静脉滴注,每天 1 次,可连用 15～30 天。

4.依达拉奉

依达拉奉是一种自由基清除剂,有抑制脂自由基的生成、抑制细胞膜脂质过氧化连锁反应及抑制自由基介导的蛋白质、核酸不可逆的破坏作用,是一种脑保护药物。每次 30 mg 加入 5％葡萄糖注射液 250 mL 中静脉滴注,每天 2 次,连用 14 天。

(九)其他内科治疗

1.调节和稳定血压

急性脑梗死患者的血压检测和治疗是一个存在争议的领域。因为血压偏低会减少脑血流灌注,加重脑梗死。在急性期,患者会出现不同程度的血压升高。原因是多方面的,如脑卒中后的应激反应、膀胱充盈、疼痛及机体对脑缺氧和颅内压升高的代偿反应等,且其升高的程度与脑梗死病灶大小和部位、疾病前是否患高血压有关。脑梗死早期的高血压处理取决于血压升高的程度及患者的整体情况。美国脑卒中学会(ASA)和欧洲脑卒中促进会(EUSI)都赞同:收缩压超过 29.3 kPa(220 mmHg)或舒张压超过 16.0 kPa(120 mmHg)以上,则应给予谨慎缓慢降压治疗,并严密观察血压变化,防止血压降得过低。然而有一些脑血管治疗中心,主张只有在出现下列情况才考虑降压治疗,如合并夹层动脉瘤、肾衰竭、心脏衰竭及高血压脑病时。但在溶栓治疗时,需及时降压治疗,应避免收缩压＞24.7 kPa(185 mmHg),以防止继发性出血。降压推荐使用微输液泵静脉注射硝普钠,可迅速、平稳地降低血压至所需水平,也可用乌拉地尔、卡维地洛等。血压过低对脑梗死不利,应适当提高血压。

2.控制血糖

糖尿病是脑卒中的危险因素之一,并可加重急性脑梗死和局灶性缺血再灌注损伤。欧洲脑卒中组织(ESO)《缺血性脑卒中和短暂性脑缺血发作处理指南》[欧洲脑卒中促进会(EUSI),2008 年]指出,已证实急性脑卒中后高血糖与大面积脑梗死、皮质受累及其功能转归不良有关,但积极降低血糖能否改善患者的临床转归,尚缺乏足够证据。如果过去没有糖尿病史,只是急性脑卒中后血糖应激性升高,则不必应用降糖措施,只需输液中尽量不用葡萄糖注射液似可降低血糖水平;有糖尿病史的患者必须同时应用降糖药适当控制高血糖;血糖超过 10 mmol/L(180 mg/dL)时需降糖处理。

3.心脏疾病的防治

对并发心脏疾病的患者要采取相应防治措施,如果要应用甘露醇脱水治疗,则必须加用呋塞米以减少心脏负荷。

4.防治感染

对有吞咽困难或意识障碍的脑梗死患者,常常容易合并肺部感染,应给予相应抗生素和止咳化痰药物,必要时行气管切开,有利吸痰。

5.保证营养和水、电解质的平衡

特别是对有吞咽困难和意识障碍的患者,应采用鼻饲,保证营养、水与电解质的补充。

6.体温管理

在实验室脑卒中模型中,发热与脑梗死体积增大和转归不良有关。体温升高可能是中枢性高热或继发感染的结果,均与临床转归不良有关。应积极迅速找出感染灶并予以适当治疗,并可使用乙酰氨基酚进行退热治疗。

(十)康复治疗

脑梗死患者只要生命体征稳定,应尽早开始康复治疗,主要目的是促进神经功能的恢复。早期进行瘫痪肢体的功能锻炼和语言训练,防止关节挛缩和足下垂,可采用针灸、按摩、理疗和被动运动等措施。

九、预后与预防

(一)预后

(1)如果得到及时的治疗,特别是能及时在卒中单元获得早期溶栓疗法等系统规范的中西医结合治疗,可提高疗效,减少致残率,30％～50％以上的患者能自理生活,甚至恢复工作能力。

(2)脑梗死国外病死率为6.9％～20％,其中颈内动脉系梗死为17％,椎-基底动脉系梗死为18％。秦震等观察随访经CT证实的脑梗死1～7年的预后,发现:①累计生存率,6个月为96.8％,12个月为91％,2年为81.7％,3年为81.7％,4年为76.5％,5年为76.5％,6年为71％,7年为71％。急性期病死率为22.3％,其中颈内动脉系22％,椎-基底动脉系25％。意识障碍、肢体瘫痪和继发肺部感染是影响预后的主要因素。②累计病死率在开始半年内迅速上升,一年半达高峰。说明发病后一年半不能恢复自理者,继续恢复的可能性较小。

(二)预防

1.一级预防

一级预防是指发病前的预防,即通过早期改变不健康的生活方式,积极主动地控制危险因素,从而达到使脑血管疾病不发生或发病年龄推迟的目的。从流行病学角度看,只有一级预防才能降低人群发病率,所以对于病死率及致残率很高的脑血管疾病来说,重视并加强开展一级预防的意义远远大于二级预防。

对血栓形成性脑梗死的危险因素及其干预管理有下述几方面:服用降血压药物,有效控制高血压,防治心脏病,冠心病患者应服用小剂量阿司匹林,定期监测血糖和血脂,合理饮食和应用降糖药物和降脂药物,不抽烟、不酗酒,对动脉狭窄患者及无症状颈内动脉狭窄患者一般不推荐手术治疗或血管内介入治疗,对重度颈动脉狭窄(≥70％)的患者在有条件的医院可以考虑行颈动脉内膜切除术或血管内介入治疗。

2.二级预防

急性脑血管病首次发病后应尽早开展二级预防工作,可预防或降低再次发生率。二级预防有下述几个方面:要对第1次发病机制正确评估,管理和控制血压、血糖、血脂和心脏病,应用抗血小板聚集药物,颈内动脉狭窄的干预同一级预防,有效降低同型半胱氨酸水平等。

(王建忠)

第十四节　腔隙性脑梗死的西医治疗

腔隙性脑梗死是指大脑半球深部白质和脑干等中线部位,由直径为100～400 μm的穿支动脉血管闭塞导致的脑梗死。所引起的病灶为0.5～15.0 mm³的梗死灶。大多由大脑前动脉、大脑中动脉、前脉络膜动脉和基底动脉的穿支动脉闭塞所引起。脑深部穿动脉闭塞导致相应灌注区脑组织缺血、坏死、液化,由吞噬细胞将该处组织移走而形成小腔隙。好发于基底节、丘脑、内囊和脑桥的大脑皮质贯通动脉供血区。反复发生多个腔隙性脑梗死,称多发性腔隙性脑梗死。临床引起相应的综合征,常见的有纯运动性轻偏瘫、纯感觉性卒中、构音障碍-手笨拙综合征、共济失调性轻偏瘫和感觉运动性卒中。高血压和糖尿病是主要原因,特别是高血压尤为重要。腔隙性脑梗死占脑梗死的 20%～30%。

一、病因

真正的病因和发病机制尚未完全清楚,但与下列因素有关。

(一)高血压

长期高血压作用于小动脉及微小动脉壁,致脂质透明变性,管腔闭塞,产生腔隙性病变。舒张压增高是多发性腔隙性脑梗死的常见原因。

(二)糖尿病

糖尿病时血浆低密度脂蛋白及极低密度脂蛋白的浓度增高,引起脂质代谢障碍,促进胆固醇合成,从而加速、加重动脉硬化的形成。

(三)微栓子(无动脉病变)

各种类型小栓子阻塞小动脉导致腔隙性脑梗死,如胆固醇、红细胞增多症、纤维蛋白等。

(四)血液成分异常

血液成分异常如红细胞增多症、血小板增多症和高凝状态,也可导致发病。

二、发病机制

腔隙性脑梗死的发病机制还不完全清楚。微小动脉粥样硬化被认为是症状性腔隙性脑梗死常见的发病机制。在慢性高血压患者中,在粥样硬化斑为 $100～400\ \mu m$ 的小动脉中,也能发现动脉狭窄和闭塞。颈动脉粥样斑块,尤其是多发性斑块,可能会导致腔隙性脑梗死;脑深部穿动脉闭塞,导致相应灌注区脑组织缺血、坏死,由吞噬细胞将该处脑组织移走,遗留小腔,因而导致该部位神经功能缺损。

三、病理

腔隙性脑梗死灶呈不规则圆形、卵圆形或狭长形。累及管径在 $100～400\ \mu m$ 的穿动脉,梗死部位主要在基底节(特别是壳核和丘脑)、内囊和脑桥的白质。大多数腔隙性脑梗死位于豆纹动脉分支、大脑后动脉的丘脑深穿支和基底动脉的旁中央支供血区。阻塞常发生在深穿支的前半部分,因而梗死灶均较小,大多数直径为 $0.2～15\ mm$。病变血管可见透明变性、玻璃样脂肪变、玻璃样小动脉坏死、血管壁坏死和小动脉硬化等。

四、临床表现

本病常见于 40～60 岁以上的中老年人。腔隙性脑梗死患者中高血压的发病率约为 75%,糖尿病的发病率为 25%～35%,有 TIA 史者约有 20%。

(一)症状和体征

临床症状一般较轻,体征单一,一般无头痛、颅内高压症状和意识障碍。由于病灶小,又常位于脑的静区,故许多腔隙性脑梗死在临床上无症状。

(二)临床综合征

Fisher 根据病因、病理和临床表现,归纳为 21 种综合征,常见的有以下几种。

1.纯运动性轻偏瘫(pure motor hemiparesis,PMH)

PMH 最常见,约占 60%,有病灶对侧轻偏瘫,而不伴失语、感觉障碍和视野缺损,病灶多在内囊和脑干。

2.纯感觉性卒中(pure sensory stroke,PSS)

PSS 约占 10%,表现为病灶对侧偏身感觉障碍,也可伴有感觉异常,如麻木、烧灼和刺痛感。病灶在丘脑腹后外侧核或内囊后肢。

3.构音障碍-手笨拙综合征(dysarthric-clumsy hand syndrome,DCHS)

DCHS 约占 20%,表现为构音障碍、吞咽困难,病灶对侧轻度中枢性面、舌瘫,手的精细运动欠灵活,指鼻试验欠稳。病灶在脑桥基底部或内囊前肢及膝部。

4.共济失调性轻偏瘫(ataxic-hemiparesis,AH)

AH 病灶同侧共济失调和病灶对侧轻偏瘫,下肢重于上肢,伴有锥体束征。病灶多在放射冠汇集至内囊处,或脑桥基底部皮质脑桥束受损所致。

5.感觉运动性卒中(sensorimotor stroke,SMS)

SMS 少见,以偏身感觉障碍起病,再出现轻偏瘫,病灶位于丘脑腹后核及邻近内囊后肢。

6.腔隙状态

腔隙状态由 Marie 提出,由于多次腔隙性脑梗死后,有进行性加重的偏瘫、严重的精神障碍、痴呆、平衡障碍、二便失禁、假性延髓性麻痹、双侧锥体束征和类帕金森综合征等。近年,由于有效控制血压及治疗的进步,现在已很少见。

五、辅助检查

(一)神经影像学检查

1.颅脑 CT

非增强 CT 扫描显示为基底节区或丘脑呈卵圆形低密度灶,边界清楚,直径为 10～15 mm。由于病灶小,占位效应轻微,一般仅为相邻脑室局部受压,多无中线移位,梗死密度随时间逐渐减低,4 周后接近脑脊液密度,并出现萎缩性改变。增强扫描于梗死后 3 天至 1 个月可能发生均一或斑块性强化,以 2～3 周明显,待达到脑脊液密度时,则不再强化。

2.颅脑 MRI

MRI 显示比 CT 优越,尤其是对脑桥的腔隙性脑梗死和新旧腔隙性脑梗死的鉴别有意义,增强后能提高阳性率。颅脑 MRI 检查在 T_2W 像上显示高信号,是小动脉阻塞后新的或陈旧的病灶。T_1WI 和 T_2WI 分别表现为低信号和高信号斑点状或斑片状病灶,呈圆形、椭圆形或裂隙形,最大直径常为数毫米,一般不超过 1 cm。急性期 T_1WI 的低信号和 T_2WI 的高信号,常不及慢性期明显,由于水肿的存在,使病灶看起来常大于实际梗死灶。注射造影剂后,T_1WI 急性期、亚急性期和慢性期病灶显示增强,呈椭圆形、圆形,也可呈环形。

3.CT 血管成像(CTA)、磁共振血管成像(MRA)

CTA、MRA 了解颈内动脉有无狭窄及闭塞程度。

(二)超声检查

经颅多普勒超声(TCD)了解颈内动脉狭窄及闭塞程度。三维B超检查,了解颈内动脉粥样硬化斑块的大小和厚度。

(三)血液学检查

血液学检查了解有无糖尿病和高脂血症等。

六、诊断

(1)中老年人发病,多数患者有高血压病史,部分患者有糖尿病史或 TIA 史。

(2)急性或亚急性起病,症状比较轻,体征比较单一。

(3)临床表现符合 Fisher 描述的常见综合征之一。

(4)颅脑 CT 或 MRI 发现与临床神经功能缺损一致的病灶。

(5)预后较好,恢复较快,大多数患者不遗留后遗症状和体征。

七、鉴别诊断

(一)小量脑出血

小量脑出血均为中老年发病,有高血压和急起的偏瘫和偏身感觉障碍。但小量脑出血头颅 CT 显示高密度灶即可鉴别。

(二)脑囊虫病

CT 均表现为低信号病灶。但是,脑囊虫病 CT 呈多灶性、小灶性和混合灶性病灶,临床表现常有头痛和癫痫发作,血和脑脊液囊虫抗体阳性,可供鉴别。

八、治疗

(一)抗血小板聚集药物

抗血小板聚集药物是预防和治疗腔隙性脑梗死的有效药物。

1.肠溶阿司匹林(或拜阿司匹林)

肠溶阿司匹林每次 100 mg,每天 1 次,口服,可连用 6～12 个月。

2.氯吡格雷

氯吡格雷每次 50～75 mg,每天 1 次,口服,可连用半年。

3.西洛他唑

西洛他唑每次 50～100 mg,每天 2 次,口服。

4.曲克芦丁

曲克芦丁每次 200 mg,每天 3 次,口服;或每次 400～600 mg 加入 5％葡萄糖注射液或0.9％氯化钠注射液500 mL中静脉滴注,每天 1 次,可连用 20 天。

(二)钙通道阻滞剂

1.氟桂利嗪

氟桂利嗪每次 5～10 mg,睡前口服。

2.尼莫地平

尼莫地平每次 20～30 mg,每天 3 次,口服。

3.尼卡地平

尼卡地平每次 20 mg,每天 3 次,口服。

(三)血管扩张药

1.丁苯酞

丁苯酞每次 200 mg,每天 3 次,口服。偶见恶心、腹部不适,有严重出血倾向者忌用。

2.丁咯地尔

丁咯地尔每次 200 mg 加入 5％葡萄糖注射液或 0.9％氯化钠注射液 250 mL 中静脉滴注,每天 1 次,连用 10～14 天;或每次 200 mg,每天 3 次,口服。可有头痛、头晕和恶心等不良反应。

3.倍他司汀

倍他司汀每次 6～12 mg,每天 3 次,口服。可有恶心、呕吐等不良反应。

(四)内科病的处理

有效控制高血压、糖尿病、高脂血症等,坚持药物治疗,定期检查血压、血糖、血脂、心电图和有关血液流变学指标。

九、预后与预防

(一)预后

Marie 和 Fisher 认为腔隙性脑梗死一般预后良好,下述几种情况影响本病的预后。

(1)梗死灶的部位和大小,如腔隙性脑梗死发生在脑的重要部位——脑桥和丘脑,以及大的和多发性腔隙性脑梗死者预后不良。

(2)有反复 TIA 发作,有高血压、糖尿病和严重心脏病(缺血性心脏病、心房颤动和心脏瓣膜病等),症状没有得到很好控制者预后不良。据报道,1 年内腔隙性脑梗死的复发率为 10％～18％;腔隙性脑梗死,特别是多发性腔隙性脑梗死半年后约有 23％的患者发展为血管性痴呆。

(二)预防

控制高血压、防治糖尿病和 TIA 是预防腔隙性脑梗死发生和复发的关键。

(1)积极处理危险因素。①血压的调控:长期高血压是腔隙性脑梗死主要的危险因素之一。在降血压药物方面无统一规定应用的药物。选用降血压药物的原则是既要有效和持久的降低血压,又不至于影响重要器官的血流量。可选用钙离子通道阻滞剂,如硝苯地平缓释片,每次 20 mg,每天 2 次,口服;或尼莫地平,每次 30 mg,每天 1 次,口服。也可选用血管紧张素转换酶抑制剂(ACEI),如卡托普利,每次 12.5～25 mg,每天 3 次,口服;或贝拉普利,每次 5～10 mg,每天 1 次,口服。②调控血糖:糖尿病也是腔隙性脑梗死主要的危险因素之一。要积极控制血糖,注意饮食与休息。③调控高血脂:可选用辛伐他汀(Simvastatin),每次 10～20 mg,每天 1 次,口服;或洛伐他汀(Lovastatin),每次 20～40 mg,每天 1～2 次,口服。④积极防治心脏病:要减轻心脏负荷,避免或慎用增加心脏负荷的药物,注意补液速度及补液量;对有心肌缺血、心肌梗死者应在心血管内科医师的协助下进行药物治疗。

(2)可以较长时期应用抗血小板聚集药物,如阿司匹林、氯吡格雷和中药活血化瘀药物。

(3)生活规律,心情舒畅,饮食清淡,适宜的体育锻炼。

(王建忠)

第十五节　颈动脉粥样硬化的西医治疗

颈动脉粥样硬化是指双侧颈总动脉、颈总动脉分叉处及颈内动脉颅外段的管壁僵硬,内膜-中层增厚(IMT),内膜下脂质沉积,斑块形成以及管腔狭窄,最终可导致脑缺血性损害。

颈动脉粥样硬化与种族有关,白种男性老年人颈动脉粥样硬化的发病率最高,在美国约35%的缺血性脑血管病由颈动脉粥样硬化引起,因此对颈动脉粥样硬化的防治一直是西方国家研究的热点,如北美症状性颈动脉内膜切除试验(NASCET)和欧洲颈动脉外科试验(ECST)。我国对颈动脉粥样硬化的研究起步较晚,目前尚缺乏像 NASCET 和 EC-ST 等大宗试验数据,但随着诊断技术的发展,如高分辨率颈部双功超声、磁共振血管造影和 TCD 等的应用,人们对颈动脉粥样硬化在脑血管疾病中重要性的认识已明显提高,我国现已开展颈动脉内膜剥脱术及经皮血管内支架形成等治疗。

颈动脉粥样硬化的危险因素与一般动脉粥样硬化相似,如高血压、糖尿病、高血脂、吸烟、肥胖等。颈动脉粥样硬化引起脑缺血的机制有两点:①动脉-动脉栓塞,栓子可以是粥样斑块基础上形成的附壁血栓脱落,或斑块本身破裂脱落;②血流动力学障碍。人们一直以为血流动力学障碍是颈动脉粥样硬化引起脑缺血的主要发病机制,因此把高度颈动脉狭窄(>70%)作为防治的重点,如采用颅外-颅内分流术以改善远端供血,但结果并未能降低同侧卒中的发病率,原因是颅外-颅内分流术并未能消除栓子源,仅仅是绕道而不是消除颈动脉斑,因此不能预防栓塞性卒中。现已认为,脑缺血的产生与斑块本身的结构和功能状态密切相关,斑块的稳定性较之斑块的体积有更大的临床意义。动脉-动脉栓塞可能是缺血性脑血管病最主要的病因,颈动脉粥样硬化斑块是脑循环动脉源性栓子的重要来源。因此,有必要提高对颈动脉粥样硬化的认识,并在临床工作中加强对颈动脉粥样硬化的防治。

一、临床表现

颈动脉粥样硬化引起的临床症状,主要为短暂过性脑缺血发作(TIA)及脑梗死。

(一)TIA

脑缺血症状多在 2 分钟(<5 分钟)内达高峰,多数持续 2~15 分钟,仅数秒的发作一般不是TIA。TIA 持续时间越长(<24 小时),遗留梗死灶的可能性越大,称为伴一过性体征的脑梗死,不过在治疗上与传统 TIA 并无区别。

1.运动和感觉症状

运动症状包括单侧肢体无力,动作笨拙或瘫痪。感觉症状为对侧肢体麻木和感觉减退。运动和感觉症状往往同时出现,但也可以是纯运动或纯感觉障碍。肢体瘫痪的程度从肌力轻度减退至完全性瘫痪,肢体麻木可无客观的浅感觉减退。如果出现一过性失语,提示优势半球 TIA。

2.视觉症状

一过性单眼黑矇是同侧颈内动脉狭窄较特异的症状,患者常描述为"垂直下沉的阴影",或像"窗帘拉拢"。典型发作持续仅数秒或数分钟,并可反复、刻板发作。若患者有一过性单眼黑矇伴对侧肢体 TIA,则高度提示黑矇侧颈动脉粥样硬化狭窄。

严重颈动脉狭窄可引起一种少见的视觉障碍,当患者暴露在阳光下时,病变同侧单眼失明,在回到较暗环境后数分钟或数小时视力才能逐渐恢复。其发生的机制尚未明。

3.震颤

颈动脉粥样硬化可引起肢体震颤,往往在姿式改变,行走或颈部过伸时出现。这种震颤常发生在肢体远端,单侧,较粗大,且无节律性(3~12 Hz),持续数秒至数分钟,发作时不伴意识改变。脑缺血产生肢体震颤的原因也未明。

4.颈部杂音

颈动脉粥样硬化使动脉部分狭窄,血液出现涡流,用听诊器可听到杂音。下颌角处舒张期杂音高度提示颈动脉狭窄。颈内动脉虹吸段狭窄可出现同侧眼部杂音。但杂音对颈动脉粥样硬化无定性及定位意义,仅 50%～60% 的颈部杂音与颈动脉粥样硬化有关,在 45 岁以上人群中,3%～4% 有无症状颈部杂音。过轻或过重的狭窄由于不能形成涡流,因此常无杂音。当一侧颈动脉高度狭窄或闭塞时,病变对侧也可出现杂音。

(二)脑梗死

颈动脉粥样硬化可引起脑梗死,出现持久性的神经功能缺失,在头颅 CT、MRI 扫描可显示大脑中动脉和大脑前动脉供血区基底节及皮质下梗死灶,梗死灶部位与临床表现相符。与其他病因所致的脑梗死不同,颈动脉粥样硬化引起的脑梗死常先有 TIA,可呈阶梯状发病。

二、诊断

(一)超声检查

超声检查可评价早期颈动脉粥样硬化及病变的进展程度,是一种方便、常用的方法。国外近 70% 的颈动脉粥样硬化患者经超声检查即可确诊。在超声检查中应用较多的是双功能超声(Dus)。Dus 是多普勒血流超声与显像超声相结合,能反映颈动脉血管壁,斑块形态及血流动力学变化。其测定参数包括颈动脉内膜、内膜-中层厚度(IMT)、斑块大小及斑块形态、测量管壁内径并计算狭窄程度以及颈动脉血流速度。IMT 是反映早期颈动脉硬化的指标,若 IMT≥1 mm 即提示有早期动脉硬化。斑块常发生在颈总动脉分叉处及颈内动脉起始段,根据形态分为扁平型、软斑、硬斑和溃疡型四型。斑块的形态较斑块的体积有更重要的临床意义,不稳定的斑块如软斑,特别是溃疡斑,更易合并脑血管病。目前有 4 种方法来计算颈动脉狭窄程度:NASCET 法、ECST 法、CC 法和 CSI 法。采用较多的是 NASCET 法:狭窄率＝[1−最小残存管径(MRI)/狭窄远端管径(DL)]×100%。依据血流速度增高的程度,可粗略判断管腔的狭窄程度。

随着超声检查分辨率的提高,特别是其对斑块形态和溃疡的准确评价,使 DUS 在颈动脉粥样硬化的诊断和治疗方法的选择上具有越来越重要的临床实用价值。但 Dus 也有一定的局限性,超声检查与操作者的经验密切相关,其结果的准确性易受人为因素影响。另外,Dus 不易区别高度狭窄与完全性闭塞,而两者的治疗方法截然不同。因此,当 DUS 提示动脉闭塞时,应做血管造影证实。

(二)磁共振血管造影

磁共振血管造影(MRA)是 20 世纪 80 年代出现的一项无创性新技术,检查时不需注射对比剂,对人体无损害。MRA 对颈动脉粥样硬化评价的准确性在 85% 以上,若与 DUS 相结合,则可大大提高无创性检查的精度。只有当 DUS 与 MRA 检查结果不一致时,才需做血管造影。MRA 的局限性在于费用昂贵,对狭窄程度的评价有偏大倾向。

(三)血管造影

血管造影,特别是数字减影血管造影(DSA),仍然是判断颈动脉狭窄的"金标准"。在选择是否采用手术治疗和手术治疗方案时,相当多患者仍需做 DSA。血管造影的特点在于对血管狭窄的判断有很高的准确性。缺点是不易判断斑块的形态。

(四)鉴别诊断

1.椎-基底动脉系统 TIA

当患者表现为双侧运动或感觉障碍,眩晕、复视、构音障碍和同向视野缺失时,应考虑是后循环病变而非颈动脉粥样硬化。一些交替性的神经症状,如先左侧然后右侧的偏瘫,往往提示后循环病变、心源性栓塞或弥散性血管病变。

2.偏头痛

25%～35%的缺血性脑血管病伴有头痛,且典型偏头痛发作也可伴发神经系统定位体征,易与 TIA 混淆。两者的区别在于偏头痛引起的定位体征为兴奋性的,如感觉过敏,视幻觉,不自主运动等。偏头痛患者常有类似的反复发作史和家族史。

三、治疗

治疗动脉粥样硬化的方法亦适用于颈动脉粥样硬化,如戒烟、加强体育活动、减轻肥胖、控制高血压及降低血脂等。

(一)内科治疗

内科治疗的目的在于阻止动脉粥样硬化的进展,预防脑缺血的发生以及预防手术后病变的复发。目前,尚未完全证实内科治疗可逆转和消退颈动脉粥样硬化。

1.抗血小板聚集药治疗

抗血小板聚集药治疗的目的是阻止动脉粥样硬化斑块表面生成血栓,预防脑缺血的发作。阿司匹林是目前使用最广泛的抗血小板药,长期服用可较显著地降低心脑血管疾病发生的危险性。阿司匹林的剂量 30～1 300 mg/d 均有效。目前还没有证据说明大剂量阿司匹林较小剂量更有效,因此对绝大多数患者而言,50～325 mg/d 是推荐剂量。

对阿司匹林治疗无效的患者,一般不主张用加大剂量来增强疗效。此时,可选择替换其他抗血小板聚集药,或改用口服抗凝剂。

2.抗凝治疗

当颈动脉粥样硬化患者抗血小板聚集药治疗无效,或不能耐受抗血小板聚集药治疗时,可采用抗凝治疗。最常用的口服抗凝剂是华法林。

(二)颈动脉内膜剥脱术

对高度狭窄(70%～99%)的症状性颈动脉粥样硬化患者,首选的治疗方法是动脉内膜剥脱术(CEA)。CEA 不仅减少了脑血管疾病的发病率,也降低了因反复发作脑缺血而增加医疗费用。

四、康复

对于无症状性颈动脉粥样硬化,年龄与颈动脉粥样硬化密切相关,被认为是颈动脉粥样硬化的主要危险因素之一。国内一组 1 095 例无症状人群的 DUS 普查发现:60 岁以下、60～70 岁和70 岁以上人群,颈动脉粥样硬化的发病率分别是 3.7%、24.2%以及 54.8%。若患者有冠心病或周围血管病,则约 1/3 的患者一侧颈动脉粥样硬化狭窄程度超过 50%。因此,对高龄,特别是具有动脉粥样硬化危险因素的患者,应考虑到无症状性颈动脉粥样硬化的可能,查体时注意有无颈部血管杂音,必要时选作相应的辅助检查。

有报道无症状性颈动脉狭窄的 3 年卒中危险率为 2.1%。从理论上讲,无症状性颈动脉粥样硬化随着病情的发展,特别是狭窄程度超过50%的患者,产生TIA、脑梗死等临床症状的可能性增大,欧洲一项针对无症状性颈动脉粥样硬化的研究表明,颈动脉狭窄程度越高,3年卒中危险率增加。

由于无症状性颈动脉粥样硬化3年卒中危险率仅2.1%,因此对狭窄程度超过70%的无症状患者,是否采用颈动脉内膜剥脱术,目前尚无定论。由于手术本身的危险性,因此,目前对无症状性颈动脉粥样硬化仍以内科治疗为主,同时密切随访。

（王建忠）

第十六节　颅内静脉系统血栓形成的西医治疗

颅内静脉系统血栓形成(cerebral venous thrombosis,CVT)是由多种原因所致的脑静脉回流受阻的一组脑血管疾病,包括颅内静脉窦和脑静脉血栓形成。本病的特点为病因复杂,发病形式多样,诊断困难,容易漏诊、误诊,不同部位的CVT虽有其相应表现,但严重头痛往往是最主要的共同症状,80%～90%的CVT患者都存在头痛。头痛可以单独存在,伴有或不伴有其他神经系统异常体征。以往认为,颅内静脉系统血栓形成比较少见,随着影像学技术的发展,更多的病例被确诊。特别是随着MRI、MRA及MRV(磁共振动静脉血管成像)的广泛应用,诊断水平不断提高,此类疾病的检出率较过去显著提高。

本病按病变性质可分为感染性和非感染性两类。感染性者以急性海绵窦和横窦血栓形成多见,非感染性者以上矢状窦血栓形成多见。脑静脉血栓形成大多数由静脉窦血栓形成发展而来,但也有脑深静脉血栓形成(deep cerebral venous systemthrombosis,DCVST)伴发广泛静脉窦血栓形成,两者统称脑静脉及静脉窦血栓形成(cerebral venous and sinus thrombosis,CVST)。

一、病因

病因主要分为感染性和非感染性。20%～35%的患者原因尚不明确。

(一)感染性

感染性可分为局限性和全身性。局限性因素为头面部的化脓性感染,如面部危险三角区皮肤感染、中耳炎、乳突炎、扁桃体炎、鼻窦炎、齿槽感染、颅骨骨髓炎和脑膜炎等。全身性因素则由细菌性(败血症、心内膜炎、伤寒和结核)、病毒性(麻疹、肝炎、脑炎和HIV)、寄生虫性(疟疾、旋毛虫病)及真菌性(曲霉病)疾病经血行感染所致。头面部感染较常见,常引起海绵窦、横窦和乙状窦血栓形成。

(二)非感染性

非感染性可分为局限性和全身性。全身性因素如妊娠、产褥期、口服避孕药、各类型手术后、严重脱水、休克、恶病质、心功能不全、某些血液病(如红细胞增多症、镰状细胞贫血、失血性贫血、白血病和凝血障碍性疾病)、结缔组织病(系统性红斑狼疮、颞动脉炎和韦格纳肉芽肿)、消化道疾病(肝硬化、克罗恩病和溃疡性结肠炎)及静脉血栓疾病等。局限性因素见于颅脑外伤、脑肿瘤、脑外科手术后等。

二、发病机制

(一)感染性因素

对于感染性因素来说,由于解剖的特点,海绵窦和乙状窦是炎性血栓形成最易发生的部位。

1.海绵窦血栓形成

(1)颜面部病灶,如鼻部、上唇和口腔等部位疖肿等化脓性病变破入血液,通过眼静脉进入海绵窦。

(2)耳部病灶,中耳炎、乳突炎引起乙状窦血栓形成后,沿岩窦扩展至海绵窦。

(3)颅内病灶,蝶窦、后筛窦通过筛静脉或直接感染侵入蝶窦壁而后入海绵窦。

(4)颈咽部病灶,沿翼静脉丛进入海绵窦或侵入颈静脉,经横窦、岩窦达海绵窦。

2.乙状窦血栓形成

(1)乙状窦壁的直接损害,中耳炎、乳突炎破坏骨质,脓肿压迫乙状窦,使窦壁发生炎症及窦内血流淤滞,血栓形成。

(2)乳突炎、中耳炎使流向乙状窦的小静脉发生血栓,血栓扩展到乙状窦。

(二)非感染性因素

非感染性因素如全身衰竭、脱水、糖尿病高渗性昏迷、颅脑外伤、脑膜瘤、口服避孕药、妊娠、分娩、真性红细胞增多症、血液病及其他不明原因等,常导致高凝状态、血流淤滞,容易诱发静脉血栓形成。

三、病理

本病的病理所见是:静脉窦内栓子富含红细胞和纤维蛋白,仅有少量血小板,故称红色血栓。随着时间的推移,栓子被纤维组织所替代。血栓性静脉窦闭塞可引起静脉回流障碍,静脉压升高,导致脑组织淤血、水肿和颅内压增高,脑皮质和皮质下出现点、片状出血灶。硬膜窦闭塞可导致严重的脑水肿,脑静脉病损累及深静脉可致基底节和/或丘脑静脉性梗死。感染性者静脉窦内可见脓液,常伴脑膜炎和脑脓肿等。

四、临床表现

近年来的研究认为,从新生儿到老年人均可发生本病,但多见于老年人和产褥期妇女,也可见于长期疲劳或抵抗力下降的患者;男女均可患病,男女发病比为1.5:5,平均发病年龄为37～38岁。CVT临床表现多样,头痛是最常见的症状,约80%的患者有头痛。其他常见症状和体征有视盘水肿、局灶神经体征、癫痫及意识改变等。不同部位的CVT临床表现有不同特点。

(一)症状与体征

1.高颅压症状

由脑静脉梗阻导致高颅压者,多存在持续性弥漫或局灶性头痛,通常有视盘水肿,还可出现恶心、呕吐、视物模糊或黑、复视及意识水平下降和混乱。

2.脑局灶症状

其表现与病变的部位和范围有关,最常见的症状和体征是运动和感觉障碍,包括脑神经损害、单瘫和偏瘫等。

3.局灶性癫痫发作

局灶性癫痫发作常表现为部分性发作,可能是继发于皮质静脉梗死或扩张的皮质静脉"刺激"皮质所致。

4.全身性症状

全身性症状主要见于感染性静脉窦血栓形成,表现为不规则高热、寒战、乏力、全身肌肉酸痛、精神萎靡、咳嗽、皮下瘀血等感染和败血症症状。

5.意识障碍

意识障碍如精神错乱、躁动、谵妄、昏睡和昏迷等。

(二)常见的颅内静脉系统血栓

1.海绵窦血栓形成

海绵窦血栓形成最常见的是因眼眶部、上面部的化脓性感染或全身感染所引起的急性型;由后路(中耳炎)及中路(蝶窦炎)逆行至海绵窦导致血栓形成者多为慢性型,较为少见;非感染性血栓形成更少见。常急性起病,出现发热、头痛、恶心、呕吐和意识障碍等感染中毒症状。疾病初期多累及一侧海绵窦,眼眶静脉回流障碍可致眶周、眼睑、结膜水肿和眼球突出,眼睑不能闭合和眼周软组织红肿;第Ⅲ、Ⅳ、Ⅵ对脑神经及第Ⅴ对脑神经1、2支受累可出现眼睑下垂、眼球运动受限、眼球固定和复视、瞳孔扩大,对光反射消失,前额及眼球疼痛,角膜反射消失等;可并发角膜溃疡,有时因眼球突出而眼睑下垂可不明显。因视神经位于海绵窦前方,故视神经较少受累,视力正常或中度下降。由于双侧海绵窦由环窦相连,故多数患者在数天后会扩展至对侧。病情进一步加重可引起视盘水肿及视盘周围出血,视力显著下降。颈内动脉海绵窦段感染和血栓形成,可出现颈动脉触痛及颈内动脉闭塞的临床表现,如对侧偏瘫和偏身感觉障碍,甚至可并发脑膜炎、脑脓肿等。

2.上矢状窦血栓形成

上矢状窦血栓形成多为非感染性,常发生于产褥期;妊娠、口服避孕药、婴幼儿或老年人严重脱水,以及消耗性疾病或恶病质等情况下也常可发生;少部分也可由感染引起,如头皮或邻近组织感染;也偶见于骨髓炎、硬膜或硬膜下感染扩散引起上矢状窦血栓形成。

急性或亚急性起病,最主要的临床表现为颅内压增高症状,如头痛、恶心、呕吐、视盘水肿和展神经麻痹,1/3的患者仅表现为不明原因的颅内高压,视盘水肿可以是唯一的体征。上矢状窦血栓形成患者,可出现意识-精神障碍,如表情淡漠、呆滞、嗜睡及昏迷等。多数患者血栓累及一侧或两侧侧窦而主要表现为颅内高压。血栓延伸到皮质特别是运动区和顶叶的静脉可引起全面性、局灶性运动发作或感觉性癫痫发作,伴偏瘫或双下肢瘫痪。旁中央小叶受累可引起小便失禁及双下肢瘫痪。累及枕叶视觉皮质可发生黑矇。婴儿可表现喷射性呕吐,颅缝分离,囟门紧张和隆起,囟门周围及额、面、颈、枕等处的静脉怒张和迂曲。老年患者一般仅有轻微头昏、眼花、头痛、眩晕等症状,诊断困难。腰椎穿刺可见脑脊液压力增高,蛋白含量和白细胞数也可增高,磁共振静脉血管造影(MRV)有助于确诊。

3.侧窦血栓形成

侧窦包括横窦和乙状窦。因与乳突邻近,化脓性乳突炎或中耳炎常引起单侧乙状窦血栓形成。常见于感染急性期,以婴儿及儿童最易受累,约50%的患者是由溶血性链球菌性败血症引起,皮肤、黏膜出现瘀点和瘀斑。一侧横窦血栓时可无症状,当波及对侧横窦或窦汇时常有明显症状。侧窦血栓形成的临床表现如下。

(1)颅内压增高:随病情发展而出现颅内压增高,常有头痛、呕吐、复视、头皮及乳突周围静脉怒张、视盘水肿,也可有意识或精神障碍。当血栓经窦汇延及上矢状窦时,颅内压更加增高,并可出现昏迷、肢瘫和抽搐等。

(2)局灶神经症状:血栓扩展至岩上窦及岩下窦,可出现同侧展神经及三叉神经眼支受损的症状;约 1/3 患者的血栓延伸至颈静脉,可出现舌咽神经(Ⅸ)、迷走神经(Ⅹ)及副神经(Ⅺ)损害的颈静脉孔综合征,表现为吞咽困难、饮水呛咳、声音嘶哑、心动过缓和患侧耸肩、转颈力弱等神经受累的症状。

(3)感染症状:表现为化脓性乳突炎或中耳炎症状,如发热、寒战和外周血白细胞计数增高,患侧耳后乳突部红肿、压痛和静脉怒张等。感染扩散可并发化脓性脑膜炎、硬膜外(下)脓肿及小脑、颞叶脓肿。

4.脑静脉血栓形成

(1)脑浅静脉血栓形成:一般症状可有头痛、咳嗽,用力、低头时加重;可有恶心、呕吐、视盘水肿、颅压增高和癫痫发作,或意识障碍;也可出现局灶性损害症状,如脑神经受损、偏瘫或双侧瘫痪。

(2)脑深静脉血栓形成:多为急性起病,1～3 天达高峰。因常有第三脑室阻塞而颅内压增高,出现高热、意识障碍和癫痫发作,多有动眼神经损伤、肢体瘫痪、昏迷和去皮质状态,甚至死亡。

五、辅助检查

CVT 缺乏特异性临床表现,仅靠临床症状和体征诊断困难。辅助检查特别是影像学检查对诊断的帮助至关重要,并有重要的鉴别诊断价值。

(一)脑脊液检查

脑脊液检查主要是压力增高,早期常规和生化一般正常,中后期可出现脑脊液蛋白含量轻、中度增高。

(二)影像学检查

1.CT 检查

CT 是诊断 CVT 有用的基础步骤,其直接征象是受累静脉内血栓呈高密度影,横断扫描可见与静脉走向平行的束带征;增强扫描时血栓不增强而静脉壁环形增强,呈铁轨影或称空三角征和 δ 征。束带征和空三角征对诊断 CVT 具有重要意义,但出现率较低,束带征仅 20％～30％,空三角征约 30％。继发性 CT 改变主要包括脑实质内不符合脑动脉分布的低密度影(缺血性改变)或高密度影(出血性改变)。国外研究资料表明,颅内深静脉血栓形成 CT 平扫的诊断价值,无论是敏感性或特异性均显著高于静脉窦血栓形成。应用螺旋 CT 三维重建最大强度投影法(CTV)来显示脑静脉系统,是近年来正在探索的一种方法。与 MRA 相比,CTV 可显示更多的小静脉结构,且具有扫描速度快的特点。与 DSA 相比,CTV 具有无创性和低价位的优势。Rod-allec 等认为疑诊 CVT,应首选 CTV 检查。

2.MRI 检查

MRI 虽具有识别血栓的能力,但影像学往往随发病时间不同而相应改变。急性期 CVT 的静脉窦内流空效应消失,血栓内主要含去氧血红蛋白,T_1WI 呈等信号,T_2WI 呈低信号;在亚急性期,血栓内主要含正铁血红蛋白,T_1WI 和 T_2WI 均表现为高信号;在慢性期,血管出现不同程度再通,流空信号重新出现,T_1WI 表现为不均匀的等信号,T_2WI 显示为高信号或等信号。此后,信号强度随时间延长而不断降低。另外,MRI 可显示特征性的静脉性脑梗死或脑出血。但是 MRI 也可能因解剖变异或血栓形成的时期差异出现假阳性或假阴性。

3.磁共振静脉成像(MRV)

MRV 可以清楚地显示静脉窦及大静脉形态及血流状态,CVT 时表现为受累静脉和静脉窦内血流高信号消失或边缘模糊的较低信号及病变以外静脉侧支的形成,但是对于极为缓慢的血流,MRV 易将其误诊为血栓形成,另外与静脉窦发育不良的鉴别有一定的困难,可出现假阳性。如果联合运用 MRI 与 MRV 进行综合判断,可明显提高 CVT 诊断的敏感性和特异性。

4.数字减影血管造影(DSA)

数字减影血管造影是诊断 CVT 的标准检查。CVT 时主要表现为静脉期时受累、静脉或静脉窦不显影或显影不良,可见静脉排空延迟和侧支静脉通路建立,有时 DSA 的结果难以与静脉窦发育不良或阙如相鉴别。DSA 的有创性也使其应用受到一定的限制。

影像检查主要从形态学方面为 CVT 提供诊断信息,由于各项检查可能受到不同因素的限制,因此均可以出现假阳性或假阴性结果。

5.经颅多普勒超声(TCD)检查

经颅多普勒超声技术对脑深静脉血流速度进行探测,可为 CVT 的早期诊断、病情监测和疗效观察提供可靠、无创、易重复而又经济的检测手段。脑深静脉血流速度的异常增高是脑静脉系统血栓的特征性表现,且不受颅内压增高及脑静脉窦发育异常的影响。在 CVT 早期,当 CT、MRI 和 MRV,甚至 DSA,还未显示病变时,脑静脉血流动力学检测就反映出静脉血流异常。

六、诊断

颅内静脉窦血栓形成的临床表现错综复杂,诊断比较困难。对单纯颅内压增高,伴或不伴神经系统局灶体征者,或以意识障碍为主的亚急性脑病患者,均应考虑到脑静脉系统血栓形成的可能。结合 CTV、MRV 和 DSA 等检查可明确诊断。

七、鉴别诊断

(一)仅表现为颅内压增高者应与以下疾病鉴别

(1)假脑瘤综合征:是一种没有局灶症状,没有抽搐,没有精神障碍,在神经系统检查中除有视盘水肿及其伴有的视觉障碍外,没有其他阳性神经系统体征的疾病;是一种发展缓慢、能自行缓解的良性高颅压症,脑脊液检查没有细胞及生化方面的改变。

(2)脑部炎性疾病:有明确的感染史,发病较快;多有体温的升高,头痛、呕吐的同时常伴有精神、意识等脑功能障碍,外周血白细胞计数常明显升高;腰椎穿刺脑脊液压力增高的同时,常伴有白细胞数和蛋白含量的明显升高;脑电图多有异常变化。

(二)海绵窦血栓应与以下疾病鉴别

(1)眼眶蜂窝织炎:本病多见于儿童,常突然发病,眼球活动疼痛时加重,眼球活动无障碍,瞳孔无变化,角膜反射正常,一般单侧发病。

(2)鞍旁肿瘤:多为慢性起病,MRI 可确诊。

(3)颈动脉海绵窦瘘:无急性炎症表现,眼球突出,并有搏动感,眼部听诊可听到血管杂音。

八、治疗

治疗原则是早诊断、早治疗，针对每一病例的具体情况给予病因治疗、对症治疗和抗血栓药物治疗相结合。对其他促发因素，必须进行特殊治疗，少数情况下考虑手术治疗。

(一)抗感染治疗

由于本病的致病原因主要为化脓性感染，因此抗生素的应用是非常重要的。部分静脉窦血栓形成和几乎所有海绵窦血栓形成，常有基础感染，可根据脑脊液涂片、常规及生化检查、细菌培养和药敏试验等结果，选择应用相应抗生素或广谱抗生素，必要时手术清除原发性感染灶。因此，应尽可能确定脓毒症的起源部位并针对致病微生物进行治疗。

(二)抗凝治疗

普通肝素治疗 CVT 已有半个世纪，已被公认是一种有效而安全的首选治疗药物。研究认为，除新生儿不宜使用外，所有脑静脉血栓形成患者只要无肝素使用禁忌证，均应给予肝素治疗。头痛几乎总是 CVT 的首发症状，目前多数主张对孤立性头痛应用肝素治疗。肝素的主要药物学机制是阻止 CVT 的进展，预防相邻静脉发生血栓形成性脑梗死。抗凝治疗的效果远远大于其引起出血的危险性，无论有无出血性梗死，都应使用抗凝治疗。普通肝素的用量和给药途径还不完全统一。原则上应根据血栓的大小和范围，以及有无并发颅内出血综合考虑，一般首剂静脉注射 3 000～5 000 U，而后以 25 000～50 000 U/d 持续静脉滴注，或者 12 500～25 000 U 皮下注射，每 12 小时测定 1 次部分凝血活酶时间(APTT)和纤维蛋白原水平，以调控剂量，使 APTT 延长 2～3 倍，但不超过 120 秒，疗程为 7～10 天。也可皮下注射低分子量肝素(LMWH)，可取得与肝素相同的治疗效果，其剂量易于掌握，且引起的出血发病率低，可连用 10～14 天。此后，在监测国际标准化比值(INR)使其控制在 2.5～3.5 的情况下，应服用华法林治疗 3～6 个月。

(三)扩容治疗

对非感染性血栓者，积极纠正脱水，降低血液黏度和改善循环。可应用羟乙基淀粉 40 (706 代血浆)、右旋糖酐-40 等。

(四)溶栓治疗

目前，尚无足够证据支持全身或局部溶栓治疗，如果给予合适的抗凝治疗后，患者症状仍继续恶化，且排除其他病因导致的临床恶化，则应该考虑溶栓治疗。脑静脉血栓溶栓治疗采用的剂量差异很大，尿激酶每小时用量可从数万至数十万单位，总量从数十万至上千万单位。阿替普酶用量为 20～100 mg。由于静脉血栓较动脉血栓更易溶解，且更易伴发出血危险，静脉溶栓剂量应小于动脉溶栓剂量，但具体用量的选择应以病情轻重及改变程度为参考。

(五)对症治疗

伴有癫痫发作者给予抗癫痫治疗，但对于所有静脉窦血栓形成的患者是否都要给予预防性抗癫痫治疗尚存争议。对颅内压增高者给予静脉滴注甘露醇、呋塞米和甘油果糖等，同时加强支持治疗，给予 ICU 监护，包括抬高头位、镇静、高度通气、监测颅内压以及注意血液黏度、肾功能、电解质等，防治感染等并发症，必要时行去除出血性梗死组织或去骨瓣减压术。

(六)介入治疗

在有条件的医院可进行颅内静脉窦及脑静脉血栓形成的介入治疗，利用静脉内导管溶栓。近年来，采用血管内介入局部阿替普酶溶栓联合肝素抗凝治疗的方法，取得较好疗效。但局部溶栓操作难度大，应充分做好术前准备，妥善处理术后可能发生的不良事件。

九、预后与预防

(一)预后

CVT 总体病死率在 6%～33%,预后较差。死亡原因主要是小脑幕疝。影响预后的相关因素包括高龄、急骤起病及局灶症状(如脑神经受损、意识障碍和出血性梗死)等。大脑深静脉血栓的预后不如静脉窦血栓,临床表现最重,病死率最高,存活者后遗症严重。各种原发疾病中,脓毒症性 CVT 预后最差,产后的 CVT 预后较好,后者 90%以上存活。

(二)预防

针对局部及全身的感染性和非感染性因素进行预防。

(1)控制感染:尽早治疗局部和全身感染,如面部危险三角区的皮肤感染、中耳炎、乳突炎、扁桃体炎、鼻窦炎、齿槽感染及败血症、心内膜炎等。针对感染灶的分泌物及血培养,合理使用抗生素。

(2)保持头面部的清洁卫生,对长时间卧床者,要定时翻身。

(3)对严重脱水、休克、恶病质等,尽早采取补充血容量等治疗。

(4)对高凝状态者,可口服降低血液黏度或抗血小板聚集药物,必要时可予低分子量肝素等抗凝治疗。

(5)定期检测血糖、血脂、血常规、凝血因子和血液黏度,防止血液系统疾病引发 CVT。

（王建忠）

第十章

脊髓疾病的西医治疗

第一节 急性脊髓炎的西医治疗

急性脊髓炎通常指急性非特异性脊髓炎,是局限于数个脊髓节段的急性非特异性炎症,为横贯性脊髓损害。病因多为病毒性感染或疫苗接种后的自身免疫反应。病理上以病变区域神经元坏死、变性、缺失和血管周围神经髓鞘脱失,炎性细胞浸润,胶质细胞增生等为主要变化。而由外伤、压迫、血管、放射、代谢、营养、遗传等非生物源性引起的脊髓损害称为脊髓病。

一、病因与发病机制

病因未明,可能大部分病例是病毒感染或疫苗接种后引起的自身免疫反应。1957年在亚洲流感流行后,世界各地的急性脊髓炎的发病率均有增高,故有人推测本病与流感病毒感染有关。但研究发现,患者脑脊液中抗体正常,神经组织中亦未能分离出病毒。不少研究资料提示,许多患者病前有上呼吸道不适、发热和腹泻等病毒感染史或疫苗接种史。故也有可能是病毒感染后或疫苗接种后所诱发的一种自身免疫性疾病。

二、病理

脊髓炎症可累及脊髓全长的任何节段,但以胸段为主(74.5%),其次为颈段(12.7%)和腰段(11.7%),以 $T_{3\sim5}$ 段最常受累。受累脊髓肿胀、质地变软,软脊膜充血或有炎性渗出物,脊髓断面可见病变脊髓软化,边缘不光整,变为灰色或红黄色,灰、白质间分界不清。显微镜下可见软膜和脊髓血管扩张、充血,血管周围是以淋巴细胞和浆细胞为主的炎症细胞浸润;灰质内神经细胞肿胀,尼氏小体溶解,甚至细胞溶解、消失;白质内髓鞘脱失,轴突变性,大量吞噬细胞和神经胶质细胞增生。若脊髓严重破坏时,可软化形成空腔。轻症或者早期患者,病变仅累及血管周围,出现血管周围的炎性细胞渗出和髓鞘脱失,小胶质细胞增生并吞噬类脂质而成为格子细胞,散在于病灶之中。病情严重和晚期者,常可见溶解区的星形胶质细胞增生,并随病程延长逐渐形成纤维瘢痕,脊髓萎缩。

三、临床表现

(1)任何年龄均可发病,但好发于青壮年,无性别差异。

(2)各种职业均可发病,以农民居多。

(3)全年可散在发病,以冬春及秋冬相交时较多。

(4)病前1～2周常有上呼吸道感染症状,或有疫苗接种史。以劳累、受凉、外伤等为诱因。

(5)本病起病较急,半数以上的患者在2～3天内症状发展到高峰。

(6)首发症状为双下肢麻木、无力,病变相应部位的背痛,病变节段的束带感,以及病变以下的肢体瘫痪,感觉缺失和尿便障碍。

(7)病变可累及脊髓的几个节段,最常侵犯胸段,尤其是$T_{3\sim5}$段,颈髓、腰髓次之。也有部分病例受累的脊髓节段呈上升性过程,可累及颈段或延髓,出现呼吸困难,为病变的严重状态。

(8)病变平面以下无汗,出现皮肤水肿、干燥和指甲松脆等自主神经症状。

(9)急性脊髓炎急性期表现为脊髓休克。休克期一般为2～4周。表现为瘫痪肢体肌张力降低,腱反射消失,病理反射引不出,尿潴留(无张力性神经性膀胱)。休克期后肌张力增高,腱反射亢进,肌力开始恢复,病理反射出现,感觉平面逐渐下降,膀胱充盈300～400 mL即自动排尿(反射性神经性膀胱)。

四、辅助检查

(1)急性期周围血中白细胞总数正常或轻度升高。

(2)脑脊液动力学检查提示椎管通畅,少数病例因脊髓严重水肿,蛛网膜下腔部分梗阻。脑脊液外观无色、透明,白细胞数正常或有不同程度的增高,以淋巴细胞为主。蛋白质正常或轻度增高,脊髓严重水肿出现明显椎管梗阻时蛋白质含量可明显增高(高达2 g/L以上)。糖与氯化物含量正常。

(3)影像学检查,如脊柱X线检查、脊髓CT或MRI检查通常无特异性改变。若脊髓严重肿胀,MRI可见病变部位脊髓增粗等改变。

(4)视觉诱发电位、脑干诱发电位检查有助于排除脑干和视神经早期损害的证据。MRI能早期区别脊髓病变性质范围、数量,是确诊急性脊髓炎最可靠的措施,亦是早期诊断多发性硬化的可靠手段。

五、诊断

根据起病急、病前有感染史或疫苗接种史及有截瘫、传导束型感觉障碍和大小便功能障碍等症状,结合脑脊液检查,一般不难诊断。

六、鉴别诊断

(一)视神经脊髓炎

为多发性硬化的一种特殊类型。除有脊髓炎的表现外,还有视力下降等视神经炎的表现或视觉诱发电位的异常。视神经症状可在脊髓炎的表现之前或之后出现。有些多发性硬化的首发症状为横贯性脊髓损害,但病情通常有缓解及复发,并可相继出现其他多灶性体征,如复视、眼球震颤和共济失调等可鉴别。

(二)感染性多发性神经根炎

病前常有呼吸道感染,全身症状轻,起病急,逐渐进展,数天至数周疾病达到高峰,无背痛,无脊柱压痛,表现为对称性的下肢或四肢软瘫,反射消失,近端重于远端,感觉障碍为末梢样感觉障碍,呈手套、袜套样,无感觉平面,无膀胱直肠功能障碍,脑脊液蛋白-细胞分离,脊髓造影正常。

(三)脊髓出血

多由外伤或脊髓血管畸形引起。起病急骤并伴有剧烈背痛,出现肢体瘫痪和括约肌障碍,可呈血性脑脊液。MRI有助于诊断,脊髓血管造影可发现血管畸形。

(四)梅毒性脊髓炎

通常伴视神经萎缩和阿-罗瞳孔。疼痛是本病患者常见的主诉。血清和脑脊液梅毒检查可确定诊断。

(五)周期性瘫痪

有多次发作史,且多在饱食后发病,表现为对称弛缓性瘫痪,无感觉和括约肌障碍,短时间内(数小时至数天)可自行缓解,部分病例发病时血钾降低,心电图有低钾改变,补钾后症状缓解。

(六)急性脊髓压迫症

脊柱结核、脊柱转移性癌等,可由于病变椎体被破坏后突然塌陷而出现急性症状。其表现为有原发病史,局部脊椎压迫或有变形,椎管阻塞,脑脊液蛋白明显增高,CT或MRI或脊柱X线检查均有助于鉴别。

(七)急性硬脊膜外脓肿

有身体其他部位化脓性感染史,如细菌性心内膜炎、皮肤疖肿、扁桃体化脓等;有根痛、发热等感染征象;有局限性脊柱压痛、椎管阻塞、脑脊液蛋白质增多等表现。影像学检查如MRI有助于诊断。

七、治疗

(一)药物治疗

1.激素治疗

急性期应用激素治疗对减轻水肿有帮助,可短程使用糖皮质激素,如甲泼尼龙0.5～1.0 g、氢化可的松100～300 mg或地塞米松10～20 mg静脉滴注,每天1次,10～20天为1个疗程,如病情稳定,在逐渐减量的同时给予促肾上腺皮质激素(ACTH)12.5～25 U/d静脉滴注,连用3～5天,或者可改为泼尼松40～60 mg/d,顿服,每周减量1次,5～6周内逐渐停用。同时,应注意给予适当的抗生素预防感染,补充足够的钾盐和钙剂,加强支持疗法以保证足够的水和热能的供应,预防各种并发症。

2.20%甘露醇

有报道可使病变早期脊髓水肿减轻,并可清除自由基,减轻脊髓损害,对脊髓炎治疗有效。20%甘露醇每次1～2 g/kg,每天2或3次,连用4～6天。

3.细胞活化剂和维生素的应用

辅酶A、三磷酸腺苷、肌苷、胰岛素、氯化钾等加入葡萄糖溶液内组成能量合剂,静脉滴注,每天1次,10～20天为1个疗程;大剂量B族维生素如维生素B_1、维生素B_6、维生素B_{12}及维生素C等,能加速周围神经的增生,促进神经功能的恢复,多被常规应用。胞磷胆碱、醋谷胺也有类似作用,也可用来促进脊髓功能的恢复。

4.抗生素的应用

应根据感染部位和可能的感染菌选择足量有效的抗生素,尽快控制感染,以免加重病情。

5.其他药物

干扰素、转移因子、聚肌胞可调节机体免疫力,伴有神经痛者可给予卡马西平等对症治疗。

(二)并发症的处理

(1)高颈位脊髓炎有呼吸困难者应尽早行气管切开或人工辅助呼吸。

(2)注意及时治疗泌尿系统或呼吸道感染,以免加重病情。

(三)血液疗法

1.全血输入疗法

目前很少应用,适合于合并贫血的患者。

2.血浆输入疗法

将健康人血浆 200～300 mL 静脉输入,每周 2 或 3 次,可提高患者免疫力,改善脊髓血液供应,改善营养状态及减轻肌肉萎缩。

3.血浆交换疗法

使用血浆分离机,将患者的血浆分离出来弃除,再选择健康人的血浆、清蛋白、代血浆及生理盐水等替换液予以补充,可减轻免疫反应,促进神经肌肉功能的恢复。每天 1 次,7 天为 1 个疗程。可用于应用激素治疗无效的患者,亦可用于危重患者的抢救。

4.紫外线照射充氧自体血回输疗法(光量子疗法)

将患者自体血经紫外线照射后回输,可提高血氧含量,利于脊髓功能的恢复,增强机体的免疫功能。但是否有效尚有争议。

(四)高压氧治疗

高压氧可提高血氧张力,增加血氧含量,改善和纠正病变脊髓缺氧性损害,促进有氧代谢和侧支循环的建立,有利于病变组织的再生和康复。每天 1 次,20～30 天为 1 个疗程。

(五)康复治疗

早期宜进行被动活动、按摩等康复治疗。部分肌力恢复时,应鼓励患者主动活动,加强肢体锻炼,促进肌力恢复。瘫痪肢体应尽早保持功能位置,如仰卧、下肢伸直、略外展,以防止肢体屈曲挛缩,纠正足下垂。

八、预后

本病的预后与下列因素有关。

(1)病前有否先驱症状:凡有发热等上呼吸道感染等先驱症状的患者,预后较好。

(2)脊髓受损程度:部分性或单一横贯损害的患者,预后较好;上升性和弥漫性脊髓受累者预后较差。

(3)并发压疮、尿路感染或肺部感染者预后较差。这 3 种并发症不仅影响预后,而且还常常是脊髓炎致命的主要原因。

(4)若无严重并发症,患者通常在 3～6 个月内恢复生活自理。其中 1/3 的患者基本恢复,只遗留轻微的感觉运动障碍;另有 1/3 的患者能行走,但步态异常,有尿频、便秘,有明显感觉障碍;还有 1/3 的患者将持续瘫痪,伴有尿失禁。

(刘 苗)

第二节　脊髓蛛网膜炎的西医治疗

脊髓蛛网膜炎是蛛网膜的一种慢性炎症过程,在某些因素的作用下蛛网膜增厚,与脊髓、脊神经根粘连(或形成囊肿)阻塞椎管,或通过影响脊髓血液循环而导致脊髓功能障碍。发病率较高,与椎管内肿瘤发病率相接近。发病年龄在30～60岁多见,男性多于女性,受累部位以胸段多见,颈段及腰骶段少见。

一、病因和发病机制

继发于某些致病因素的反应性非化脓性炎症。

(一)感染性

有原发于脊柱附近或椎管内的疾病如脊柱结核、硬膜外脓肿和脑脊髓膜炎等,也有继发于全身疾病如流感、伤寒、结核和产褥感染等。有报道,结核性脑膜炎引起者最多见。

(二)外伤性

如脊柱外伤、脊髓损伤、反复腰椎穿刺。

(三)化学性

如神经鞘内注入药物(抗癌药、链霉素等)、脊髓造影使用的碘油、麻醉药及其他化学药剂。

(四)脊柱或者脊髓本身的病变

如椎管内肿瘤、蛛网膜下腔出血、椎间盘突出以及脊椎病等均可合并脊髓蛛网膜炎。

(五)其他

如脊髓空洞症、脊柱脊髓的先天性畸形。

二、病理

蛛网膜位于硬脊膜与软脊膜之间,本身无血管供应,故缺乏炎症反应能力。但在病原刺激下,血管丰富的硬脊膜和软脊膜发生活跃的炎症反应,进入慢性期后,引起蛛网膜的纤维增厚,并使蛛网膜与硬脊膜和软脊膜发生粘连。

虽可发生于脊髓任何节段,但以胸腰段多见,病变部位的蛛网膜呈乳白色、浑浊,并有不规则不对称增厚,以后成为坚韧的瘢痕组织,可与脊髓、软膜、神经根和血管发生粘连伴有血管增生。根据病变发展情况分为3种类型:局限型(仅局限于1～2个节段),弥漫型(有多个节段呈散在分布),囊肿型(粘连及增厚的蛛网膜形成囊肿)。

三、临床表现

(1)发病前约45.6%有感染及外伤史。

(2)多为慢性起病且逐渐缓慢进展,但也有少数是迅速或亚急性起病。

(3)病程由数月至数年不等,最长者10年,症状常有缓解,故病情可有波动。

(4)由于蛛网膜的增厚和粘连及形成囊肿对脊髓、神经根和血管的压迫也为不对称和不规则,以及不同病变部位的临床表现呈多样性,可有单发或多发的神经根痛,感觉障碍多呈神经根型、节段型或斑块状不规则分布,两侧不对称。运动障碍为不对称的截瘫、单瘫或四肢瘫,一般以局限型症状较轻,弥漫型症状则较重,囊肿型类似于脊髓占位的压迫症表现。括约肌功能障碍出现较晚,症状不明显。

四、实验室检查

(一)腰椎穿刺

脑脊液压力正常或者低于正常。弥漫型和囊肿型可引起椎管阻塞,奎肯试验可表现为完全阻塞、不完全阻塞、通畅或时而阻塞时而通畅。脑脊液淡黄色或无色透明;脑脊液蛋白含量增高,甚至脑脊液流出后可自动凝固,称弗洛因综合征,蛋白增高的程度与椎管内阻塞的程度不一致,与病变节段无明显关系;细胞数接近正常或增高(以淋巴细胞为主);往往呈现蛋白细胞分离现象。

(二)X 线检查

脊柱平片多无异常,或同时存在增生性脊椎炎及腰椎横突退化等改变。

(三)椎管造影

见椎管腔呈不规则狭窄,碘水呈点滴和斑块状分布,囊肿型则显示杯口状缺损。碘油造影因其不能被吸收而本身就是造成脊髓蛛网膜炎的病因之一,故不宜使用。

(四)MRI 检查

能明确囊肿性质、部位、大小,并能了解病灶对周围重要组织的损害情况。

五、诊断

引起脊髓蛛网膜炎的病因较多,临床上对能够明确病因的不再作出脊髓蛛网膜炎的诊断,仅对难以明确病因,符合神经症状和病理表现的才作出该诊断。但该类病变临床诊断比较困难,误诊率也较高。脊髓蛛网膜炎的主要有以下特点。

(1)发病前有感冒、受凉、轻伤或劳累病史,在上述情况下出现症状或者症状加重。

(2)脊髓后根激惹症状。单侧或双侧上肢根痛明显,手或前臂可有轻度肌肉萎缩及病理反射。

(3)病程中症状有缓解和加重,呈波动性表现。该特点有助于和椎管内肿瘤鉴别。

(4)脊髓症状多样:病变侵犯范围广而不规则,病变水平的确定往往比较困难,且病变平面以下感觉障碍的分布不规律,如果病变不完全局限于椎管内,可出现脑神经损害的表现,有时可有助于诊断脊髓蛛网膜炎。

(5)脑脊液检查:蛋白含量增高,脑脊液呈现蛋白细胞分离现象,以及奎肯试验中椎管通畅性的变化支持脊髓蛛网膜炎的诊断。

(6)脊髓碘水造影:往往有椎管腔呈不规则狭窄,碘水呈点滴和斑状分布,囊肿型则显示杯口状缺损的特征性改变。

六、治疗

(一)非手术治疗

确定诊断后,首先考虑非手术治疗,但目前的治疗方法效果仍不十分理想。对早期、轻症病例,经过治疗可以使症状消失或减轻。保守治疗可选用:肾上腺皮质激素(静脉滴注或口服)、血管扩张药、B族维生素等,积极治疗原发病(抗感染或抗结核治疗等)及对于神经功能损害给予康复治疗。

(1)激素:虽然认为椎管内注射皮质激素能治疗蛛网膜炎,但由于其本身也是引起蛛网膜炎的原因之一,临床上多采用口服或静脉滴注的方法给予。氢化可的松每天100~200 mg或地塞米松10~20 mg,2~4周后逐渐减量、停药。必要时重复使用。

(2)抗生素:有急性感染症状如发热使症状加重时可考虑使用。

(3)40%乌洛托品液静脉注射,5 mL,每天1次,10~20天为1个疗程。10%碘化钾溶液口服或10%碘化钾溶液静脉注射,10 mL,每天1次,8~10天为1个疗程。

(4)维生素:如维生素B_1、维生素B_{12}、烟酸等。

(5)玻璃酸酶(透明质酸酶):玻璃酸酶的作用可能是由于它能溶解组织的渗出物及粘连,因而有利于改善了脑脊液的吸收和循环;有利于抗结核药物的渗出液;解除了对血管的牵拉使其更有效的输送营养。每次用玻璃酸酶500 U,稀释于1 mL注射用水中,鞘内注射,每周1次。对结核性脑膜炎患者当脑脊液蛋白>3 g/L,疑有椎管梗阻者则用氢化可的松25~50 mg或地塞米松0.5~1.0 mg,玻璃酸酶750~1 500 U,鞘内注射,每2周1次,10次为1个疗程。

(6)理疗:如碘离子导入疗法。

(7)放射疗法:此法对新生物的纤维组织有效应,对陈旧的纤维组织作用较小。一般使用小剂量放射线照射,不容许使用大到足以引起正常组织任何损害的剂量,并须注意照射面积的大小及其蓄积量。

(8)蛛网膜下腔注气:有人认为此法有一定疗效。每次注气10~20 mL,最多50 mL,每隔5~14天注气1次,8次为1个疗程。

(9)针刺、按摩、功能锻炼。

(二)手术治疗

多数学者指出,手术治疗仅限于局限性粘连及有囊肿形成的病例。有急性感染征象或脑脊液细胞明显增多时,则不宜手术。手术中切除椎板后,应首先观察硬脊膜搏动是否正常,有无肥厚。切开硬脊膜时应注意保持蛛网膜的完整,根据观察所得病变情况,进行手术操作。术后强调采用综合治疗,加强护理,防止并发症的发生,并积极促进神经功能的恢复。诊断为囊肿型者可行囊肿摘除术,弥漫性或脑脊液细胞增多明显者不宜行手术治疗,因可加重蛛网膜的粘连。

(何文静)

第三节 脊髓压迫症的西医治疗

脊髓压迫症是一组椎管内或椎骨占位性病变引起的脊髓受压综合征,随病变进展出现脊髓半切综合征和横贯性损害及椎管梗阻,脊神经根和血管可不同程度受累。

一、病因及发病机制

常见病因为肿瘤(起源于脊髓组织或邻近结构)、炎症(脊髓非特异性炎症、脊柱结核、椎管内结核瘤、硬脊膜内外的脓肿、寄生虫肉芽肿、脊髓蛛网膜炎形成的脓肿)、脊髓外伤(脊柱骨折、脱位、椎管内血肿形成)、脊柱退行性病变(椎间盘突出)、先天性疾病(颅底凹陷)。

脊髓压迫症的症状可有机械压迫、血液供应障碍及占位病变直接浸润破坏等引起。机械压迫是指由于肿瘤或其他占位性结构急性或慢性压迫脊髓及其血管所致。脊髓受压后,脊髓表面静脉怒张,血液中蛋白质渗出,脑脊液蛋白质含量增高。

二、临床表现

脊髓肿瘤是脊髓压迫症最常见的原因。一般起病隐袭,进展缓慢,逐渐出现神经根刺激症状到脊髓部分受压,再到脊髓横贯性损害的表现。急性压迫较少见。

(一)神经根症状

通常为髓外压迫的最早症状,表现为刺痛、灼烧或刀割样疼痛。后根受累时,相应的皮肤分布区会表现感觉过敏,可有束带感。前根受累时则可出现相应节段性肌萎缩、肌束颤动及反射消失。

(二)感觉障碍

病变对侧水平以下痛温觉减退或缺失。晚期表现为脊髓横贯性损害。

(三)运动障碍

一侧锥体束受压,引起病变以下同侧肢体痉挛性瘫痪;两侧锥体束受压,则两侧肢体痉挛性截瘫。

(四)反射异常

受压节段因前根、前角或后根受损害而出现相应节段的腱反射减弱或消失。脊髓休克期时,各种反射均消失,病理反射也不出现。

(五)自主神经功能障碍

大小便障碍在髓内肿瘤早期出现,髓外肿瘤多在后期才发生。

(六)脊膜刺激症状

脊柱局部自发痛、叩击痛,活动受限。

三、诊断

首先明确脊髓损害为压迫性或非压迫性;再确定脊髓受压部位及平面,进而分析压迫是位于髓内、髓外硬膜内还是硬膜外及压迫的程度;最后研究压迫性病变的病因及性质。

四、治疗

本病治疗原则是尽早除去压迫脊髓的病因,故手术治疗常是唯一有效的方法。急性压迫者更应抓紧时机,力争在起病 6 小时内减压。硬脊膜外脓肿应紧急手术,并给予足量抗生素。脊柱结核在根治术的同时进行抗结核治疗。良性肿瘤一般可经手术彻底切除。恶性肿瘤难以完全切除者,椎板减压术可获得短期症状缓解,晚期或转移瘤可做放、化疗。脊髓出血以支持治疗为主,一般不采取手术治疗,如果由于血管畸形所致的出血,可选择行血管造影明确部位,考虑外科手术或介入治疗。

瘫痪肢体应积极进行康复治疗及功能训练,长期卧床者应防止泌尿系统感染、压疮、肺炎和肢体挛缩等并发症。

(谢 艳)

第十一章

神经内科疾病的康复治疗

第一节　脑卒中的康复治疗

　　脑卒中是一组急性脑血管病的总称,包括缺血性的脑血栓形成、脑栓塞、腔隙性脑梗死和脑出血和蛛网膜下腔出血。其常见的病因为高血压、动脉硬化、心脏病、血液成分及血液流变学改变、先天性血管病等。脑卒中是我国的多发病,死亡率和致残率高。幸存者中70%~80%残留有不同程度的残疾,近一半患者生活不能自理,为此,开展脑卒中康复,改善患者的功能,提高其生活自理能力和生活质量,使其最大限度地回归社会具有重要的意义。虽然不同类型的脑卒中患者的临床特点、药物治疗等有所不同,但针对其各种障碍所进行的康复治疗措施大致相同,故通常把这些急性脑血管病的康复统称为脑卒中康复。

一、主要障碍

　　脑卒中患者可出现各种各样的障碍,包括以下几种。

(一)身体功能和结构方面

1.脑卒中直接引起的障碍

　　运动障碍(如瘫痪、不随意运动、肌张力异常、协调运动异常、平衡功能障碍等);感觉障碍;言语障碍(失语症及构音障碍);失认症和失用症;智力和精神障碍;二便障碍,吞咽功能障碍,偏盲及意识障碍等。

2.病后处理不当而继发的障碍

　　废用综合征是患者较长时间卧床、活动量不足引起的。如局部活动减少引起的压疮、肺部感染、关节挛缩、肌肉萎缩、肌力及肌耐力下降、骨质疏松、深静脉血栓等;全身活动减少引起的心肺功能下降,易疲劳,食欲减退及便秘等;卧位低重心引起的直立性低血压、血液浓缩等;感觉运动刺激不足引起的智力下降、反应迟钝、自主神经不稳定、平衡及协调功能下降等。

　　误用及过用综合征是病后治疗或自主活动方法不当引起的。如肌肉及韧带损伤、骨折、异位骨化、肩痛及髋关节痛、肩关节半脱位、肩手综合征、膝过伸、痉挛加重、异常痉挛模式加重(优势肌和非优势肌肌张力不平衡加剧)、异常步态及尖足内翻加重与习惯化等。

3.伴发障碍

　　营养不良、伴发病(如肌肉骨关节疾病、心肺疾病等)引起的障碍。

(二)活动能力方面

因存在上述功能障碍,患者多不同程度地丧失了生活自理、交流等能力。

(三)社会参与方面

因存在上述障碍,限制或阻碍了患者参与家庭和社会活动,降低了生活质量。

二、康复评定

脑卒中康复评定的目的是确定患者的障碍类型及程度,以便拟定治疗目标、治疗方案,确定治疗效果及进行预后预测等。脑卒中急性期和恢复早期患者病情变化较快,评定次数应适当增加,恢复后期可适当减少。全面评定之间应视情况多次进行简便的针对性单项评定。

(一)功能评定

瘫痪评定常采用 Brunnstrom 评测法及 Fugl-Meyer 评测法,肌张力评定多采用改良的 Ashworth 评定法。失语症评定可采用波士顿诊断性失语检查(Boston diagnostic aphasia examination,BDAE)、西方失语成套测验(western aphasia battery,WAB)、汉语失语成套测验(aphasia battery of Chinese,ABC)。构音障碍评定可采用 Frenchay 构音障碍评定。吞咽障碍评定可采用饮水试验、咽唾液试验及视频荧光造影检查。失认症和失用症评定尚无成熟的成套测验方法,多采用单项评定,如 Albert 试验、线性二等分试验、空心十字试验等。意识障碍评定多采用 Glasgow 昏迷评分。智力评定常采用简明精神状态检查(mini mental status examination,MMSE)。抑郁评定可采用美国流行病学调查中心的抑郁量表(center of epidemiological survey-depression Scale,CES-D)。

(二)活动能力评定

活动能力评定多采用 Barthel 指数和功能独立性评定(unctional independence measure,FIM)。

(三)社会参与评定

社会参与评定可采用生活满意度或生活质量评定,如简明健康调查量表(SF-36)。

(四)影响康复和预后的因素评定

如伴发病、社会背景、环境及资源、脑卒中和冠心病危险因素等。

三、康复措施

脑卒中康复的目标是通过以运动疗法、作业疗法为主的综合措施,最大限度地促进功能障碍的恢复,防治失用和误用综合征,减轻后遗症;充分强化和发挥残余功能,通过代偿和使用辅助工具等,以争取患者达到生活自理;通过生活环境改造,精神心理再适应等使患者最大限度地回归家庭和社会。

(一)脑卒中康复医疗的原则

(1)脑卒中康复的适应证和禁忌证:多是相对的。对于可以完全自然恢复的轻症患者(TIA 和 Rind)一般无须康复治疗,但高龄体弱者在卧床输液期间,有必要进行一些简单的预防性康复治疗(如关节被动活动),以防止出现失用性并发症。对于重度痴呆、植物状态等重症患者,即使强化康复治疗也难以取得什么效果,重点是加强护理,防治并发症。介于两者之间的情况才是康复治疗的适应证。一般认为病情过于严重或不稳定者(如意识障碍、严重的精神症状、病情进展期或生命体征尚未稳定等),或伴有严重合并症或并发症者(如严重感染、急性心肌梗死、重度失代偿性心功能不全、不稳定性心绞痛、急性肾功能不全等),由于不能耐受、配合康复治疗或有可能加重病情等,不宜进行主动性康复训练,但抗痉挛体位、体位变换和关节被动运动等预防性康复手段,只要不影响抢救,所有患者均可进行。一旦这些禁忌证稳定、得到控制或好转,则多又成为主动康复的适应证。

(2)康复医疗是一个从急性期至后遗症期的连续过程,既要注意急性期预防性康复,恢复期促进恢复的康复,又要注意后遗症期的维持和适应性康复。应该充分利用社区资源进行社区康复。

(3)由有经验的、多学科康复组实施康复以确保最佳的康复效果。采用标准化的评价方法和有效的评价工具。采取目标指向性治疗,在充分进行预后预测的基础上,由患者、家属和专业人员共同制订实用可行的家庭和社会复归目标。以证据为基础的干预应以功能目标为基础。

(4)由于脑卒中患者障碍的复杂性及单一治疗效果的局限性,应采用综合的治疗和刺激手段。治疗环境应尽可能与家庭及社区的环境相近。治疗小组成员之间应加强交流与协作,避免脱节与相互矛盾。康复过程由学习和适应构成,宜让患者反复练习难度分级的各种任务,以使其学会(重获)丧失的技能。患者要与环境相互适应,必要时采取适当的补偿策略。应及时纠正心理障碍,激发患者的康复欲望(动机)和康复训练的兴趣等。对患者和家属进行针对性的教育和培训,使家属积极参与康复计划。

(5)康复评价和干预应从急性期开始,一旦患者神志清楚、病情稳定,就应该开始主动性康复训练,以便尽可能地减少废用(包括健侧)。某些误用很难纠正,故早期正确的训练非常重要。应首先着眼于患侧的恢复性训练,防止习得性失用,不宜过早地应用代偿手段。康复训练要达到足够的量才能取得最佳效果,但宜从小量开始,在不引起或加重异常运动反应的前提下,逐渐增加活动量,可采取少量多次的方法,以免患者过度疲劳或引起危险。

(6)进行伴发病和危险因素的管理对确保康复效果和患者生存至关重要。

(二)急性期的康复治疗

急性期在此是指病情尚未稳定的时期。因严重合并症或并发症不能耐受主动康复训练者及因严重精神症状、意识障碍等不能配合康复训练者,康复处理基本同此期。此期应积极处理原发病和合并症,以便尽可能减少脑损伤并尽快地顺利过渡到下一个康复阶段;制订并实施脑卒中危险因素管理计划,预防脑卒中复发。本期康复的目的主要是预防失用性并发症。

(1)保持抗痉挛体位:其目的是预防或减轻以后易出现的痉挛模式。取仰卧位时,头枕枕头,不要有过伸、过屈和侧屈。患肩垫起防止肩后缩,患侧上肢伸展、稍外展,前臂旋后,拇指指向外方。患髋垫起以防止后缩,患腿股外侧垫枕头以防止大腿外旋。本体位是护理上最容易采取的体位,但容易引起紧张性迷路反射及紧张性颈反射所致的异常反射活动,为"应避免的休位"。"推荐体位"是侧卧位,取健侧侧卧位时,头用枕头支撑,不让向后扭转;躯干大致垂直,患侧肩胛带充分前伸,肩屈曲90°～130°,肘和腕伸展,上肢置于前面的枕头上;患侧髋、膝屈曲似踏出一步置于身体前面的枕头上,足不要悬空。取患侧侧卧位时,头部用枕头舒适地支撑,躯干稍后仰,后方垫枕头,避免患肩被直接压于身体下,患侧肩胛带充分前伸,肩屈曲90°～130°,患肘伸展,前臂旋后,手自然地呈背屈位;患髋伸展,膝轻度屈曲;健肢上肢置于体上或稍后方,健腿屈曲置于前面的枕头上,注意足底不放任何支撑物,手不握任何物品(图11-1)。

(2)体位变换:主要目的是预防压疮和肺感染,另外由于仰卧位强化伸肌优势,健侧侧卧位强化患侧屈肌优势,患侧侧卧位强化患侧伸肌优势,不断变换体位可使肢体的伸屈肌张力达到平衡,预防痉挛模式出现。一般每 60～120 分钟变换体位一次。

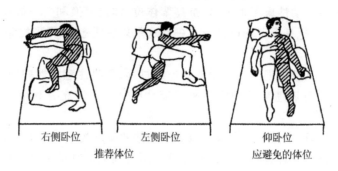

右侧卧位　　　　左侧卧位　　　　仰卧位
推荐体位　　　　　　　　　应避免的体位

图 11-1　抗痉挛体位

(3)关节被动运动:主要是为了预防关节活动受限(挛缩),另外可能有促进肢体血液循环和增加感觉输入的作用。先从健侧开始,然后参照健侧关节活动范围进行患侧运动。一般按从肢体近端到肢体远端的顺序进行,动作要轻柔缓慢。重点进行肩关节外旋、外展和屈曲,肘关节伸展,腕和手指伸展,髋关节外展和伸展,膝关节伸展,足背屈和外翻。在急性期每天做两次,每次每个关节做 3～5 遍,以后视肌张力情况确定被动运动次数,肌张力越高被动关节运动次数应越多。较长时间卧床者尤其要注意做此项活动。

(4)饮食管理:有意识障碍和吞咽障碍者经口进食易发生吸入性肺炎,通常需靠静脉补充营养,如 3 天后仍不能安全足量地经口进食,可鼻饲营养。另外要加强口腔护理。

(5)二便管理:此期患者易出现尿潴留、失禁及便秘,必要时可予导尿,应用开塞露、缓泻剂等。注意预防泌尿系感染和压疮。

(6)加强呼吸管理,防治呼吸系统并发症;预防静脉血栓、压疮等。

(7)对家属进行脑卒中及其护理和康复知识的宣教和培训。

由于翻身和关节被动运动只能预防压疮、肺炎和关节挛缩,并不能预防失用性肌萎缩等其他失用,也没有明显促进功能恢复的作用,所以要尽早地开始下一阶段的主动训练。

(三)恢复期的康复治疗

恢复期是指病情已稳定,功能开始恢复的时期。一般而言,患者意识清楚、生命体征稳定且无进行性加重表现后 1～2 天,就应该开始主动性康复训练。在不伴有意识障碍的轻症脑卒中,病后第 2 天就可在严密观察下开始主动训练,但开始活动量要小。由于蛛网膜下腔出血和脑栓塞近期再发的可能性大,在未行手术治疗的蛛网膜下腔出血患者,要观察 1 个月左右才谨慎地开始康复训练。在脑栓塞患者康复训练前如查明栓子来源并给予相应处理,应在向患者及家属交代有关事项后再开始训练比较稳妥。

主动性康复训练应遵循瘫痪恢复的规律,先从躯干、肩胛带和骨盆带开始,按坐位、站位和步行,以及肢体近端至远端的顺序进行。一般把多种训练在一天内交替进行,有所偏重。此期要应用各种偏瘫康复技术促进功能的恢复。关于患侧肢体训练,在软瘫期要设法促进肌张力和主动运动的出现;在出现明显痉挛后要降低痉挛,促进分离运动的恢复,改善运动的速度、精细程度和耐力等。要注意非瘫痪侧肌力维持和强化。

1.床上翻身训练

这是最基本的躯干功能训练之一。患者双手手指交叉在一起,患侧拇指在上,双上肢腕肘伸展("Bobath 握手",图 11-2),先练习前方上举,并练习伸向侧方。在翻身时,交叉的双手伸向翻身侧,头和躯干翻转,至侧卧位,然后返回仰卧位,再向另一侧翻身。每天进行多次,必要时训练者给予帮助或利用床挡练习。注意翻身时头一定要先转向同侧。向患侧翻身较容易,很快就可独立完成。

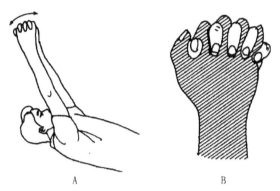

图 11-2　脑卒中早期上肢训练 Bobath 握手

A.健肢带动患肢作肩的屈伸和左右旋转,便于移动身体重心,进行体位转移
和平衡训练;B.双手十指交叉,病侧阴影部分拇指压在健侧拇指上方

2.桥式运动

目的是训练腰背肌群和伸髋的臀大肌,为站立做准备。患者取仰卧位,双腿屈曲,足踏床,慢慢地抬起臀部,维持一段时间后慢慢放下(双桥式运动);在患者能较容易地完成双桥式运动后,让患者悬空健腿,仅患腿屈曲,足踏床抬臀(单桥式运动),见图 11-3。如能很好地完成本动作,那么就可有效地防止站位时因髋关节不能充分伸展而出现的臀部后突。训练早期多需训练者帮助固定下肢并叩打刺激臀大肌收缩。

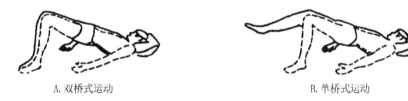

Λ.双桥式运动　　　　　　　　　　　　　　　　B.单桥式运动

图 11-3　桥式运动

3.坐位训练

坐位是患者最容易完成的动作之一,也是预防直立性低血压、站立、行走和一些日常生活活动所必需的。在上述训练开始的同时就应进行。

由于老年人和较长时间卧床者易出现直立性低血压,故在首次取坐位时,不宜马上取直立(90°)坐位。可用起立平台或靠背架,依次取 30°、45°、60°、80°坐位(或平台直立位),如前一种体位能坚持 30 分钟且无明显直立性低血压表现,可过渡到下一项,如已能取 80°坐位 30 分钟,则以后取坐位和站位时可不考虑直立性低血压问题。理论上应避免床上半坐位,以免强化下肢伸肌优势。

坐位训练包括坐位平衡训练和耐力训练。在平衡训练的同时耐力也随之得以改善。进行坐位训练时,要求患者双足踏地或踏在支持台上,这对预防尖足内翻非常必要。另外,一定要在无支撑或无扶助下练习,否则难以取得好的效果。

静态平衡训练要求患者取无支撑下床边或椅子上静坐位,髋关节、膝关节和踝关节均屈曲90°,足踏地或支持台,双足分开约一脚宽,双手置于膝上。训练者协助患者调整躯干和头至中间位,当感到双手已不再用力时松开双手,此时患者可保持该位置数秒,然后慢慢地倒向一侧。随后训练者要求患者自己调整身体至原位,必要时给予帮助。静态坐位平衡在大多数患者很快就可完成,然后让患者双手手指交叉在一起,伸向前、后、左、右、上和下方并伴有重心相应的移动,此称为自动态坐位平衡训练。当患者在受到突然的推拉外力仍能保持平衡时(被动态平衡),就可认为已完成坐位平衡训练。此后坐位训练主要是耐力训练。在坐位训练的同时,要练习坐位和卧位的转换训练。从健侧坐起时,先向健侧翻身,健侧上肢屈曲置于身体下,双腿远端垂于床边后,头向患侧(上方)侧屈,健侧上肢支撑慢慢坐起。从患侧坐起时稍困难些,也要用健侧上肢支撑坐起,不过要求躯干有较大的旋转至半俯卧位。由坐位到卧位的动作相反。

4.站位训练

一般在进行自动态坐位平衡训练的同时开始站位训练。对一般情况较差、早期进行此训练有困难者,可先站起立平台;躯干功能较好、下肢功能较差者可用长下肢支具。也可利用部分减重支持装置进行站位平衡训练。

起立训练要求患者双足分开约一脚宽,双手手指交叉,上肢前伸,双腿均匀持重,慢慢站起。此时训练者坐在患者前面,用双膝支撑患者的患侧膝部,双手置于患者臀部两侧帮助患者重心前移,伸展髋关节并挺直躯干。坐下时动作相反。要注意防止仅用健腿支撑站起的现象。

静态站位平衡训练是在患者站起后,让患者松开双手,上肢垂于体侧,训练者逐渐除去支撑,让患者保持站位。注意站位时不能有膝过伸。患者能独自保持静态站位后,让患者重心逐渐移向患侧,训练患腿的持重能力。同时让患者双手交叉的上肢(或仅用健侧上肢)伸向各个方向,并伴随躯干(重心)相应的摆动,训练自动态站位平衡。如在受到突发外力的推拉时仍能保持平衡,说明已达到被动态站位平衡。患者可独立站立片刻后就可练习床椅转移。

5.步行训练

一般在患者达到自动态站位平衡、患腿持重达体重的一半以上,并可向前迈步时才开始步行训练。但由于老年人易出现废用综合征,有的患者靠静态站立持重改善缓慢,故某些患者步行训练可适当提早进行,必要时使用下肢支具。不过步行训练量早期要小,以不致使患者过度费力而出现足内翻和尖足畸形并加重全身痉挛为度。对多数患者而言,不宜过早地使用手杖,以免影响患侧训练。

在步行训练前,先练习双腿交替前后迈步和重心的转移。多数患者不必经过平行杠内步行训练期,可直接进行监视下或少许扶持下步行训练。步行训练早期常有膝过伸和膝打软(膝突然屈曲)现象,应进行针对性的膝控制训练。如出现患侧骨盆上提的划圈步态,说明膝屈曲和踝背屈差。在可独立步行后,进一步练习上下楼梯(健腿先上,患腿先下)、走直线、绕圈、跨越障碍、上下斜坡及实际生活环境下的实用步行训练。

近年提倡利用部分减重支持装置提早进行步行训练,认为在步行能力和行走速度恢复方面均有较好的效果。

6.作业治疗

一般在患者能取坐位姿势后开始。包括如下内容。①日常生活活动能力训练:如吃饭、个人卫生、穿衣、移动、洗澡及家务活动等,掌握一定的技巧,单手多可完成。必要时可应用生活辅助具,如粗柄勺子、带套圈的筷子、有吸盘固定且把手加长的指甲刀、穿袜器、四脚手杖和助行器等。从训练的角度出发,应尽量使用患手。②工艺活动:如用斜面磨砂板训练上肢粗大的运动,用编织、剪纸等训练两手的协同操作,用垒积木、书写、拧螺丝、拾小物品等训练患手的精细活动。经过一段时间的训练后,如预测瘫痪的利手恢复差,应开始利手转换训练。在患手达一定功能的慢性(发病6个月以上)脑卒中患者可试用强制性使用运动疗法,部分患者可取得明显效果。

7.物理治疗和针灸治疗

功能性电刺激、生物反馈及针灸治疗等对增加感觉输入、促进功能恢复与运动控制等有一定的作用。

8.对失语、构音障碍、认知功能障碍等也需进行针对性训练

结合患者情况应尽早实施出院计划。在患者出院前,可先回家住几日,以适应家庭环境,发现问题并给予相应的指导和训练。为使患者适应社会环境,出院前可带患者集体购物、参加社区活动等。

(四)后遗症期的康复治疗

后遗症期是患者功能恢复已达平台期,但通过技巧学习、使用辅助器具及与环境相互适应等仍可有一定的能力恢复的时期。经积极训练一般在发病3～6个月后进入后遗症期,对于早期活动少或较长时间卧床者,运动功能恢复可持续更长的时间。此期患者的运动耐力和日常生活活动能力仍可进一步提高。

在此期出院回家的患者,由于活动空间限制、家属照顾过多或无暇顾及、患者主动性差等原因,在老年人和移动能力较差者易出现功能和能力的退化,甚至造成卧床不起,故参照原先的训练进行维持性训练是非常必要的。即使那些经训练仍不能恢复步行者,也至少应每天练习翻身和坐位,甚至是被动的坐位,这种最低限度的活动可明显地减少压疮、肺炎等合并症,减少护理工作量。相当一部分患者可通过上下楼梯、远距离步行等,使运动耐力不断提高,活动空间不断扩大,活动种类逐渐增多,生活质量得以提高。但要注意,所有的活动均要在安全的前提下进行,活动量也应逐渐增加,不可冒进。

对不能适应原来生活环境的患者,可进行必要的环境改造,如尽量住平房或楼房底层,去除门槛,台阶改为坡道或两侧安装扶手,厕所改为坐式并加扶手,地面不宜太滑或太粗糙,所有用品要方便取放和使用等。

患者要定期到医院或社区康复机构接受再评价和指导,并力争恢复一定的工作。

四、常见合并症与并发症的处理

(一)痉挛

痉挛是上运动神经元损伤后特征性表现,在偏瘫侧肌肉均有不同程度的痉挛,优势肌更明显。痉挛有两重性,其有限制关节运动,影响运动模式、运动速度、精细活动和日常生活活动能力,引起挛缩、关节畸形和疼痛不适,不利于清洁护理等不利影响;但在某些患者可能起到有利于循环、下肢支撑及保持某种姿势的作用。因降低痉挛不一定都有利于功能改善,有时甚至有害,故在进行治疗之前,首先应明确治疗的必要性和目的。可先用2%利多卡因进行肌肉浸润或神经阻滞,或进行局部缺血试验(在患侧肢体近端加一个能充气的血压计袖带,充气加压至收缩压以上,持续20～25分钟),待痉挛减轻或消失后10分钟内观察运动功能和日常生活能力有无改善,确定去除痉挛是否有利于功能与能力的改善。

肌肉痉挛的处理主要有以下几个方面。

1.去除加重痉挛的诱因

(1)伤害性刺激:尿道感染、压疮、深静脉血栓、疼痛、膀胱过充盈、骨折、内生脚趾甲等。

(2)精神紧张因素(如焦虑、抑郁)。

(3)过度用力、疲劳等。

2.运动疗法与物理疗法

(1)姿势控制:它是利用中枢神经受损后得以活化的各种姿势反射(紧张性反射)来抑制某些肌群肌张力增加,如各种抗痉挛体位。其效果尚难确定。

(2)肌牵张:任何使痉挛肌受到持续牵张的活动或姿势均可使相应的肌肉肌张力降低。不过其效果短暂,有无积累效果尚难肯定。牵拉可采取主动运动、被动运动、特定姿势及器具(起立平台、支架夹板等)。

(3)冷疗等物理疗法:应用冰袋冷敷或把患肢置于冰水中 25~30 分钟,可以减轻痉挛,但效果短暂。热疗、水疗及震动也有一定的短暂降低肌痉挛的作用。

(4)肌电生物反馈与功能性电刺激:效果尚不肯定。

3.口服药物

丹曲林钠、地西泮(安定)、巴氯芬(力奥来素,baclofen)等可用于脑卒中后痉挛的治疗,但效果不理想,不良反应大。

4.局部用药物

(1)苯酚(石炭酸):石炭酸是一种神经崩解剂,贴近周围神经注射后能减少传递至肌肉的神经冲动,从而减轻痉挛。其疗效可持续数月至数年。不良反应有感觉迟钝、丧失及无力。多采用运动点阻滞。

(2)A 型肉毒杆菌毒素:A 型肉毒杆菌毒素系肉毒杆菌产生的一种大分子蛋白毒素,把 A 型肉毒素直接注入靶肌肉后,其在肌肉内弥散,可迅速地与神经肌肉接头处的胆碱能突触前膜受体结合,不可逆地阻滞神经突触兴奋时的钙离子内流,使乙酰胆碱介质释放障碍,从而引起较持久的肌肉松弛。注射后数天起效,作用可持续 2~3 个月,可反复使用。一般采用多点肌肉浸润注射。先从小量开始,小肌肉 2.5~100 U,大肌肉 20~200 U。通常每次剂量不超过 80~120 U,1 个月总剂量不超过 200~290 U,成人总量有人已用到 300~400 U。不良反应有局部疼痛和血肿等,但多半轻微而短暂。

(3)酒精:用于已丧失功能且因痉挛严重而影响护理及清洁者。因可引起神经持久的损伤,很少采用。

5.外科方法

外科方法主要用于非手术疗法无效的尖足内翻畸形的矫治,一般用于病后 2 年以上的患者。

(二)吞咽功能障碍

吞咽功能障碍是脑卒中常见的合并症之一,其发生率高达 16%~60.4%,可造成水和其他营养成分摄入不足,易出现咽下性肺炎,甚至窒息,即使为轻度,对饮食生活的乐趣、发音清晰的交流等也有不利影响。吞咽功能障碍主要见于延髓性球麻痹和假性延髓性球麻痹,单侧皮质脑干束受损者也可出现一过性的吞咽功能障碍。

正常的吞咽过程可分为三期。口腔期(由口腔至咽入口处)为随意运动;咽期(由口咽到食管入口处)为反射运动;食管期(由食管入口至胃)为蠕动运动。脑卒中患者为口腔期和咽期障碍。

因口唇、颊肌、咀嚼肌、舌及软腭等麻痹,食物从口唇流出,不能被充分咀嚼和搅拌,不能保存在固有口腔并形成食团,舌不能充分上举,口腔内压不能充分升高,食团向咽部移动困难,食管入口处诸肌运动障碍,造成入口开大不全等阻碍食物进入食管。咽反射差、软腭上抬及喉头上抬不良等导致食物逆流入鼻腔或误入气管。

对疑有吞咽障碍者重点检查三叉神经、面神经、舌咽神经、迷走神经及舌下神经有无障碍。在临床上可通过饮水试验和咽唾沫试验进行简单筛选。因 30%～40% 的吞咽障碍患者无呛咳,故必要时可行视频荧光造影检查。

在意识障碍者,先采用非经口摄取营养的方法,同时预防颈部的伸展位挛缩。一旦意识清楚且病情稳定,能服从指示,可进行相应的检查,判断有无吞咽功能障碍。

吞咽功能障碍的处理主要有以下几个方面。

1.间接的吞咽训练

患者意识清楚,可取坐位者,即可开始本训练。

(1)基础训练:口腔颜面肌及颈部屈肌的肌力强化,颈部及下颌关节活动度训练,改善运动及降低有关诸肌和全身肌肉痉挛的训练。

(2)改善咽反射的训练:用冷冻的湿棉签等反复刺激软腭及咽后壁。

(3)闭锁声门练习:患者双手压在桌子上或墙壁上的同时,训练大声发"啊"。训练随意地闭合声带,可有效地防止误咽。

(4)声门上吞咽:包括让患者充分吸气、憋住、咽唾液,其后呼气,最后咳嗽等一连串训练。这是利用停止呼吸时声门闭锁的原理,最后咳嗽是为了排出喉头周围残存的食物。适用于咽下过程中引起误咽的患者。

2.进食训练

一般在患者神志清楚、病情稳定、有咽反射,并可随意充分地咳嗽后就可练习进食。

(1)进食的体位:躯干后倾位误咽少,程度轻,故刚开始练习进食时,以躯干后倾轻度颈前屈位进食为好。在偏瘫者,健侧在下的侧卧位,颈部稍前屈易引起咽反射,多可减少误咽。另外,颈部向患侧旋转可减少梨状隐窝残留食物。

(2)阶段性进食训练:选择训练用食物要考虑到食物形态、黏度、表面光滑度、湿度、流动性、需咀嚼程度、营养成分含量及患者的喜好等。液状食物易于在口腔移动,但对咽刺激弱,易出现误咽;固态食物需充分咀嚼、搅拌,不易移至咽部,易加重口腔期障碍,但易于刺激咽反射,误咽少。既容易在口腔内移动又不易出现误咽的是均质胶冻状样或糊状食物,如蛋羹、面糊、果冻等。一般选用上述种类的食物进行训练,逐渐过渡到普食和水。

一口进食量以 1 小汤匙为宜,进食速度不易过快,每进食一小食团后,要反复吞咽数次,应注意酸性和含脂肪多的食物吸入易发生肺炎。

应定时进行口腔护理,防止食物残渣存留,保持口腔卫生。误咽唾液也是常见的吸入性肺炎的原因。为防止食管反流误吸,在餐后应保持数十分钟坐位。吞咽功能障碍者摄入不足,早期易出现水、电解质紊乱,以后逐渐出现低蛋白等营养不良表现,应密切观察患者的营养状况。对摄入不足者应通过鼻饲等补充。

吞咽功能障碍经 1 个月左右的训练,90% 以上可经口进普食。肺部感染和窒息是其常见的死亡原因。

3.低频脉冲电治疗

低频脉冲电治疗有助于维持或增强吞咽相关肌肉的肌力,改善吞咽功能。

(三)肩关节半脱位

肩关节半脱位(subluxation of shoulder joint)在上肢呈弛缓性瘫痪时发生率很高,如在卒中患者中发生率为 23％～60％,而统计约为 78.3％,高于国外报道,这与我国有许多患者未进行早期康复有关。

1.特征表现

(1)肩胛带下降,肩关节腔向下倾斜,严重时在肩峰与上肢肱骨之间可出现凹陷,轻者可用触诊方法触及凹陷。

(2)肩胛骨下角的位置比健侧低。

(3)病侧呈翼状肩。

2.病因

肩关节天生就不稳定,有很大的活动度,以利于手和手指进行技巧性活动。与髋关节相比,其关节盂相对较浅,2/3 的肱骨头位于关节盂外。肩关节周围肌肉弥补了肩关节的不稳定性。正常情况下,肩胛骨关节盂朝向上、前及外侧。向上倾斜的关节盂在预防向下脱位中起着重要作用,因为肱骨头向下移位时必须先向外侧移动。臂处于内收位,关节囊上部及喙肱韧带紧张,被动地阻止了肱骨头的侧向移动,也就防止了向下脱位,这被称为"肩关节的锁定机制"。当肱骨外展时,该锁定机制不再起作用。由于臂抬起来向侧面外展或向前运动时,关节囊上部松弛,失去了支持作用,肩关节的稳定性必须由肌肉收缩来提供。防止盂肱关节脱位最重要的是水平走向的肌肉纤维,特别是冈上肌、三角肌的后部肌纤维和冈下肌。

肩关节半脱位主要有以下 3 个原因。

(1)解剖结构的不稳定性:由于肩关节的解剖结构特点决定其不稳定性。

(2)肩关节固定机构起不到固定作用:上述的肌肉群被称之为"肩关节的固定机构"。该固定机构把肱骨头保持在肩关节腔内,维持肩关节正常功能,保持上肢和手功能的完整性。此外关节囊上部和鹰嘴肱韧带的紧张,使上肢处于内收位,起到防止向下方脱位的作用。当冈上肌、冈下肌、三角肌后部纤维支配的中枢或周围神经损害引起肌力低下和无力时,使原有固定机制失效,不能起到加固关节囊的作用,关节囊的紧张性也随之消失,不可避免地使肱骨头从肩关节腔内自由脱出,形成半脱位。亦与有关的固定肌肉群反射或主动活动的能力丧失有关。

(3)肩胛带周围肌肉的张力不均衡:肩胛带张力丧失或提肩胛肌主动活动丧失,另一方面颈区增高的神经张力上提了锁骨和肩胛骨,而软瘫的躯干肌不能从下面对抗肩胛带的上提,这些因素更诱发了肩关节半脱位。

(4)病侧上肢自身重力牵拉:当患者坐起或站立时,上肢呈与地面垂直位,病侧上肢的自身重量有向下牵拉的作用,诱发上肢从肩关节腔内脱出,形成肩关节半脱位。

3.防治

(1)肩关节半脱位的预防:当患者上肢处于弛缓性瘫痪时,保持肩胛骨的正确位置是早期预防肩关节半脱位的重要措施。①在卧位时,应采取病侧侧卧位,使病侧上肢能负荷体重。在平卧位应在肩后部垫枕头,使肩关节向前突出。②在坐位时,如病侧上肢肌张力低,可因本身肢体重力牵拉使肱骨头脱出。为此应把病侧上肢的前臂放置在胸前的平板上,平板可起到托起病侧上肢的作用,同时嘱患者每天多次用健侧手把病侧上肢上举过头,持续几分钟,坐在轮椅上也应按上述方法执行。③在立位时,应用健侧手把病侧上肢托起来,也可用三角巾吊带支持病侧上肢,起到固定作用。

关于三角巾吊带的预防作用,有些学者提出异议,认为三角巾吊带对病侧上肢会带来不良影响。主要不良影响有以下几个方面:①易使病侧失认。与来自全身运动功能的分离。②如病侧上肢处于屈肌痉挛模式时,屈肌痉挛模式可被强化。③当变换方向,从椅子上站起来,为达到平衡,或者用上肢的另一手操作达到稳定时,妨碍使用病侧上肢来保持姿势及支持。④在步行时,妨碍病侧上肢的摆动及来自病侧上肢的刺激引导。⑤因固定静止不动,妨碍静脉及淋巴回流及局部循环受压。

根据学者实际体会认为,当病侧上肢,特别是肩部周围肌张力很低的情况下,用三角巾可起到辅助预防的作用,减少脱位程度,比不用的好。因为一旦形成脱位,要复位是艰难的。当病侧上肢肩部周围肌张力增高,出现屈肌共同运动模式时,不宜再用三角巾吊带固定,否则会带来上述的不良影响。

(2)肩关节半脱位的治疗:治疗可从以下4个方面进行。

矫正肩胛骨位置,按照肱骨头在肩关节腔内位置进行纠正,恢复肩部的固定机制。如治疗师协助患者把病侧上肢垂直上举过头,使肩关节承重病侧上肢重量,可促进肩关节固定机制的恢复,有助于肩胛骨恢复到正常位置。又可让患者处于坐位,病侧上肢伸展,病侧手指、腕伸展放在病侧边另一椅子上,然后让患者向病侧倾斜,使病侧上肢承重上半身体重,又保证肩胛骨正确位置排列,恢复固定机制。

刺激肩关节周围稳定肌的活动和张力。通过逐步递加强度刺激,直接促进与肩关节固定有关的肌群的活动。治疗师一手把患者的病侧上肢伸展前伸,另一手快速把肱骨头向上提,诱发牵张反射,提高三角肌、冈上肌的肌张力及活动性。另外,治疗师可用手握患者病侧上肢手,让病侧上肢伸展向前上举与水平呈45°,此时,治疗师用抓握患者病侧上肢手的手向患者施加压力,沿肩关节方向做快速、反复的挤压,并使患侧肩部不向后退,同时与治疗师的推力相对抗。也可使患肩保持前伸上举位置,治疗师用另一手从近端到远端快速按摩患者的患侧上肢处于伸展位的冈上肌、肱二头肌、三角肌,这手法可刺激这些肌肉的活动及张力。另外,还可以直接刺激肩关节周围肌肉。

降低肩胛带周围不利的神经系统张力,恢复其主动的肌肉控制。例如,治疗师用一只手帮助患者反复侧屈颈部的同时,可用另一只手臂固定患侧肩部,防止患肩发生任何形式的代偿运动。治疗师的手放在患侧肩上,保持肩胛带向下,用手掌保持其肩胛骨不成为翼状,前臂紧贴患侧胸壁以稳定其胸廓和上部躯干。当治疗师帮助患者保持正确的肩胛带姿势并保持肋骨向下、向中线时,肩关节半脱位会立即完全消失。

在不损伤肩关节及周围组织的条件下,做被动无痛性全关节的肩关节活动。如患者用健手帮助病侧上肢伸展上举及治疗师帮助病侧上肢伸展作肩的外展、外旋。

(四)肩痛

肩痛通常发生在脑卒中后的早期,61%的患者偏瘫后发生肩痛,其中2/3在卒中后4周内出现肩痛,其余的在随后2个月内发生。疼痛给康复带来不良影响,诱发患者产生情绪障碍及心理障碍。

1.病因

根据文献报告肩痛的原因有以下几方面:①中枢神经损害的疾病。②痉挛。③失用及误用综合征。④肩关节挛缩。⑤肩手综合征。⑥肩关节半脱位。⑦异位骨化。⑧骨质疏松。

2.发生机制

肩痛的发生与肩关节特有的解剖结构有关。肩关节是由7个关节组成,各关节的相互协调、共同运动才能保证肩关节的无痛运动。肩胛骨、肱骨的各部分的协调一致,才能使上肢完全上举成为可能。当一个人正常站立,上肢处于体侧时,肩胛骨和肱骨均处于0°位置。当上肢伸展外展90°时,肩关节的运动和肩胛骨的外旋之比为2∶1。也就是说肩关节运动60°,肩胛骨外旋30°。当上肢上举达180°屈曲时,肱盂关节运动120°,而肩胛骨外旋60°。这样,在正常肌张力下,伸展不受影响,这是一种平滑的、步调一致的模式运动。如肩胛骨外旋改变了肩关节腔的解剖排列,外旋就受限,也不能使伸展完全上举或外展。

肱骨外旋、肱骨大结节能通过肩峰突起的后方,是保证上肢完全外展的必要条件。当上肢在内旋状态时,肱骨大结节被喙肩弓阻挡,就使60°以上的外展受限。因此为使大结节能自由的通过喙肩峰韧带下面,在肩关节腔内肱骨头顺利地向下运动,肱骨必须呈外旋状态。

一旦肩关节一部分或全部的结构,因异常的低肌张力或肌张力不平衡而发生紊乱,会产生肩关节疼痛,像上肢的痉挛屈曲、肩胛骨的下降、后退和肱骨的内旋,均是发生紊乱的条件,如存在这种紊乱条件,无论是主动的还是被动的上肢外展上举时,肩峰突起与肱骨头之间的组织受到两个坚硬骨头的机械性挤压就会引起疼痛。

近来,Alexander发现二头肌长头,肩关节的旋转袖套对肩的盂肱关节的垂直起到稳定性作用,二头肌长头肌腱的作用在于对盂肱关节窝内的中央的长头可减少垂直的移位,所以当发生移位或冈上肌插入旋转袖套内,就可破坏盂肱关节稳定性。按Cailliet的理论,当关节和肌腱被向下牵拉时,就可产生肩关节损伤和疼痛。肩部被撞击易损伤冈上肌腱结构,也是诱发肩痛的原因。而且,晚期的肩痛30%～40%被发现是肩关节的旋转袖套被撕裂引起的。

此外,在肩关节部分或全部结构紊乱状态下,频繁地做不正确的肩关节活动,可诱发疼痛出现,最常见的有下列几个。

(1)在肩胛骨未处于必要位置,肱骨外旋的状态下,握上肢远端上提的被动肩关节活动就可能诱发肩痛。正确的,应一手托起肱骨头,使肱骨处于外旋状态下上提可避免疼痛产生。

(2)在协助患者从床上转移到轮椅上,抓握患者的病侧上肢牵拉,患者移动时不能支持患者躯干重量,使患者的肩关节强制外展,引起肩关节损伤,产生疼痛。又如在协助步行训练时,把患者病侧手放在治疗师肩上,面对面行走,此时,一旦产生不平衡或突然运动,使病侧上肢突然强力外展,造成肱骨头挤压肩峰,诱发疼痛。

(3)治疗师在协助患者坐位转移时,用两手放在患者的腋窝下面用力上拔,这时由于体重,使丧失保护反应的病侧肩发生强制性外展,产生疼痛。

(4)用滑轮作病侧上肢关节活动范围训练,由于处于内旋位的上肢上举,强制性损伤自己的肩。

3.临床表现

40%的患者在早期否认自己有肩痛,但是临床检查发现有疼痛存在,即在肱二头肌头部有触痛,冈上肌有触痛。这说明早期肩痛是隐匿性的,所以简单地听患者主诉是不够的,必须对患者作早期检查,早期发现和早期治疗。实际上,肩痛在原发病后就可出现。有的主诉是一般安静时不痛,上举时出现,肩部活动后加重,夜间频发。病侧上肢有下垂沉重感,上举前伸平均在100°,侧方平均在70°～100°时发生疼痛,撞击征阳性。鹰嘴突和结节间有凹陷、压痛,被动运动外旋受限制,疼痛从肩部可放射到上肢。

4.预防

如果能避免引起疼痛的因素,就可以防止肩痛的发生。

(1)早期即进行扩大肩关节活动范围训练,确保正常活动范围,避免易挛缩的肢位。

(2)在做被动肩关节活动时,要用正确的手法,避免因错误的手法引起疼痛。做上肢被动运动时,必须先做肩胛骨的活动,然后做上肢远端活动,这时务必使肩胛骨持续维持在前上方向。

(3)一旦被动时有疼痛产生,应立即停止,避免损伤组织。

5.治疗

治疗包括药物治疗、物理治疗及运动治疗等。

(1)药物治疗:可选择一些镇痛剂口服,如扶他林、阿司匹林、吲哚美辛等,也可局部用镇痛剂外涂。

(2)局部封闭治疗:1%普鲁卡因 1 mL,加上氢化可的松 5 mL,局部痛点注射。

(3)局部麻醉治疗:有学者报道在肩峰下腔内局部麻醉有效率可达到 50%,方法如下。①10 mL的针管,0.8 mm×(40~50)mm 的针头一个,0.5%普鲁卡因 8~10 mL。②治疗师在患者的身后,患者取坐位,上肢保持内旋,超过腰部。③助手的大拇指固定患者的肩峰后角上,指示固定肩峰。④治疗师持针在后角下刺入,斜向肩峰喙突方向推进,经过三角肌,冈下肌和关节内直到针头触到关节软骨停止向前,推入药物。此方法好处是无血管和神经损伤,比较安全。

(4)物理治疗:局部作温热治疗,如红外线、微波、超短波及局部离子透入,均有一定效果。

(5)运动疗法:如上所述肩痛是由于肩关节结构紊乱及不正确的运动所致,那么用正确的运动手法来纠正关节腔内紊乱的结构是最主要的方法。

疼痛早期处理:当疼痛很轻,仍应在无痛范围内做肩关节被动活动,但必须在做活动前,先做躯干回旋运动,抑制痉挛。鼓励患者用自己健侧上肢带动病侧上肢活动,这很重要。药物患者一旦有肩痛,就采取屈曲姿势,使肩固定,限制活动,屈肌张力更进一步增高,肩胛骨下降、后退更为明显,肩关节固定于内旋。如果这种"疼痛-不动-固定"的恶性循环不中断,只要 2~3 天,疼痛范围就会扩大,症状加重。另外要注意的是防止发生反复损伤肩关节,也就是在协助患者转移、穿衣、步行时,必须用正确的方法。在卧床时,应采取病侧在下的卧位,使肩充分向前。

肩痛严重时期,必须根据疼痛严重程度,制订不同处理方法。尊重患者愿望,建立起相互信任、合作的关系。告诉患者不作运动治疗会带来更严重后果,清除患者的恐惧心理。同时进行其他训练,如平衡、行走、上下楼梯等,让患者看到运动疗法的确切效果。①床上姿势:有肩痛及肩固定的患者应采取病侧卧位,但必须从仰卧位逐步过渡到完全侧卧位。开始是 1/4 侧卧位,持续时间约 15 分钟,或直至有疼痛时恢复仰卧位或健侧卧位。病侧卧位持续时间逐步延长,在几天后达到完全病侧卧位。②患者取坐位,治疗师坐在患者的病侧旁,用一手放在病侧上肢腋下,指示患者把躯干重心向另一侧方向移动,当患者重心移动时,用在腋下的手提升肩胛带,反复、有节奏地做这一运动,每次运动范围要大于前一次。躯干伸展可抑制阻碍肩关节自由活动的痉挛,也可以由患者把自己病侧手平放在病侧的旁边的平台上,然后让患者把体重移向病侧上肢上,治疗师帮助患者的肘部伸直,这也可取得效果。③擦桌子运动:患者两手交叉抓握,病侧手大拇指在上,桌面上放一毛巾,交叉双手放在毛巾上,把毛巾向前推,起到躯干的运动带动肩关节运动的效果。④抑制肩胛骨突前运动时过度紧张法:患者平卧,病侧下肢屈膝位,倒向健侧,治疗师来回摆动患者的骨盆。由于病侧躯干来回有节律地摇动,可使病侧全部痉挛降低。接着,治疗师在病侧上肢肘关节伸直的状态下,把病侧上肢上举到无不舒服的位置,同时继续转动患者的骨盆,这时患者会感到肩关节周围肌肉松弛。⑤患者坐在椅子上,两手交叉抓握,放在前面的大球上,身体前倾推动大球离开双膝,然后再躯干向后,这样髋关节屈曲的运动,同时带动肩关节向上举的运动。由于两手放在大球上得到了支撑,因此一般不会引起肩痛,患者可控制大球向前移动的距离、移动的数量。⑥上肢自动运动:在正确的方法的指导下,患者用健侧手抓握病侧手上举上肢,带动肩部运动。正确的方法是在治疗师帮助下,学习把病侧上肢向前,保证肩胛骨突前及肘关节处在伸直位的条件下尽可能上举病侧上肢。最初患者可能仅上举几厘米,但是在正确方法指导下坚持做下去,每天做几次,肩痛就会逐步消失。如果方法不正确,不仅起不到治疗作用,反而会加重肩痛。如在病侧上肢屈曲状态上举,病侧肩后退情况下上举均会加重肩痛。

(五)肩手综合征

肩手综合征常见于中枢性上运动神经瘫痪的患者中,如卒中、脑外伤等,特别是在卒中患者更为常见,发生率在 $5\%\sim32\%$,其中约 74.1% 发生在发病后 $1\sim3$ 个月,最早在发病后第 3 天,迟至 6 个月后发生。

所谓肩手综合征是指在原发病恢复期间病侧上肢的手突然出现水肿、疼痛及病侧肩疼痛,使手的运动功能受限制。严重的是可引起手及手指变形,手功能完全丧失。因此,应对肩手综合征给予足够的重视,及早治疗。

1.病因及发生机制

尽管有不少关于肩手综合征的病因及机制的报告,但至今尚未得到令人信服的证明及假设。把其原因归属于肢体瘫痪及肢位不当,似乎过于简单。因为大多数患者并不出现肩手综合征。例如,有的患者经治疗后,肩手综合征症状缓解,但其肢体瘫痪、不良肢位仍然存在,但肩手综合征的早期症状不再复发。

尽管如此,患者的一些特有的因素是具有诱发作用的,就是长时间的一些特有的因素,如病侧上肢不活动及不良肢位。许多患者的关节活动范围无限制,亦无疼痛,但突然的发生肩手综合征,这支持上述的假设。从理论上假设,机械作用可直接诱发水肿,继发性外伤也可诱发水肿,肌无力而失去泵作用,使水肿不能清除。总之水肿、疼痛、关节活动范围受限,交感神经累及,造成一个恶性循环,也就是说引起水肿的原因是多样的,它们均可能发展成为肩手综合征。

(1)长时间的腕关节强制性掌屈:患者长期卧床,病侧上肢位于躯干侧,因不注意,使病侧手的腕关节长时间处于强制性的掌屈位或在坐位时也处于同样状态。

试验证明,在强制性的腕掌屈时,手的静脉循环受到阻断。当腕关节处于中间位时,把造影剂注入手静脉内,在 X 线下观察造影剂流动状态是回流通畅,当被试验者的手掌屈时,就可见到造影剂流动不畅,如在肩下降、上肢内收肌群张力增加、痉挛明显的偏瘫患者,进一步压迫腕关节,使造影剂的回流更受阻。因此,妨碍静脉循环的腕关节屈曲机制也许是发生肩手综合征的最基本原因。

当考虑患者有肩手综合征的进程时,上述这个试验具有实际意义。

以下是发生肩手综合征的几个具体问题:①为什么大多数患者的肩手综合征发生在病后的 $1\sim3$ 个月期间?因为此期间的患者难以得到在急性期那样的护理及监视。因而患者的病手在相当长的时间中处于强制性的掌屈位,没有及时发现并得到纠正。②当上肢肌张力相对较低时,已存在病侧腕关节及肩关节屈曲,而腕关节的伸肌群也存在张力低下,对腕关节屈曲起不到对抗作用,以保持正常位置。③一些患者存在着忽视症,忽视病侧上肢的存在,而不注意不良肢位的存在。实际上,深感觉障碍的存在,也可使患者感觉不到不良肢位的存在。④为什么肩手综合征的早期水肿在手背占优势?这与解剖上手的静脉及淋巴管几乎都在手背有关。⑤肩手综合征的水肿是非常局限,且都终止在腕关节近端,这是因为无论昼夜,患者腕关节始终处于一定程度的掌屈,特别是当没有对这不正确的姿势给予纠正及监视,腕关节掌屈会越来越重。

(2)过度腕关节伸展:这可产生炎症样的水肿及疼痛。在康复治疗中,有时治疗师无意识超越患者关节活动范围的过度的强制性活动,使关节及周围组织损伤。例如治疗师把患者的病侧手放在躯体旁的治疗台上,把肘关节伸展,体重移向病侧上肢时,易使腕关节过度背屈。这种情况下,频繁地无节制训练,就超越了该病手的正常背屈的关节活动范围,造成水肿。这多数发生在较晚的时期,且多数是早期即开始过度康复的患者。

(3)长时间病侧手背静脉输液:在患者的急性期需输液时,不少护士喜欢在患者病侧手背上静脉输液,如长时间反复,易诱发手背水肿。

(4)病侧手外伤:一些患者可因各种原因引起病侧手的外伤,如跌倒、灼伤。

上述的各因素都是外在因素,不能完全阐明机制,为此有学者提出颈交感神经受刺激的学说,认为中枢神经急剧发生改变,刺激交感神经,强化了从病变到颈髓的向心性冲动,在脊髓颈段后角内形成病理性反射环路。

2.临床表现

肩手综合征的临床表现可分三期。

(1)第一期:患者的病侧手突然水肿,且很快使运动范围明显受限制。水肿主要出现在病侧手的背部,包括掌指关节、拇指及其他四指。皮肤失去皱褶,特别是指节、近端、远端的指间关节,水肿触及有柔软感和膨胀感,且常终止于腕关节及近端。手肌腱被掩盖而看不出。手的颜色发生改变,呈橘红或紫色,特别是当手处于下垂状态时。水肿表面有微热及潮湿感。指甲逐步发生变化,与健手相比,表现为苍白、不透明。同时伴病侧上肢肩及腕关节疼痛,关节活动范围受限制,特别是前臂被动外旋、腕关节背屈更为显著。如作超过腕关节可活动范围的被动屈曲时,患者有明显疼痛感,甚至在作病侧上肢负荷体重的治疗时也可引起。指间关节明显受限,突出的指骨因水肿而完全看不出。手指外展炎症受限,使健侧手指难以插入病侧手指间,使两手相互交叉抓握非常困难,近端的指间关节发硬,因此仅能作稍稍屈曲,不能完全伸展。若被动屈曲该关节,患者有疼痛感,而远端指间关节可伸展,但屈曲几乎不能。如果该关节轻度屈曲有些发硬,任何企图被动屈曲,就会产生疼痛及受限。

第一期持续3～6个月,20%是两侧性的,这期如出现症状立即开始治疗,常可控制其发展,且自然治愈。如不及时治疗就很快转入第二期。

(2)第二期:手的症状更为明显,手及手指有明显的难以忍受的压痛加重,肩痛及运动障碍和手的水肿减轻,血管运动性变化,如皮肤温度增高、发红几乎每一患者均残存。病侧手皮肤、肌肉明显萎缩,常可出现类似 Dupuytren 挛缩的手掌肌腱肥厚和手掌呈爪形,手指挛缩。X线可见病侧手骨质疏松样变化。肉眼可看到在腕骨间区域的背侧中央及掌骨和腕骨结合部出现坚硬隆起。

第二期平均持续3～6个月,预后不良,为了把障碍减少到最低程度,积极治疗是必需的。

(3)第三期:水肿完全消失,疼痛也完全消失,但未经治疗的手的活动能力永久丧失,形成固定的有特征性畸形手。腕屈曲偏向尺侧,背屈受限制,掌骨背侧隆起固定无水肿;前臂外旋受限,拇指和示指间部分萎缩,无弹性,远端及近端的指间关节固定于轻度屈曲位,即使能屈曲,也是在很小程度范围内,手掌呈扁平,拇指和小指显著萎缩,压痛及血管运动性变化也消失。

第三期是不可逆的终末阶段,病侧手成为完全失用,成为终身残疾。

3.预防

肩手综合征的预防,首先应尽可能地避免产生水肿的因素,应注意以下几点。

(1)在床上及轮椅上必须保持正确的姿势,特别是病侧上肢的位置。如果患者尚不能保持自己的病侧腕关节不处于完全掌屈位时,应让患者坐轮椅,把病侧手放在胸前的搁板上,直到患者能充分进行照料自己病侧上肢为止。这可以预防水肿的发生。

(2)在病侧上肢负重训练时,训练的强度及持续时间应适当控制。必要时,治疗师应协助患者作这一训练的控制。在作这类患者上肢负重训练前,治疗师应确定躯干递加活动范围。一旦在治疗中,患者有不适及疼痛主诉时,治疗师必须改变患者手的位置,例如,在坐位,把病侧上肢伸展置于病侧躯体旁,病侧手放在治疗台上,体重向侧方移动时,手略外旋,可减少腕关节角度,即使这样,还有疼痛,则应停止这样的训练。

(3)尽可能地不用病侧手背静脉输液,应提倡锁骨下静脉输液。

(4)必须防止对病侧手的任何外伤。

4.治疗

一旦发现病侧手水肿、疼痛,关节活动范围减小,就应开始做积极的治疗,可取得很好效果。即使已发生 2～3 个月,也应治疗,可取得控制其发展,减轻程度的效果。因为延误治疗时机,症状固定化,那么要使病侧手恢复到原来的正常颜色和大小,克服挛缩几乎是不可能的了。治疗的目的在于尽快消除发展及疼痛、僵硬。

(1)防止腕关节掌屈:为促进静脉回流及防止掌指关节持久的屈曲,无论在床上,还是在坐位,均应维持腕关节背屈 24 小时是非常重要的,如在坐位时,把病侧手放在膝上,使掌指关节伸展,也可用一种使腕关节维持背屈的夹板托起手掌,然后用绷带给予固定。

(2)向心性缠绕压迫手指:即用直径 1～2 mm 的绳子从远端缠绕病侧手每一指,然后用同样方法缠绕手掌由远到近,至腕关节止,然后再一一解开绳子。这种方法每天可以反复进行。这种方法简便、省钱、省时间,家属也可按此法去做,其效果是非常好的。由于水肿的减轻,循环立即改善,同时用其他方法配合,则效果更好。

(3)冰水浸泡法:把患者的手浸泡在冰水中,冰与水之比为 2:1,浸泡时间以患者能耐受程度为准。

(4)冷水-温水交替浸泡法:冰水浸泡法对患者常感到难以耐受,冷水-温水交替更易被患者接受。冷水温度约 10 ℃,温水约 40 ℃,先浸泡温水 10 分钟,然后浸泡在冷水中 20 分钟。可反复进行多次,每天至少在 3 次以上。有学者发现在肩手综合征的第一期效果很好,可促进血管扩张-收缩的反应,改善交感神经紧张性。

(5)主动运动:应鼓励患者主动运动病侧的手,如果完全不能动,那么应用健手协助病手活动,以及病侧上肢活动。让患者在平卧时,把病侧上肢上举过头,这可刺激肘伸肌的活动性,肌肉收缩可起到一种泵的作用,促进静脉回流,减轻水肿,或者用健手握病手上举上肢,来回左右摆动,也是有效的。但是病侧上肢负重训练是禁忌的,因为这是发生肩手综合征因素之一。

(6)被动运动:肩关节被动活动范围,对肩痛有预防作用,手及指的被动活动必须轻柔,在无疼痛情况下小范围内活动。要注意,病侧上肢的外旋活动范围下降是与腕关节活动受限有关。因此治疗师应从扩大腕关节活动入手治疗。也可在平卧位进行,把病侧上肢上举,促进静脉回流。

(7)其他治疗:可用1％可卡因7 mL加可的松2 mg的混合液作病侧星状神经节阻断,每周2～3次。亦可用皮质激素口服治疗,如泼尼松30 mg/d。对疼痛部位作局部麻醉或神经阻断注射,可取得一次性效果。

肩手综合征常发生腱鞘炎及腱鞘肥厚,限制关节运动及产生疼痛,亦可用可卡因加皮质激素作腱鞘内注射,如无改善可作腱鞘切除。但必须在发病4个月后进行,不然有可能反而加重症状。

合并骨质疏松的,可给予维生素D口服或注射。

总之,肩手综合征的治疗原则是早期发现、早期治疗,特别是发病3个月内是治疗最佳时期,一旦慢性化,就缺乏有效的治疗方法。

(菅朝丽)

第二节　癫痫的康复治疗

癫痫是一组由大脑神经元异常放电引起的短暂性以大脑功能障碍为特征的慢性脑部疾病,具有突然发作、反复发生的特点,可以表现为运动、感觉、意识、精神等多方面的功能障碍。国际抗癫痫联盟(International League Against Epilepsy, ILAE)和国际癫痫病友联合会(International Bureau for Epilepsy, IBE)联合提出的癫痫的定义:至少一次痫性发作;临床发作是由于脑内存在慢性持久性异常所致;伴随有相应的神经生物学、认知、精神心理及行为等多方面的功能障碍。这一定义突出了癫痫慢性脑功能障碍的本质,强调了癫痫所伴随的多种障碍。

一、癫痫的检查和评定方法

(一)神经电(磁)生理检查

1.脑电图(EEG)在癫痫中的应用

EEG对癫痫诊断的阳性率为40％～60％,是癫痫最有效的辅助诊断工具,结合多种激发方法,如过度换气、闪光刺激、药物、睡眠等,及特殊电极如蝶骨电极、鼻咽电极,至少可以在80％患者中发现异常放电,EEG表现为棘波、尖波、棘(尖)波综合和其他发作性节律波。发作期和间歇期均可记录到发作波,发作波的检出是诊断癫痫重要的客观指标,对癫痫灶的定位、分型、抗癫痫药物的选择、药物剂量的调整、停药指征、预后判断均有较大的价值。

EEG可分为头皮脑电图和深部脑电图,头皮脑电图定位效果差,深部电极脑电图定位效果好,因其创伤性患者难以接受,而且安装部位有限,不能反映全脑状况,临床使用受到限制。在我国EEG已成为癫痫的常规检查方法。目前,偶极子64导脑电、动态脑电图和视频脑电等可以长时间记录患者在日常活动中脑电图,并可记录发作时的录像,与脑电图进行同步分析,使癫痫的诊断更准确、定位更精确。

2.脑磁图(MEG)在癫痫中的应用

MEG是一种无创性测定脑电活动的方法,其测量的磁场主要来源于大脑皮层锥体细胞树突产生的突触后电位。在单位脑皮质中,数千个锥体细胞几乎同时产生神经冲动,形成集合电流,产生与电流方向正切的脑磁场。人脑产生的磁场强度极其微弱,在评价神经磁信号时需要极为敏感的测量装置,把极微弱的信号从过多的背景噪音中提取出来。因此,脑磁场测量设备必须具有可靠的磁场屏蔽系统、灵敏的磁场测量装置及信息综合处理系统。其特点有磁场不受头皮软组织、颅骨等结构的影响;有良好的空间和时间分辨率;对人体无侵害,检测方便。目前 MEG 的传感器允许同时记录多达 300 个通道,对癫痫灶的定位非常准确,但设备和检查费用昂贵。

(二)影像学检查

1.CT、MRI 在癫痫中的应用

CT、MRI 的临床应用,对癫痫的病因、性质和定位有很大的帮助,明显提高了癫痫病灶的检出率。MRI 作为 20 世纪 90 年代发展起来的无创性脑功能成像技术,具有良好的时间和空间分辨率,其中功能性磁共振(fMRI)、磁共振频谱仪(MRS)、磁共振弛豫(MRR)等相继应用于癫痫的临床和研究。fMRI 可用于癫痫手术治疗前运动、语言记忆功能区的定位。MRS 可以在分子水平上无损伤地研究神经系统的活动,可以观察不同类型癫痫的神经代谢特点,测评药物及手术的疗效。

2.正电子发射断层扫描(PET)和单光子发射断层扫描(SPECT)在癫痫中的应用

近年来发展起来的脑功能影像学检查,如 PET、SPECT 不仅能准确发现病变部位,而且可直接测定局部功能状态,是致痫灶定位的有效方法。

PET 是目前癫痫灶定位最精确和直观化的手段之一,可从生化、代谢、血流灌注、功能、化学递质及神经受体等方面对癫痫灶进行显像和定量分析,从而可能为 EEG、CT、MRI 检查阴性的癫痫患者提供致痫灶的定位诊断。目前临床使用最多的是 18F-FDGPET。Engel 最早发现发作间期致痫灶的局部葡萄糖代谢降低,而发作期原来葡萄糖代谢降低区反而增高,这种发作间期低代谢而发作期高代谢的区域,可确定为致痫灶。18F-FDGPET 能较敏感地探测到功能性癫痫灶,并予以定位,目前已被公认为癫痫外科术前最佳的无创伤性定位方法。但 18F-FDGPET 的代谢改变区并非均是癫痫灶,与 EEG、MRI 相结合,相互弥补不足,可大大地提高癫痫的诊断和定位特异性。

SPECT 可直接反映脑血流灌注的变化,间接反映全脑代谢功能,不受同位素摄取时间的限制,在癫痫发作间期,病灶呈低血流区,在发作期呈高血流区,使得通过脑血流及脑代谢功能进行痫灶定位成为可能,有研究显示,利用发作期与发作间期减影技术,癫痫定位的效果良好,对癫痫的手术治疗有指导作用。

(三)神经心理学检查

癫痫患者常常合并智能减退、认知障碍和情感、心理异常,临床上常使用各种神经心理量表对患者智力、情感、心理、行为等方面进行评价,根据存在的问题制定出针对性的康复治疗方案。常用的神经心理检查量表有癫痫患者生存质量专用量表(QOLIE-31)、韦氏记忆量表、汉密尔顿抑郁量表、焦虑量表等。

二、治疗

癫痫治疗在近 10 年有了较大的进展,主要体现在:抗癫痫新药在临床越来越多的使用;癫痫外科定位及术前评估的完善和手术治疗;生酮饮食等。

(一)病因治疗

对于病因明确的痫性发作,应针对病因进行治疗,如低血糖症、低血钙症等代谢紊乱者;维生

素 B_6 缺乏者;颅内占位性病变;药物导致的痫性发作等。

(二)药物治疗

明确诊断后,正确的抗癫痫药物(AEDs)治疗是控制癫痫发作的首选方案。合理、规范、有规律的 AEDs 治疗,可使近 60%～70%得到完全控制且停药后无发作,但有 20%～30%的患者经系统、合理的药物治疗无效,称为难治性癫痫。AEDs 需要长期服用,因此,应综合考虑治疗的时机、药物潜在的毒副作用、患者的职业、心理、经济和家庭、社会环境等诸多情况。AEDs 用药的原则有:①根据癫痫发作类型及特殊的病因,结合患者的具体情况合理选药(表 11-1);②合理选择用药时机;③坚持单药治疗原则,必要时多药配伍治疗;④适当调整用药剂量,足疗程用药;⑤密切检测药物的毒副作用;⑥缓慢换药,谨慎减量、撤药等。

表 11-1 不同类型癫痫或癫痫综合征(AEDs)的选择

发作类型或综合征	首选 AEDs	次选 AEDs
部分性发作(单纯及复杂部分性发作、继发全身强直 阵挛发作)	卡马西平、托吡酯、奥卡西平、丙戊酸、苯巴比妥、扑米酮	苯妥英钠、乙酰唑胺、氯巴占、氯硝西泮、拉莫三嗪、加巴喷丁
全身强直 阵挛发作	丙戊酸、卡马西平、苯妥英钠、苯巴比妥、托吡酯	氯巴占、氯硝西泮、乙酰唑胺、拉莫三嗪
失神发作	乙琥胺、丙戊酸	乙酰唑胺、托吡酯
强直发作	卡马西平、苯巴比妥、丙戊酸	苯妥英钠、氯巴占、氯硝西泮
失张力及非典型失神发作	丙戊酸、氯巴占、氯硝西泮	乙酰唑胺、氯巴占、苯巴比妥、拉莫三嗪
肌阵挛发作	丙戊酸、氯硝西泮、乙琥胺	乙酰唑胺、氯巴占、苯巴比妥、苯妥英钠
婴儿痉挛症	促肾上腺皮质激素、托吡酯、氯硝西泮	氨己烯酸、硝基西泮

从最近的癫痫治疗指南可以看到如下新趋势。

(1)下列情况应开始新药治疗:不能从传统抗癫痫治疗中获益;不适合传统抗癫痫药治疗的情况,如属于禁忌证范围、与正在服用的药物有相互作用(特别是避孕药等)、明显不能耐受传统抗癫痫治疗、处于准备生育期等。

(2)尽量单药治疗:第一次单药治疗失败,换一种药物仍然采取单药治疗(换药过程应谨慎进行)。下列情况下才考虑联合治疗。①先后应用两种药物单药治疗仍没有达到发作消失;②权衡疗效与安全性后,认为患者所受到的利益大于带给他的不利(如不良反应)。

(3)药物治疗:应取得疗效与安全性的最佳平衡。

(4)个性化治疗:对于儿童,要考虑对认知功能、语言能力的影响;处于生育年龄的妇女,尽量选择新药治疗,考虑与口服避孕药的相互作用、致畸性等;老年人,考虑药物的相互作用和对认知功能的损害。

(5)对患者生活质量和认知功能的影响:1990 年以来,FDA 已陆续批准 8 种新型抗癫痫药:托吡酯(TPM)、加巴喷丁(GBP)、奥卡西平(OXC)、拉莫三嗪(LTG)、左乙拉西坦(LEV)、噻加宾(TGB)、唑尼沙胺(ZNS)。从新的指南和专家共识中可以发现,新药已经有明显的趋势进入一线的治疗选择,疗效肯定,安全性好,临床使用经验正在逐步完善;第一、二甚至第三个药都最好选择单药治疗;应根据患者具体的特点进行个性化的治疗选择;取得药物疗效及安全性的最佳平衡,提高患者的生活质量应是癫痫治疗的最终目标;新一代广谱抗癫痫药的疗效和安全性得到临床专家的广泛认可,在美国等国家已作为一线药物的治疗选择之一,更可作为某些特殊患者(生育妇女和老年患者等)的首选用药。

(三)癫痫持续状态的治疗

癫痫持续状态(status epilepticus,SE)是癫痫连续发作之间意识尚未完全恢复又频繁再发;或癫痫发作持续 30 分钟以上不自行停止。癫痫持续状态是内科常见的急症,若不及时治疗可因高热、循环衰竭或神经元兴奋性毒性损伤导致永久性脑损害,致残率和死亡率很高。任何类型的癫痫均可出现癫痫状态,其中全面性强直-阵挛发作状态最常见,危害性也最大。其治疗的目的是:迅速控制抽搐;预防脑水肿、低血糖、酸中毒、过高热、呼吸循环衰竭等并发症;积极寻找病因。

(1)迅速控制抽搐:可使用地西泮、异戊巴比妥钠、10%水合氯醛、副醛等药物。

(2)对症处理:保持呼吸道通畅,吸氧;进行心电、血压、呼吸监护;查找诱发癫痫状态的原因并治疗。

(3)保持水、电平衡,甘露醇静脉滴注防治脑水肿。

(4)对于难治性癫痫持续状态:硫喷妥钠及静脉滴注咪哒唑仑有效;也有研究显示异丙酚开始用于控制难治性癫痫持续状态,其疗效逐渐得到重视,目前还需要进一步利用大样本随机对照试验结果评价其疗效和安全性。

(四)外科治疗

以往对癫痫的手术治疗存在一定的误区,认为任何癫痫患者均可实施手术治疗,癫痫患者手术后可万事大吉,不用再服用任何药物,但事实并非如此。手术治疗主要适用于难治性癫痫。

原则上,癫痫手术的适应证是年龄在 12～50 岁,AEDs 难以控制的癫痫发作,排除精神发育迟缓或精神病,智商在 70 分以上的癫痫患者。手术方式多种多样,按手术原理可以分为切除癫痫放电病灶;破坏癫痫放电的扩散通路;强化抑制结构 3 种手术方式,具体手术方式为脑皮质病灶切除术、前颞叶切除术、选择性杏仁核、海马切除术;多处软膜下横纤维切断术(MST);大脑半球切除术;胼胝体切开术;脑立体定向毁损术;电刺激术;伽马刀(γ 刀)治疗术;迷走神经刺激等。手术方式根据癫痫发作的类型和癫痫灶的部位进行选择。外科手术治疗的效果主要取决于病例及手术方式选择是否适当、致痫灶的定位是否准确和致痫灶是否彻底切除。

(五)预防

预防各种已知的致病因素,如产伤、颅脑外伤、颅内感染性疾病等,及时控制婴幼儿期可能导致脑缺氧的情况如抽搐和高热惊厥等,推行优生优育,降低癫痫的发病率。

三、康复

虽然,使用目前的抗癫痫药物能使 2/3 的患者的癫痫发作得到控制,但这些患者仍然存在着许多与癫痫有关的问题,如抗癫痫药物的不良反应、心理-社交障碍、长期服药常使患者合并智能减退、认知障碍等。其余 1/3 的患者由于频繁的癫痫发作,需要定期随访及进行多学科评估以确保康复计划的全面性和为患者个体定制。康复的目标是消除或减少疾病导致的医学和社会的后果。对患者的辅导和教育是一项重要的因素。

长期治疗的精神和经济负担、痫性发作时间的不确定性和行为的失控性、社会的偏见等多方面的压力,使患者常伴有明显的心理和行为异常。以往癫痫治疗多注重控制发作,忽略了患者的自身感受,随着医疗模式的改变,国内外学者已经注意到患者的情感、心理及家庭和社会环境等方面在癫痫治疗中的重要作用,在正规的抗癫痫药物治疗的同时全面考虑其身体、心理和社会等因素,提高其生存质量,使癫痫患者得到真正的康复。

癫痫的康复涉及医疗、心理、教育、职业、社会等诸多方面,康复原则是除对因、对症治疗外,尽早进行个体化、综合性康复训练,提高患者的生活质量。

(一)体育疗法

通过一定程度的体育训练,可以增强体质,调整各器官间的协调和平衡功能,减少药物的蓄积;增强信心,消除自卑心理,缓解忧愁和抑郁情绪。运动方式、运动量应根据患者病情和身体情况合理安排,避免进行危险的过量的体育活动。

(二)智能减退、认知障碍

癫痫患者常常伴有智力减退、认知功能障碍,是其预后不良的重要因素,其发生机制是多方面的,如痫样放电导致神经元功能紊乱,造成的脑组织持续性损害;癫痫灶的代谢异常;幼年期起病的癫痫造成的脑组织发育障碍;发作期伴发的低氧血症、高碳酸血症、兴奋性神经递质的过度释放,造成的神经元不可逆损害;另外,某些癫痫综合征在慢波睡眠相出现的持续性痫样放电导致的睡眠障碍;某些 AEDs 引起的神经元兴奋性降低,均可影响认知功能。影响癫痫患者认知功能的因素多种多样,如癫痫灶的部位、发病年龄和发作类型、抗癫痫药物的毒副作用、家庭社会因素、患者本人受教育程度等。所以,控制癫痫发作,避免选用对认知功能影响大的抗癫痫药物,控制用药种类,密切监测药物认知损害的不良反应,从而把认知功能损害控制到最小限度。

癫痫患者的认知功能损害表现不一,主要有注意力、推理能力、视觉空间能力、视运动协调能力受损、抽象概括能力、计划判断能力、表达能力的减退和记忆力障碍等,其中以记忆力障碍最常见。对于记忆障碍而言,记忆力全面改善虽然不太可能,但是学习助记术有助于解决最常见的日常记忆问题。在记忆康复计划中,应考虑下列问题:日常生活中认知功能障碍的心理教育疗效的需要、个性和情感反应的影响,以及对记忆问题的个人感受。训练目标必须是定制的、小的尽可能具体的、完全能够满足患者的需要和希望。

应对患者进行单独的、针对性神经心理评定,以确定认知功能康复的范围。认知功能障碍常用的康复方法是通过认知功能评价,针对患者存在的认知缺陷,对患者进行重复训练,通过反复练习建立起自动性行为,训练应注重目的性、趣味性和实用性。避免使用已经缺损的认知功能,使用其他方法帮助患者补偿缺损的认知成分,如对记忆障碍的患者可以使用一些外部存储工具(如工作日程表、笔记等),将复杂事务分解成简单成分,或者通过联想等方式帮助记忆。

(三)心理和精神障碍

适当的体力劳动和脑力劳动对健康是有利的,应当鼓励。

癫痫患者由于家庭、社会、抗癫痫药物的毒副作用等因素常存在异常心理,不仅可以加重躯体疾病,而且导致癫痫患者的行为退化和异常。异常行为和心理常表现为抑郁、恐惧、攻击性、焦虑、逆反等负性情绪;自卑、性格孤僻、社会交往障碍;适应能力差,喜欢固定不变的生活方式;学习障碍、怕困难、缺乏自信、易放弃的退缩行为;对治疗措施产生无望和歪曲的判断,治疗依从性差等。

心理治疗是癫痫治疗过程中重要的治疗方法,全面评定患者存在的心理障碍,针对性地开展心理治疗,减轻患者心理负担,稳定情绪,经过综合训练,提高患者的学习、工作能力和适应性,提高抗挫折和自控能力。目前常用的心理治疗方法有支持性心理治疗、催眠术、松弛训练、生物反馈疗法、森田疗法等。另外,也可短期针对性使用药物治疗,如抗抑郁药物、抗焦虑药等。

(四)提高家庭和社会支持,改善患者的生存质量

癫痫患者应有良好的生活习惯和饮食习惯,避免过饱、疲劳、睡眠不足或情感波动。食物以清淡为主,忌辛辣,最好能戒烟酒。除带有明显危险性的工作(如驾驶、高空作业、游泳等),不宜过分限制。更重要的是解除其精神负担,不要因自卑感而脱离群众;让其树立战胜疾病的信心;医师需要对患者耐心解释,使其对疾病有正确的认识。

癫痫患者往往存在生活、就业、婚姻、与亲友关系不融洽、经济水平偏低等家庭和社会问题。强大的家庭和社会支持是患者正确面对疾病、战胜疾病的基础。随着社会的发展和进步,癫痫患者的生活质量日益为人们重视,生活质量包括发作状态、情感生活、任务与休闲性活动、健康状态、经济状态、家庭关系、社会交往、记忆功能等多个方面。

影响癫痫患者生活质量的因素有患者的智力水平、认知功能、患者受教育水平、家庭和社会的支持等多种因素。家庭康复是癫痫治疗中的重要一环,许多患者需要家庭的看护和照料,让患者的亲友了解癫痫的基本知识,给癫痫患者以足够的关心、理解、尊重和支持,督促患者按时、按规定服用药物,提高药物治疗的依从性,合理安排日常生活,避免不良嗜好的养成,释放负性不良情绪,保持良好心理状态,增强患者的责任感,鼓励患者积极参加有益的社交活动,克服自卑心理,指导患者承担力所能及的社会工作,同时避免危险活动和工作,让患者在自我实现中体会到自身的价值,从而提高战胜疾病的信心。

社会支持在癫痫患者康复中具有重要的作用。通过立法保护癫痫患者的学习、受教育、婚姻、生育、就业等的合法权益,增加患者的各项福利和医疗保险,改善癫痫患者的经济状况。向全社会进行癫痫科普教育,纠正社会上某些人群对癫痫患者的歧视和错误看法。促进癫痫患者参与社会活动,培养乐观豁达的性格,减少自卑感,提高抗癫痫药物治疗的依从性,减轻疾病的症状,减缓疾病的发展,提高患者的生活质量。

(五)职业康复

在国外,有一些非营利性机构为癫痫患者提供职业康复服务,以培训患者并协助其找到工作。职业康复服务的内容主要包括以下几点。

1.诊断性评估

评估其残疾状况,确定职业需要技能的目前状况。

2.辅导

确定目标,进行选择,确定职业需要培训的技能并提供支持。

3.培训

基本和特殊职业技能,记忆和注意的代偿技巧,工作搜寻策略,面试技巧,工作指导,个人简历书写和合法权利。

4.咨询

在职培训计划和其他支持性工作经历和职业教育。

5.工作安排

在竞争性的工作岗位、在家或支持性的社区就业或有保护的工场。

6.协助

与相关的专业机构进行协助。

(菅朝丽)

第三节　帕金森病的康复治疗

　　帕金森病(PD)又名震颤麻痹,是一种常见的神经系统变性疾病。临床上以静止性震颤、运动迟缓、肌强直和姿势平衡障碍为主要特征。近年来人们越来越多地注意到嗅觉减退、抑郁、便秘、疼痛、视幻觉和睡眠障碍等非运动症状,对患者生活质量的影响甚至超过运动症状。PD多见于中老年人,我国65岁以上人群总体患病率约为1.7%,男性稍高于女性,患病率随年龄增加而升高。

一、康复评定

(一)功能评定

1.感觉功能评定

部分PD患者后期会出现疼痛,一般采用视觉模拟评分法评定。

2.运动功能评定

对受累关节的活动度、肌力及肌张力等进行评定。

3.平衡与协调功能评定

具体方法参见本书第五章第三节平衡与协调功能评定。

4.步态分析

具体方法参见本书第五章第四节临床步态分析。

5.吞咽功能障碍评定

具体方法参见本书第五章第九节吞咽障碍评定。

6.构音障碍评定

包括构音器官检查和构音检查两部分。具体方法参见本书第五章第八节构音障碍评定。

7.认知功能评定

具体方法参见本书第五章第十一节认知功能评定。

8.心理功能评定

由于PD患者存在明显的运动障碍及非运动症状,易产生焦虑、抑郁情绪,应积极进行心理功能评定。具体方法参见本书第五章第五节心理功能评定。

(二)结构评定

　　目前提出PD两大病理特征为:一是黑质多巴胺能神经元及其他含色素的神经元大量丢失,尤其是黑质致密区多巴胺能神经元丢失最严重;二是在残留的神经元胞质内出现嗜酸性包涵体,即路易小体。一般的辅助检查多无异常改变。可选择头颅MRI检查等方法明确结构异常的具体情况。

(三)活动评定

　　具体方法参见本书第五章第十二节基础性日常生活能力评定、第十三节工具性日常生活能力评定。

（四）参与评定

主要评定近1~3个月的社会活动现状、职业、学习能力、社会交往、休闲娱乐及生存质量等。具体方法参见本书第五章第十四节职业评定、第十五节社会交往评定、第十六节休闲娱乐评定、第十七节生存质量评定。

（五）其他综合评定

统一帕金森病评定量表（UPDRS），内容包括：Ⅰ精神行为和情绪，Ⅱ日常生活活动，Ⅲ运动检查，Ⅳ治疗的并发症，Ⅴ改良 Hoehn-Yahr 分级量表，Ⅵ Schwab& 英格兰日常生活活动量表。评分越高说明功能障碍程度越重，反之较轻。

二、康复诊断

本病临床主要功能障碍表现为以下4个方面。

（一）功能障碍

1.运动功能障碍

主要表现为强直、少动、震颤、姿势反应障碍。

2.平衡功能障碍

主要表现为慌张步态、易跌倒。

3.吞咽功能障碍

在口腔准备期、口腔期、咽期、食管期均可出现障碍。

4.构音功能障碍

属于运动过弱型构音障碍。

5.脑高级功能障碍

主要表现为记忆力、注意力、知觉不同程度降低，信息处理过程能力低下。

6.心理功能障碍

主要表现为焦虑、抑郁情绪，后期可出现精神病性症状如幻觉。

（二）结构异常

血、脑脊液常规检查均无异常，脑脊液中的高香草酸（HVA）含量可降低。头颅 CT 一般正常，MRI 可见黑质变薄或消失，1/3 病例 T_1 加权像可见脑室周围室管膜 T_1 区帽状影像。嗅觉测试可发现早期患者的嗅觉减退。以 ^{18}F-多巴作示踪剂行多巴摄取功能 PET 显像可显示多巴胺递质合成减少。

（三）活动受限

1.基础性日常生活活动能力受限

主要表现为吃饭、如厕、穿衣、洗澡、家务及修饰等活动受到不同程度限制。

2.工具性日常生活能力受限

准备食物、购物、交通工具使用等不同程度受限。

（四）参与受限

（1）生存质量下降。

（2）社会交往受限。

（3）休闲娱乐受限。

（4）职业受限：随病情进展程度不同，对其所在职业产生影响，使其不得不换岗或离岗。

三、康复治疗

近期目标:保持主、被动关节活动度,加强重心转移和平衡反应能力,增强姿势稳定性和运动灵活性,促进运动协调功能,提高运动耐力,改善基础性和工具性日常生活活动能力,提高生活质量。

远期目标:预防和减少继发性损伤,维持 ADL 能力,改善社会参与能力,提高生命质量。

(一)物理治疗

1.物理因子治疗

物理治疗具有缓解肌强直,改善局部血液循环,促进肢体肌力和功能恢复的作用,包括水疗、热疗、冷疗、离子导入治疗、神经肌肉电刺激治疗、肌电生物反馈治疗等。

2.非侵入性脑刺激治疗

重复经颅磁刺激(rTMS)高频刺激 PD 患者 M1 区或前额叶背外侧区可促进多巴胺释放,改善运动症状。

3.运动治疗

主要针对四大运动障碍即震颤、肌强直、运动迟缓和姿势与平衡障碍的康复,以及对肌萎缩、骨质疏松、心肺功能下降、驼背、周围循环障碍、压疮、直立性低血压等继发性功能障碍的预防。

(1)训练原则:抑制异常运动模式,主动地参与治疗,充分利用视、听反馈,避免疲劳、抗阻运动。

(2)训练内容:包括松弛训练、关节活动度训练、平衡训练、姿势训练、往复训练、步态训练、面肌训练、呼吸功能训练等。

(3)维持治疗:医疗体操是有益的,包括面肌体操、头颈部体操、肩部体操、躯干体操、上肢体操、手指体操、下肢体操、步伐体操、床上体操、呼吸体操等。

(二)作业治疗

1.日常生活活动能力训练

早期可以实施:①进食穿衣;②如厕;③脱衣服;④修饰;⑤移动和转移(包括坐-起转移、床上转移、上下楼梯)。后期随病情发展,应最大限度地维持原有的功能和活动能力,加强日常活动的监督和安全性防护,提供简单、容易操作、省力的方法完成各种活动。

2.认知功能训练

以提高记忆力、注意力、知觉能力为主。

3.环境改造

对居住场所进行相应的无障碍设计和改造,防止跌倒。

(三)吞咽功能障碍训练

治疗方法包括吞咽协调性的训练、舌控训练、K 点刺激、Mendeisohn 训练、低频电刺激、tDCS 治疗等。具体方法参见本书第七章第三节吞咽障碍训练。

(四)构音障碍训练

PD 患者属于运动过弱型构音障碍,主要表现为音量降低、语调衰减、单音调、音质变化、语速慢、难以控制的重复、模糊发音。治疗方法包括面肌训练,呼吸功能训练,舌控训练等。

(五)中医治疗

本病的针刺治疗多以震颤息风为主。体针常用穴位为四神聪、风池、曲池、合谷、阳陵泉、太冲、太溪等,可随证加减穴位;头皮针多以舞蹈震颤控制区为主要的刺激区域;对于肌强直可以予以肢体推拿以缓解放松肌肉,运动迟缓、姿势平衡障碍可以行传统运动疗法治疗。

(六)心理治疗

通过访谈及问卷筛查,对一般心理问题患者,要进行心理疏导与心理支持治疗。对具有明显焦虑、抑郁情绪的严重心理问题,以及出现幻觉等精神病性症状患者,要及时请心理卫生中心会诊,协助诊疗。

(七)西药治疗

药物治疗是帕金森病最主要的治疗手段,主要包括保护性治疗延缓疾病的发展和症状性治疗改善患者症状,前者可以选择单胺氧化酶 B 型抑制剂(MAO-B),如司来吉兰,后者可以选择非麦角类 DR 激动剂(如普拉克索)、复方左旋多巴、金刚烷胺、苯海索等联合用药。对于严重精神障碍患者,经调整抗帕金森病药物无效者,可酌情加用非经典抗精神病药如氯氮平、奥氮平等。

(菅朝丽)

第四节　阿尔茨海默病的康复治疗

一、概述

(一)定义

阿尔茨海默病(Alzheimer's disease,AD)通常指老年性痴呆,是老年人日常生活和社会交往能力下降的主要原因之一,最终可导致患者持续性、全面性的智能减退及日常生活能力丧失。鉴于该病的病因、病理机制尚未完全阐明,而我国已进入老龄化社会,AD 的康复治疗已成为目前老年病康复领域备受关注的问题之一。

AD 是一种以认知功能损害、行为异常和日常生活活动能力下降为主要临床表现的、慢性进行性发展的神经系统退行性疾病。患者往往表现为不同程度的记忆、语言、视空间功能、认知功能(理解、计算、时间空间定向力、思维、判断、执行能力等)减退及精神行为异常。AD 占所有痴呆分型的 50%~70%。AD 患者的痴呆前期称为轻度认知功能障碍期,此期已出现 AD 病理生理改变,但仅有轻微或无痴呆症状表现。

(二)发病机制与危险因素

1.发病机制

β-淀粉样蛋白的生成与清除失衡;过度磷酸化的 Tau 影响神经元骨架微管蛋白稳定性,导致神经原纤维缠结形成,破坏神经元及突触的正常功能。AD 的大体病理表现为脑的体积缩小和重量减轻,脑沟加深、变宽,脑回萎缩,颞叶特别是海马区萎缩。组织病理改变为神经炎性斑、神经原纤维缠结、神经元缺失和胶质增生。

2.危险因素

危险因素可分为不可干预和可干预两类。不可干预的危险因素包括年龄、性别、遗传因素和家族史。遗传因素是除了年龄外最为明确的危险因素,包括 AD 的致病基因和风险基因。目前已知的 AD 致病基因包括淀粉样蛋白前体基因、早老素-1 基因和早老素-2 基因。载脂蛋白 E 基因和分拣蛋白相关受体 1 基因是目前研究较为深入的 AD 风险基因。可干预的危险因素包括心脑血管疾病、高血压、2 型糖尿病、高血脂、体质量、吸烟、饮酒、饮食、教育水平、体力活动和脑力活动、颅脑损伤等。

(三)临床诊断

美国神经病学、语言障碍和卒中阿尔茨海默病和相关疾病学会研究诊断标准如下。

1.临床很可能 AD 的诊断标准

(1)临床检查符合痴呆诊断标准。

(2)存在两种或两种以上认知功能障碍。

(3)记忆障碍进行性加重。

(4)无意识障碍。

(5)无系统性疾病。

2.支持临床很可能 AD 的诊断标准

(1)特殊认知功能进行性恶化。

(2)损害日常生活活动能力。

(3)无系统性疾病。

3.排除可能 AD 的标准

(1)突然脑卒中样起病。

(2)出现神经系统局灶性症状与体征。

(3)出现癫痫或步态异常。

4.可能为 AD 的诊断标准

(1)符合痴呆的诊断。

(2)合并全身或脑部损害,但不能将这些损害解释为痴呆的病因。

(3)单项认知功能进行性损害。

(四)预后

AD 通常起病隐匿,病程为 5～10 年,或更长时间。AD 患者多死于肺部感染、泌尿系统感染或压疮等并发症,预后不良。经过健康教育、饮食调养、体育锻炼、药物干预等综合性治疗,配合安全、有效、系统、规范地康复综合训练,可减轻痴呆的症状,延缓阿尔茨海默病的病程进展。

二、康复评定

AD 的核心症状为认知功能损害,损害范围涉及记忆、学习、语言、视空间执行等认知领域,损害程度随病情进行性发展最终影响日常生活活动能力、社会生活能力,在病程某一阶段常伴有精神、行为和人格异常。因此 AD 的康复评估包括认知功能、社会和日常生活能力、精神行为症状等。

(一)痴呆程度筛查评定

1.简易精神状态检查

该检查包括时间定向、地点定向、语言即刻和延迟记忆、注意力和计算能力、短程记忆、物体命名、语言复述、阅读理解、语言理解、言语表达和图形描画视空间能力等内容,量表总分为 30 分,是国内外应用最广泛的认知筛查量表,具有良好的信度和效度。对痴呆敏感度和特异性较高,对识别正常老人和痴呆有较高的价值。

2.蒙特利尔认知评估量表

评估包括注意力、执行功能、记忆、语言、视空间结构技能等认知领域。该检查对识别正常老人和轻度认知功能障碍期及正常老人和 AD 的敏感度优于简易精神状态检查。

3.阿尔茨海默病评估量表-认知部分

该量表由 12 个项目组成,覆盖记忆力、定向力、语言、运用、注意力等,可评定 AD 认知症状的严重程序和治疗变化,常用于轻中度 AD 的疗效评估,以改善 4 分作为临床上药物显效的判断标准。

(二)记忆功能评定

记忆功能评定是诊断 AD 的重要手段。AD 患者认知障碍的首发表现即为记忆功能障碍,表现为情景记忆障碍,线索提示和再认不能改善记忆成绩,这些特点不同于血管性认知障碍。在进行情景记忆评估时应尽可能包括延迟自由回忆和线索回忆。评定量表可选用韦氏记忆量表、简易精神状态检查和波士顿命名测验。

(三)注意力评定

注意力评定包括视跟踪和辨认测试、数或词的辨别注意测试和声辨认测试等。

(四)知觉障碍评定

1.失认症评定

认知功能减退后,AD 患者不能通过知觉认识自己熟悉的东西,需要进行对单侧忽略、疾病失认、视觉和触觉失认等方面的评定。

2.失用症评定

失用症指患者在运动、感觉、反射均无异常的情况下,患者不能完成某些病前通过学习而会用的动作。需要进行对结构失用、运动性失用、穿衣失用、意念性失用和意念运动性失用等方面的评定。

(五)言语语言功能评定

AD 患者早期复述、发音没有障碍,但已出现找词困难、流畅性下降,最后发展为语言空洞、理解能力受损、缄默。可选用波士顿命名测验联合简易精神状态检查鉴别语义性痴呆和 AD。国内汉语失语成套测验也可用于 AD 患者的语言功能评定。

(六)运动功能评定

AD 患者的运动功能下降并非到中期以后才出现,国外研究发现 AD 早期患者已出现平衡和步行功能的下降。在起立-行走计时测试和 10 米步行时间测试中,早期的 AD 患者已出现测试时间的延长和步速的降低。因而,平衡功能和步行功能的评定不容忽视。

(七)日常生活能力评定

常用评估工具包括日常生活活动量表、阿尔茨海默病协作研究日常能力量表、Lawton 工具性日常能力量表。重度痴呆患者应选用阿尔茨海默病协作研究日常能力量表进行评价。

(八)社会功能评定

社会功能评定常用社会生活能力概况评定量表和社会功能调查表进行评定。

(九)精神行为症状评定

临床上常用神经精神问卷来评估阿尔茨海默病患者的精神行为症状,该量表具有较高的信度和效度,由 12 个评分项目组成,通过测试者询问知情者进行评定,评价认知障碍患者出现该项症状的频率、严重程度和该项症状引起照料者的苦恼程度。

(十)营养状态评定

随着痴呆患者程度的加重,营养不良的发生率增高,可应用简易营养评估表、皇家医学院营养筛查系统进行评价。

(十一)整体评价量表

国内外常对阿尔茨海默病患者的认知功能、精神行为和日常生活能力等障碍进行整体评定,可以较为有效地评估患者的严重程度,常用的量表有临床痴呆评定量表、总体衰退量表和临床总体印象量表等,其中临床痴呆评定量表具有良好的信度和效度,是国内外最常用的痴呆严重程度分级量表,主要对记忆力、定向力、判断与解决问题的能力、社会事务能力、家务与业余爱好、个人自理能力等6个方面进行评定,根据评分规定,判定为认知正常、可疑痴呆、轻度痴呆、中度痴呆和重度痴呆5级。

三、康复治疗

AD通常起病隐匿,病程多为持续进行性,一般无缓解。一旦发现患者出现认知功能损害、行为异常、情感障碍、社会生活功能减退等征兆,应立即给予相应检查,确定为痴呆后,尽早实施康复介入;并且在整个疾病发展过程中,持续给予综合性康复治疗,减轻或延缓痴呆的发展。康复治疗的主要目标包括减轻患者认知功能的损害,纠正异常的精神行为,改善情感障碍,提升社交技能,最大限度地提高生活自理能力,促进其回归社会。

(一)康复治疗原则

(1)个体化治疗,综合康复训练。

(2)以提高生存质量为目标,充分发挥痴呆患者剩余的功能,重点改善生活自理和参加休闲活动的能力。

(3)为照料者提供有关痴呆的康复训练知识指导,并在精神上予以关心支持。

(二)康复治疗方法

通过采取改善认知功能、减轻非认知性精神神经症状,以及提高日常生活能力和社会功能的综合性康复训练,减轻患者各种症状,延缓病程进展。

1.认知功能训练

(1)记忆训练:AD患者认知功能障碍首先表现的就是记忆功能受损。训练方法主要针对改善患者的即刻记忆、短时记忆和长时记忆来进行,包括图像法、联想法、故事法、关键词法、数字分段记忆法、无错误学习法、取消提示法和空间性再现法等。同时可采用外在记忆辅助工具,如记事本、计算机、时间安排表、定时器、闹钟等。严重记忆障碍者应将记事本放在固定位置,养成随身携带、定时查阅的习惯。

(2)定向力训练:AD患者常有脱离环境接触的倾向,可通过反复讲述、设置醒目标识,利用定向训练板每天记录相关信息,进行环境、人物、事件的实际定向疗法训练。

(3)注意力训练:包括猜测游戏、删除作业、时间感训练、数目顺序等方法。

(4)推理及解决问题能力的训练:包括图片归类、物品分类、排列数字、问题状况处理、从一般问题到特殊问题的推理等训练方法。

(5)失认症的训练:针对患者触觉、视觉、一侧空间、身体等失认进行训练。

(6)失用症的训练:针对患者意念性失用、意念运动性失用、运动性失用、结构性失用、穿衣失用等问题,可通过选择一些日常生活中的分解动作组成完整动作来进行训练。

2.运动治疗

针对 AD 患者的运动康复训练应从发病早期开始。根据运动功能评估的结果,进行针对性的运动训练,尤其是协调性训练、平衡功能训练、转移训练、心肺功能训练和步行功能训练。

3.作业治疗

作业治疗的主要目的是维持和提高患者的 ADL 和生活质量,减轻照料者负担。主要包括功能性任务活动、环境改造和辅助技术。以任务为导向的训练可以促进日常生活活动的程序化记忆的输入,促进记忆功能的改善,提高执行能力。

4.精神行为症状的治疗

部分具有非认知性精神行为症状的痴呆患者,根据其不同的精神状态,可通过非药物治疗、改善认知功能的药物及抗精神药物进行治疗,一定程度上可以改善或减轻症状。

5.康复工程

对于具有严重认知障碍的部分阿尔茨海默病患者,应用一些电子计算机及其辅助装置、电子耳蜗、助听器、机器人,以及矫形器、辅助用具、轮椅等康复设备和器材,改善患者认知功能,提高日常生活能力,延缓社会功能的减退。

6.音乐治疗

音乐康复治疗对于 AD 患者保持良好心情、增加社会交往和减少认字困难等方面有利。有研究认为,音乐能够使 AD 患者唤醒更多的具体事件的信息,让低认知能力的人提高他们的自我记忆能力。

7.中医康复治疗

目前认为银杏、鼠尾草提取物等中药和针灸、艾灸治疗方法对 AD 防治有效,对缓解患者淡漠、焦虑、易激惹、抑郁等精神症状有益。

8.康复护理

对 AD 患者的生活照料和家庭护理极为重要,尤其是对 ADL 明显减退的中-重度痴呆患者。全面的护理评估可为制订完善的护理计划提供依据。评估内容需覆盖患者的整体病情如意识状态、认知状况、行为症状、精神状况和生活功能,同时还应对患者生活的支持系统和决策能力、主要照料者心理和身体健康、患者家庭的文化、信仰、语言、教育、家庭决策过程等方面。有效的护理能够延长患者的生命及改善患者的生活质量,并且能够防止跌倒、摔伤和外出不归等意外事件的发生,甚至可能优于治疗的效果。

9.康复治疗新技术

(1)计算机辅助训练技术:电脑辅助的认知康复训练软件可以为患者提供不同的治疗干预方式。通过视觉、听觉等更具有吸引力的刺激方式和及时准确的反馈信息,可以有效提高患者参与积极性和疗效。

(2)虚拟现实技术:指利用计算机生成逼真的三维场景,患者通过佩戴各种设备装置,对虚拟世界进行体验和交互作用。AD 患者在一定程度上可以感知场景中物体的移动,并使用操纵杆加以控制,从而进行虚拟现实技术训练,达到改善患者感知、反应和表现能力的作用。

(3)非侵入性脑刺激治疗:包括重复性经颅磁刺激和经颅直流电刺激,近年来在临床上应用较多。目前研究认为重复性经颅磁刺激和经颅直流电刺激可以短期改善痴呆患者的认知功能,但其远期效应还需进一步研究。

(菅朝丽)

第五节 面神经损伤的康复治疗

面神经损伤最典型的疾病是面神经炎。面神经炎又称面神经麻痹、贝尔麻痹，是指由茎乳孔以上面神经管内段面神经急性非化脓性炎症引起的周围性面神经麻痹。临床上通常为急性起病，表现为一侧面部表情肌瘫痪，在几小时内达到高峰。患侧前额皱纹变浅或消失，眼裂扩大，鼻唇沟平坦，口角下垂，露齿时口角歪向健侧。患侧不能做皱额、闭目、鼓气和噘嘴等动作。闭目时，可露出角膜下缘的巩膜（称为贝尔征），常有眼泪外溢。进食时可见患侧眼泪流下（称为鳄泪征），或出现颞部皮肤潮红、局部发热、出汗等现象。有的患者可出现患侧舌前 2/3 味觉障碍、听觉过敏、患侧乳突部疼痛、耳郭和外耳道感觉迟钝并可出现疱疹，以及患侧眼液分泌减少和面部出汗障碍。

一、康复评定

(一)功能评定

1.言语功能评定

通过朗读字、句子和会话来观察患者发音是否准确，是否因为面部肌肉瘫痪影响发声。

2.吞咽功能评定

通过观察患者进食时的咀嚼情况、是否有食物残渣留于患侧的齿颊间隙内、是否有口水从患侧淌下等情况了解患者吞咽功能。

(二)结构评定

1.专科检查

(1)额的检查：观察额部皮肤皱纹是否对称、变浅或消失，眉目外侧是否对称、下垂；抬眉时检查额枕肌额腹运动功能；皱眉时检查皱眉肌是否能运动，两侧眉运动幅度是否一致。

(2)眼的检查：观察眼裂大小，两侧是否对称、变小或变大，上眼睑是否下垂，下眼睑是否外翻，眼睑是否抽搐、肿胀，眼结膜是否充血、溃疡，是否有流泪、干涩、酸、胀症状；进行闭眼运动时，注意患侧口角有无提口角运动，患侧能否闭严及闭合程度。

(3)鼻的检查：观察鼻唇沟是否变浅、消失或加深；耸鼻运动时，观察压鼻肌是否有皱纹，两侧上唇运动幅度是否相同。

(4)面颊的检查：观察面颊部是否对称、平坦、增厚或抽搐；面部是否感觉发紧、僵硬、麻木或萎缩。

(5)口的检查：观察口角是否对称、下垂、上提或抽搐，口唇是否肿胀，人中是否偏斜；示齿运动时，注意观察两侧口角运动幅度，口裂是否变形，上下牙齿暴露的数目及高度；噘嘴运动时，注意观察口角两侧至人中的距离是否相同，噘嘴的形状是否对称；鼓腮运动时，主要检查口轮匝肌运动功能，观察两侧腮鼓是否对称，口角有否漏气。

(6)茎乳突检查：观察茎乳突是否疼痛或压痛。

(7)耳的检查：观察是否有耳鸣、耳闷、听力下降，耳部有无疱疹。

(8)舌的检查：检查舌前 2/3 味觉减退或消失。

2.电诊断检查

根据病情可酌情于发病后 2 周开始行电诊断检查,包括强度-时间曲线检查、面神经传导检查等。

(三)活动评定

面神经损伤导致面肌瘫痪,主要影响与言语、吞咽有关的日常生活活动,如交流、进食等,因此需要针对此方面进行评定。

(四)参与评定

面神经炎导致面肌瘫痪及其负性心理情绪可影响患者职业、社会交往及休闲娱乐,因而必然降低患者生活质量。

二、康复诊断

本病的主要临床表现有以下 4 个方面。

(一)功能障碍

1.感觉功能障碍

鼓索以上的面神经病变出现同侧舌前 2/3 味觉丧失;发出镫骨肌支以上受损时出现同侧舌前 2/3 味觉丧失和听觉过敏;膝状神经节病变除有舌前 2/3 味觉障碍和听觉过敏外,还可有患侧乳突部疼痛、耳郭和外耳道感觉减退;少数病例病侧的三叉神经分布区(1 支或多支)有感觉过敏。

2.运动功能障碍

运动功能障碍表现为病侧额纹变浅或消失,不能皱额和蹙眉;眼轮匝肌麻痹,眼裂变大,令其闭眼时眼裂不能闭合,眼球向上外方能转动,露出白色巩膜,称为贝尔(Bell)现象。由于口轮匝肌和面颊肌麻痹,病侧鼻唇沟变浅,口角下垂,示齿时口角歪向健侧,鼓腮漏气,漱口漏水,吹口哨不能,咀嚼时食物常滞留于齿颊之间。

3.腺体分泌功能障碍

岩浅大神经病变是同侧泪腺分泌减少,角膜干燥;鼓索神经病变时唾液分泌减少;少数患者还可出现患侧面部出汗障碍。

4.心理障碍

心理障碍主要表现为紧张、焦虑、恐惧情绪。

(二)结构异常

由于骨性面神经管仅能容纳面神经通过,面神经一旦发生炎性水肿,必然导致面神经受压。面神经早期病理改变为神经水肿和脱髓鞘,严重者可出现轴索变性。

(三)活动受限

面神经损伤导致面肌瘫痪,主要引起言语、吞咽等活动受限。

(四)参与受限

1.职业受限

对个别职业,可能因为面神经瘫痪长时间不能恢复,而丧失原来的工作,需要再就业等。

2.社会交往受限

面神经损伤患者常常影响其社会交往,如约会、探亲访友等。

3.休闲娱乐受限

面神经损伤患者常常因为面部瘫痪、情绪低落等影响其外出旅行、体育活动、阅读等休闲娱乐活动。

4.生活质量下降

面神经损伤患者因为疼痛、功能障碍及参与受限等常常导致其生活质量下降。

三、康复治疗

近期目标:防止面神经进一步损害,减轻可能出现的疼痛,改善面瘫症状,保持情绪稳定,提高生活质量。

远期目标:预防疾病再发,恢复工作,回归社会,提高生活质量。

(一)物理治疗

1.物理因子治疗

物理治疗具有缓解局部炎性水肿、改善局部血液循环、消炎止痛、促进神经功能恢复等作用,包括超短波治疗、He-Ne 激光或半导体激光、毫米波疗法、中频脉冲电刺激治疗、低频脉冲电刺激治疗、局部冰刺激、热敷、红外线治疗等。

2.运动治疗

患侧面肌活动开始恢复时应尽早进行功能训练,由康复治疗师辅助患者训练皱眉、举额、闭眼、露齿、鼓腮、吹口哨等面部动作,并嘱患者对着镜子训练,每天数次,每次数分钟,可辅以面部按摩。

(二)作业治疗

口面部肌肉的主动运动主要包括与咀嚼和吞咽有关的日常生活活动内容。

(三)言语吞咽治疗

面神经损伤导致的言语吞咽障碍主要表现在口面部肌肉瘫痪及舌的感觉障碍导致的构音及吞咽障碍,如闭唇鼓腮漏气、谈话时患侧流涎、唇动作减弱或过度等,可进行针对性的训练。

(四)中医康复

可以选择针灸、推拿等中医传统康复手法。

(五)药物治疗

急性期可选用消炎、抗病毒、脱水药,如 20% 甘露醇 250 mL 静脉滴注每天 1 次;阿昔洛韦 5 mg/kg 口服每天 3～4 次;泼尼松 20 mg,每天 3 次,连续应用 5 天后减量,每天递减 10 mg 至停药;之后改用非甾体消炎药如布洛芬 0.3 口服每天 2 次等,以消除面神经水肿,减轻面神经周围炎症反应;神经营养药如维生素 B_1 10 mg 口服每天 3 次,维生素 B_{12} 0.1 mg 肌内注射每天 1 次或甲钴胺 0.5 mg 口服每天 3 次,使用 4～8 周;可酌情使用血管扩张剂如地巴唑等以改善面神经及周围组织血液循环;神经生长因子促进受损神经修复。

(六)心理治疗

对有焦虑抑郁情绪的患者,要进行心理疏导与心理支持,对形成心理疾病的患者要及时请相关学科会诊。

(七)手术治疗

对于功能恢复差的患者,若病后 2 年还留有明显后遗症,可考虑整容术,如面-舌下神经吻合术、面-副神经吻合术等。后遗有面肌痉挛者,可用肉毒素局部注射治疗。

(菅朝丽)

参 考 文 献

[1] 樊书领.神经内科疾病诊疗与康复[M].开封:河南大学出版社,2021.

[2] 胡春荣.神经内科常见疾病诊疗要点[M].北京:中国纺织出版社,2022.

[3] 高媛媛.神经内科常见疾病检查与治疗[M].哈尔滨:黑龙江科学技术出版社,2021.

[4] 魏佳军,曾非.神经内科疑难危重病临床诊疗策略[M].武汉:华中科技大学出版社,2021.

[5] 金琦.内科临床诊断与治疗要点[M].北京:中国纺织出版社,2021.

[6] 黄佳滨.实用内科疾病诊治实践[M].北京:中国纺织出版社,2021.

[7] 张卓伯,徐严明.神经内科疑难病例解析[M].北京:科学出版社,2022.

[8] 徐燕.中医良方大典[M].上海:上海科学普及出版社,2021.

[9] 赵淑堂.临床内科常见病理论与诊断精要[M].哈尔滨:黑龙江科学技术出版社,2021.

[10] 夏健,陈华,袁叶.神经内科疾病全病程管理[M].北京:化学工业出版社,2022.

[11] 唐北沙,李延峰.神经变性病学[M].北京:人民卫生出版社,2021.

[12] 王维治.神经病学[M].北京:人民卫生出版社,2021.

[13] 王为光.现代内科疾病临床诊疗[M].北京:中国纺织出版社,2021.

[14] 徐运,蒲传强,崔丽英.脑卒中内科治疗[M].北京:人民卫生出版社,2021.

[15] 王岩.护理基础与临床实践[M].北京:化学工业出版社,2021.

[16] 崔丽英,彭斌.北京协和医院神经科疑难罕见病例解析[M].北京:人民卫生出版社,2021.

[17] 刘玮.现代内科学诊疗要点[M].北京:中国纺织出版社,2022.

[18] 傅瑜,孔小轶.神经系统与危重症疾病相关交叉学科病例精粹[M].北京:北京大学医学出版社,2021.

[19] 孙雪茜,梁松岚,孙责,等.内科常见病治疗精要[M].北京:中国纺织出版社,2022.

[20] 张鸣青.内科诊疗精粹[M].济南:山东大学出版社,2021.

[21] 谢海波.中医内科病诊疗与处方[M].北京:化学工业出版社,2021.

[22] 徐玮,张磊,孙丽君,等,孙雪辉.现代内科疾病诊疗精要[M].青岛:中国海洋大学出版社,2021.

[23] 徐新娟,杨毅宁.内科临床诊疗思维解析[M].北京:科学出版社,2021.

[24] 王为光.现代内科疾病临床诊疗[M].北京:中国纺织出版社,2021.

[25] 邹琼辉.常见内科病诊疗与预防[M].汕头:汕头大学出版社,2021.

［26］刘江波,徐琦,王秀英.临床内科疾病诊疗与药物应用[M].汕头:汕头大学出版社,2021.

［27］徐化高.现代实用内科疾病诊疗学[M].北京:中国纺织出版社,2021.

［28］陈强,李帅,赵晶,等.实用内科疾病诊治精要[M].青岛:中国海洋大学出版社,2022.

［29］张海海.急危重症诊疗实践[M].济南:山东大学出版社,2021.

［30］刘晓明,郝园园,魏玉成,等.临床中西医结合治疗内科疾病[M].哈尔滨:黑龙江科学技术出版社,2022.

［31］王刚.神经病学诊断思路[M].上海:上海交通大学出版社,2022.

［32］章悦,王蓓.神内病例拍案惊奇[M].长沙:中南大学出版社,2022.

［33］吴学永,万里飞,李春梅,等.抽吸及支架取栓治疗心源性脑栓塞的疗效分析[J].哈尔滨医药,2021,41(4):35-36.

［34］王栋梁,宋海栋,郝庆沛,等.甲泼尼龙琥珀酸钠联合托烷司琼在预防面肌痉挛微血管减压术后恶心呕吐中的应用[J].中国医学科学院学报,2021,43(1):32-36.

［35］张绿明,万志荣,王桂华,等."燕尾征"消失对帕金森病、原发性震颤及帕金森病叠加综合征的诊断价值[J].临床神经病学杂志,2021,34(3):194-197.

［36］张洪连,周鑫华,谢琛,等.雷公藤多苷联合醋酸泼尼松治疗缓解期视神经脊髓炎谱系疾病的临床观察[J].神经损伤与功能重建,2021,16(3):167-169.

［37］刘子林,肖绍武,叶琳,等.结核性脑膜炎患者预后情况调查及其相关影响因素分析[J].中国医学创新,2021,18(35):69-72.

［38］马丽芳,刘若凡,唐璐,等.面部起病的感觉运动神经元病临床特点及治疗分析[J].中风与神经疾病杂志,2021,38(4):340-344.

［39］周璐,王晶,徐武,等.显微血管减压术治疗舌咽神经痛的临床疗效分析[J].临床神经外科杂志,2021,18(2):188-190.

［40］张启明,谢昀.美索巴莫注射液治疗急性坐骨神经痛的疗效及安全性研究[J].转化医学杂志,2021,10(6):371-373.